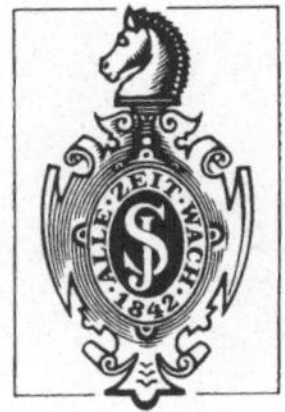

Hirnorganische Psychosyndrome im Alter II

Methoden zur Objektivierung
pharmakotherapeutischer Wirkungen

Herausgegeben von

D. Bente H. Coper S. Kanowski

Mit Beiträgen von M. M. Baltes E. Başar D. Brunner H. Coper
H. Ellgring G. Grünewald E. Grünewald-Zuberbier A. Herz
W.-D. Heiss B. Jänicke S. Kanowski T. Kindermann
R. Kriebitzsch E. Lehmann B. Nickel C. Niemitz K. Offenloch
W. D. Oswald K. Poeck D. Ploog H. Remschmidt E. Roth
G. Schulze R. Sinz G. Stöcklin G. Zahner

Mit 62 Abbildungen

Springer-Verlag
Berlin Heidelberg New York Tokyo

Professor Dr. Dieter Bente †, Abteilung für Psychophysiologie, Freie Universität Berlin, Eschenallee 3, D-1000 Berlin 19

Professor Dr. Helmut Coper, Institut für Neuropsychopharmakologie, Freie Universität Berlin, Ulmenallee 30, D-1000 Berlin 19

Professor Dr. Siegfried Kanowski, Institut für Gerontopsychiatrie, Freie Universität Berlin, Reichsstraße 15, D-1000 Berlin 19

ISBN-13:978-3-540-15310-8   e-ISBN-13:978-3-642-70354-6
DOI: 10.1007/978-3-642-70354-6

CIP-Kurztitelaufnahme der Deutschen Bibliothek
Hirnorganische Psychosyndrome im Alter / hrsg. von D. Bente ... - Berlin ; Heidelberg ; New York ; Tokyo : Springer NE: Bente, Dieter [Hrsg.] 2. Methoden zur Objektivierung pharmakotherapeutischer Wirkungen / mit Beitr. von M. M. Baltes ... - 1985.
ISBN-13:978-3-540-15310-8

NE: Baltes, Margret M. [Mitverf.]

2125/3140-543210

Vorwort

In einem freien Land sind Wissenschaft und Kultur ohne eine dynamische Wirtschaft nur schwer vorstellbar. Um so erstaunlicher sind die Berührungsängste, die zwischen Wirtschaft, Politik und Wissenschaft erzeugt worden sind und immer wieder erzeugt werden. Sie basieren auf dem Konflikt zwischen Verantwortungsethik, die die sozialen Folgen menschlichen Handelns bedenkt und Gesinnungsethik, die absolute Prinzipien zum Ziel von Tun und Lassen des Menschen setzt. Da jedoch die Existenz einer Industriegesellschaft nur durch die Bereitschaft zur Zusammenarbeit zwischen allen Institutionen produktiven Denkens und Handelns garantiert wird, hängt die Auflösung des Widerspruchs zwischen beiden Ethiken weitgehend vom Willen und der Kraft ab, vorhandene Fähigkeiten und Möglichkeiten ohne Korrumpierung und Opportunismus einzusetzen.

Zur Lösung von Problemen sind auf allen Ebenen, der Politik, der Wirtschaft und der Wissenschaft, mit Phantasie gekoppelte Ideen notwendig. Ihre Durchsetzung mitgestalten zu können, kann faszinierend und beglückend sein. Dieses Gefühl entsteht im Bereich der Wissenschaft weniger nach zufälligen Entdeckungen, in der Wirtschaft nicht durch hohen materiellen Ertrag allein oder in der Politik durch Machtausübung. Glück durch Kunst und Wissenschaft ist im Sinne Spinozas „Liebe zu Gott", die das Denken und Erleben, die sinnliche Wahrnehmung der Natur und auch die Phantasie und deren Verarbeitung einbezieht. Zum Glücklichsein gehört Bemühen um einen eigenen Beitrag, eine eigene Idee in der Auseinandersetzung mit der Kernfrage, die nicht nur die Philosophie, sondern jede Wissenschaft seit jeher bewegt: Was ist der Mensch in all seinen Erscheinungsformen und Reaktionen, zu denen auch die durch Krankheit veränderten gehören?

Nachdem im ersten Band *Hirnorganische Psychosyndrome im Alter* Konzepte und Modelle für die pharmakotherapeutische Forschung diskutiert worden sind, werden im zweiten Band „Methoden zur Objektivierung pharmakotherapeutischer Wirkungen" abgehandelt. Wieder haben sich Wissenschaftler verschiedener Fachdisziplinen zusammengefunden, um an einem schönen, ruhigen Ort, nach der Devise von Ernst Mach, Gedanken, Erfahrungen und Anregungen zu einem speziellen Thema auszutauschen: „Stellen wir uns vor, daß verschiedene Intelligenzen in freien Verkehr treten, in inniger Berührung sich gegenseitig anregen bei Unternehmungen, welche wie Wissenschaft, Technik,

Kunst usw. eben gemeinsame Angelegenheiten sind, so kann man die gewaltige, gegenwärtig fast unausgenutzte geistige Potenz der Menschheit abschätzen". Ein kleiner Teil dieser geistigen Potenz wurde in Taormina, wie wir hoffen, mit Erfolg genutzt, um neue fruchtbare Ansätze für die pharmakotherapeutische Forschung auf dem Gebiet der Nootropika zu entwickeln. Das Ergebnis des Symposions wird nur den nicht befriedigen, der wie in Hegels kleiner Geschichte Obst möchte und darum Äpfel, Birnen, Pflaumen, Kirschen und Quitten verschmäht. Die Einzelbeiträge sind keine Handlungsanweisung dafür, wie Arzneimittel am besten zu prüfen sind, und sollen es auch nicht sein. Sie geben aber einen guten und aktuellen Überblick über die Vielfalt der Überlegungen in einem stetigen Problemlösungsprozeß. Methoden können sich leicht selbständig machen und in eine Sackgasse führen. Sie sind jedoch nicht Selbstzweck, sondern modifizierbare und kontrollierbare Instrumente und Hilfsmittel im eigentlichen Sinne des Wortes und damit erfolggesteuertes Regulativ. Ihre Weiterentwicklung ist Voraussetzung für die Beantwortung bisher ungelöster Fragen in der Wissenschaft: Deshalb muß um sie gerungen und gestritten werden.

Die Herausgeber

Nachruf auf Dieter Bente

Den ersten, einführenden Vortrag an diesem Tag hätte Herr Bente halten sollen, dem wir zu einem wesentlichen Teil das Zustandekommen und die thematische Organisation dieses Symposions ebenso verdanken wie die des vorangegangenen vor zwei Jahren auf Malta, das vielen von uns noch wegen seiner vielfältigen, wissenschaftlichen wie atmosphärischen Eindrücke in lebhaftester Erinnerung ist und das so wie dieses mit seinem Namen verbunden bleibt. Das Schicksal, das wir früher schon einmal mit Sorge über ihm schweben sahen, hat Herrn Bente nun mitten aus seiner Arbeit dahingerafft. Wir verlieren in ihm einen in die Tiefe denkenden Wissenschaftler voller origineller und stets anregender Ideen, einen offenen und aufrichtigen Kollegen und einen stets hilfsbereiten, warmherzigen und humorvollen Freund, der in Gesprächen und Diskussionen zu fruchtbarer Auseinandersetzung beitrug, der aber dennoch an den als richtig und tragfähig erkannten Grundüberzeugungen unbeirrt festhielt.

Viele von uns hatten die Freude, ihn in entspannter Atmosphäre in seinem treffenden, aber nie verletzenden Witz und seinem aus dem Herzen kommenden, oft sprühenden Humor kennen zu lernen und sich von ihm, der so gerne lachte, mitreißen zu lassen. Oft genug berührte er dabei seine Gesprächspartner durch die Breite seines Wissens, seine weite Belesenheit und seine brillante, nicht selten eine neue Sicht beleuchtende Verknüpfung von Ideen aus Denk-, Wissens- und auch Erlebnisbereichen, die über sein engeres Arbeitsgebiet weit hinausgingen.

In ständiger Arbeit - und auch in ständigem Lernen - hat er, seiner Ausbildung nach aus der klinischen Psychiatrie stammend, aber vor allem an der grundlagenorientierten Entwicklung der klinischen Neurophysiologie, zunehmend vor allem auch der Psychophysiologie, nicht nur teilgenommen, sondern diese Entwicklung zu Disziplinen mit neuem methodischem Rüstzeug und mit neuen Inhalten mit vorangetrieben.

In Bereichen der Biologie, der Geologie, der Kunst- und Frühgeschichte, der Literatur, der Wissenschaftsgeschichte und der Erkenntnistheorie war er kenntnisreich, belesen und interessiert.

Lassen Sie mich bitte zu seinem wissenschaftlichen Oeuvre noch einige Worte sagen in dem respektvollen Versuch einer kritischen Würdigung. Seine Publikationsliste umfaßt 212 Arbeiten, die sich über einen breiten thematischen Bereich erstrecken. Viele von ihnen über die

elektroencephalographische Objektivierung cerebraler Medikationseffekte haben seinen Ruf als einen der Pioniere des Pharmako-Elektroencephalogramm begründet. Damit in gewissem Zusammenhang stehen
zahlreiche Arbeiten, die die methodische Grundlagenentwicklung der
EEG-Analyse betreffen und die sich fernerhin mit der Dokumentation
und den Problemen einer multivariaten Statistik in Anwendung auf Resultate der EEG-Analyse auseinandersetzen und in denen der methodenkritische Ansatz ganz im Vordergrund steht. Diese Arbeitsrichtung
hat Herr Bente aber auch, seinem umfassenden Interesse und seiner
Kompetenz entsprechend, auf allgemeinere psychiatrische Problemkreise angewandt. Beispiele hierfür ohne Anspruch auf Vollständigkeit
sind Arbeiten über faktorenanalytische Untersuchungen zur Struktur
psychiatrischer Merkmalzusammenhänge (1966), methodenkritische
Untersuchungen zur Anwendung multivariater Verfahren bei psychiatrischen Alternativmerkmalen (1969), informationsstatistische Untersuchungen zur Struktur einfacher Handlungsfolgen bei Psychosen (1979)
oder methodologische Aspekte der Faktorenanalyse spektraler EEG-
Daten (1980). Aber auch allgemeinpsychiatrische Fragen werden behandelt, wie etwa das akinetisch-abulische Syndrom (1977) oder Pharmakopsychiatrie und Sozialpsychiatrie: Wege zu einer Systemtherapie
psychischer Störungen (im Druck). Gerade in den letzten beiden Jahren
hat sich Herr Bente interessanten neuen Möglichkeiten der Analyse biologischer Signale zugewandt mit den Versuchen zur Erfassung des Magneto-EEG sowie der cerebro-magnetischen Manifestation evozierter
Potentiale. Die Basisbreite seiner Interessen belegen Arbeiten über psychotherapeutische Probleme bei der medikamentösen Behandlung von
Psychosen (1966) oder quantitative Textanalysen zum Sprachwandel
Hölderlin's in der Psychose (1969).

Zweifellos aber lag ihm eine Denk- und Arbeitsrichtung besonders
am Herzen, deren Kern das von ihm entwickelte Vigilanzkonzept darstellt und mit dem er auf dem Vigilanzkonzept von Head (1923) in einer
durchaus originellen Weise aufbaut. Schon in seiner ersten größeren Arbeit zu diesem Thema aus dem Jahre 1964 mit dem Titel „Vigilanz, dissoziative Vigilanzverschiebung und Insuffizienz des Vigilitätstonus. Ein
Beitrag zur psychophysiologischen Fundierung der Psychiatrie" läßt er
die zentrale Richtung seines Denkens erkennen, die er in der Folge immer wieder aufnahm, ausfeilte und weiterentwickelte bis zu seinem Vortrag auf dem diesjährigen Venezianischen Symposion „Elektroencephalographische Vigilanzbestimmungen; Methoden und Beispiele". Erlauben Sie mir den Versuch, diese Entwicklung ein wenig nachzuzeichnen
anhand einiger Zitate.

In seiner bereits zitierten Arbeit aus dem Jahre 1964 über Vigilanz,
dissoziative Vigilanzverschiebung und Insuffizienz des Vigilitätstonus
schreibt Herr Bente, „daß es sich bei unserer Betrachtungsweise zunächst um ein Denkmodell handelt, das die Form und die Funktion
einer verbindenden Arbeitshypothese hat. Sein Wert und seine Geltung
bestimmen sich daher nach dem Grad seiner Anpassung an die kli-

nisch-experimentellen Tatbestände und seiner heuristischen Leistung bei der Erschließung und Ordnung neuer Fakten. Die Funktion dieses Modells besteht demnach darin, daß es isoliert stehende oder zunächst widersprüchlich erscheinende Erfahrungsdaten in einen logisch geschlossenen Begriffzusammenhang zu transponieren vermag. Je mehr sich die ordnende Kraft einer derartigen Konzeption an experimentell kontrollierbaren Befunden bewährt und je mehr sich aus ihr verifizierbare Voraussagen ableiten lassen, desto höher wird seine Gültigkeit zu veranschlagen sein." Diese Formulierung wirft bereits Licht auf Bente's Denkweise und sein stets Bemühen, von der konkret-gegenständlichen Befundebene zu abstrahieren auf umfassendere Denkmodelle in steter Beziehung zu Strukturkriterien. Des weiteren schreibt er in dieser Arbeit an anderer Stelle: „Aus dieser Perspektive heraus ergibt sich, daß es nicht die Aufgabe pharmako-elektroencephalographischer Untersuchungen sein kann, die Analyse medikamentöser Wirkungen von vornherein auf isolierte, meßtechnisch leicht zugängliche Größen einzuengen, sondern daß man den gesamten Formwandel der hirnelektrischen Aktivität im Auge zu behalten und zu analysieren hat. Diese Auffassung resultiert aus der Überlegung, daß gerade die als Veränderungen höherer Strukturmerkmale imponierenden Effekte entscheidende Informationen über die Beeinflussung organisatorischer Grundprozesse enthalten können, deren Kenntnis für die Beurteilung der Wirkungsweise psychotroper Pharmaka von wesentlicher Bedeutung ist." Aus dieser Grundhaltung heraus ergeben sich schon aus dieser Arbeit des Jahres 1964 Mahnungen an die Pharmako-EEGisten, die nur zu selten wirklich verstanden und beachtet wurden und die auch heute noch und immer wieder ins Gedächtnis gerufen werden müssen.

In seiner aus dem gleichen Jahr stammenden Habilitationsschrift hat Bente dann bereits in einem größeren Wurf zum gleichen Thema Grundlegendes veröffentlicht. Wie sehr sich sein Denken seitdem entwickelt hat, läßt sich aus seiner abgerundeten und zusammenfassenden Darstellung ersehen, die er auf dem Malta-Symposion vor 2 Jahren zum Thema „Vigilanz-Regulation, hirnorganisches Psychosyndrom und Alterserkrankungen: ein psychophysiologisches Modell" gegeben hat. Auch hieraus seien einige charakteristische Absätze zitiert: „Mit seinem Vigilanzkonzept hat der englische Neurologe Head (1923) eine Beziehung hergestellt zwischen der funktionalen Verfassung eines neuralen Systems einerseits und der Differenziertheit und dem Anpassungsgrad seiner Reaktionen andererseits. Vigilanz im Sinne Heads ist demnach eine neurodynamische Größe, die den Organisationsgrad des aktuellen Verhaltens und sein adaptives Niveau bestimmt." Und weiter: „Hieraus wird ersichtlich, was wir unter Vigilanz verstehen und welche Rolle das EEG im Rahmen dieses Konzeptes spielt. Vigilanz ist eine systemdynamische Größe, die sich in der Organisationsform der hirnelektrischen Aktivität manifestiert. Andererseits bestimmt diese Systemgröße aber auch, wie die Psychophysiologie des Wach-Schlafüberganges zeigt, das dynamische Niveau informationsverarbeitender und -generierender

Prozesse, das sich objektiv in der Struktur und Adaptivität des Verhaltens äußert und subjektiv seine Repräsentanz in der Art unseres Selbst- und Umwelterlebens findet. Dieses die hirnelektrische Organisation, Informationsverarbeitung und Verhaltensstruktur miteinander verknüpfende Beziehungsgefüge, dessen innerer Aufbau dem Head-Konzept entspricht, weist dem EEG die Rolle eines prädilektiven Vigilanzindikators zu."

Bente hat manche Kritik seines Vigilanzkonzeptes erfahren, die ihn um so mehr schmerzen mußte, als sie offensichtlich aus einem mangelnden begrifflichen Erfassen der umfassenden Bedeutung dieses Konzeptes entsprang, einer Bedeutung, die den engen Rahmen einer Vigilanz im alltäglichen Sinne weit hinter sich ließ und auf ein gesamthaft ordnendes Denken und auf eine Zusammenschau von EEG-Manifestation, Leistungsorganisation und Verhalten in den Begriffen einer dynamischen Funktionsstruktur abzielte. Diese integrative Denkweise, die er schon vor 2 Jahrzehnten als richtig erkannt hatte und an der er unbeirrt festhielt, zieht sich gleichsam als roter Faden durch sein ganzes wissenschaftliches Werk. Noch einmal sei eine Folgerung hieraus, die er im Malta-Symposion vor 2 Jahren in aller Klarheit formuliert hat, in das Gedächtnis gerufen: „Geht man von diesem Rahmenkonzept aus, das der Schlüssel für eine niveau-adäquate Analyse und Interpretation des hirnelektrischen Verhaltens ist, so ergeben sich bestimmte methodische Forderungen, deren Beachtung von wesentlicher Bedeutung für den Aussagegehalt einer elektroencephalographischen Untersuchung ist. Schon im Beginn der Ära, die uns den Einzug signalanalytischer Verfahren in die Elektroencephalographie brachte, habe ich darauf hingewiesen, daß Frequenz und Spannung zwar fundamentale Parameter der EEG-Aktivität sind, ihre Bestimmung aber nur dann zu sinnvollen Aussagen führen kann, wenn sie im Rahmen einer musterorientierten Betrachtung erfolgt. Nur eine Analyse, die Organisationsniveau, Struktur und Dynamik der hirnelektrischen Musterbildung gebührend berücksichtigt, wird in der Lage sein, genügend differenzierte und hinreichend interpretationsfähige Aussagen über die Art patho- und pharmakogener Veränderungen des hirnelektrischen Verhaltens zu machen."

Es hieße, Bentes Denken in zu engem Rahmen zu sehen, wollte man diese Aussage auf das EEG und seine Interpretation beschränken, die er hier offensichtlich nur als besonders augenfälliges Beispiel verstanden wissen wollte. Es war ihm nicht mehr vergönnt, dieses physiologisch-elektroencephalographische Vigilanzkonzept weiter auszuarbeiten und es schließlich in Zusammenhang zu bringen mit der sich entwickelnden Theorie synergetischer, zur Selbstorganisation tendierender Systeme, die uns vor allem von Prigogine (1977, 1979) nahegebracht worden sind – was Bente zweifellos vorgeschwebt hat. Dies ist vielleicht das Vermächtnis, das er uns hinterlassen hat und das für uns noch lange eine Herausforderung bedeuten wird. Hieran uns immer wieder zu messen und uns damit kritisch auseinanderzusetzen ist vielleicht die am besten angemessene Weise, sein Andenken zu bewahren und sein Denken und Wirken lebendig zu erhalten.

H. Künkel

Inhaltsverzeichnis

Teil C. Adaptivität, Plastizität und kommunikatives Verhalten

Teil D. Konsequenzen für die klinische Prüfung. Schlußdiskussion

Teilnehmerverzeichnis

Professor Dr. M. M. BALTES, Freie Universität Berlin, Universitätsklinikum Charlottenburg, Abteilung für Gerontopsychiatrie, Ulmenallee 32, 1000 Berlin 19

Professor Dr. P. BALTES, Max-Planck-Institut für Bildungsforschung, Lenzeallee 94, 1000 Berlin 33

Professor Dr. E. BAŞAR, Medizinische Hochschule Lübeck, Institut für Physiologie, Ratzeburger Allee 160, 2400 Lübeck 1

Professor Dr. H. COPER, Freie Universität Berlin, Universitätsklinikum Charlottenburg, Institut für Neuropsychopharmakologie, Ulmenallee 30, 1000 Berlin 19

Dr. H. ELLGRING, Max-Planck-Institut für Psychiatrie, Kraepelinstraße 10, 8000 München 40

Prof. Dr. GIUERGEA, UCB S.A. – dipha – Direktion Recherches & Developpement 68, rue Berkendael, B-1060 Bruxelles

Dr. GOBERT, UCB S.A. – dipha – Direktion Recherches & Developpement 68, rue Berkendael, B-1060 Bruxelles

Prof. Dr. E. GRÜNEWALD-ZUBERBIER, Med. Einrichtungen der Universität Düsseldorf, Institut für Hirnforschung, Moorenstraße 5, 4000 Düsseldorf 1

Professor Dr. G. GRÜNEWALD, Med. Einrichtungen der Universität Düsseldorf, Institut für Hirnforschung, Moorenstraße 5, 4000 Düsseldorf 1

Dr. H. GUTZMANN, Freie Universität Berlin, Universitätsklinikum Charlottenburg, Abteilung für Klinische Psychiatrie und Poliklinik, Eschenallee 1 a, 1000 Berlin 19

Dr. U. HEGERL, Freie Universität Berlin, Universitätsklinikum Charlottenburg, Institut für Psychophysiologie, Eschenallee 3, 1000 Berlin 19

Professor Dr. W.-D. Heiss, Direktor der Abteilung für allgemeine Neurologie, Max-Planck-Institut für Neurologische Forschung, Ostmerheimer Straße 200, 5000 Köln 91

Professor Dr. A. Herz, Max-Planck-Institut für Psychiatrie, Am Kopferspitz 18 a, 8033 Planegg-Martinsried/München

Dr. B. Jänicke, Freie Universität Berlin, Universitätsklinikum Charlottenburg, Institut für Neuropsychopharmakologie, Ulmenalle 30, 1000 Berlin 19

Dr. Ute Angelika Jänicke, Freie Universität Berlin, Universitätsklinikum Charlottenburg, Institut für Neuropsychopharmakologie, Ulmenallee 30, 1000 Berlin 19

Professor Dr. W. Janke, Psychologisches Institut I, Domerschulstraße 13, 8700 Würzburg

Professor Dr. S. Kanowski, Freie Universität Berlin, Universitätsklinikum Charlottenburg, Abteilung für Gerontopsychiatrie, Reichsstraße 15, 1000 Berlin 19

Dr. Ing. R. Kriebitzsch, Freie Universität Berlin, Universitätsklinikum Charlottenburg, Institut für Psychophysiologie, Eschenallee 3, 1000 Berlin 19

Dipl.-Psych. K.-P. Kühl, Freie Universität Berlin, Universitätsklinikum Charlottenburg, Abteilung für Gerontópsychiatrie, Reichsstraße 15, 1000 Berlin 19

Professor Dr. H. Künkel, Medizinische Hochschule Hannover, Institut für Klin. Neurophysiologie und Experimentelle Neurologie, Konstanty-Gutschow-Str. 8, 3000 Hannover 61

Professor Dr. E. Lehmann, Rheinische Landesklinik Düsseldorf, Psychiatrische Universitätsklinik, Bergische Landstraße 2, 4000 Düsseldorf 12

Professor Dr. C. Niemitz, Freie Universität Berlin, Institut für Anthropologie und Humanbiologie, Fabeckstraße 15, 1000 Berlin 33

Professor Dr. K. Offenloch, Klinikum der Johann-Wolfgang-Goethe-Universität, Zentrum der Physiologie, Theodor-Stern-Kai 7, 6000 Frankfurt (Main) 70

Professor Dr. W. D. Oswald, Universität Erlangen-Nürnberg, Lehrstuhl für Psychologie 1, Erziehungswissenschaftliche Fakultät, Regensburger Straße 160, 8500 Nürnberg 30

Professor Dr. K. Poeck, Vorstand der Abteilung Neurologie, Medizinische Fakultät der Technischen Hochschule Aachen, Goethestraße 27–29, 5100 Aachen

Professor Dr. H. Remschmidt, Klinikum der Philipps-Universität Marburg, Zentrum für Nervenheilkunde, Klinik und Poliklinik für Kinder- und Jugendpsychiatrie, Hans-Sachs-Straße 4–6, 3550 Marburg

Professor Dr. E. Roth, Universität Salzburg, Institut für Psychologie, Akademiestraße 22, A-5020 Salzburg

Dr. G. Schulze, Freie Universität Berlin, Universitätsklinikum Charlottenburg, Institut für Neuropsychopharmakologie, Ulmenallee 30, 1000 Berlin 19

Doz. Dr. R. Sinz, Psychologisches Institut, Universität Düsseldorf, Universitätsstraße 1, 4000 Düsseldorf

Professor Dr. G. Stöcklin, Direktor am Institut für Chemie der Kernforschungsanlage Jülich GmbH, Postfach 1913, 5170 Jülich

Teil A

Veränderungen kognitiver Leistungen
und der Persönlichkeit

Kognitive Prozesse, Informationsverarbeitung und Gedächtnis

E. ROTH

Mit der vielzitierten „kognitiven Wende" in der Psychologie ist nicht nur ein Wechsel des Forschungsparadigmas eingetreten, sondern es zeigten sich schnell u. a. folgende Tendenzen:

- Die ehedem getrennt voneinander untersuchten *kognitiven Prozesse* (Wahrnehmen, Lernen, Erinnern, Denken usw.) werden theoretisch unter einem einheitlichen Gesichtspunkt behandelt: als Informationsverarbeitungsvorgänge, die in einem System mit bestimmter „Architektur" ablaufen. Zum Beispiel kann die Beschreibung und Analyse einer Wahrnehmung heute nicht mehr nur erfolgen als Verarbeitung der auf einen Rezeptor treffenden Reize („datengesteuerter Prozeß", bottom-up Analyse), sondern muß die subjektive Struktur des Wahrnehmenden einschließen (konzeptgesteuerter Prozeß, top-down-Analyse). Das läßt sich auch physiologisch zeigen; so konnte EMRICH (1983) evozierte Potentiale auf erwartete, aber nicht gegebene Reize nachweisen.

- Obwohl an dem grundsätzlichen Postulat, daß psychisch genannte Prozesse ohne *physisches Substrat* nicht denkbar sind, kaum Zweifel geäußert wurden, haben viele Kognitionspsychologen versucht, Informationsverarbeitungsprozesse in bewußter Absetzung von psychophysiologischen bzw. neuropsychologischen Ansätzen zu beschreiben und theoretisch zu fassen.
Zum Beispiel ANDERSON 1980, S. 12: „Kognitive Psychologie verhält sich zu physiologischer Psychologie wie Computerwissenschaft zu Elektronik. Die Ergebnisse physiologischen Experimentierens können kognitiven Theorien Grenzen setzen, sie aber nicht vorschreiben." (eigene Übersetzung)

- Trotz relativ häufiger gegenteiliger Lippenbekenntnissen wurden kaum bezweifelbare *Wechselwirkungen zwischen kognitiven und affektiven Prozessen* nur selten (z. B. KEBECK (1982) ins Kalkül gezogen und reine Informationsverarbeitung untersucht. Emotionsforscher andererseits beschäftigen sich höchstens am Rande mit Informationsverarbeitung (z. B. PLUTCHIK 1980). Die frühen Arbeiten dazu von SCHACHTER u. SINGER (1962) werden zunehmend kritischer betrachtet.

Im Zentrum sowohl der aktuellen Forschung als auch sich entwickelnder Systematiken (z. B. ANDERSON 1980; HOFFMANN 1982; NEISSER 1982; NORMAN 1982; KLIX u. SYDOW 1977) steht das *Gedächtnis*. Es wird dabei freilich nicht mehr verstanden als purer Speicher, über dessen Eigenschaften – und natürlich auch deren Veränderungen, etwa mit dem Alter – traditionelle diagnostische Verfahren wie Wortlisten u. ä. zureichend Aufschluß geben könnten, sondern als subjektives aktives System, das Aufnahme, Verarbeitung, Speicherung, Wiedergabe und Benützung von Information umfaßt. Als solches schließt es alle Strukturen und Prozesse ein, die es einem Individuum ermöglichen, Kenntnis von Welt zu erlangen, sie in sich zu repräsentieren und zur Steuerung seiner

Handlungen zu benützen. Dabei werden Fragen aktuell wie die nach Architektur (isolierbare Speicher, Abruforganisation etc.) und Format der Repräsentation (bildartig, aussagenartig, Netzwerkformat) und nach „Kenntnis"-inhalten (ökologische Optik, konzeptuelle Systeme, Symbolsysteme etc.).

Diese Auffassung des Gedächtnisses hat bedeutsame Konsequenzen: Um das leisten zu können, müssen für das Gedächtnis mindestens folgende Inhalte angenommen werden: alles Wissen von Welt und sich selbst, das ein Individuum erworben hat (DÖRNER 1976: „epistemische Struktur"; ANDERSON 1980: „declarative knowledge"). Damit es verfügbar gehalten werden kann, muß es organisiert sein. Die derzeit am meisten diskutierte Form dieser Organisation sind unterschiedliche Fassungen „aktiver semantischer Netze" und Schemata (vgl. NORMAN u. RUMELHART 1978).

Um über Wissen kommunizieren zu können, bedarf es der Verfügung über Sprache. Verstehen und Generieren von Sprache setzen ihrerseits mindestens die Speicherung eines Vokabulars (das nicht identisch mit den Knoten des semantischen Netzes sein kann) und syntaktischer Regeln voraus.

Im Verlaufe unserer individuellen Lerngeschichte erwerben wir nicht nur Wissen, sondern auch Können, Fertigkeiten der verschiedenen Art (ANDERSON 1980: „procedural knowledge"). Für den Fall nicht routinemäßigen Problemlösens nimmt DÖRNER (1976) dafür eine „heuristische Struktur" an, die von HUSSY (1983) noch durch eine „evaluative Struktur" ergänzt wird. Alle diese Ansätze sind mehr oder weniger theoretisch elaboriert und empirisch bestätigt. Teilweise sind sie auch in formalisierte Modelle transformiert und simuliert worden. Eine umfassende, allgemein akzeptierte Theorie darüber steht noch aus. In unserem Zusammenhang ist wichtig, daß sie notwendigerweise als Gedächtnisinhalte angenommen werden müssen.

Ein besonders schwieriges und bisher wenig bearbeitetes Kapitel in diesem Zusammenhang stellt folgendes Problem dar: Ein Individuum *ist* im psychologischen Sinne nicht nur diese Struktur, sondern als Subjekt *hat* es sie auch. Wohl wegen seiner schwierigen Faßbarkeit ist dieses Problem als „Männchen im Gehirn" oder ähnlich ironisiert worden. Aber wenn wir Phänomene wie „ich suche in meinem Gedächtnis" mitberücksichtigen und nicht der Auffassung Eccles (POPPER u. ECCLES 1977) folgen wollen, daß eine überindividuelle Instanz über das „Liaison-Hirn" eingreift und dies leistet, dann müssen wir im Rahmen der Gesamtstruktur ein Teilsystem annehmen, das andere quasi als Subroutinen benützt. Unter Termini wie „Ich", „Proprium", „Selbst", „Identität", „Reflexivität" u. ä. ist darüber spekuliert worden (ROTH 1984); unter Titeln wie „ *Wissen über Wissen*", „*Metagedächtnis*" u. a. liegen dazu erste empirische Untersuchungen vor. Wie auch immer, etwas muß in dem Gedächtnis genannten System repräsentiert sein, das zureichender Grund für die Möglichkeit solcher Phänomene sein kann.

Zweifellos müßten viele weitere Aspekte möglicher Gedächtnisinhalte und ihrer Organisation angeführt werden, um der Leistungsfähigkeit des Systems Rechnung zu tragen. Die genannten aber wurden erwähnt, um die Komplexität der Problematik zu belegen und vor allem aufzuzeigen, was alles berücksichtigt werden müßte, wenn man über *Veränderungen der Gedächtnistätigkeit* im Alter spricht. Daß dies bisher nicht geschah, zeigt die jüngste Dokumentation des Forschungsstandes von OSWALD u. FLEISCHMANN (1983). Über Ansätze zur physiologischen Realisierung dieser Prozesse wird von SINZ in diesem Band berichtet.

Die sich nun aufdrängende Frage ist die, wie eine solche Struktur aufgebaut wird. Wichtige Arbeiten zur Klärung der Voraussetzungen dafür werden - auch unter Einbe-

zug hirnanatomischer und -physiologischer Aspekte – von dem neuen Wissenschafts-
zweig der evolutionären Erkenntnistheorie geleistet (vgl. z. B. KLIX 1980; oder RIEDL
1981). Auf sie kann nicht eingegangen werden, obwohl auch daraus interessante Anregungen zur Hypothesenbildung über Veränderungen in einer individuellen Entwicklung
denkbar wären. Jedenfalls stehen konkrete Vorstellungen über unseren in der Evolution
entwickelten und dadurch mit bedingten Vor- und Nachteilen versehenen Erkenntnis-
apparat zur Verfügung.

Die Vorgänge bei der Verarbeitung von aus der Umwelt aufgenommener Information sind, soweit es den datengetriebenen Prozeß betrifft, psychologisch relativ gut bekannt. Durch Analyse der in den Sinnesregistern gespeicherten Information über verschiedene Codierungsstufen (Merkmalsanalyse, Mustererkennen, begriffliche Interpretation) kommt es zum „Wahrnehmen" und „Erkennen". Auch im physiologischen Sinne
dürften mit den Arbeiten von HUBEL u. WIESEL (1962) die ersten bahnbrechenden
Schritte getan sein. Doch während viel dafür spricht, daß diese Vorgänge im Menschen
ähnlich ablaufen wie in Katzen, spricht ebensoviel dagegen, daß wir den viel besprochenen „yellow-Volkswagen-detector" haben. Schon beim Mustererkennen beginnen auch
im psychologischen Sinne die Schwierigkeiten: Denn „erkennen" in diesem Sinne kann
ja nichts anderes heißen als Anwendung allgemeiner Interpretationsroutinen, wie in den
„Gestaltgesetzen" expliziert, und Zuordnung der analysierten Sinnesdaten zu einem gespeicherten Muster. Durch ihren hohen Automatisierungsgrad und wegen der Geschwindigkeit, mit der diese Prozesse ablaufen, sind sie weder dem eigenen Bewußtsein
noch einfacher experimenteller Analyse zugänglich. So sind nur Spekulationen darüber
möglich, die an einzelnen Stellen durch experimentelle Ergebnisse gestützt werden. Relativ erfolgreiche „Nachbauversuche" wurden in der Forschung zur künstlichen Intelligenz unternommen (vgl. Literatur in WIMMER u. PERNER 1979).

Eine besondere Rolle kommt der *Aufmerksamkeit* zu. Sie schließt wohl Aktivierung
ein, kann aber mit ihr nicht gleichgesetzt werden. Denn einerseits ist sie eng mit Bewußtsein verbunden (wir können uns nicht ständig die gesamte Datenbasis unseres Wissens
bewußt halten, sondern nur einen schmalen Sektor daraus, den wir (in Grenzen) durch
gerichtete Aufmerksamkeit wählen können), andererseits mit subjektiver Bedeutung.
Denn werden z. B. auf beiden Ohren einer Versuchsperson unterschiedliche Informationen gegeben, kann sie sich auf ein Ohr „einstellen", und den dort empfangenen Inhalt
wiedergeben, während sie sich an den Inhalt der am anderen Ohr empfangenen Information nicht erinnern kann. Daß aber die an diesem Ohr empfangenen Reize ebenfalls
verarbeitet werden, zeigt die Tatsache, daß sie in Ausnahmefällen, wie z. B. beim eigenen
Namen, auch bewußt werden. Dieser Vorgang läßt sich auch experimentell kontrollieren. Ein alltäglich bekanntes Beispiel für die unterschiedliche Bewußtwerdung der Verarbeitung eingehender Reize ist der „Ammenschlaf". *Aufmerksamkeit* wird also je nach
Bedeutung der Reize „umgeschaltet". Sie kann somit als *notwendige Voraussetzung für
die Aufnahme und die Speicherung von Information angesehen werden.*

Der nächste in diesem Zusammenhang zu betrachtende Aspekt ist der der *Begriffsbildung.* Dessen Erforschung wird zwar in letzter Zeit vernachlässigt, dennoch ist die Bildung von bzw. das Verfügen über Konzepte ebenfalls notwendige Voraussetzung für die
Beschreibung und die Erklärung von Informationsverarbeitungsprozessen. „Begriffe"
oder „concepts" in diesem Sinne sind aber nicht gleichzusetzen mit den sie bezeichnen-
den Worten, sondern eher mit den durch sie bezeichneten Klassen, Kategorien oder den
Knoten in unserem strukturellen Netz. Ihre Bildung stellt man sich derzeit überwiegend

so vor, daß unser Nervensystem in der Lage ist, aus Korrelationen von Merkmalen in der Umwelt Klassen zu bilden, Invarianten über die vielfältigen und in ständigem Fluß befindlichen Reizeindrücke, in denen das entstehende Weltbild gespeichert und im Bedarfsfalle reaktiviert werden kann. Begriffsbildungs- bzw. -findungsexperimente in Abhängigkeit von Veränderungen in höherem Alter sind mir nicht bekannt. Sie scheinen – abgesehen von Veränderungen des allgemeinen Denkprozesses – auf den ersten Blick auch nicht besonders relevant. Insofern aber unsere gesamte Erfahrung in einem räumlichen und einem zeitlichen Bezugssystem organisiert ist, und insofern das subjektive Zeiterleben sich mit dem Altern zu verändern scheint, wäre eine Untersuchung des zugrundeliegenden Zeitkonzeptes sicherlich interessant; dies auch außerhalb pathologischer Entgleisungen (vgl. CRAMON u. SÄRING 1982).

Der nächste entscheidende Schritt ist die Frage, wie diese Begriffe im Gedächtnis repräsentiert sind. Zur Erklärung konkurrieren zwei theoretische Ansätze: Die *„duale Encodierungstheorie"* (PAIVIO 1971, 1975) nimmt an, daß im Langzeitgedächtnis unabhängig voneinander sinnesmodalitätsspezifisch kodierte Repräsentationsformen bestehen: bildhafte (imagery) einerseits, in der reale Ereignisse verarbeitet und gespeichert werden, sowie verbale andererseits für abstrakte Information. Dagegen nimmt die *„propositionale Encodierungstheorie"* (ANDERSON u. BOWER 1973; ANDERSON, 1980) an, daß unser gesamtes Wissen eher in Form abstrakter Prospositionen über Merkmale von Gegenständen und der Relationen zwischen ihnen repräsentiert wird. Das Encodierungsformat unseres Gedächtnisses sei deshalb modalitätsunspezifisch und einheitlich.

Beide Theorien stützen sich auf experimentelle Ergebnisse. Eine eindeutige Entscheidung zwischen ihnen ist zumindest derzeit nicht möglich, obwohl die empirische Evidenz mehr und mehr für die propositionale Gedächtnistheorie zu sprechen scheint (vgl. KLIMESCH 1983). Mir erscheint die Diskussion zwischen beiden Extrempositionen unzweckmäßig. Denn die Verarbeitung der an den Rezeptoren eintreffenden Reize muß modalitätsspezifisch beginnen, und – wenn man an der Möglichkeit unterschiedlicher „Encondierungstiefe" (CRAIK u. LOCKHART 1972) trotz der Bildhaftigkeit des Wortes festhalten will – kann sie auch vor der vollen semantischen Elaborierung abgebrochen werden und muß dennoch eine Spur im Gedächtnis hinterlassen. Oder es kann das „Paraphrasierungsargument" wohl als hinreichend bestätigt angenommen werden (wir merken uns wohl den Inhalt, also die Bedeutung eines Satzes, nicht aber seine sprachliche Form, z. B. aktiv oder passiv), andererseits kann man aber nicht um die Tatsache herum, daß die Worte erst „verstanden" werden, also entsprechende Schallmuster gespeichert sein müssen. Gleiches gilt natürlich auch für optische Muster beim Lesen. Aber wie auch in der weitergehenden Forschung entschieden werden wird, die gespeicherten Inhalte müssen verfügbar sein.

Zunächst muß aber noch auf die Unterscheidung *Kurz- und Langzeitgedächtnis* eingegangen werden. Eine strenge Trennung zwischen ihnen wird *nicht mehr aufrechterhalten,* denn zumindest die Begriffsknoten des aktiven strukturellen Netzes werden als beiden Systemen gemeinsam erachtet. Zwei Gedächtnisarten werden dennoch unterschieden, die JAMES (1961) schon in den 90er Jahren des vorigen Jahrhunderts *Primär- und Sekundärgedächtnis* nannte. Als Primärgedächtnis wird das jeweils präsente Wissen bezeichnet, mit dem operiert wird. Es wird deshalb von einigen Autoren auch als *Arbeitsgedächtnis* bezeichnet. Seine Kapazität ist gering, variiert aber mit der Informationsbündelung oder deren Sinngehalt. Die darin enthaltene Information geht rasch verloren, wenn sie nicht aktiv gehalten, bzw. ins Langzeitgedächtnis transformiert wird.

Das Sekundär- oder Langzeitgedächtnis beinhaltet all das, was wir im ersten Abschnitt beschrieben haben. Doch während wir auf die Inhalte des Kurzzeitgedächtnisses direkten Zugriff haben, muß der Inhalt des Langzeitgedächtnisses erst aktiviert werden. Der Zugriff auf einen gewünschten Inhalt des Langzeitgedächtnisses erfolgt vom aktiven Teil oder dem Kurzzeitgedächtnis aus durch Aktivierung der assoziativen Verbindungen zwischen den entsprechenden Knoten des Netzwerkes. Dieser Prozeß wird einerseits als Reproduktion, andererseits als Rekonstruktion aufgefaßt. Die eine Position nimmt im Gedächtnis quasi Kopien früherer Ereignisse an, die andere Spuren früherer kognitiver Aktivität. Beide können auf bestätigende Experimente verweisen. Menschen können also offensichtlich beides: reproduzieren und rekonstruieren. Es müßte untersucht werden, unter welchen Bedingungen sie was tun bzw. nicht tun.

Auch für das *„Vergessen"* gibt es keine allgemein akzeptierte theoretische Lösung. Nicht einmal die Frage, ob einmal erworbene Information überhaupt verloren gehen kann oder ob Vergessen nur bedeutet, daß der Zugriff auf diese Information erschwert oder unmöglich ist, läßt sich eindeutig beantworten. Die derzeit favorisierte Hypothese, daß Vergessen durch „Interferenz von Gedächtnisspuren" (im Gegensatz zur Annahme des „Verfalls von Gedächtnisspuren") erfolgt, würde letzteres implizieren. Daß Information im Langzeitgedächtnis ist, über die wir nicht beliebig verfügen können, zeigt z. B. die (mit Ausnahmen) immer wieder beobachtbare Differenz zwischen Wiedererkennen und freiem Reproduzieren von Gedächtnisinhalten, oder die Ersparnis, die beim Wiedererlernen vergessenen Materials auftritt. Vergessen als Interferenz läßt sich im Rahmen der Theorie aktiver struktureller Netze erklären.

Möglicherweise eröffnen diese neueren theoretischen Ansätze einen Weg über die Widersprüche bisheriger experimenteller Befunde über die Veränderung der Gedächtnistätigkeit im Alter hinaus. Sicher müssen andere Aspekte (z. B. entwicklungspsychologische) für ein zureichendes Verständnis der beobachtbaren altersabhängigen Änderungen kognitiver Prozesse mitberücksichtigt werden. Umgekehrt könnte ein besseres Verständnis der Altersveränderungen viel zur Erklärung allgemeiner Informationsverarbeitungsprozesse beitragen.

Literatur

Anderson JR (1980) Cognitive psychology and its implications. Freeman, San Francisco

Anderson JR, Bower GH (1973) Human associative memory. Winston, Washington

Craik FIM, Lockhart RS (1972) Levels of processing: A framework for memory research. J Verb Learning Verb Behav 11: 671–684

Cramon DV, Säring W (1982) Störungen der Orientierung beim hirnorganischen Psychosyndrom. In: Bente D, Coper H, Kanowski S (Hrsg) Hirnorganische Psychosyndrome im Alter. Springer Berlin Heidelberg New York

Dörner D (1976) Problemlösen als Informationsverarbeitung. Kohlhammer, Stuttgart Berlin Köln Mainz

Emrich H (1983) Psychophysiologische Grundlagen der Psychiatrie und Psychosomatik. Huber, Bern

Hoffmann J (1982) Das aktive Gedächtnis. Psychologische Experimente und Theorien zur menschlichen Gedächtnistätigkeit. VEB, Berlin

Hubel DH, Wiesel TN (1962) Receptive fields, binocular interaction, and functional architecture in the cat's visual cortex. J Physiol 166: 106–154

Hussy W (1983) Komplexe menschliche Informationsverarbeitung: das SPIV-Modell. Sprache & Kognition 2: 47–62

James W (1961) Psychology. The briefer course. Harper, New York

Kaufman AS, Kaufman NL (1983) assessment battery for children (K-ABC): Administration and scoring manual. American Guidance Service, Circle Pines, Minnesota

Kebeck G (1982) Emotion und Vergessen. Aspekte einer Neuorientierung psychologischer Gedächtnisforschung. Aschendorff, Münster

Klimesch W (1983) Werden Bilder und Wörter durch gemeinsame semantische Codes repräsentiert? In: Kongreßbericht zum 33. Kongreß der Deutschen Gesellschaft für Psychologie in Mainz. Hogrefe, Göttingen

Klix F (1980) Erwachendes Denken. (Eine Entwicklungsgeschichte der menschlichen Intelligenz.) VEB, Berlin

Klix F, Sydow H (Hrsg) (1977) Zur Psychologie des Gedächtnisses. Huber, Bern Stuttgart Wien

Neisser U (1982) Memory observed. Remembering in natural contexts. Freeman, San Francisco

Norman DA (1982) Learning and memory. Freeman, San Francisco

Norman DA, Rumelhart DE (1978) Strukturen des Wissens. Wege der Kognitionsforschung. Klett-Cotta, Stuttgart

Oswald WD, Fleischmann UM (1983) Gerontopsychologie. Psychologie des alten Menschen. Kohlhammer, Stuttgart Berlin Köln Mainz

Paivio A (1971) Imagery and verbal processes. Winston, New York

Paivio A (1975) Perceptual comparisons through the mind's eye. Mem Cogn 3: 635–647

Plutchik R (1980) Emotion – A psychoevolutionary synthesis. Harper & Row, New York

Popper KR, Eccles JC (1977) The self and its brain. Springer, Berlin Heidelberg New York

Riedl R (1981) Biologie der Erkenntnis. Parey, Berlin Hamburg

Roth E (1984) Selbst und Identität. In: Eifler G, Same O, Schneider P (Hrsg) Mainzer Universitätsgespräche WS 1982/83: Identität. Mainz

Schachter S, Singer JE (1962) Cognitive, social and physiological determinants of emotional state. Psychol Rev 69: 379–399

Sternberg RJ (1982) Reasoning, problem solving and intelligence. In: Sternberg RJ (ed) Handbook of human intelligence. Cambridge University Press, Cambridge

Wimmer H, Perner J (1979) Kognitionspsychologie. Kohlhammer, Stuttgart Berlin Köln Mainz

Persönlichkeitsveränderungen, Affektivität und Antrieb

H. REMSCHMIDT

Einleitung und grundlegende Erörterungen

CATTELL (1965) hat zum Persönlichkeitsbegriff einmal folgendes ausgeführt: „Man könne Persönlichkeit als das definieren, das einem sagt, was ein Mensch tun wird, wenn man ihn in eine bestimmte Situation versetzt."

Diese Voraussage ist nur möglich, wenn der betreffende Mensch eine gewisse Konstanz von Eigenschaften aufweist, sich an die Situation anpassen und entsprechend – wir sagen „situationsgemäß" – reagieren kann. Auf dem Gebiet von *Störungen* im Bereich der Persönlichkeit, der Affektivität und des Antriebs ist diese Voraussagemöglichkeit meist sicherer. Dies bedeutet nicht, daß wir hier in ganz besonderem Maße das beobachten können, was Persönlichkeit kennzeichnet, sondern wir bemerken eine *Einengung* von Freiheitsgraden, die naturgemäß Voraussagen leichter möglich macht.

Hirnorganische Einflüsse können bei Erwachsenen wie bei Kindern und Jugendlichen zu Persönlichkeitsveränderungen, zu Störungen der Affektivität und des Antriebs führen, und wenn diese Begriffe hier aneinandergereiht sind, so bedeutet dies nicht, daß strenge Trennungen zwischen ihnen möglich sind. Vielmehr gehören Affektivität und Antrieb wesensmäßig zur Persönlichkeit und sind dementsprechend bei Persönlichkeitsveränderungen auch alteriert.

Es kann hier nicht unser Ziel sein, ausführliche begriffliche Erörterungen vorzunehmen. Unseren Betrachtungen soll vielmehr ein Modell der empirischen Persönlichkeitsforschung zugrundegelegt werden, wie es von HERRMANN (1972) beschrieben wurde. Dieses Schema ist in Abb. 1 dargestellt.

Es geht von Messungen bzw. Beschreibungen der jeweiligen Individuen aus, die zweifach gegliedert werden können:
– im Sinne der Entwicklung *deskriptiver* Konstrukte und
– im Sinne der Entwicklung und Präzisierung *explikativer* Konstrukte.

Während erstere die *phänomenologische* Ebene kennzeichnen, versucht man mit Hilfe der letzteren, die Unterschiedlichkeit individueller Merkmalsausprägungen zu *erklären*.

Die empirisch gewonnenen Daten versucht man jeweils einer Theorie zuzuordnen, wobei sich eine stete Wechselwirkung zwischen empirischen Befunden und ihrer theoretischen Einordnung ergibt: Empirische Befunde verändern die Theorie, und die Theorie führt zu neuen empirischen Fragen, die untersucht werden müssen.

Hirnschädigungen bzw. Hirnfunktionsstörungen führen gehäuft zu psychopathologischen Auffälligkeiten, was bei Kindern und Jugendlichen besonders gut untersucht ist.

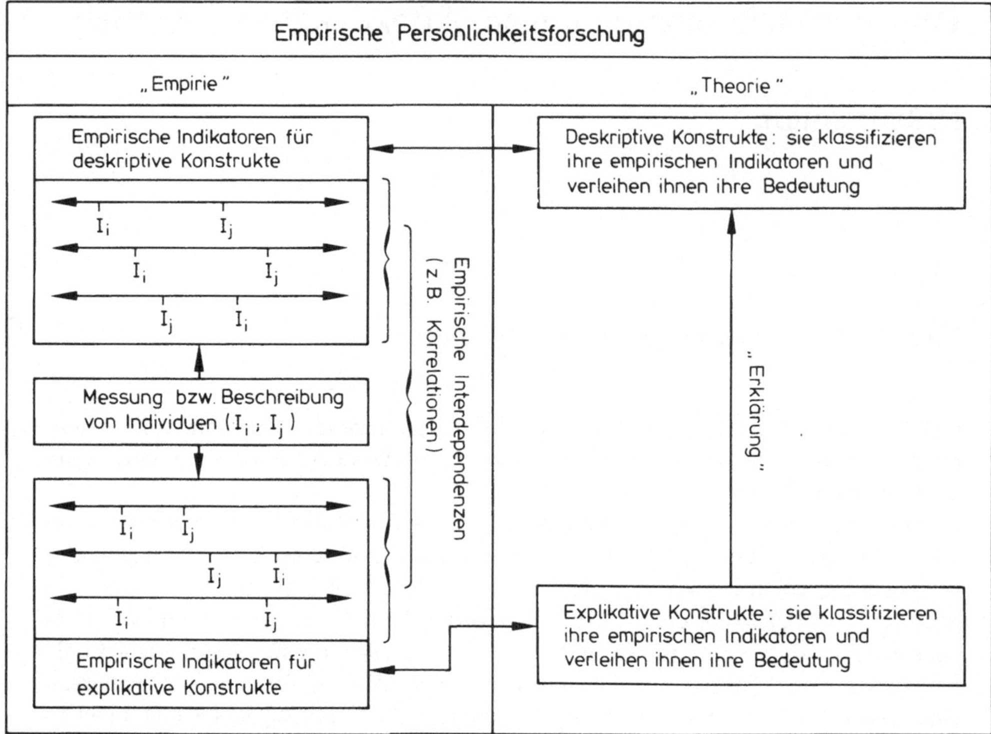

Abb. 1. Konzept empirischer Persönlichkeitsforschung (Aus: HERRMANN 1972)

Tabelle 1. Zusammenhang zwischen Hirnfunktionsstörung bzw. Hirnschädigung und der Häufigkeit psychopathologischer Auffälligkeiten (Nach: RUTTER 1977; SHAFFER et al. 1975)

Gesunde Kinder	7%
Kinder mit körperlichen Erkrankungen ohne Beteiligung des Gehirns	12%
Kinder mit Epilepsie oder einer strukturellen Hirnschädigung	35%
Kinder mit gesicherten lokalisierten Hirnverletzungen	62%
Kinder mit lokalisierten Hirnverletzungen und Frühepilepsie	67%
Kinder mit lokalisierten Hirnverletzungen und Spätepilepsie	83%

Aus Tabelle 1 geht dieser Zusammenhang recht deutlich hervor. Sie zeigt, daß eine Steigerungsreihe hinsichtlich der Quote psychischer Auffälligkeiten von gesunden Kindern bis zu hirntraumatisch geschädigten mit umschriebener Lokalisation und zusätzlichen Anfällen besteht.

Dennoch läßt sich bei diesen Kindern keineswegs immer ein *direkter* Zusammenhang zwischen der Hirnschädigung und dem auffälligen Verhalten herstellen. An der Tatsache aber, daß Hirnfunktionsstörungen bzw. Hirnschädigungen zu einer stärkeren Vulnerabilität gegenüber Umweltreizen führen und somit das Auftreten psychopathologischer Auffälligkeiten begünstigen, kann kein Zweifel sein.

Dieser Zusammenhang gilt sowohl für frühkindlich erworbene Hirnfunktionsstörungen (LEMPP 1970, 1977; SCHNEIDER u. REMSCHMIDT 1977) als auch für traumatisch bedingte Hirnschädigungen (REMSCHMIDT u. STUTTE 1980).

Die in Tabelle 1 apostrophierten psychopathologischen Auffälligkeiten sind nun keineswegs überwiegend Persönlichkeitsveränderungen oder isolierte Störungen von Affektivität und Antrieb. Sie umfassen vielmehr ein sehr breites Spektrum psychopathologischer Auffälligkeiten, das sowohl die kognitiven als auch die affektiven Funktionen umfaßt, woraus deutlich wird, daß die notwendige Abgrenzung verschiedener psychischer Bereiche und der entsprechenden Störungsmuster der Realität nicht gerecht wird. Das Ganze ist noch weit komplizierter, denn für Art und Häufigkeit der psychopathologischen Auffälligkeiten sind verschiedene Bedingungen maßgebend: z.B. Schwere der Schädigung, Kombination mit zusätzlichen traumatischen Komplikationen (z.B. epileptischen Anfällen), Alter zum Zeitpunkt der Schädigung, Art der Schädigung usw.

Wenn man nun versucht, im Bereich der Persönlichkeitsmerkmale genauere Erfassungen vorzunehmen, so stößt man auf große meßtechnische Schwierigkeiten. Dies ist sicherlich einer der Gründe, weshalb viele Forscher sich primär auf die kognitive Leistungsebene konzentrieren, weil dort eine bessere Erfassung entsprechender Ausfälle möglich ist.

Nun kann man sich auch im Bereich der Persönlichkeit auf jene Merkmale stützen, die vergleichsweise peripher sind, wodurch man ebenfalls „handfestere" Daten erhält. Unter dieser Perspektive besonders schwierig wird die Feststellung von Persönlichkeitsveränderungen, denn strenggenommen setzt deren Diagnostik voraus, daß man die Persönlichkeit des Patienten vor Eintreten der jeweiligen Erkrankung gekannt und untersucht hat. In der Regel müssen aber Persönlichkeitsveränderungen retrospektiv festgestellt werden, was besondere Schwierigkeiten mit sich bringt.

Trotz dieser grundlegenden Probleme weiß jeder Kliniker, daß es hirnorganisch bedingte Veränderungen der Persönlichkeit gibt, die man auch beschreiben kann und muß, für deren „objektive Erfassung" jedoch bislang valide und reliable Methoden noch weitgehend fehlen.

Dies hängt auch mit einem weiteren Problem zusammen, das sich mit den Polaritäten-Konstanz gegenüber Variabilität von Persönlichkeitsmerkmalen umschreiben läßt. In der Persönlichkeitstheorie hat diese Problematik zur Unterscheidung der Begriffe „trait" und „state" geführt, die auch im psychopathologischen Bereich Anwendung finden und die Persönlichkeitsdiagnostik bereichert haben, jedoch eine Reihe von Problemen auch offenlassen mußten. Unter ihnen erscheint uns der Aspekt der Persönlichkeits*entwicklung* sehr wesentlich. Dabei gehen wir davon aus, daß Entwicklung in allen Lebensaltern stattfindet, wenngleich die Bedeutung der Entwicklungsdimension gerade in den ersten beiden Lebensjahrzehnten besonders ins Auge fällt.

Im Bereich der Persönlichkeitsentwicklung fehlt noch ein hierarchisches Entwicklungsmodell, wie wir es für die Entwicklung der Motorik oder kognitiver Funktionen kennen.

Klassifikationsprobleme

Trotz des Fehlens eines schlüssigen und empirisch fundierten Modells der Persönlichkeitsentwicklung wurde die Entwicklungsdimension in verschiedene Klassifikationssysteme einbezogen. Hirnorganische Psychosyndrome können im Prinzip auf vier Ebenen dargestellt und klassifiziert werden: auf der Ebene der Ätiologie, auf der Ebene der Hirnfunktionen, der Symptomatologie und des Verhaltens. Dieser Sachverhalt ist in Abb. 2 dargestellt.

Die erste Ebene stellt die der *Ätiologie* dar: Verschiedene Noxen (z. B. Entzündungen, Tumoren, Intoxikationen usw.) bewirken eine *Funktionsbeeinträchtigung* (zweite Ebene), die sich in einer z. T. recht unterschiedlichen *Symptomatik* (dritte Ebene) ausdrückt.

Die Symptomatik läßt sich biochemisch, elektrophysiologisch, videopolygraphisch (gleichzeitige Aufzeichnung von Verhaltensdaten und Biosignalen), neurologisch, neuropsychologisch und psychopathologisch erfassen. Der Untersucher führt sodann eine *Zuordnung der Symptomatik* zu bestimmten Funktionsbereichen oder klinischen Syndromen durch (vierte Ebene). Dabei erfolgt die Zuordnung zu den Funktionsbereichen nach Maßgabe des Auftretens der Symptomatik *in* diesen Bereichen, die Zuordnung zu den sogenannten klinischen Syndromen erfolgt entsprechend der Definition dieser Syn-

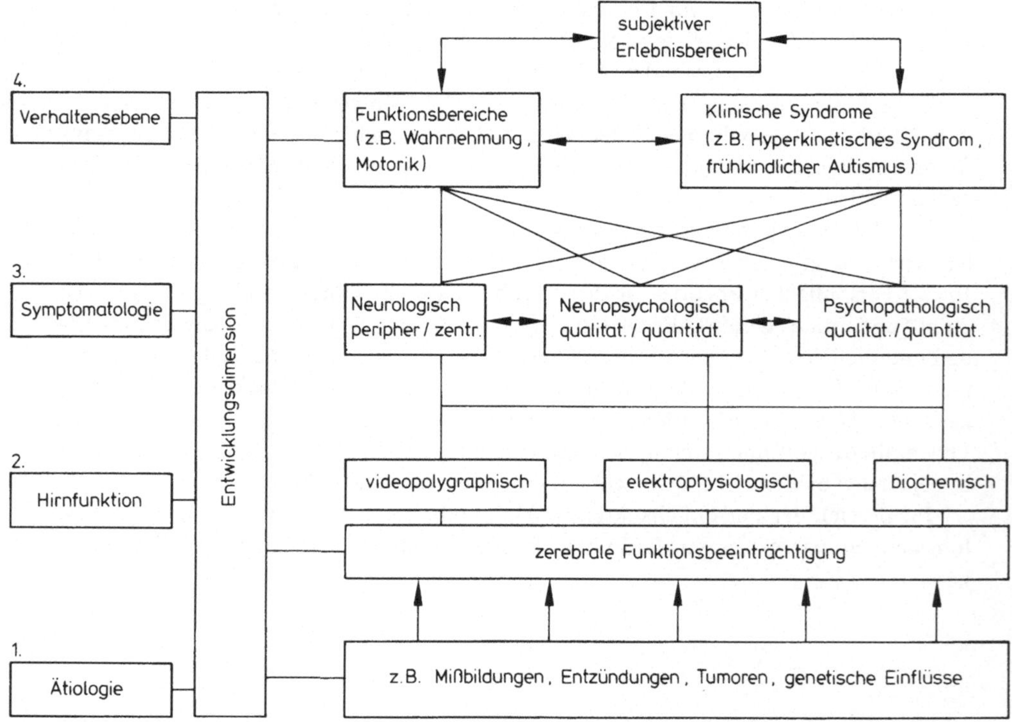

Abb. 2. Verschiedene Ebenen zur Klassifikation hirnorganischer Psychosyndrome (REMSCHMIDT 1981)

drome als Symptomkombinationen (z. B. allgemeines hirnorganisches Psychosyndrom, epileptische Persönlichkeitsveränderung).

Die Betrachtung auf diesen vier Ebenen muß aber noch durch zwei Gesichtspunkte ergänzt werden: Alle Ebenen sind abhängig vom Entwicklungsstand eines Individuums bzw. vom Reifegrad seiner Hirnfunktion.

Schließlich besteht auch eine Wechselwirkung zwischen den Funktionsausfällen und der subjektiven Verarbeitung dieser Ausfälle bzw. der Reaktion des Individuums auf diese Störungen. Letztlich lassen sich hirnorganische Psychosyndrome auch unter dem Gesichtspunkt der *Informationsverarbeitung* betrachten, ein Aspekt, der in der bisherigen Forschung noch keineswegs ausgeschöpft ist.

In aller Kürze soll auf die in Abb. 2 dargestellten Ebenen eingegangen werden.

Ätiologie

Für die Klassifikation und Differentialdiagnose hirnorganischer Psychosyndrome ist erschwerend, daß unterschiedliche Schädigungen zu einer ähnlichen Symptomatik führen können. Darüberhinaus ist festzuhalten, daß wir bei einer Reihe von klinischen Syndromen, die nachweisbar mit hirnorganischen Ausfällen verbunden sind, die Ätiologie noch nicht kennen. Dies trifft insbesondere für manche Störungen im Kindes- und Jugendalter zu, so für den frühkindlichen Autismus oder auch die kindliche Schizophrenie.

Die Frage nach der pathoklitischen Spezifität (STUTTE 1962), d. h. die Frage nach einem spezifischen Zusammenhang zwischen klinischer Symptomatik und verursachenden Faktoren, muß freilich auch heute noch als ungeklärt angesehen werden.

Hirnfunktionen

Im Hinblick auf die Hirnfunktionen sind drei Aspekte wichtig: die Lokalisation einer Störung, der Reifungsgrad des Gehirns und der Aspekt der Aktivierung.

Hirnlokale Psychosyndrome können im Kindesalter nur selten diagnostiziert werden. Man findet meist erst Angaben darüber im Jugendalter, die dann weitgehend analog zu den Störungen der Erwachsenen sind Untersuchungen an Kindern mit Hirntumoren zeigen z. B., daß die meisten ein von der Lokalisation weitgehend unabhängiges, allgemeines Psychosyndrom aufweisen, das in einigen Fällen durch die Lokalisation sein spezifisches Gepräge bekam. Mit zunehmendem Lebensalter gewinnt der Aspekt der Lokalisation immer mehr an Bedeutung. Jenseits der Pubertät sind die wichtigsten Hirnfunktionen bereits relativ gut fixiert, was sich insbesondere am Beispiel der Sprache nachweisen läßt.

Zur Objektivierung des Reifungsgrades des Gehirns wurden verschiedene Parameter verwandt. Am gebräuchlichsten sind die im EEG erfaßbaren elektrophysiologischen Veränderungen als Ausdruck einer Reifung der Hirnrinde. Elektrophysiologische Parameter lassen eine grobe Abschätzung des Maturationsgrades der Hirnentwicklung zu, zeigen jedoch keine klaren Entsprechungen zu psychopathologisch oder neuropsychologisch erfaßbaren Funktionen. SATZ u. SPARROW (1970) haben ein hierarchisches Entwicklungsmodell für verschiedene Leistungen aufgestellt. Die Autoren gehen davon aus, daß zunächst eine asymmetrische Entwicklung der sensorischen und motorischen Abläufe stattfindet, entsprechend der funktionellen Asymmetrie der beiden Hemisphären, und danach erst die Entwicklung komplexerer Leistungen (z. B. Lesen, Schreiben, kompliziertere verbale Funktionen) möglich ist. Dieses Modell gestattet, auch recht unterschiedliche und widersprüchliche Befunde zu integrieren, da aufgrund des hierarchischen Aufbaus der Funktionen bei Ausbleiben von Entwicklungen auf einer bestimmten Altersstufe die Weiterentwicklung nicht oder nur in abgewandelter Form möglich ist.

Für die Bedeutung dieses Reifungsaspektes gibt es verschiedene Gesichtspunkte:

- Zwischen Jungen und Mädchen existieren Geschlechterunterschiede i. S. einer zunächst rascheren Reifung der Mädchen. Sie zeigt sich auch in einer rascheren Ausbildung der funktionellen Hemisphärenasymmetrie.

- Bei Jungen mit erheblichen Leseschwierigkeiten wurde eine gering ausgeprägte Lateralisierung im Hinblick auf die Übernahme der Sprachfunktionen durch die linke Hemisphäre und räumlicher Funktionen durch die rechte Hemisphäre nachgewiesen (LEONG 1976). Es kann angenommen werden, daß alle diejenigen neuropsychologischen Syndrome, die bei Jungen häufiger sind als bei Mädchen, u. U. auf derartige Unterschiede der Hemisphärenausreifung zurückgeführt werden können.

- Den besten Reifungsgrad findet man bei denjenigen Kindern, bei denen die Lateralisierung kongruent einseitig ist (z. B. Rechtshändigkeit, Rechtsäugigkeit, Rechtsfüßigkeit).

Diese Gesichtspunkte sind wichtig und versprechen auch, neue Aspekte zum Verständnis hirnorganischer Störungen zu bringen. Sie eignen sich aber vorerst noch nicht für klassifikatorische Bemühungen.

Gleiches gilt für den Aspekt der Aktivierung. Er spielt bei einer ganzen Reihe von klinischen Syndromen eine wichtige Rolle: so beim hirnorganischen Psychosyndrom des Erwachsenen, aber auch bei kindlichen Hirnfunktionsstörungen, beim frühkindlichen Autismus, beim hyperkinetischen Syndrom und bei der kindlichen Schizophrenie.

Symptomatologie

Aus Abb. 2 geht hervor, daß die Symptomatologie in verschiedenen Bereichen sichtbar werden kann. Dies bedeutet zugleich, daß ihre methodische Erfassung ebenfalls unterschiedlich sein muß. Neuropsychologische Symptome bewegen sich dabei zwischen neurologischen und psychopathologischen. Sie werden mit Methoden erfaßt, die man als Fortsetzung der neurologischen Untersuchungsmethoden mit „psychologischen Mitteln" bezeichnen kann. Manche psychopathologischen Symptome lassen sich letztlich auf neuropsychologische Grundstörungen zurückführen. Was die Symptomatik selbst betrifft, so können wir sie einem kategorialen oder einem dimensionalen Modell zuordnen. Persönlichkeitsstörungen lassen sich eher nach einem dimensionalen Modell erfassen und zuordnen, neuropsychologische Ausfälle eher nach einem kategorialen.

Betroffene Funktionen

Hier lassen sich verschiedene Bereiche der Persönlichkeit anführen: Affektivität, Antriebsbereich, verbale und nichtverbale Fähigkeiten, Wahrnehmung, Aktivierung, Vigilanz, Gedächtnis usw. Jeder dieser Gesichtspunkte eignet sich mehr oder weniger für die

Tabelle 2. Klassifikation hirnorganischer Psychosyndrome nach ICD 9 (multiaxiales Klassifikationsschema)

I. Organische Psychosen (290–294)

    Demenzen bei präsenilen u. senilen organischen Psychosen (290.0–290.9)

    Alkoholpsychosen (291.0–291.9)

    Psychosen bei Drogenmißbrauch (292.0–292.9)

    Vorübergehende organisch bedingte psychotische Zustandsbilder (293.0–293.9)

    Andere chronische organisch bedingte psychotische Zustandsbilder (294.0–294.9)

II. Nichtpsychotische psychische Störungen nach Hirnschädigungen (310.0–310.9)

    Frontalhirnsyndrom (310.0)

    Intelligenz- oder Persönlichkeitsveränderungen anderen Typs nach Hirnschädigungen (310.1)

    Postkontusionelle Syndrome (310.2)

    Andere nichtpsychotische psychische Störungen nach Hirnschädigungen (310.8)

---

objektivierende Erfassung einer Persönlichkeitsveränderung. Die Korrelation zur Hirnfunktionsstörung ist vielfach locker und unspezifisch. Die Klassifikation hirnorganischer Psychosyndrome nach den betroffenen Funktionsbereichen ist eine klinische Notwendigkeit, die allerdings durch präzisere Kenntnisse über den Zusammenhang zwischen zerebraler Funktionsbeeinträchtigung und ihre Verhaltens- bzw. Erlebniskorrelate erweitert werden muß.

Herkömmliche *klinische* Klassifikationen gehen von den Polaritäten akut vs. chronisch und psychotisch vs. nichtpsychotisch aus. Dieser Gesichtspunkt liegt auch der Klassifikation hirnorganischer Psychosyndrome nach ICD 9 zugrunde. Diese Klassifikation ist in Tabelle 2 wiedergegeben.

Demgegenüber nimmt die Klassifikation hirnorganischer Psychosyndrome nach DSM III von den klassischen klinischen Polaritäten bewußt Abstand und ordnet sie nach symptomatologisch-deskriptiven Gesichtspunkten.

Diese Klassifikation ist in Tabelle 3 wiedergegeben.

Im folgenden können nicht alle diese Störungen und die damit verbundenen Persönlichkeitsveränderungen diskutiert werden, es sollen vielmehr nur die chronischen hirnorganischen Syndrome unterschiedlicher Ätiologie in die Diskussion einbezogen werden sowie ferner die hirnorganischen Störungen im Rahmen der Epilepsien.

Tabelle 3. Klassifikation hirnorganischer Psychosyndrome nach DSM III

---

1. Delirium und Demenz (293.00 u. 294.10)
2. Amnestisches Syndrom u. organische Halluzinose (294.00 u. 293.82)
3. Organisches Wahnsyndrom und organisch bedingtes Affektsyndrom (293.81 u. 293.83)
4. Organisch bedingte Persönlichkeitsänderung (310.10)
5. Atypisches oder „gemischtes" hirnorganisches Psychosyndrom (294.80)

Eine Einteilung in *akute* (reversible) und *chronische* (irreversible) sowie in *psychotische* und *nichtpsychotische* wird bewußt *nicht* vorgenommen.

Klinische Syndrome

Organisch bedingte Persönlichkeitsveränderungen

Im multiaxialen Klassifikationsschema sind diese Störungen unter der Ziffer 310.1 als „Intelligenz- oder Persönlichkeitsveränderungen nach Hirnschädigungen" wie folgt beschrieben:

„Chronische, leichte Beeinträchtigung von Gedächtnis und Intelligenz, oft begleitet von gesteigerter Irritierbarkeit, Querulanz, Abgespanntheit und Klagen über körperliche Schwäche."

Diese Zustände treten häufig im höheren Alter auf, wobei ausgeprägtere Bilder infolge einer Hirnschädigung unter Demenz irgendeines Typs oder als passagere organische Psychosen klassifiziert werden.

Im DSM III sind sie durch folgende Merkmale gekennzeichnet:
- ausgeprägte emotionale Labilität mit explosiven Ausbrüchen
- Einschränkung der Impulskontrolle, vor allem im Hinblick auf soziale Situationen und sexuelle Bedürfnisse
- Apathie oder Indifferenz und manchmal
- vermehrtes Mißtrauen oder paranoide Tendenzen.

Eine Bewußtseinsstörung sowie intellektuelle Einbußen gehören nach DSM III nicht zum Syndrombild.

Persönlichkeitsveränderungen durch hirnorganische Schädigungen finden wir bei einer Reihe von Grundkrankheiten wie bei der Hirnarteriosklerose, bei Epilepsien oder im Gefolge von hirntraumatischen Schädigungen.

Organisch bedingtes Affektsyndrom

Hier stehen die Störungen von Stimmung und Antrieb im Vordergrund, während die intellektuellen Fähigkeiten nicht betroffen sind. Auch gehören psychotische Symptome nicht dazu. Der Zusammenhang mit einer hirnorganischen Schädigung ist in der Regel nachzuweisen. Eine Beeinträchtigung des Bewußtseins gehört nicht dazu. Abgrenzungen gegenüber manischen oder depressiven Phasen sind manchmal schwierig, in der Regel aber aufgrund des klinischen Bildes und der Anamnese möglich.

Organische Psychosyndrome bei Epilepsien

Dieser Bereich soll hier ausführlich behandelt werden, weil das organische Psychosyndrom bei Epilepsien, insbesondere die sogenannte epileptische Wesensveränderung einerseits als Modellfall für hirnorganische Persönlichkeitsveränderungen aufgefaßt werden kann, zum anderen wähle ich diese Problematik auch deshalb, weil ich mich hiermit über viele Jahre intensiver auseinandergesetzt habe.

Die psychopathologischen Veränderungen im Rahmen der Epilepsie, die sich auch deshalb als Modellfall ganz gut eignen, weil wir hier zumindest häufig elektroenzephalographische Korrelate nachweisen können, lassen sich in *episodische* und *chronische* einteilen. *Erstere* werden auch als reversibel bezeichnet und umfassen die episodischen Verstimmungen und episodischen Psychosen. Zu den *letzteren,* den chronischen Psychosyndromen, zählen die epileptische Wesenveränderung und die Demenz sowie chronisch verlaufende Psychosen. Auf sie wollen wir uns hier konzentrieren, wobei ich mich, meinem Thema entsprechend, hauptsächlich auf die *epileptische Wesensveränderung* beziehen möchte.

Diese Störung wurde mittlerweile drei Jahrzehnte hindurch untersucht, die Problematik ist aber noch keineswegs gelöst. Insbesondere kann dieser Bereich zeigen, wie schwer es ist, Persönlichkeitsveränderungen zu messen, (an deren Vorhandensein der Kliniker keinen Zweifel hat) und entsprechend zu intervenieren.

Die Ansichten über die epileptische Wesensveränderung haben verschiedene Wandlungen durchgemacht. Zunächst wurde sie den Patienten mit einer sogenannten genuinen Epilepsie zugeordnet. Es folgte dann eine Ära, die man als Sonderstellung der psychomotorischen Epilepsie bezeichnen könnte. Neuerdings wird auch dies wieder in Frage gestellt, nachdem sorgfältig parallelisierte Untersuchungen ergeben haben, daß die Zuordnung der epileptischen Wesensveränderung zur temporalen Epilepsie aufgrund einseitiger Stichproben zustande kam.

Dennoch finden wir sie bei jenen Formen häufig, bei denen bilaterale, tiefe zerebrale Ausfälle im limbischen System gefunden werden.

Somit konzentriert sich die Zuordnung nunmehr auf die sogenannte „limbische Epilepsie", die am häufigsten mit psychopathologischen Störungen im affektiven Bereich assoziiert ist (vgl. pseudopsychopathisches Affektsyndrom bei Patienten mit temporaler Epilepsie nach PETERS 1969).

In diesem Zusammenhang ist eine nach wie vor heftig diskutierte Frage, ob aggressives und gewalttätiges Verhalten bei Störungen im limbischen System gehäuft vorkommt. Tierexperimente, in deren Rahmen epileptische Herde in den limbischen Strukturen erzeugt wurden, stützen diese These. Im Zusammenhang mit kasuistischen Beobachtungen beim Menschen (temporale Epilepsie und aggressives Verhalten) sprechen manche Autoren auch von einem „dyscontrol syndrome" (GIRGIS 1981).

Die zahlreichen testpsychologischen und experimentellen Untersuchungen der sogenannten epileptischen Wesensveränderungen weisen darauf hin, daß Störungen der kognitiven Funktion, der affektiven Funktion und der Psychomotorik vorliegen.

Kognitive Funktionen

Auf die zahlreichen Untersuchungen zur Intelligenz anfallskranker Patienten soll hier nicht weiter eingegangen werden. Im Großen und Ganzen kann man sagen, daß Patienten mit Petit-Mal-Anfällen die geringsten intellektuellen Einbußen aufweisen, während die Patienten mit kombinierten Grand-Mal- und fokalen Anfällen am deutlichsten beeinträchtigt sind. Globale Beurteilungen kognitiver Funktionen (etwa in Gestalt des Intelligenzquotienten) sind aber wenig sinnvoll. Vielmehr ist es notwendig, eine Vielzahl kognitiver Prozesse zu untersuchen. Dies umso mehr, seit FERGUSON et al. (1969) die Hypothese entwickelt haben, daß psychiatrische Auffälligkeiten im Rahmen von Anfallskrankheiten, insbesondere bei der psychomotorischen Epilepsie, als das Ergebnis zugrundeliegener kognitiver Defekte aufgefaßt werden können.

In eigenen Untersuchungen konnten wir z. T. erhebliche Störungen im Aufmerksamkeitsverhalten, in der Umstellungsfähigkeit und im Perseverationsverhalten anfallskranker Patienten feststellen, wobei zwei sorgfältig ausgewählte Gruppen Anfallskranker (Patienten mit reinem Grand-Mal-Anfällen und Patienten mit psychomotorischer Epilepsie) sowohl hinsichtlich ihrer Aufmerksamkeitsspannung, ihrer Perseverationstendenz und der Flexibilität der optischen Wahrnehmung deutliche Einbußen gegenüber vergleichbaren Gruppen Gesunder aufwiesen.

Störungen affektiver Funktionen

Zur Objektivierung affektiver Funktionen bei Anfallskranken wurden nahezu alle vorhandenen Testverfahren angewandt. Auch nach all diesen Versuchen ist aber die Aussage erlaubt, daß die methodische Grundfrage nach brauchbaren Verfahren zur Objektivierung affektiver Funktionen noch nicht befriedigend gelöst ist. Insbesondere bei Patienten mit psychomotorischer Epilepsie können wir ein Affektsyndrom beobachten, welches darin besteht, daß die Patienten von einer freundlich-zugewandten Haltung binnen kurzem in ein gereizt-aggressives Verhalten umkippen können, das häufig von tagelang anhaltenden Verstimmungen begleitet ist. Bei nicht wenigen Patienten wird dies zu einem dauerhaften Syndrom, das ihnen eine angemessene soziale Anpassung nicht ermöglicht.

Untersuchungen zur Psychomotorik

Ausgehend von der Tatsache, daß sowohl Untersuchungen zur Objektivierung kognitiver Defekte als auch affektiver Störungen häufig unbefriedigend blieben, hat man sich der Untersuchung der Psychomotorik stärker zugewandt. Dieser Bereich läßt sich relativ gut messen und gestattet, wenn man die Versuchsanordnung auf Anpassungs- und Umstellungsvorgänge abstellt, den Vorteil, daß man die *Adaptation* des Patienten an vorgegebene Bedingungen überprüfen kann.

Wir haben dies mit einer Versuchsanordnung getan, die sich aus motorischen Experimenten, Versuchen zur verbalen Flüssigkeit, Versuchen mit der Umkehrbrille, Aufmerksamkeitstests und Experimente zur Erfassung von Stereotypien zusammensetzte (REMSCHMIDT 1973). Dies führte dazu, daß wir in der *Perseverationstendenz* und der *Rigidität* eine wesentliche Dimension der Persönlichkeitsveränderung der Anfallskranken sehen. Zur Objektivierung der Perseverationstendenz haben wir Untersuchungen an verschiedenen Gruppen von Anfallskranken, Patienten mit inneren Erkrankungen, Schizophrenen und auch Patienten im Verlaufe einer Insulin-Koma-Behandlung vorgenommen. Als objektivierendes Instrument wurde der Zeigeversuch nach MITTENECKER angewandt, der Perseverationstendenzen mit Hilfe eines informationstheoretischen Maßes zu objektivieren erlaubt.

Dabei zeigte sich folgendes: sowohl Anfallskranke (REMSCHMIDT 1970, 1972) als auch hirnorganisch Geschädigte (BREIDT 1969), als auch Schizophrene und Neurotiker (MITTENECKER 1960) zeigen in fast uniformer Weise gleiches Verhalten, nämlich eine Einengung ihrer Reaktionsfähigkeit auf einige wenige Reaktionsweisen. Zunächst lag nahe, derlei Ausfälle mit einer durch das Anfallsgeschehen bedingten hirnorganischen Leistungsschwäche in Zusammenhang zu bringen. Jedoch ist hier Vorsicht geboten, denn auch Patienten mit Neurosen und schizophrenen Erkrankungen zeigen ein ähnliches Verhalten. Es scheint vielmehr so zu sein, daß die Phänomene der Perseveration und Rigidität letztlich durch ganz *verschiedene Determinanten* bedingt sind. Es dürfte aber so sein, daß die durch hirnorganische Schädigung bei Anfallskranken herbeigeführte erhöhte Vulnerabilität eine starke „Ordnungstendenz des Verhaltens" in Gang setzt, die für den Patienten stabilisierend wirkt. Auf diese Weise scheinen sich in der mangelnden Umstellungsfähigkeit der Anfallskranken in Gestalt der Phänomene Perseveration und Rigidität zahlreiche ganz verschiedenartige Einflüsse zu konzentrieren.

Wir kommen damit aber zu einem wichtigen Kernproblem hirnorganisch bedingter oder mitbedingter Persönlichkeitsveränderungen:

- Wir finden eine Reduktion der Freiheitsgrade von Verhalten i.S. einer Einengung und Stereotypisierung.
- Wir finden eine erhöhte Vulnerabilität gegenüber belastenden Ereignissen und einen Kontrollverlust.
- Wir können aber häufig nicht mehr entscheiden, *welchen Anteil* dabei die hirnorganische Komponente, das Erleben der eigenen Veränderung und das Verarbeiten von Umwelteinflüssen spielen.

Bei der Epilepsie sind die Zusammenhänge noch viel komplizierter, da wir ja auch die meist vorhandene Medikation, die paroxysmalen Entladungen und ihre Folgen für die zerebrale Dysfunktion mitbedenken müssen.

Neuropsychiatrische Folgen von Hirnfunktionsstörungen bei Kindern

Seit vielen Jahren haben wir uns mit den Folgen von Hirnfunktionsstörungen (traumatischen wie nichttraumatischen) beschäftigt, wobei uns insbesondere der Zusammenhang zwischen Hirnfunktionsstörung und Sozialverhalten interessierte.

Eine jüngst durchgeführte Untersuchung unserer Mitarbeiterin GRÜNEBERG (1981) hatte das Ziel, herauszufinden, ob und in welcher Weise Kinder mit einer sogenannten minimalen cerebralen Dysfunktion (MCD) im Hinblick auf ihre *soziale Wahrnehmung* eingeschränkt sind. Diese Hypothese resultierte aus einer früheren Untersuchung über frühkindliche und spät erworbene Hirnfunktionsstörungen, die gezeigt hatte, daß Kinder mit Hirnschädigungen oder Hirnfunktionsstörungen große Schwierigkeiten in der Informationsverarbeitung, insbesondere in komplexen sozialen Situationen, hatten.

Die Diagnose „minimale cerebrale Dysfunktion" stützte sich auf vier obligatorische Kriterien: (1) Risikofaktoren in der Vorgeschichte des Patienten. Zu ihrer Objektivierung benutzten wir den von MICHAELIS et al. (1979) auf der Basis der Arbeiten von PRECHTL entwickelten Fragebogen; (2) neurologische Auffälligkeiten, insbesondere Beeinträchtigungen der Körperkoordination, der motorischen Koordination, unwillkürliche Bewegungen i.S. von athetoiden und choreatischen Bewegungen von Fingern und Händen; (3) Verhaltensauffälligkeiten, besonders hyperkinetische Syndrome, Störungen der Aufmerksamkeitsspanne sowie aggressives Verhalten und (4) auffällige Werte im Göttinger Formreproduktionstest.

Entsprechend den o.a. Kriterien wurden eine Experimentalgruppe, bestehend aus 20 Kindern, und eine Kontrollgruppe mit 21 Kindern untersucht und miteinander verglichen. Die Kinder der Kontrollgruppe waren so ausgewählt worden, daß sie keinerlei Auffälligkeiten hinsichtlich der genannten Kriterien aufwiesen. Alle Kinder wurden im Alter von 8–10 Jahren untersucht und waren hinsichtlich Intelligenz und sozioökonomischer Faktoren parallelisiert.

Die Experimente umfaßten vier Tests zur kognitiven Entwicklung auf der Basis der Theorie von PIAGET, drei Tests zur Reversibilität im sozialen Feld (nach PIAGET und FLAVELL) und drei Experimente zur Wahrnehmung sozialer Situationen.

Die Kinder mit einer sogenannten minimalen cerebralen Dysfunktion (MCD) unterschieden sich deutlich von der Kontrollgruppe, insbesondere in den Maßen zur Reversibilität und zum Egozentrismus (Selbstbezogenheit). Sie waren auch weitgehend unfähig, das Rollenverhalten Erwachsener zu erfassen und nur sehr insuffizient in der Lage, soziale Situationen korrekt wahrzunehmen. Sie waren darüberhinaus eingeschränkt in ihrer Fähigkeit, Emotionen von Personen aufgrund von Photographien zu erkennen. Am schwersten fiel den MCD-Kindern das Erkennen einer traurigen Stimmung eines Menschen aufgrund von Photographien.

Wenn wir die Ergebnisse zusammennehmen, so sind die MCD-Kinder, verglichen mit Gesunden, deutlich auffällig. Jedoch zeigt es sich, daß die Fähigkeit zur sozialen Wahrnehmung außerordentlich stark auch innerhalb der MCD-Gruppe variiert, während die Kinder der gesunden Kontrollgruppe eine recht homogene Verteilung der Ergebnisse zeigen.

Diese Untersuchung wurde hier referiert, weil aus ihr abgeleitet werden kann, daß eine hirnorganische Beeinträchtigung und ihre möglichen Folgen im Hinblick auf das Gesamtverhalten gesehen werden muß. Störungen werden jeweils nur in bestimmten *Situationen* sichtbar und werden um so ausgeprägter, je komplexer diese Situationen sind. Soziale Situationen sind die komplexesten, die wir kennen.

Im Lichte der hier knapp skizzierten Untersuchungen scheint mir wichtig, die Frage von Persönlichkeitsveränderungen unter dem Gesichtspunkt des *Anpassungsverhaltens* zu sehen und die Vorgänge der Habituation und Adaptation in die Diagnostik hirnorganischer Psychosyndrome einzubauen. Versucht man dies, so entfernt man sich zwar leicht von einem globalen Konzept der Persönlichkeit, kann aber in umschriebenen experimentellen Situationen besser messen und somit auch zu sichereren Aussagen kommen.

Methoden zur Objektivierung von Persönlichkeitsveränderungen

Das Problem der Erfassung von Persönlichkeitsveränderungen liegt darin (darauf wurde schon hingewiesen), daß man in aller Regel die Patienten vor Eintritt der Persönlichkeitsveränderung nicht gekannt hat. Es werden also Veränderungsmessungen vorgenommen, obwohl man nicht deren Ausgangspunkt, sondern allenfalls deren Ergebnis kennt. Dies bedeutet letztlich, daß man aus Enddaten auf unklare Ausgangsdaten schließen muß, die man allenfalls aus zufälligen Erhebungen oder aus den Angaben von Angehörigen kennt.

Herkömmlicherweise geht man, was die Datenebene betrifft, von den klassischen Datenquellen der Persönlichkeitsbeschreibung aus und unterscheidet die L-Daten aus objektiven Erhebungen oder Fremdbeurteilungen, die Q-Daten aus Selbstbeurteilung und die T-Daten als Resultate von Messungen in standardisierten Testsituationen.

Diese Datenebenen sind in Tabelle 4 schematisch wiedergegeben.

Mit diesen klassischen Maßen hat man das Problem der Persönlichkeitsveränderung allerdings noch nicht in zufriedenstellender Weise bearbeiten können. L-Daten mögen zwar objektiv sein, sind aber häufig ohne tieferen Aussagegehalt, Q-Daten werfen erhebliche Interpretationsprobleme auf. Sie sind stark abhängig vom Beantwortungsstil, von Alter, Schulbildung, gesellschaftlichem Status und vielen anderen Variablen. Immerhin hat man durch die testtheoretische Absicherung von Fragebogentests die so erhobenen Persönlichkeitsbeschreibungen valider und reliabler gemacht. T-Daten übertreffen in

Tabelle 4. Datenebenen der Persönlichkeitsmessung

1. L-Daten
   a) aus objektiven Erhebungen
   b) aus Fremdbeurteilungen (mit und ohne Hilfsmittel)
2. Q-Daten
   Selbstbeurteilung aus Interviews und standardisierten Testsituationen (z. B. Fragebogen)
3. T-Daten
   Resultate von Messungen in standardisierten Testsituationen

der Regel die Q- und L-Daten an Objektivität und Zuverlässigkeit. Sie haben aber häufig den Nachteil, daß sie nur „konstruktspezifisch" interpretiert werden können (HERRMANN 1972).

Verbesserungen der Interpretationsprobleme haben sich durch den faktorenanalytischen Ansatz ergeben.

Insgesamt muß man sagen, daß in den wenigsten Untersuchungen Zusammenhänge zwischen den L-, Q- und T-Daten näher betrachtet worden sind. Dies ist aber nur *ein* Bereich notwendiger Untersuchungen.

Der *zweite* Bereich ist gewissermaßen „substratnäher" und erstreckt sich auf die Hirnfunktion. Darüber wird in den folgenden Beiträgen berichtet werden.

Mir scheint ein wesentliches Problem der Objektivierung von Persönlichkeitsveränderungen *auch* darin zu liegen, daß wir über den Zusammenhang von Hirnfunktionsstörung und zugehöriger Verhaltensänderung noch zu wenig wissen. Dabei gibt es gerade in diesem Feld in den letzten Jahren aufregende Ergebnisse, die aus der Neuropsychologie kommen und von denen erwartet werden kann, daß sie unser Verständnis über einige zentrale Bereiche der Persönlichkeit, insbesondere über Emotionen, vertiefen werden.

Immerhin scheinen die Untersuchungen bei einseitigen Hirnverletzungen darauf hinzuweisen, daß auch Emotionen lateralisiert werden. Wenn dem so ist, so muß es auch hier einen *Entwicklungsgang* geben, dessen Erforschung erste Ansätze für das noch ausstehende Modell der Persönlichkeitsentwicklung liefern könnte.

Zusammenfassung und Schlußfolgerungen

1. Persönlichkeitsveränderungen, Störungen von Affektivität und Antrieb finden wir bei einer Reihe von hirnorganischen Veränderungen bei Kindern und Jugendlichen sowie Erwachsenen.
2. Obwohl am Vorkommen derartiger Persönlichkeitsveränderungen aus klinischer Sicht oft kein Zweifel besteht, lassen sie sich nur schwer objektivieren.
   Diese Schwierigkeit hat viele Forscher veranlaßt, sich mehr den kognitiven Funktionsausfällen zuzuwenden, weil in diesem Bereich bessere Methoden für deren Objektivierung zur Verfügung stehen. Andererseits besteht eine Persönlichkeitsstörung gerade häufig darin, daß auch das *Zusammenspiel* kognitiver Funktionen gestört ist. Insofern erlaubt auch die Objektivierung kognitiver Ausfälle Rückschlüsse auf die Persönlichkeit.

3. Bei der Objektivierung von Persönlichkeitsveränderungen geht man von der Hypothese aus, daß sie mehr oder weniger *spezifisch* mit hirnorganischen Ausfällen oder Funktionsstörungen verknüpft sind. Dies ist aber nur bei einigen umschriebenen Syndromen der Fall. Bei einer *allgemeinen* Beeinträchtigung der Hirnfunktionen kommt es hingegen nicht zu spezifischen Funktionsausfällen, sondern zu einer erhöhten *Vulnerabilität* gegenüber Belastungen verschiedenster Art, die sich als allgemeine Anpassungsstörung, als Affektsyndrom oder in Form von Rigidität und Perseverationstendenzen äußern kann.

4. Die bisherigen Versuche, Persönlichkeitsveränderungen zu objektivieren, gehen von den in der empirischen Persönlichkeitsforschung bekannten Datenebenen (L-Daten, Q-Daten, T-Daten) aus. Die auf diese Weise gewonnenen Aussagen führen entweder zu sehr allgemeinen Persönlichkeitsbeschreibungen, die mit „hirnorganischen Korrelaten" kaum mehr etwas zu tun haben oder auch zu sehr umschriebenen Befunden, die aber über die Kernvariablen der Persönlichkeit nur sehr wenig Aufschluß geben. Überdies handelt es sich meist um Querschnittsuntersuchungen. Angesichts dieser Mängel sollte man versuchen, Konzepte zu entwickeln, die es gestatten, verschiedene Persönlichkeitsvariablen zu „bündeln" und zugleich deren *Veränderung* in unterschiedlichen Situationen sowie im Längsschnitt zu prüfen. Diese Möglichkeiten bieten die Konzepte der Adaptation und Habituation. Ihre Anwendung ist im Persönlichkeitsbereich noch keineswegs ausgeschöpft.

5. Trotz mancher Widersprüche und Unklarheiten zeichnen sich auf neuropsychologischem Sektor Fortschritte ab, die neue Aufschlüsse über den Zusammenhang zwischen Hirnfunktion und Verhalten versprechen. Eine Untersuchung dieser Korrelationen im Längsschnitt könnte auch zu einem Entwicklungsmodell der Persönlichkeit führen, das auch geeignet wäre, die Erfassung von Persönlichkeitsveränderungen zu erleichtern.

Literatur

BREIDT R (1969) Perseveration und Hirnverletzung. Phil. Dissertation. Universität Tübingen

CATELL RB (1965) The scientific analysis of personality. Penguin, Harmondsworth

FERGUSON SM, RAYPORT M, GARDNER R (1969) Similarities in mental content of psychotic states, spontaneous seizures, dreams, responses to electrical brain stimulation in patients with temporal lobe epilepsy. Psychosom Med 31: 479–498

GIRGIS M (1981) Limbic epilepsy and dyscontrol syndrome. In: Epilepsy International Congress – Abstracts 16, Kyoto

GRÜNEBERG B (1981) Störungen der sozialen Wahrnehmung bei Kindern mit minimaler zerebraler Dysfunktion. Med Dissertation, Berlin

HERRMANN Th (1972) Lehrbuch der empirischen Persönlichkeitsforschung, 2. Aufl. Huber, Bern

LEMPP R (1970) Frühkindliche Hirnschädigung und Neurose. Huber, Bern Stuttgart Wien

LEMPP R (1977) Frühkindlich-hirnorganisch bedingte Lernstörungen und ihre Behandlung. In: NISSEN G (Hrsg) Intelligenz, Lernen und Lernstörungen. Springer, Berlin Heidelberg New York

LEONG CK (1976) Lateralization in severely disabled readers in relation to functional cerebral development and syntheses of information. In: KNIGHTS RM, BAKKER DJ (eds) The neuropsychology of learning disorders. University Park Press, Baltimore London

MICHAELIS R, DOPFER R, GERBIG W, DOPFER-FELLER R, ROHR M (1979) Die Erfassung obstetrischer und postnataler Risikofaktoren durch eine Liste optimaler Bedingungen. Mschr Kinderheilk 127: 148–155

Mittenecker E (1960) Die informationstheoretische Auswertung des Zeigeversuchs bei Normalen und Psychotikern. Z exp angew Psychol 7: 392–400

Peters U (1969) Das pseudopsychopathische Affektsyndrom der Temporallappenepileptiker. Untersuchungen zum Problem der Wesenveränderung bei psychomotorischer Epilepsie. Nervenarzt 40: 75–82

Remschmidt H (1970) Experimentelle Untersuchungen zur sogenannten epileptischen Wesensveränderung. Fortschr Neurol Psychiat 38: 524–540

Remschmidt H (1972) Experimentelle Untersuchung zum Perseverationsverhalten von Epileptikern. Arch Neurol Psychiat 215: 315–324

Remschmidt H (1973) Testpsychologische und experimentelle Untersuchungen zur Psychopathologie der Epilepsien. In: Penin H (Hrsg) Psychische Störungen bei Epilepsie. Schattauer, Stuttgart

Remschmidt H (1981) Klassifikationsprobleme. In: Remschmidt H, Schmidt M (Hrsg) Neuropsychologie des Kindesalters. Enke, Stuttgart

Remschmidt H, Stutte H (1980) Neuropsychiatrische Folgen nach Schädel-Hirn-Traumen bei Kindern und Jugendlichen. Huber, Bern

Remschmidt H, Schmidt M (Hrsg) (1981) Neuropsychologie des Kindesalters. Enke, Stuttgart

Rutter M (1977) Brain damage syndromes in childhood: Concepts and findings. J Child Psychol Psychiat 18: 1–21

Satz P, Sparrow SS (1970) Specific developmental dyslexia: A theoretical formulation. In: Bakker DJ, Satz P (eds) Specific reading disability. Baldwin, Rotterdam

Schneider R, Remschmidt H (1977) Der Einfluß des Schädigungszeitpunkts auf Wahrnehmung, kognitive und soziale Entwicklung hirngeschädigter Kinder. Z Kinder-Jugendpsychiat 5: 317–345

Shaffer D, Chadwick D, Rutter M (1975) Psychiatric outcome of localized head injury in children. Ciba Foundation Symposium 34: 191–213, Elsevier, Amsterdam

Stutte H (1962) Über das organische Psychosyndrom bei entzündlichen Hirnerkrankungen. Wien Z Nervenheilk 19: 161–168

Neuropsychologische Aspekte hirnorganischer Psychosyndrome

K. Poeck

Wenn der Begriff des hirnorganischen Psychosyndroms im Titel dieses und auch des vorangegangenen Symposions im Plural verwendet wird, so ist das ein erheblicher Fortschritt gegenüber dem Sprachgebrauch von klinischer Psychiatrie und Neurologie. Es ist zu hoffen, daß sich mit der Terminologie auch die Denkweise ändert, so daß die Diskussion endlich den Stand unseres Wissens über die Organisation psychologischer Leistungen im Gehirn widerspiegelt.

Ich habe wiederholt Kritik an dem Konzept vorgetragen, das zu den Begriffen „psychoorganisches Syndrom", „Hirnleistungsinsuffizienz", im Englischen „organic brain syndrome" geführt hat (Poeck 1982, 1983a, b). Ich zögere nicht, auch den Begriff „die Demenz" in diese Kritik einzubeziehen. Diese Begriffe sind etwa so präzise wie die Feststellung, jemand sei krank. Sie sind so global, daß der Eindruck erweckt wird, alle Patienten mit Funktionsstörungen des Großhirns seien einander psychopathologisch in hohem Maße ähnlich. Diese Ähnlichkeit wird nach dem Dogma, das die Psychiatrie seit Eugen Bleuler, d.h. seit dem Anfang dieses Jahrhunderts tradiert, expressis verbis behauptet: das psychoorganische Syndrom soll vor allem durch Störungen *der* Merkfähigkeit, *der* Auffassung und *der* Konzentrationsfähigkeit charakterisiert sein, und zwar, wie es ausdrücklich heißt, unabhängig von Art und Sitz des zugrunde liegenden Prozesses. Im Alltag von Neurologie und Psychiatrie wird zudem nicht scharf zwischen Leistungsstörungen (Einbußen oder Veränderungen von psychischen Leistungen) und Störungen im Verhalten und Erleben der Patienten unterschieden. Ich verkenne nicht, daß eine scharfe Trennung nicht immer möglich ist, weil der eine Bereich den anderen beeinflußt, aber grundsätzlich sollten diese Aspekte getrennt gesehen werden.

Das Konzept des psychoorganischen Syndroms wurde auf der Grundlage von Eindrucksurteilen – Testverfahren standen damals noch nicht zur Verfügung – zu einer Zeit entworfen, als von den Leistungsstörungen nach herdförmiger Hirnschädigung lediglich Aphasie und Apraxie bekannt waren. Die Agnosien wurden zwar auch schon beschrieben, aber ihr neuropsychologischer Status und mehr noch die Lokalisation der zugrunde liegenden Hirnherde sind immer strittig gewesen.

Heute weiß man aber, daß psychologische Leistungen eine verhältnismäßig umschriebene Hirnlokalisation haben. Das gilt nicht nur für Sprache und für die Zusammenfassung von Bewegungen zu Handlungen, sondern auch für räumlich-perzeptive und konstruktive Funktionen, für das Erkennen auf der Grundlage sensorischer Stimuli, für Gedächtnisfunktionen, sensorische Aufmerksamkeit, die Fähigkeit, Regeln zu erkennen und zu befolgen, für Psychomotorik, Antrieb und Affektivität. Viele dieser Leistungen sind in sich nicht einheitlich, sondern werden modalitätsspezifisch oder materialspezifisch ausgeführt. Dies sei an zwei Beispielen erläutert: Apraxie kann stärker nach visueller oder nach taktiler Stimulation ausgeprägt sein, wie De Renzi et al. (1982) zeigen konnten, und „das Gedächtnis", „die Merkfähigkeit" sind nicht nur nach der Zeitdauer der Speicherung (Kurzzeit- gegenüber Langzeitgedächtnis) sondern auch nach der Art des zu merkenden Materials zu unterscheiden. Es gibt einen verbalen, visuellen, akustischen, taktilen und olfaktorischen Zugang zum Gedächtnis.

Alle diese psychologischen Leistungen – und weitere, die hier nicht aufgezählt wurden – können bei diffusen oder multifokalen Funktionsstörungen des Großhirns differentiell beeinträchtigt sein, und das Muster der Leistungsstörungen ist bei vielen Patienten unterschiedlich. Grundlage für diese Organisationsform psychologischer Leistungen und für diese Störungsmuster ist die Tatsache, *daß der größere Teil der Hirnrinde nicht Projektions- sondern Assoziationskortex ist, mit den Aufgaben der multisensorischen und sensomotorischen Integration.* Die neuronale Organisation psychologischer Leistungen muß nach dem Modell von Funktionskreisen gesehen werden, in welchen kortikale mit kortikalen, aber auch mit subkortikalen Arealen und Strukturen verbunden sind. Wenn von differentieller Organisation psychologischer Leistungen gesprochen wird, muß einem Mißverständnis vorgebeugt werden. Die vieldiskutierten Dichotomien sprachlich/ nichtsprachlich, linkshemisphärisch/rechtshemisphärisch sind ebenfalls grobe Vereinfachungen und nur für ganz pauschale Zusammenfassungen zu gebrauchen, beispielsweise bei Diskussionen über „split-brain"-Patienten oder Hemisphärektomie.

Die postulierte Einheitlichkeit der psychoorganischen Syndrome ist also heute schon im Konzept unplausibel. Vielmehr müssen die Partialfunktionen, welche intelligentes Verhalten und psychologische und sensorische Leistungen in bezug auf die Umwelt ermöglichen, noch weiter differenziert werden. Mit anderen Worten: Es ist nicht ausreichend, die Chimäre von der Einheit des sogenannten psychoorganischen Syndroms aufzugeben, sondern man muß psychologische Leistungen differenziert untersuchen und beschreiben.

Eine differenzierte Untersuchung und Beschreibung ist für die sprachlichen Funktionen heute allgemeiner Standard. So werden im Aachener Aphasie Test (AAT, HUBER et al. 1983) Sprachfunktionen in 11 Dimensionen untersucht, in 6 Beobachtungsebenen der Spontansprache und 5 linguistisch konstruierten Untertests. Auch für andere psychologischen Leistungen oder Funktionen gibt es heute sehr brauchbare standardisierte und z.T. faktorenanalytisch definierte Testverfahren. An unserer Klinik werden routinemäßig folgende Verfahren angewendet (s.a. Beiträge HARTJE und STURM in POECK 1982):

Das Leistungsprüfsystem von Horn, eine verbale Lern- und Merkaufgabe auf der Grundlage des Erlernens von Listen, der Recurring-Figures-Test von Kimura, der Lern- und Gedächtnistest LGT-3, der aus mehreren Untertests besteht, der Aufmerksamkeits-Belastungstest d2, der Revisionstest von Stender/Marschner, der visuelle Merkfähigkeitstest von Benton, die einfache visuelle und akustische Reaktionsprüfung am Wiener Reaktionsgerät und die Prüfung komplexer Reaktionen am Wiener Determinationsgerät. Bei speziellen Fragestellungen wird die motorische Leistungsserie von Schoppe angewendet. Störungen der Affektivität werden in Fragebogentests erfaßt.

Mit diesen Verfahren werden sprachgebundene und nichtsprachgebundene Intelligenzfunktionen überprüft. Unter den nichtsprachgebundenen nenne ich beispielsweise das Erkennen von Regeln, das logisch abstrahierende Denken, das räumliche Vorstellungsvermögen, die Reaktion auf visuelle bzw. auditive Stimuli und die Fähigkeit, auf eine Vielzahl rasch wechselnder visueller bzw. akustischer Stimuli in jeweils adäquater Weise durch Hand- bzw. Fußtastendruck zu reagieren. Bei der letzten Untersuchung kommt es weniger auf die Schnelligkeit der einzelnen Reaktionen als auf Reaktionssicherheit und Umstellungsfähigkeit in wechselnden Reizsituationen an.

Die motorische Leistungsserie erlaubt die standardisierte Untersuchung verschiedener motorischer und visuo-motorischer Koordinationsleistungen der Hände, statische und dynamische Bewegungsruhe, Hand- und Fingergeschicklichkeit, visuo-motorische Koordination, motorische Hand- und Handgelenksgeschwindigkeit, Zielbewegungen. Sie läßt einen Vergleich der Leistungen beider Hände zu, ist in ihrer Aussagekraft differenzierter als die neurologische Untersuchung und überprüft die Verknüpfung motorischer und psychologischer Funktionen.

Generell lassen sich diese Verfahren unter verschiedenen Aspekten gruppieren. Allgemein bekannt, aber natürlich zu global, ist eine Gliederung in sprachliche und nichtsprachliche Aufgaben. Für eine differenzierte Beurteilung hirngeschädigter Patienten, besonders im Hinblick auf die medikamentöse Behandlung und auf Trainingsprogramme zur Rehabilitation sind andere Unterteilungen interessanter: Es gibt Aufgaben, welche die *Schnelligkeit der Reaktion* verlangen und solche, bei denen der „speed"-Faktor nicht die entscheidende Rolle spielt. Es gibt Aufgaben, die die *Konzentrationsfähigkeit* mehr oder weniger beanspruchen, und einfache oder *komplexe Wahlreaktionen*.

Wie lassen sich aus den Ergebnissen einer Untersuchung mit einer solchen Testserie Schlußfolgerungen ziehen, die der oben gestellten Forderung entsprechen, psychologische Funktionen sollten psychometrisch zuverlässig und inhaltlich differentiell geprüft werden?

Hierfür eignet sich über die Auswertung hinaus, die aufgrund der Standardisierung eines Tests möglich ist, die von HUBER (1973) entwickelte *psychometrische Einzelfalldiagnostik*. Mit diesen Methoden kann ein Vergleich zwischen Testwertgruppen angestellt werden, die stellvertretend für bestimmte Merkmale stehen. Diese Methode wird als *gezielter Linearvergleich* bezeichnet. Zunächst werden intraindividuell die interessierenden Testwertgruppen auf überzufällige Differenzen geprüft. Wenn sich eine gefundene Differenz als bedeutsam erweist, wird nachfolgend die Frage untersucht, mit welcher Wahrscheinlichkeit eine Differenz von dieser Größenordnung in der normalen Eichpopulation des Tests zu erwarten ist. Mit der Methode von HUBER können auch vollständige Profile desselben Probanden von zwei verschiedenen Untersuchungszeitpunkten statistisch daraufhin überprüft werden, ob Leistungsunterschiede überzufällig sind.

Die Anwendung des gezielten Linearvergleiches setzt natürlich voraus, daß man eine Hypothese hat, und diese Hypothese kann nur aus einer guten Kenntnis der Ergebnisse der modernen Neuropsychologie kommen. *Zu einer ungezielten Bestandsaufnahme sind die Verfahren nicht geeignet.*

Die Leistungsfähigkeit dieser Methoden und gleichzeitig ihr Beitrag zur Neuropsychologie hirnorganischer Psychosyndrome wird durch einige Beispiele erläutert. In allen Fällen waren die Patienten mit den Diagnosen „psychoorganisches Syndrom", „irreversible hirnorganische Wesensänderung" und ähnlichen pauschalen Etikettierungen zu uns gekommen, die den Blick auf die vorliegenden Leistungseinbußen verstellten.

Der erste Patient, im Jahre 1956 geboren, wurde im Jahre 1981 nach einem Hirntrauma gutachtlich untersucht. Er hatte nach Oberschulausbildung eine leitende berufliche Tätigkeit ausgeübt. Er erzielte im Leistungsprüfsystem einen Gesamtstandardwert von 108, der einem Wechsler-IQ von 112 und somit einer überdurchschnittlichen Intelligenz entspricht. Die Untertests 1–12 des Leistungsprüfsystems lagen im oberen Durchschnittsbereich oder sogar darüber. Die Untertests 13 und 14, die das Wahrnehmungstempo prüfen, fielen im gezielten Linearvergleich signifikant schlechter aus. Die Gedächtnisleistung bei der verbalen Lern- und Merkaufgabe war unauffällig, auch beim „Recurring-Figures-Test" lag das Ergebnis deutlich über der Norm der Bildungsgruppe. Dagegen fiel die Leistung im Aufmerksamkeitsbelastungstest zur Erfassung der visuellen Auffassungsgeschwindigkeit und konzentrativen Belastbarkeit unter den Durchschnitt seiner Altersgruppe, und die Leistungen bei der einfachen akustischen und visuellen Reaktionsprüfung waren nur durchschnittlich. Nur knapp durchschnittlich waren die Leistungen bei der komplexen Reaktionsaufgabe, und in der motorischen Leistungsserie stellte sich eine motorische Unterlegenheit der rechten gegenüber der linken Hand heraus.

Wir fanden also, daß alle Leistungen, welche Konzentrationsvermögen und Auffassungsschnelligkeit unter Zeitdruck verlangen, signifikant schlechter ausfielen. Die Beeinträchtigung der Konzentrations- und Reaktionsfähigkeit sahen wir als Folgen einer Hirnschädigung an. Aufgrund eines solchen Befundes kann man, je nach der Situation, einen Patienten beruflich beraten und/oder gezielte therapeutische Maßnahmen einleiten.

Ein weiterer Patient, 1940 geboren und 1983 nach einer traumatischen Schädigung vor allem der linken Großhirnhemisphäre untersucht, hatte die Volksschule mit gutem Erfolg besucht und die Lehre mit der Gesellenprüfung gut abgeschlossen. Ein Nervenarzt attestierte ihm eine reaktive Depression und ein psychoorganisches Syndrom in der Form von allgemeiner Trägheit, einer gewissen Schwermütigkeit, Konzentrations- und Gedächtnisschwierigkeiten. Der Patient lag mit einem Wechsler-IQ von 94 leicht unter den erwarteten Werten. Der gezielte Linearvergleich zwischen den sprachgebundenen und weitgehend sprachfreien Untertests des Leistungsprüfsystems zeigte, daß die sprachlichen Intelligenzleistungen sehr signifikant unter den nichtsprachlichen lagen. Bei der verbalen Lern- und Merkaufgabe fiel auf, daß der Untersuchte Wortfindungsstörungen zeigte, während er den Gedächtnisinhalt richtig beschreiben konnte. Insgesamt waren die sprachlichen Intelligenzfunktionen im Vergleich zu den nichtsprachlichen signifikant beeinträchtigt und lagen sämtlich unter dem Normbereich.

Ein dritter Patient, 1928 geboren und 1983 untersucht, Bergbaustudium und leitende Stellung in der Wirtschaft, hatte eine nur teilweise zurückgebildete Wernicke-Aphasie. Ein Gutachter hatte ihm attestiert, er habe eine so schwere posttraumatische Hirnschädigung, daß seine freie Willensbestimmung durch krankhafte Geistestätigkeit ausgeschlossen sei. Wahrscheinlich hatte er die aphasische Sprachstörung mit flüssiger Sprachproduktion, semantischen Paraphasien und paragrammatischer Syntax als Denkstörung verkannt. Im Leistungsprüfsystem war sein Gesamtstandardwert noch knapp durchschnittlich. Die sprachlichen Intelligenzleistungen waren erwartungsgemäß meist im unterdurchschnittlichen Bereich, schlechter als Intelligenzfunktionen wie Regelerkennen, logisch-abstrahierendes Denken und räumliches Vorstellungsvermögen, in denen der Untersuchte durchschnittlich bis gut durchschnittlich war. Befriedigend waren seine Leistungen im visuellen Merkfähigkeitstest. Bei zwei Prüfungen der visuellen Auffassungsschnelligkeit und Konzentrationsfähigkeit zeigten sich uneinheitliche Ergebnisse, je nach der Sprachgebundenheit der Aufgaben, und bei den Reaktionsprüfungen waren die Leistungen in der einfachen Reaktionsprüfung gut durchschnittlich, während der Untersuchte bei komplexen Reaktionsprüfungen vollständig versagte.

Wir konnten also nicht nur bei einer Prüfung der sogenannten gesamten Intelligenz, sondern auch bei Untersuchungen der Gedächtnisfunktionen, der Konzentrationsfähigkeit und bei Reaktionsprüfungen ein differentielles Leistungsdefizit zuungunsten der sprachgebundenen Leistungen feststellen. Die Fähigkeit, Wahlreaktionsaufgaben zu lösen, wird gewöhnlich der linken Hirnhälfte zugeschrieben, entsprechend waren die Leistungen dabei schlecht.

Aufgrund dieser Untersuchung konnten wir das Eindrucksurteil des Gutachters widerlegen.

Mit einem schrittweisen diagnostischen Vorgehen, wie es oben geschildert ist, kann man nicht nur Leistungseinbußen und die verbliebene Leistungsfähigkeit von hirnkranken Patienten angemessen feststellen, sondern man kann auch die Beurteilung von Therapiemaßnahmen auf eine verläßliche Grundlage stellen. Nützlich ist es, wenn man den Spontanverlauf einer Funktionsstörung kennt. Das ist aber schwer zu verwirklichen. Wir haben gerade eine Katamnese über die Spontanprognose unbehandelter Aphasien in der Bundesrepublik abgeschlossen (WILLMES u. POECK 1984). Die organisatorischen Schwierigkeiten einer multizentrischen Studie kann man nicht hoch genug einschätzen. Hat man Erfahrungswerte über den Zeitverlauf der spontanen Rückbildung, kann man, in einer Phase, in der keine Spontanbesserung mehr zu erwarten ist, den Patienten als seine eigene Kontrollperson benutzen und Besserung, Stabilisierung der Besserung und, im Falle von Trainingsprogrammen, selbst Generalisierung auf nicht geübtes Material statistisch nachweisen (zur Methodik s. WENIGER 1982).

Dieser Beitrag handelt von neuropsychologischen Aspekten hirnorganischer Psychosyndrome. Beim gegenwärtigen Stand unseres Wissens ist es noch nicht möglich, die neuropsychologischen Folgen von Hirnkrankheiten zu Syndromen zusammenzufassen, die mit der Wirklichkeit übereinstimmen, in ihrer Bezeichnung und Zusammensetzung aus verschiedenen Funktionsstörungen allgemein anerkannt werden und schließlich mit einfachen Methoden zuverlässig zu diagnostizieren sind. Das dritte Kriterium beschäftigt die niedergelassenen Ärzte und kleinere Krankenhausabteilungen, die keinen diagnostisch versierten Psychologen zur Verfügung haben. Mir wird oft vorgehalten, wie handlich die alten Termini waren. Sie mögen handlich sein, sie sind aber im günstigsten Falle unanschaulich, nicht selten falsch. Auch ein Begriff wie „Stirnhirn-Syndrom" hält einer Überprüfung nicht stand, zumal die Neuropsychologie umschriebene Leistungseinbußen (MILNER 1971) und die Neurologie und Psychiatrie vor allem Verhaltensstörungen als typisch beschreiben, die wieder bei Patienten nach frontaler Leukotomie nicht bestätigt werden konnten (POECK et al. 1962). Man wird eine ganz gleichartige Veränderung im Verhalten, Erleben und der psychischen Leistungsfähigkeit bei ganz anders oder überhaupt nicht umschrieben lokalisierten Funktionsstörungen des Großhirns finden. Bei den häufigsten zerebralen Krankheitsprozessen mit psychologischen Folgen – sehr schweres Hirntrauma, Alzheimersche Krankheit, „Multi-Infarkt-Demenz" und Binswangersche Krankheit – ist die Lokalisation der Herde so variabel, daß wir den Patienten mit den herkömmlichen Methoden und Begriffen nicht gerecht werden. Man muß also für eine differenzierte Beschreibung der Leistungsprofile plädieren und auf die handlichen, aber falschen Etikettierungen verzichten. Ehe der niedergelassene Arzt oder der nichterfahrene Krankenhausneurologe und -psychiater ein falsches Urteil abgibt, sollte er sich meiner Meinung nach lieber für unzuständig erklären und die Patienten an einen geeigneten Kollegen oder eine geeignete Institution überweisen. Um die Unzuverlässigkeit der Eindrucksurteile zu ermessen, muß man sich vergegenwärtigen, wie schwer und manchmal unmöglich es ist, Depressivität von hirnorganisch bedingten psychischen Veränderungen abzugrenzen oder den Grad der Leistungsmotivation bei einem Patienten richtig einzuschätzen.

Fazit: Ich will nicht so vermessen sein zu behaupten, man könne die psychischen Leistungen eines Menschen vollständig vermessen, oder die Leistungen seien der allein interessierende Aspekt, wenn wir die psychologischen Folgen krankhafter Vorgänge im Gehirn beurteilen wollen. Aber es sind nur die Leistungen, die wir mit einem genügenden Maß an Objektivität erfassen können. Hierfür haben wir viele standardisierte Verfahren zur Verfügung, deren Gütekriterien nachgewiesen sind, und es gibt moderne Verfahren, um die Ergebnisse zufallskritisch zu berechnen. Sie werden nur zuwenig angewendet.

Nur ein Chirurg soll operieren, nur ein Zahnarzt Zähne ziehen, aber Urteile über die psychische Leistungsfähigkeit werden von Personen abgegeben, deren Ausbildung in dieser Hinsicht mangelhaft ist, zudem auf der Grundlage von Konzepten, die nicht dem heutigen Wissensstand entsprechen. Diese Wissenslücken müssen dringend ausgefüllt werden.

Ein Plädoyer für die Anwendung von Testverfahren bringt es mit sich, daß eine zeitliche Verzögerung zu neuen Konzepten entsteht, die die Vordenker entwerfen. Eine solche Verzögerung ist unvermeidbar, weil die Konstruktion und Standardisierung neuer Tests jeweils mehrere Jahre in Anspruch nehmen. Mit dieser Diskrepanz müssen wir leben. Wir können auf Testinstrumente, die modernen Anforderungen genügen, nicht verzichten.

Literatur

DE RENZI E, FAGLIONI P, SORGATO P (1982) Modality-specific and supramodal mechanisms of apraxia. Brain 105: 301–312
HUBER HP (1973) Psychometrische Einzelfalldiagnostik. Beltz, Weinheim
HUBER W, POECK K, WENIGER D, WILLMES K (1983) Der Aachener Aphasie Test. Hogrefe, Göttingen
MILNER B (1971) Interhemispheric differences in the localization of psychological processes in man. Br med Bull 27: 272–277
POECK K (1982) Das sogenannte psychoorganische Syndrom, „hirnlokales Psychosyndrom", „endokrines Psychosyndrom". In: POECK K (Hrsg) Klinische Neuropsychologie. Thieme, Stuttgart New York, pp 204–209
POECK K (1983a) Die geschlossenen traumatischen Hirnschädigungen. In: HOPF HC, POECK K, SCHLIACK H (Hrsg) Neurologie in Praxis und Klinik. Bd I. Thieme, Stuttgart New York, pp 316–332
POECK K (1983b) Neurologische und neuropsychologische Aspekte der Hirnleistungsinsuffizienz. Therapiewoche 33: 1540–1549
POECK K, PILLERI G, RISSO M (1962) Katamnestische Untersuchungen nach frontaler Leukotomie. Karger, Basel (Bibliotheca Psychiatrica et Neurologica, Fasc 116)
STURM W, HARTJE W (1982) Methoden der Neuropsychologie. In: POECK K (Hrsg) Klinische Neuropsychologie. Thieme, Stuttgart New York, pp 8–30
STURM W, HARTJE W (1982) Aufgaben und Untersuchungsverfahren der allgemeinen Psychodiagnostik bei Hirnschädigungen. In: POECK K (Hrsg) Klinische Neuropsychologie. Thieme, Stuttgart New York, pp 51–64
WENIGER D (1982) Therapie der Aphasien. In: POECK K (Hrsg) Klinische Neuropsychologie. Thieme, Stuttgart New York, pp 239–243
WILLMES K, POECK K (1984) Ergebnisse einer multizentrischen Untersuchung über die Spontanprognose von Aphasien vaskulärer Ätiologie. Nervenarzt 55: 62–71

Hirnorganische Psychosyndrome und Leistungspsychometrie im höheren Lebensalter

W. D. Oswald

Einleitung

Die experimentelle gerontopsychologische Forschung ist derzeit wesentlich durch die Entwicklung geeigneter Versuchspläne und psychodiagnostischer Verfahren zur Gewinnung von Kenntnissen über den Prozeß des Alterns und seine therapeutische Beeinflussung gekennzeichnet. Dieses Bemühen setzt standardisierte Bedingungen voraus. Die Herstellung dieser Bedingungen durch Testverfahren, deren theoretische Begründung und deren theoriegeleiteter Einsatz wird als *Psychometrie* oder *Psychodiagnostik* bezeichnet. Der Begriff selbst geht auf Christian WOLFF (1679–1754) zurück.

Im Rahmen der klinischen Pharmakologie hat sich die Psychometrie vorwiegend mit zwei Problemen zu beschäftigen:
- mit der Entwicklung objektiver, zuverlässiger und zugleich therapiesensitiver Testverfahren oder experimenteller Versuchsanordnungen und
- mit der Analyse des hochkomplexen Bedingungsgefüges für Arzneimittelwirkungen, welches die Einflüsse eines Arzneimittels nur als Glied einer multifaktoriellen Kette von genetischen, erfahrungsabhängigen und situativen Bedingungen erkennen läßt (OSWALD 1981).

Psychometrische Methoden werden häufig im Rahmen von Therapiekontrollen bei Behandlung des „hirnorganischen Psychosyndroms" eingesetzt. Die Problematik läßt sich deshalb an diesem Beispiel besonders gut verdeutlichen.

Unter dem Terminus „hirnorganisches Psychosyndrom" (HOPS) subsumiert man die klinischen Erscheinungen chronisch verlaufender, somatisch bedingter Psychosen, und zwar unabhängig davon, ob sie primär oder sekundär zerebral verursacht sind und welcher Art die zugrundeliegende Schädigung ist (KANOWSKI u. COPER 1982). Ätiologie und wahrscheinlich auch die Pathogenese des hirnorganischen Psychosyndroms können deshalb sehr unterschiedlich sein, ohne daß sich diese Heterogenität an der Ausgestaltung der Krankheit erkennen ließe.

Daraus folgt:
- Die pharmakologische Therapieforschung kann sich nicht einseitig an *einem* einzigen Modell des HOPS orientieren.
- Die zur Diagnostik des HOPS entwickelten psychometrischen Verfahren können sich nicht einseitig nur auf bestimmte und ausschließlich auf Leistungsmerkmale beschränken.

Subjektive *Befindlichkeitsstörungen* und der Grad an *Pflegebedürftigkeit* (engl. ADL: *A*ctivities of *D*aily *L*iving) sowie die jeweiligen, in Abhängigkeit zur möglichen Ätiologie des HOPS und der jeweiligen Therapie variierenden Wechselwirkungen zwischen diesen unterschiedlichen Beobachtungsebenen müssen ebenfalls mit einbezogen werden. Dies schon deshalb, weil selbst bei bekannter „Wirkung" eines Arzneimittels – was die Kenntnis der zugrundeliegenden Schädigung und der Wirkmechanismen voraussetzt – nur begrenzt auf die „Wirksamkeit" einer Substanz im Sinne ihres therapeutischen Nutzens für den Patienten geschlossen werden kann. Da bezüglich des HOPS kein allgemein anerkannter und anwendbarer „Krankheitsbegriff" vorliegt, kann „Wirksamkeit" nur im Hinblick auf bestimmte Teilaspekte formuliert werden, z. B. in bezug auf die Leistungsfähigkeit und Befindlichkeit als die patientennähesten Kriterien der bekannten Alterssymptomatik (vgl. HERRMANN et al. 1981). Die klinische Relevanz entsprechender Arzneimittelwirkungen im Sinne des erörterten Wirksamkeitsbegriffes muß also auch in solchen Bereichen nachgewiesen werden.

Dies ist jedoch äußerst schwierig, da bisher nur wenige psychometrische Verfahren speziell für die Untersuchung therapeutischer Effekte im höheren Lebensalter entwikkelt wurden und *psychometrische Testverfahren, die für Jugendliche entwickelt wurden, auch selten die eingeschränkten visuellen, feinmotorischen und motivationalen Kapazitäten älterer Menschen berücksichtigen.*

Als noch schwerwiegender ist jedoch der Mangel an theoriegeleitetem Vorgehen bei der Entwicklung entsprechender Verfahren anzusehen. Was sollen denn eigentlich psychometrische Testverfahren im Rahmen von Arzneimittelprüfungen an Alterspatienten erfassen?

Ohne Zweifel Merkmale, für die gilt:
- daß sie für den Patienten und seinen Grad an Pflegebedürftigkeit relevant sind, z. B. Gedächtnisleistungen,
- daß sie einer deutlichen zeitbezogenen Veränderung unterliegen und
- daß diese Veränderung durch therapeutische Intervention aufhaltbar bzw. reduzierbar ist.

Es gilt also im folgenden zu prüfen, welche Grundlagenergebnisse bisher hierzu erarbeitet wurden.

Psychometrische Verfahren lassen sich nach verschiedenen Gesichtspunkten gliedern, so u. a. nach den zu untersuchenden Merkmalen (z. B. Intelligenz) oder nach dem methodischen Vorgehen (z. B. Selbstbeurteilung).

So lassen sich u. a. Leistungstestverfahren von Befindlichkeitstestverfahren unterscheiden. Unter dem Terminus „Leistung" werden dabei testmäßig erfaßbare Fähigkeiten und Fertigkeiten aus den Funktionsbereichen Wahrnehmung, Aufmerksamkeit (Konzentration), Lernen, Behalten, Denken, Intelligenz usw. verstanden (vgl. JANKE 1977). Der Terminus „Befindlichkeit" ist dagegen als ein Sammelbegriff für introspektiv gewonnene Aussagen über psychisches Erleben anzusehen, der sowohl emotionale Aspekte wie Stimmungen, Gefühle usw. einschließt als auch körperlich und leistungsmäßige Zustände, soweit sie erlebnismäßig erfaßt werden.

Die folgenden Erörterungen beschränken sich auf die Diskussion psychometrischer Leistungsmessungen. Eine ausführliche Diskussion der Problematik von Befindlichkeitsmessungen wurde kürzlich von OSWALD (1983) veröffentlicht.

Probleme der Leistungsmessung

Forschungsstand

Da erst relativ wenige methodenkritische Untersuchungen im gerontopsychologischen Bereich durchgeführt wurden, beziehen sich die folgenden Ausführungen weitgehend auf Ergebnisse, die mit dem Nürnberger-Alters-Inventar NAI (OSWALD u. FLEISCHMANN 1982) gewonnen wurden. Gleichwohl lassen sich diese Befunde nahtlos in anerkannte Forschungsergebnisse der allgemeinen und der differentiellen Psychologie einordnen, insbesondere in Forschungsergebnisse zur Intelligenzdifferenzierung. Neuere Arbeiten von SALTHOUSE (1982) und CUNNINGHAM (1981) lassen sich ebenfalls als Bestätigung ansehen.

Beim Nürnberger-Alters-Inventar NAI handelt es sich um ein deutschsprachiges, speziell für gerontopsychologische Fragestellungen standardisiertes und normiertes psychometrisches Inventar. Dieses umfaßt sowohl Leistungstests als auch Fragebogen zur Befindlichkeitsmessung, zur psychologischen Fremdbeurteilung sowie zur Schätzung der Pflegebedürftigkeit.

Unter Einbeziehung aller bisher vorliegenden Befunde läßt sich der Forschungsstand bezüglich der Leistungsmessung im Altersbereich ab 60 Jahren wie folgt charakterisieren:

- Die Meßbereiche psychodiagnostischer Verfahren, die für Jugendliche entwickelt wurden, sind nicht auf ältere Menschen zu übertragen (MANDL u. ZIMMERMANN 1976). Konfirmatorische faktorenanalytische Untersuchungen von Leistungstestergebnissen (FLEISCHMANN u. OSWALD 1982; vgl. auch DEBUS 1982) legen eine Dedifferenzierung psychischer Funktionen (wie z. B. Wahrnehmung, Konzentration, Gedächtnis) in Richtung eines *„speed"/„power"-Modells* im Sinne geschwindigkeitsabhängiger versus nicht geschwindigkeitsabhängiger kognitiver Leistungen nahe. Dieses Funktionsmodell erweist sich im Altersbereich zwischen 60 und 95 Jahren als weitgehend stabil (FLEISCHMANN u. OSWALD 1982).
- Testleistungen, die hoch auf einem *Power-Faktor* (einem Faktor der allgemeinen kognitiven Leistungsfähigkeit) laden, wie z. B. der Wortschatztest aus dem Hamburg-Wechsler-Intelligenztest für Erwachsene HAWIE (WECHSLER 1964) erlauben eine relativ gute Schätzung des jetzigen Leistungspotentials, soweit diese Leistungen nicht unter Zeitdruck erbracht werden müssen. Da dieses Potential einem geringen Altersabbau unterliegt, geben solche Testleistungen insgesamt auch den früheren weitgehend bildungsabhängigen Leistungsstatus hinreichend gut wieder (vgl. HERON u. CHOWN 1967). Kognitive *„speed"-Leistungen* („kognitive Leistungsgeschwindigkeit") wie z. B. der Zahlen-Verbindungs-Test ZVT-G (OSWALD u. FLEISCHMANN 1982; vgl. Abb. 1) dagegen sind sehr viel stärker einem alterskorrelierten Abbau unterworfen und damit sensitiver für therapeutische Effekte, die dem Altersabbau entgegenwirken sollen.
- Therapeutisch induzierte Veränderungen bezüglich der Pflegebedürftigkeit oder der Leistungsfähigkeit bei alltäglichen Verrichtungen sind stärker mit Veränderungen im kognitiven „speed"-Bereich, z. B. im Zahlen-Verbindungs-Test ZVT-G (OSWALD u. FLEISCHMANN 1982), verknüpft als mit Veränderungen im „power"-Bereich (OSWALD 1982; OSWALD et al. 1983).

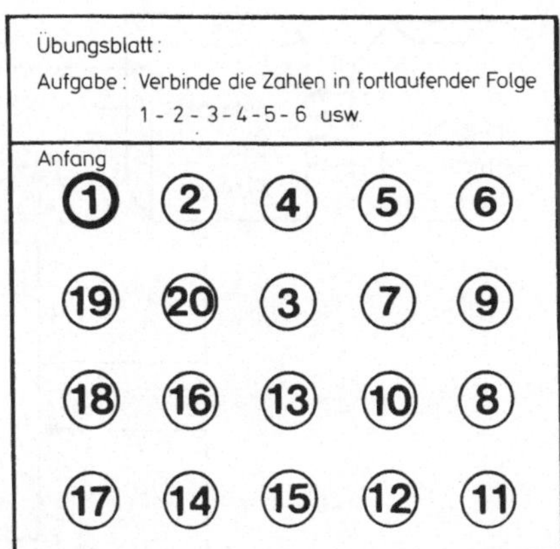

Abb. 1. Beispiel zum Zahlen-Verbindungstest ZVT-G (Aus: OSWALD u. FLEISCHMANN 1983)

Aus diesen Befunden ergeben sich folgende Konsequenzen für die pharmakologische Forschung bei älteren Menschen:

- Auf dem Hintergrund der altersabhängigen Dedifferenzierung der Testleistungen ist es nicht statthaft, Ergebnisse und Veränderungen in diesen und ähnlichen Testverfahren im Sinne der Validität dieser Tests, wie sie für Jugendliche und jüngere Erwachsene gilt, zu interpretieren, so z. B. als Verbesserungen im „Wahrnehmungsbereich", bezüglich „Konzentration" usw.
- Da es bisher nicht gelang, im faktorenanalytischen Sinne „reine" „speed"- bzw. „power"-Tests zu konstruieren (FLEISCHMANN u. LIENERT 1982), ist es aber ebenfalls nur mit dem Wissen statthaft, mehrere Tests zu einem „speed"- bzw. „power"-Faktor zu addieren, daß alle bisher untersuchten Testverfahren, wenn auch unterschiedlich stark, beide Dimensionen charakterisieren.
- Damit verbleibt nur eine *funktionale Interpretation,* die in Kenntnis der multidimensionalen Verflechtung aller Leistungsergebnisse zu führen ist. Dies gilt in besonderem Maße auch für Gedächtnisleistungen, die sich gerade im höheren Alter durch einen hohen Anteil an individueller Varianz auszeichnen, d. h. als Folge unterschiedlichster Verhaltenstechniken zustandekommen (FLEISCHMANN 1982). Selbst eigene neuere Untersuchungen, in denen mehr Gedächtnisparameter geprüft wurden als andere Testleistungen, rechtfertigen bisher nicht die Annahme einer im hohen Alter von den Grunddimensionen „speed" und „power" unabhängigen Gedächtnisdimension.

Bedeutung der Gedächtnisfunktionen

Es gilt als unumstritten, daß Gedächtnisstörungen im Rahmen des HOPS besondere Bedeutung zukommt. Auch ist bekannt, daß Alterspatienten häufig über Beschwerden in diesem Funktionsbereich klagen. Aus diesen Gründen erfolgt eine kurze Darstellung des derzeitigen Forschungsstandes auch zu diesem Bereich:

- Gedächtnis wird nicht als eine einheitliche Funktion verstanden, sondern als Summe verschiedenster Funktionsbereiche, die sehr vielschichtige Prozesse des Kodierens, des Speicherns, des Wiederauffindens und des Reproduzierens umfassen.
- Die Modellvorstellungen über diese Prozesse sind sehr unterschiedlich. Sie reichen von dynamischen Modellen bis zu Mehrspeichermodellen mit komplizierten Wech-

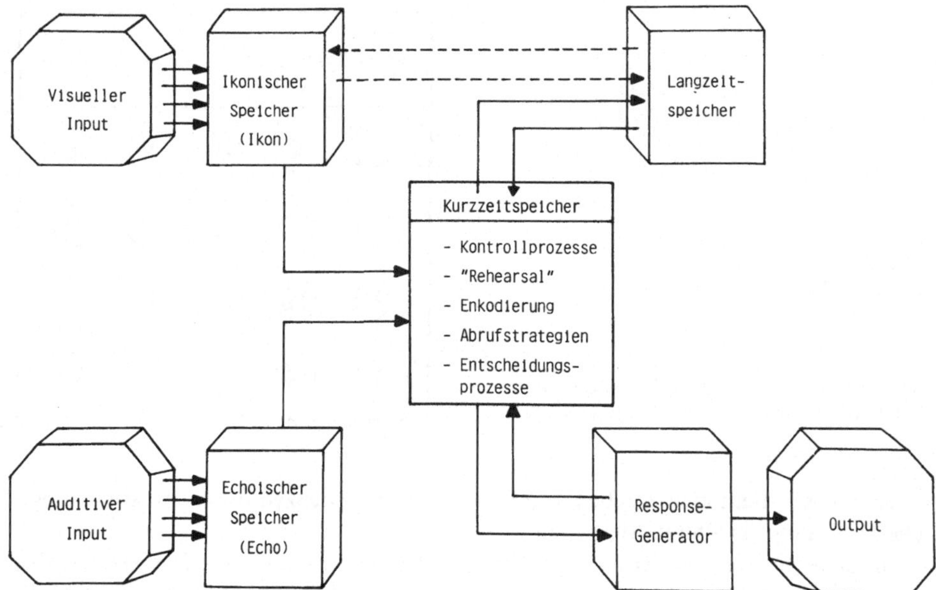

Abb. 2. Flußdiagramm des menschlichen Gedächtnisses, Hypothetische Speicherstrukturen und Verarbeitungsprozesse (Mod. nach: HABER u. HERSHENSON 1973).

selwirkungen zwischen den einzelnen Speichern. Abbildung 2 zeigt ein solches Mehrspeichermodell mit Wechselwirkungen zwischen den einzelnen Speichern nach HABER u. HERSHENSON (1973). Auch wenn dieses Modell bezüglich der Wechselwirkungen der einzelnen Speicher nicht unumstritten ist, so läßt es doch die wesentlichsten allgemein akzeptierten Grundannahmen erkennen: sensorische Speicher mit einer Speicher- und Selektionsdauer von maximal 1 s, einen Kurzzeitspeicher (auch als Gedächtnisspanne bezeichnet) mit einer Speicherdauer von ca. 10 s sowie einen Langzeitspeicher oder ein Dauergedächtnis.

Als ausgesprochen dynamisches Modell könnte der „levels of processing"-Ansatz von CRAIK u. LOCKHART (1972) verstanden werden. Beide Autoren verstehen Gedächtnisleistungen in Abhängigkeit zur Tiefe der Informationsverarbeitung oder Enkodierung. Die „Tiefe" der Informationsverarbeitung ist dabei abhängig von der Aufmerksamkeitszuwendung und dem Memorieren sowie von der Kompatibilität der Informationen mit der kognitiven Struktur. Die Altersabhängigkeit dieser Prozesse ist jedoch strittig. Deshalb fanden solche Ansätze im Gegensatz zu Speichermodellen bei pharmakotherapeutischen Fragestellungen im höheren Lebensalter bisher kaum Berücksichtigung.

Auch wenn die hier für Speichermodelle vorgetragenen Daten von Modell zu Modell und von Autor zu Autor variieren, liegen zu diesem und zu ähnlich konzipierten Gedächtnismodellen zu folgenden Teilbereichen Forschungsergebnisse für das höhere Lebensalter vor (nach FLEISCHMANN 1983):
- zum kurzfristigen Behalten in den sensorischen Registern
- zum Erwerb von Gedächtnisinhalten
- zur Gedächtnisspanne

- zur Verarbeitungsgeschwindigkeit
- zur Verschlüsselung von Informationen (Enkodierung)
- zum Abruf von Merkinhalten
- zum Vorgang des Vergessens und
- zum langfristigen Behalten.

In unserem Zusammenhang interessieren nur jene Bereiche, die sich auch einer Therapie als zugänglich erweisen. Diese sind (vgl. FLEISCHMANN 1982) der *Erwerb von Gedächtnisinhalten* (einschließlich Aufmerksamkeitsdefiziten), die *Gedächtnisspanne*, die *Verarbeitungsgeschwindigkeit,* die *Enkodierung* sowie der *Abruf von Gedächtnisinhalten.* Nur Parameter aus diesen Bereichen sind einer therapeutischen Intervention zugänglich.

Konsequent auf diese Bereiche abzielend wurde deshalb eine Erweiterung des Nürnberger-Alters-Inventars NAI vorgenommen, welches in Zukunft in einem eigenen Testteil 10 Gedächtnisprüfungen einschließt.

Besondere Bedeutung kommt dabei neuentwickelten Wortlisten zu, mit deren Hilfe sowohl *Reproduktionsleistungen* als auch *Wiedererkennensleistungen* bestimmt werden können. Diese Listen (es liegen insgesamt 2 × 4 Listen vor) wurden aus Begriffen mit hoher empirisch geprüfter „Bildhaftigkeit" und „Konkretheit" gebildet (vgl. BASCHEK et al. 1977) und über ihre Auftrittswahrscheinlichkeit in der deutschen Sprache geschichtet randomisiert den einzelnen Listen zugeteilt.

Erste Validierungsuntersuchungen lassen erkennen, daß für Nootropika mit nichtaktivierender aber stimmungsverbessernder Komponente mit Hilfe dieser Tests günstige Effekte nachgewiesen werden können.

Letzteres sollte aber nicht als Widerspruch zu der vorangestellten Dedifferenzierung psychischer Leistungen mit zunehmendem Alter aufgefaßt werden. Auch diesen Gedächtniskomponenten kommt nur eine funktionale Eigenständigkeit zu, jedoch nicht eine von „speed" und „power" unabhängige Bedeutung.

Zusammenfassung und Ausblick

1. Forschungsergebnisse im höheren Lebensalter sind in besonderem Maße von den eingesetzten Methoden abhängig. Die dazu erforderliche Methodenreflektion wurde bisher vernachlässigt.
2. Nur einige wenige psychometrische Leistungstestverfahren (vgl. z.B. OSWALD u. FLEISCHMANN 1982) können theoretisch und empirisch als zufriedenstellende sensitive Maße für gerontopharmakologische Fragestellungen angesehen werden.
3. Nicht eine perpetuierende unreflektierte Neuentwicklung von Verfahren ist wünschenswert, sondern zunächst die konsequente und theoriengeleitete Fortentwicklung vorhandener psychometrischer Verfahren und Inventare. Dabei kann die Güte psychometrischer Verfahren jedoch nicht - wie vielfach vorgenommen - an der Anzahl der Studien beurteilt werden, in welchen mit diesen Verfahren signifikante Wirkungsunterschiede nachgewiesen werden konnten.
Auch die Relevanz oder Gültigkeit ist im Sinne des vorgetragenen „Wirksamkeitsbegriffes" an klinischen Parametern, an der Befindlichkeit des Patienten und an seiner

Pflegebedürftigkeit nachzuweisen, denn wenn nach Aufklärung dieses Beziehungsge-
flechtes sich ein Wirksamkeitsnachweis für eine bestimmte Substanz nicht führen
läßt, so muß hieraus auf die Unwirksamkeit der Substanz und nicht der Methode geschlossen werden können.

4. Gedächtnisfunktionen kommt im Rahmen des HOPS im höheren Lebensalter eine
besondere Bedeutung zu, obwohl sie wahrscheinlich entsprechend der Dedifferenzie-
rungshypothese psychischer Leistungen mit zunehmendem Alter keine eigenständige
Funktion darstellen.

5. Altern ist ein multidimensionaler Prozeß, der sich bezüglich Leistung, Befindlichkeit
und Alltagsverhalten auswirkt. Die klinische Wirksamkeit pharmakotherapeutischer
Interventionen im höheren Lebensalter muß sich deshalb auch in diesen psychometrischen Bereichen erweisen.

6. Die bisherige Forschungsstrategie bei pharmakopsychologischen Prüfungen im höheren Lebensalter - und so auch die hier vorgetragene Argumentation - beruht auf mas-
senstatistischen Überlegungen. In den USA werden in zunehmendem Maße Einper-
sonen-Experimente durchgeführt. Vielleicht könnte auch dies ein Weg sein,
Personencluster zu finden, denen Nootropika und Geriatrika eine Hilfe sein können.

Literatur

BASCHEK IL, BREDENKAMP J, ÖRTLE B, WIPPICH W (1977) Bestimmung der Bildhaftigkeit (I), Konkretheit (C) und der Bedeutungshaltigkeit (m) von 800 Substantiven. Z exp angew Psychol 24:
353-396

CRAIK FIM, LOCKHART RS (1972) Levels of processing: A framework for memory research. J of
Verb Learning Verb Behav 11: 671-684

CUNNINGHAM WR (1981) The cascade model of intellectual functioning. Paper presented at the
89th Convention of the American Psychological Association, Los Angeles

DEBUS G (1982) Methoden in der Gerontopharmakologie. Psychologische Leistungstests zum
Nachweis von Pharmawirkungen bei Hirnleistungsstörungen. Gutachten für die B2-Kommis-
sion des BGA

FLEISCHMANN UM (1982) Gedächtnistraining im höheren Lebensalter - Ansatzpunkte und Möglichkeiten. Z Gerontol 15: 53-62

FLEISCHMANN UM (1983) Leistungspsychologische Aspekte des höheren Lebensalters. In: OSWALD
WD, FLEISCHMANN UM (Hrsg) Gerontopsychologie. Kohlhammer, Stuttgart, S 69-102

FLEISCHMANN UM, LIENERT GA (1982) Die Interaktionsstrukturanalyse als Mittel der Orthogonali-
tätsbeurteilung faktoriell einfach strukturierter Tests. Psychol Beit 24: 395-410

FLEISCHMANN UM, OSWALD WD (1982) Zum Konzept der „flüssigen" Intelligenz im hohen Lebensalter. Bremer Beiträge zur Psychologie, Nr. 17, Reihe A: Psychologische Forschungsberichte,
Universität Bremen, 5: 11-35

HABER RN, HERSHENSON M (1973) The psychology of visual perception. Holt, New York

HERON A, CHOWN S (1967) Age and function. J & A Churchill, London

HERRMANN WM, SCHUSTER J, STILLE G (1981) Gedanken zur Phase III-Prüfung zum Nachweis der
therapeutischen Wirksamkeit von Gerontopharmaka. In: OSWALD WD, FLEISCHMANN UM
(Hrsg) Experimentelle Gerontopsychologie. Beltz, Weinheim, S 23-35

JANKE W (1977) Psychodiagnostische Methoden in der Human-Psychopharmakologie. Nürnberg
(Sandoz Monographie)

KANOWSKI S, COPER H (1982) Das hirnorganische Psychosyndrom als Ziel pharmakologischer Beeinflussung. In: BENTE D, COPER H, KANOWSKI S (Hrsg) Hirnorganische Psychosyndrome im
Alter. Springer, Berlin Heidelberg New York

MANDL H, ZIMMERMANN A (1976) Intelligenzdifferenzierung. Kohlhammer, Stuttgart
OSWALD WD (1981) Wirkungsprüfungen von Arzneimitteln mit Hilfe psychometrischer Methoden
  - Möglichkeiten und Probleme. Med Welt 34: 1225-1232
OSWALD WD (1982) Alltagsaktivitäten und die Speed/Power-Komponenten von Testleistungen. Z
  Geront 15: 11-14
OSWALD WD (1983) Subjektive Befindlichkeit als Kriterium von Arzneimittelwirkungen. Methodi-
  sche Überlegungen und Ergebnisse, dargestellt am Nürnberger-Alters-Inventar NAI. In: BOCK
  HD (Hrsg) Hochdrucktherapie im Alter mit Hydergin: Neue Gesichtspunkte. Nürnberger Ex-
  pertengespräche 1982. Schattauer, Stuttgart, S 19-28
OSWALD WD, FLEISCHMANN UM (1982) Das Nürnberger-Alters-Inventar NAI. Handanweisung.
  Lehrstuhlpublikation, Universität Erlangen-Nürnberg
OSWALD WD, FLEISCHMANN UM (1983) Gerontopsychologie. Kohlhammer, Stuttgart
OSWALD WD, FLEISCHMANN UM, KEUCHEL I (1983) Psychometrics in the treatment of ischaemic
  cerebrovascular diseases. Europ Neurol 22: 61-67
SALTHOUSE TA (1982) Adult cognition. An experimental psychology of human aging. Springer, Ber-
  lin Heidelberg New York
WECHSLER D (1964) Die Messung der Intelligenz Erwachsener. Huber, Bern

Rapport der Diskussion

K.-P. Kühl und H. Gutzmann

Roth erläuterte zunächst auf eine Frage Grünewalds, daß die datengesteuerte Reizanalyse automatisch und nach formalen Elementen am sensorischen Rezeptor ablaufe. Die konzeptgesteuerte Merkmalsanalyse erfolge hingegen unter Einbeziehung des abgespeicherten Wissens. Sie umfasse stets eine Interpretation des Stimulus und könne deshalb zu verschiedenen Zeiten unterschiedlich verlaufen.

Kanowski warf die Frage auf, ob beim HOPS die Störungsschwerpunkte eher bei datengesteuerten oder bei konzeptgesteuerten Informationsprozessen zu suchen seien und ob sich klinisch-experimentelle Methoden zur Beantwortung dieser Frage entwickeln ließen. In seiner Antwort schlug Roth unter anderem vor, die einzelnen Elemente der hierarchisch ablaufenden Gedächtnisprozesse in bezug auf mögliche Beeinträchtigungen zu untersuchen. So sei zum Beispiel von Interesse, ob es sich beim Wiedererkennen um den Effekt des Vergleiches von Reizmustern mit reaktivierten gespeicherten Konzepten handele, ob dabei Klassifizierungsleistungen eine Rolle spielten oder die Extraktion von Merkmalen aus den sensorischen Registern.

In Ergänzung des Rothschen Beitrages ging P. Baltes auf zwei Themenkomplexe ein. Der erste bezog sich auf das Altern in Form einer Dual-Prozeß-Theorie der Intelligenz, der zweite auf das Modell der selektiven Optimierung. Beide Themenkomplexe wiesen nach Auffassung von P. Baltes Parallelen mit den Ausführungen Roths auf. Das duale Prozeßmodell der Intelligenzentwicklung unterscheide auf der einen Seite die „Mechanik der Intelligenz" als Informationsverarbeitung. Hiervon werde auf der anderen Seite die „Pragmatik der Intelligenz", d. h. deren inhaltliche Ausgestaltung in Wissenssystemen abgegrenzt. Diese Gegenüberstellung der Grundmechanik der Informationsverarbeitung mit dem inhaltlich gefüllten Wissenssystem sei eine Weiterentwicklung der Unterscheidung zwischen fluider und kristallisierter Intelligenz. Bei Anwendung der Dual-Prozeß-Theorie auf das Altern schienen die Daten zur kognitionspsychologischen Alternsforschung im nachhinein neu interpretiert werden zu können. Es sei die Grundmechanik der Intelligenz, die abbauanfällig sei, weniger hingegen die Pragmatik. Der zweite Themenkomplex beziehe sich auf die Transponierbarkeit der allgemeinpsychologischen Ausführungen von Roth auf das Alter und somit indirekt auch auf das HOPS. Dies sei ein Modell, das den Aspekt der „Pragmatik der Intelligenz" zum Gegenstand habe. Es werde argumentiert, daß die Intelligenzpragmatik im Sinne einer Optimierung bis ins hohe Alter weiterentwickelt werden könne, jedoch selektiv auf den Gebieten, in denen der einzelne tätig sei. Und dies, obwohl die Grundmechanik einen Abbau aufweise. Möglich werde die Optimierung, weil es Kompensationen für den Abfall im Bereich der Grundmechanik der Intelligenz gäbe.

Kanowski legte an dieser Stelle Wert auf die Feststellung, daß die Frage, ob Alternsprozesse und HOPS in einem theoriegeleiteten Zusammenhang stünden, noch nicht befriedigend zu beantworten sei. Auch seien die epidemiologischen Hinweise auf ein extrem gehäuftes Auftreten des hirnorganischen Psychosyndroms im höheren Lebensalter nicht eindeutig.

JANKE stellte zur Diskussion, ob systemtheoretische Ansätze überhaupt noch die Untersuchung von Einzelfunktionen zuließen. In seiner Entgegnung auf diese - auf Probleme der Objektivierungsmethodologie für die vorgetragenen Konzepte abhebende - Frage führte ROTH aus, Ziel solle unter anderem sein zu prüfen, ob sich die hierarchisch gegliederten Elemente der Gedächtnistätigkeit im Alter änderten. Hierbei sollten möglichst viele Indikatoren bestimmt und deren Zusammenhänge aufgedeckt werden.

P. BALTES verwies auf zwei Ansätze, die eine mögliche Konkretisierung der von ROTH vorgetragenen Überlegungen darstellten. So versuchten zum einen KAUFMAN u. KAUFMAN (1983), informationstheoretische Konzepte in eine Intelligenztestbatterie umzusetzen. Der zweite Ansatz sei in einem jüngst von STERNBERG (1982) vorgeschlagenen Intelligenzmodell zu sehen, bei dem es sich um ein System handele, das eine prozessuale und komponentenanalytische Messung der Intelligenz zuließe.

KANOWSKI hob zu Beginn der Diskussion der Vorträge von REMSCHMIDT und POECK hervor, daß beide Beiträge den Ganzheitsaspekt des hirnorganischen Psychosyndroms weitgehend vernachlässigten. Es fände sich eine schwerpunktmäßige Behandlung von individuellen Funktionsstrukturen und daraus abzuleitenden, auf den Einzelfall zu beziehenden Therapiezielen. Demgegenüber beleuchtete er die Sicht des Klinikers, der eine hirnorganische Veränderung überhaupt nur dann diagnostizieren könne, wenn das Verbindende der Symptomatik chronisch-hirnorganisch veränderter Patienten bei aller individuellen Nuancierung berücksichtigt werde. Er illustrierte seine Ausführungen mit dem Hinweis auf die eigene Erfahrung, daß Medizinstudenten und erfahrene Psychiater auf videographisches Material von Hirnorganikern gleichermaßen affektiv reagierten, indem diese offensichtlich bestimmte kognitive und psychomotorische Ausfallserscheinungen als komisch empfänden und belachten. Hieraus leitete KANOWSKI Rechtfertigungsgründe für die Annahme eines einheitlichen Konzeptes hirnorganischer Psychosyndrome ab, wenn auch zuzugestehen sei, daß individuelle Strukturmuster das HOPS in der einen oder anderen Richtung charakteristisch färben könnten. In Erwiderung zu POECK unterstrich KANOWSKI, daß der Begriff „hirnorganisches Psychosyndrom" eben gerade nicht dazu diene, derartige Erkrankungen individuell differenziert zu beschreiben. Er solle diese vielmehr abheben von Krankheitsbildern wie Schizophrenie, affektiven Psychosen und neurotischen Störungen, ziele also auf das Überindividuelle ab. Im übrigen sei bei der Erfassung hirnorganischer Psychosyndrome die Beschränkung auf Einbußen im Bereich kognitiver Funktionsmuster eine nur bedingt zulässige Reduktion der beim hirnorganischen Persönlichkeitswandel zu beobachtenden Phänomene. Der affektiv-emotionale Bereich werde zwar immer wieder erwähnt, scheine sich aber bisher der Meßbarkeit wegen mangelnder Operationalisierungsmöglichkeiten zu entziehen.

ELLGRING knüpfte an die von KANOWSKI angeschnittene Frage der Ganzheit an, indem er an ein bekanntes Problem der Persönlichkeitsforschung erinnerte. So werde im nomothetischen Ansatz gefordert, daß jedes Merkmal für jede Person gleich relevant sein müsse. Kontrovers dazu impliziere der idiographische Ansatz, daß die Merkmale für verschiedene Personen unterschiedliche Relevanz aufwiesen. Letzteres stehe in Übereinstimmung mit den Ausführungen POECKS, wonach nicht jedes Merkmal ein sinnvoller Indikator für die Beschreibung von Veränderungen sei, sondern daß es vielmehr darauf ankomme, gezielt individuumspezifische Besonderheiten zu erfassen und in ihrem Verlauf zu beobachten. Auch REMSCHMIDTs Beitrag weise in diese Richtung, da dieser in seinen Beispielen die sehr differenzierte Reaktion von Kindern beschrieben habe, die alle ein apallisches Syndrom durchgemacht hätten. Für den Bereich affektiver Störungen postulierte ELLGRING unter Hinweis auf sein Referat eine Individuumspezifität nonverbaler Reaktionen und Ausdruckserscheinungen. Anschließend richtete ELLGRING an POECK die Frage, inwieweit eine enge Beziehung zwischen hirnlokalen Störungen und psychischen Auffälligkeiten zu erwarten sei.

In seiner Antwort wies POECK zunächst darauf hin, daß psychologische Leistungen im Gehirn zwar differentiell lokalisiert seien, jedoch nicht so umschrieben, daß diese Tatsache heuristisch nutzbar gemacht werden könne. In bezug auf das von den Vorrednern angesprochene Ganzheitsproblem ging POECK ausführlich auf seine eigenen Forschungsrationale ein. Im Mittelpunkt seines Interesses stehe die detaillierte Erfassung und Analyse von Einzelleistungen und nicht das gesamte psychopathologische Panorama des hirnorganischen Psychosyndroms. Diese Sichtweise verhelfe ihm zu therapeutischem Optimismus. Er illustrierte dies mit den Möglichkeiten eines auf spezifische Leistungseinbußen abgestellten rehabilitativen Trainings, das ggf. durch eine begleitende medikamentöse Therapie zu unterstützen sei.

REMSCHMIDT betonte, auf ELLGRING eingehend, daß bei jedem klinischen Syndrom sowohl Gemeinsamkeiten als auch spezifische Besonderheiten betrachtet werden müßten. Zu Beginn seien alle Syndrome idealtypisch, d. h., sie seien dadurch gekennzeichnet, daß mit Kenntnis eines Merkmales gleichzeitig ein Umkreis anderer Merkmale abgesteckt sei. Mit dieser Reduktion auf den Typus gingen aber viele andere Komponenten verloren. An dem von ELLGRING aufgegriffenen Beispiel der apallischen Kinder führte REMSCHMIDT aus, es habe sehr viele Leistungsbereiche gegeben, in denen sich sehr unterschiedliche Entwicklungen gezeigt hätten. Auf der anderen Seite habe es aber auch Aufgaben gegeben, die das Leistungsvermögen aller untersuchten Kinder überfordert hätten. Allen Kindern gemeinsam sei zum Beispiel eine erhebliche Störung in der visuell-optischen Speicherung und bei der Klassifikation komplexer Strukturen gewesen. Und gerade hierbei habe sich gezeigt, daß eine kognitive Überforderung mit emotional-affektiven Reaktionen beantwortet werden könne. REMSCHMIDT unterstrich abschließend, daß klinische Syndrome seiner Auffassung nach stets sowohl unter gruppenspezifischen als auch unter individuellen Aspekten betrachtet werden müßten, wobei zudem der zeitlichen Dimension des pathologischen Geschehens im Sinne einer Verlaufsbeschreibung angemessen Beachtung zu schenken sei.

Im Anschluß an Fragen LEHMANNs nach dem Stellenwert und der Gültigkeit von Einzelfallexperimenten für den gegebenen Zusammenhang hob REMSCHMIDT hervor, daß es bei dem derzeitigen Stand des Wissens zunächst darauf ankomme, sorgfältige Einzelbeobachtungen zu machen und diese dann schrittweise auszubauen. Im experimental-psychologischen Sinne seien strenge Maßstäbe sicherlich angezeigt, in der Klinik ließen sich diese Postulate indessen nur bedingt verwirklichen. Jedoch seien auch auf die skizzierte Weise verwertbare und generalisierbare Ergebnisse zu erzielen.

KANOWSKI erinnerte daran, daß vor dem BGA zur Zulassung angemeldete neue Substanzen hinsichtlich der klinischen Relevanz der Prüfergebnisse ausgewiesen sein müßten. Diese Relevanz bemesse sich unter anderem danach, wieviele Patienten ggf. erfolgreich mit einem bestimmten Präparat behandelt werden könnten. Es reiche nicht aus, den Nachweis der Wirksamkeit nur in Einzelfällen zu erbringen. Letztlich stelle sich also in jedem Falle die Forderung nach Gruppenvergleichen bei Nootropikaprüfungen.

In diesem Zusammenhang gewinne jedoch das Problem der Homogenität der untersuchten Gruppen an Bedeutung und es sei für ihn schwierig zu sehen, wie die Homogenität kontrolliert werden könne, wenn – wie POECK fordere – das Augenmerk ganz auf individuelle Leistungseinbußen gelegt werde.

REMSCHMIDT griff erneut die vorherige Diskussion über das Ganzheitskonzept auf und hob hervor, im diagnostischen und therapeutischen Kontakt mit dem Patienten müsse man zwar im Einzelfall die für die jeweilige Erkrankung spezifischen Bedingungen identifizieren, doch dürfe man dabei nicht den ganzheitlichen Aspekt aus den Augen verlieren. Beide Betrachtungsebenen ergänzten einander und stellten für ihn keineswegs Gegensätze dar. ROTH setzte in seiner Erwiderung den Akzent auf eine globalere Betrachtungsweise und begründete dies damit, daß bei der Analyse differentieller Wirkungsweisen bestimmter Interventionen Individuen auch als System gesehen werden müßten, also nicht nur als Menge von Einzelfunktionen, sondern auch als Menge von Interrelationen. Das gleiche Symptom bei ein und demselben Patienten könne sich je nach Systemzusammenhang gegenüber Beeinflussungsversuchen ganz unterschiedlich verhalten. REMSCHMIDT bestätigte ROTHS Einschätzung, wonach dem ganzheitlichen Aspekt prinzipiell die größere Bedeutung beizumessen sei. Jedoch sähe er derzeit nur wenig Chancen, ganzheitliche Vorstellungen in entsprechenden Forschungsansätzen zu realisieren. Er plädiere deshalb dafür, zunächst auch weiterhin umgrenzte Hypothesen in gut definierten Situationen zu überprüfen, auch wenn bei einem solchen Vorgehen nur Teilergebnisse zu erwarten seien.

SINZ wies in diesem Zusammenhang noch einmal auf das in seinem Beitrag angeführte Modell hin, bei dem die Ausprägung affektiv-semantischer Faktoren der Wortverarbeitung zu ereignisbezogenen Potentialen in Beziehung gesetzt werde. Hieraus ließen sich seiner Ansicht nach auch Indikatoren für Pharmakoneffekte unter pathologischen Bedingungen gewinnen.

P. BALTES thematisierte abschließend das Problem des Schwierigkeitsgrades von Testaufgaben und der Bedeutung unterschiedlicher Schwierigkeitsgrade für Profilvergleiche von Funktionsbereichen. Man müsse bei der Interpretation von – intraindividuellen – Unterschieden zwischen den Leistungen in verschiedenen Funktionsbereichen so lange kritische Zurückhaltung wahren bis ausgeschlossen sei, daß es sich bei den gefundenen Differenzen nicht nur um Unterschiede im Schwierigkeitsgrad der zur Messung benutzten Aufgaben handele. In Ermangelung einer stichprobenunabhängigen „objektiven" Feststellung des Schwierigkeitsgrades sei der allgemeine Zugangsweg zu wählen, der eine systematische Abschätzung des Leistungspotentials der einzelnen Funktionen durch Untersuchung ihrer Modifizierbarkeit erlaube.

ROTH bezeichnete einleitend die von OSWALD in dessen Referat vorgetragenen Vorschläge als praktikabel zur Erfassung von Leistungen im Sinne der klassischen Psychometrie. Die von ihm selbst in seinem Vortrag geforderten Prozeßanalysen blieben davon jedoch unberührt. OSWALD entgegnete, bei der Erforschung zum Beispiel von Gedächtnisleistungen im höheren Lebensalter stünde man stets vor dem Problem, entweder die Probanden nach den Erfordernissen der Instrumente auszuwählen oder aber mit einer eingeschränkten Methodik eine möglichst repräsentative Stichprobe zu untersuchen. Wenn auf Repräsentativität Wert gelegt werde, erschienen Prozeßanalysen nur schwer durchführbar.

ELLGRING wandte sich an OSWALD mit der Frage, ob die von diesem vorgestellte Testbatterie im wesentlichen als diagnostisches Instrument bzw. als Therapieindikator zu betrachten sei. OSWALD führte hierzu aus, daß der Schwerpunkt bei der Konstruktion der Testbatterie darauf gelegt worden sei, Indikatoren auszumachen, die mit dem Alternsprozeß verknüpft seien und die durch Interventionsmaßnahmen beeinflußt werden könnten. Für die Leistungspsychometrie gelte dabei das gleiche wie für physiologische Parameter: Ihre Validität in bezug auf Pflegebedürftigkeit und Befindlichkeit der Probanden müsse nachgewiesen werden, wenn eine Entscheidung über die klinische Relevanz therapeutischer Maßnahmen getroffen werde. Ein besonderes Gewicht komme hierbei offensichtlich speed-orientierten Tests zu.

Auf eine Zwischenfrage von JANKE eingehend, äußerte OSWALD, er sähe derzeit keine Realisierungschancen für Prozeßanalysen bei Patienten mit hirnorganischem Psychosyndrom, so wünschenswert derartige Untersuchungen auch seien.

P. BALTES verdeutlichte an dieser Stelle, wie zum Beispiel prozeßorientierte Testmessungen mit Hilfe des Zahlennachsprechens durchführbar seien. Bei einer wiederholten Darbietung dieses Tests ergäben sich verschiedene Verlaufskurven, die im Sinne der ROTHschen Ausführungen auf zugrunde liegende Prozesse oder Komponenten untersucht werden könnten. Hierbei sei es möglich, Aspekte des Kurzzeitgedächtnisses, des semantischen Organisierens und des Erlernens von Gedächtniseinprägungs- und Findungsstrategien voneinander zu trennen. Wenn bestimmte Gruppen- oder Pharmakoneffekte komponentenspezifisch seien, könne dies durch eine derartige prozessuale Analyse quantifiziert werden. Die von OSWALD angeschnittene Frage der Stichprobenselektion stelle dabei kein zentrales Problem dar.

KANOWSKI warf die Frage auf, ob mit Hilfe einer prozessualen Analyse zwischen physiologisch bedingten Leistungsveränderungen und pathologischen Leistungseinbußen differenziert werden könne. Von besonderem Interesse sei dabei, ob es sich bei Leistungsminderungen im Rahmen des hirnorganischen Psychosyndroms um Veränderungen qualitativer Natur oder nur um quantitative Relationsverschiebungen handele. An OSWALD richtete er die Frage, ob das von diesem vorgestellte Nürnberger-Alters-Inventar zur Anwendung bei Normalprobanden und Patienten mit hirnorganischen Störungen gleichermaßen gut geeignet sei. OSWALD erklärte dazu, das angesprochene Instrument sei mit der Intention konzipiert worden, wenigstens 96% der Grundgesamtheit älterer Menschen – soweit deren Sehvermögen noch hinreichend intakt sei – untersuchen zu können. Zweites Ziel sei gewesen, Normwerte zu gewinnen, die eine Einordnung des einzelnen Patienten in bezug auf die Grundgesamtheit erlaubten. Normierungen an exakt definierten Patientengruppen lägen noch nicht vor.

REMSCHMIDT unterstrich in einer abschließenden Diskussionsbemerkung, daß die Leistungsdiagnostik künftig von einem mehr querschnittlich orientierten Konzept zu einer Längsschnitt- bzw. prozeßorientierten Analyse kommen müsse und daß hierbei besonderes Augenmerk auf die Erfassung aufgabenspezifischer Lösungsstrategien zu richten sei.

Literatur

KAUFMAN AS, KAUFMAN NL (1983) KAUFMAN assessment battery for children (K-ABC): Administration and scoring manual. American Guidance Service, Circle Pines, Minnesota
STERNBERG RJ (1982) Reasoning, problem solving and intelligence. In: STERNBERG RJ (ed) Handbook of human intelligence. Cambridge University Press, Cambridge

Teil B

Biophysikalisch-biochemische Hirnfunktionsanalyse

Zur Erfahrungsrepräsentation im Gehirn –
Psychophysiologische Grundlagen zur Erforschung und Diagnostik des hirnorganischen Psychosyndroms

R. SINZ

Die Arbeit verfolgt drei Ziele:
- Es wird ein Konzept der Lokalisation von Hirnfunktionen auf der Grundlage genetisch determinierter und erfahrungsabhängig modifizierter Neuronenverschaltungen entwickelt und dafür eingetreten, weitere Kenntnisse zum Psychosyndrom vor allem über die Berücksichtigung des Zusammenhangs von Veränderungen der Funktionsstrukturen des Gehirns und klinisch-psychologisch beschreibbaren Korrelaten zu gewinnen.
In diesem Zusammenhang wird ein Paradigma über die Lateralisation von Erinnerungsprozessen in Abhängigkeit von der modalitätsspezifischen Hemisphärenpräferenz der Erfahrungsrepräsentation vorgestellt, das zur Objektivierung von Pharmakawirkungen auf Retrievalprozesse genutzt werden kann.
- Die unterschiedliche Repräsentation emotionaler Funktionen in beiden Hirnhälften führt zu seitenabhängigen Unterschieden von Persönlichkeitsveränderungen bei chronischen Temporallappenepilepsien. Mit Hilfe eines Paradigmas, das die Repräsentation affektiv-semantischer Aspekte in ereignisbezogenen Potentialen darzustellen gestattet, könnte ein diagnostisches Handwerkszeug für die Bestimmung von pathologischen Persönlichkeitsveränderungen gewonnen werden.
- Schließlich soll gezeigt werden, daß die Speicherung von Erfahrungen zwar auf der Verknüpfung vorverschalteter Eingänge im einzelnen Zellkörper eines Neurons beruht, daß jedoch recht verschiedene Hirnregionen in die Etablierung eines Engramms einbezogen sind. Dies gilt besonders für Assoziationen über Assoziationen, also abstrakte Repräsentationen. Die Desintegration assoziativer Strukturen und Veränderungen von emotionalen Bewertungsstrukturen verlangt eine nähere Aufklärung, wenn wir ein kausales Verständnis von Veränderungen bei Psychosyndromen und eine entsprechende Therapie anstreben.

The key philosophical theme of modern neural science is that all behavior is a reflection of brain function ... the mind represents a range of functions produced by the brain.

Eric R. KANDEL 1981

Wie erfolgt die Repräsentation von Erfahrungen im Gehirn? Aggregatfeldhypothese versus Lokalisationshypothese

Es ist nicht verwunderlich, daß es Physiker waren, im 18. Jahrhundert Luigi GALVANI und im 19. Jahrhundert Emil DUBOIS-REYMOND und Hermann von HELMHOLTZ, die die animalische Elektrizität bzw. das elektrische Kodierungsprinzip der Nervenleitung er-

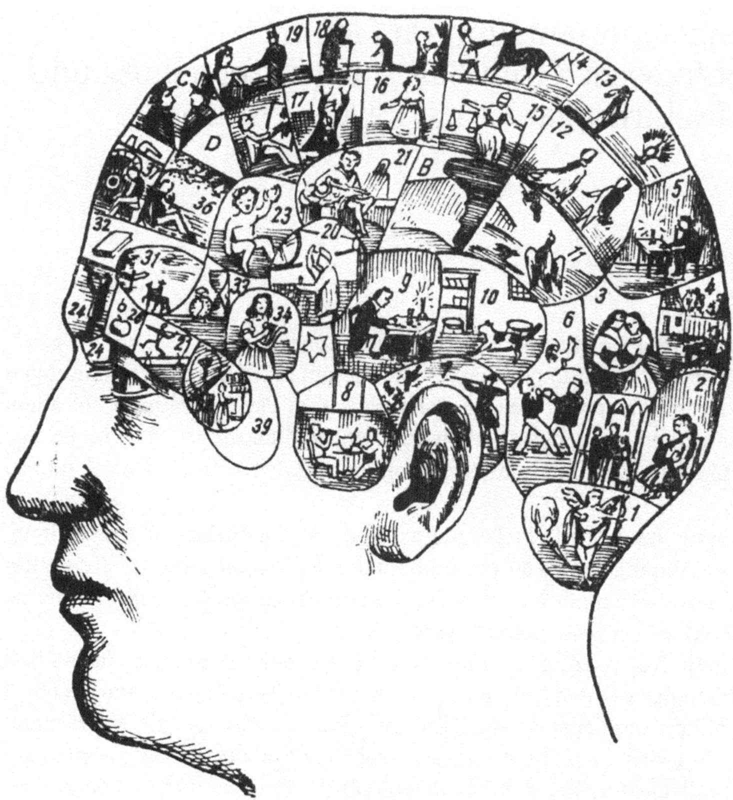

Abb. 1. Phrenologische Karte nach Gall. Lokalisation des „Organs" für A. Gattenliebe, B. Stolz,
C. Begriffssinn, D. Anmut; 1. Geschlechtsliebe, 2. Elternliebe, 3. Freundschaft, 4. Heimatliebe,
5. Emsigkeit, 6. Kampfsinn, 7. Zerstörungssinn, 8. Eßlust, 9. Erwerbssinn, 10. Verschwiegenheit,
11. Vorsicht, 12. Ehrgeiz, 13. Selbstachtung, 14. Festigkeit, 15. Gewissenhaftigkeit, 16. Hoffnung,
17. Gläubigkeit, 18. Demut, 19. Gutmütigkeit, 20. Bausinn, 21. Idealitätssinn usw. (Aus: SINZ 1981)

kannten, nachdem man bis dahin das Gehirn als eine Drüse und die Nerven als Sekret-
rohre angesehen hatte. Das Elektrizitätsprinzip wurde ergänzt durch die Arbeiten von
Claude BERNARD und Paul EHRLICH, die die Bedeutung spezifischer Rezeptoren für
chemische Moleküle, z. B. Pharmaka, entdeckten und damit den Grundstein legten für
die modernen Untersuchungen der chemischen synaptischen Transmission.

Parallel belebte sich die Kontroverse um die Repräsentation komplexer Erfahrungen
im Gehirn, die wir verkürzt als das Aggregatfeld- versus Lokalisationskonzept bezeichnen wollen. Entsprechend dem Auf und Ab anderer kontroverser Standpunkte in der
Wissenschaftsgeschichte war die Aggregatfeldvorstellung des 19. Jahrhunderts (vertreten z. B. durch Pierre FLOURENS) eher eine philosophische Reaktion auf die allzu einfäl-
tige Idee der Phrenologen über die geschachtelte Lokalisation komplexer Eigenschaften
wie Heimatliebe, Kampfgeist und Religiosität, die sie aus dem Profil der Schädelinnen-
seite erschließen zu können glaubten (vgl. Abb. 1).

Wir wollen anhand herausragender Entdeckungen der Neurowissenschaften ein Kodierungsprinzip des Gehirns herausarbeiten, das durch die neueren Arbeiten von HUBEL

u. WIESEL, SPERRY, KANDEL u. a. immer deutlicher ins Bewußtsein von Hirnforschern getreten ist.

Neben dem Gesetz der spezifischen Sinnesenergien von Johannes MÜLLER, das mit dem Begriff des adäquaten Reizes verbunden ist, und dem WEBER-FECHNER-Gesetz über die berechenbare Beziehung von Reiz- und Empfindungsstärke, das später auch auf physiologische Reaktionen übertragen werden konnte, gehören die Entdeckungen des französischen Neurologen Paul BROCA und des deutschen Neurologen Karl WERNICKE zu den Grundbausteinen der Psychophysiologie/Neuropsychologie.

BROCA beschrieb 1861 den Fall eines Patienten, der Sprache verstehen konnte, aber die Fähigkeit zum Sprechen verloren hatte. Der Sektionsbefund zeigte eine Läsion im hinteren Teil der unteren Stirnhirnwindung. BROCA demonstrierte der Pariser Akademie im Jahre 1864 bereits 8 Fälle, von denen alle derartige Läsionen besaßen, 7 davon in der linken Hirnhälfte. Daraus leitete er ein wichtiges Prinzip der Hirnfunktion ab: „Wir sprechen mit der linken Hirnhälfte".

Die von BROCA gefundenen seltenen Ausnahmen waren alles Linkshänder, woraus er den Schluß zog, daß eine gekreuzte Beziehung zwischen sprachdominanter Hirnhälfte und Händigkeit bestehe (linke Hirnhälfte bei Rechtshändern).

1870 entdeckten Theodor FRITSCH und Eduard HITZIG, daß charakteristische Bewegungen der Gliedmaßen bei Hunden durch elektrische Reizung der vorderen Zentralwindung hervorgerufen werden konnten. Kleinen diskreten Arealen der Hirnrinde entsprachen dabei individuelle Muskelgruppen. Später wurde gefunden, daß dem motorischen Homunkulus auf der vorderen Zentralwindung ein sensorischer auf der hinteren entsprach: Als gesetzmäßige Beziehung wurde entdeckt, daß der Größe der topologischen Repräsentation die Zahl der innervierenden Nervenbahnen entspricht und auf der sensorischen Seite die Zahl der Neuronen im Gyrus postcentralis mit der Zahl der Rezeptoren korreliert. Das nennen wir heute das Prinzip der lokalen Kodierung.

Das neuropsychologische Prinzip, psychologische oder Verhaltens- und Erlebensphänomene auf zerebrale Strukturen zurückzuführen, wurde erstmals von WERNICKE 1874 mit dem Titel seines Werkes formuliert: *Der aphasische Symptomkomplex. Eine psychologische Studie auf anatomischer Basis.*

Hierin beschreibt WERNICKE einen neuen Typ der Aphasie, bei dem die Patienten flüssig sprechen können, aber Gesprochenes nicht verstehen. Die Läsion befindet sich bei der WERNICKEschen Aphasie zwar bei den meisten Patienten ebenfalls links, aber diesmal in der hinteren oberen Schläfenhirnwindung.

In Überwindung des alten Streits zwischen der Mosaikversion der Phrenologen und der antitopologischen Feldvorstellung formulierte WERNICKE die diskrete Lokalisationstheorie für sensorische und motorische Funktionen, die durch Nervenbahnen miteinander verbunden sind. Er erklärte, daß das BROCAsche Sprachenzentrum das motorische Programm für die Koordination der Muskelgruppen des Sprechapparates kontrolliert, wofür die Nachbarschaft zu dem von FRITSCH u. HITZIG erkannten Areal für die Steuerung des Mundes, der Zunge und des Gaumens sowie der Stimmbänder spricht. Das von ihm entdeckte Sprachzentrum sollte dagegen der Identifikation von Worten dienen, was mit seiner Nachbarschaft zum Hörzentrum und den Assoziationsarealen für das Hören und Sehen korrespondiert.

Nach WERNICKES erstaunlich moderner Auffassung erfolgt die auditorische und visuelle Perzeption der Sprache in den entsprechenden Assoziationsrindenfeldern und im nachgeschalteten WERNICKEschen Zentrum, wo sie als gesprochene bzw. geschriebene

Sprache erkannt wird. Läsionen in diesen Regionen verhindern eine Wiedererkennung bzw. ein Verständnis der Sprache (sensorische Aphasie, Alexie).

Ist die Sprache dagegen im WERNICKEschen Zentrum identifiziert, wird die neuronale Repräsentation vom WERNICKEschen zum BROCAschen Zentrum übertragen, wo sie von der auditorischen bzw. visuellen Repräsentation in die gesprochene oder geschriebene Sprache transformiert wird. Ohne diese Transformation ist die Fähigkeit zur Sprachartikulation nicht gegeben.

Auf der Grundlage dieses noch heute akzeptierten Modells sagte WERNICKE eine dritte Aphasieform voraus, die auf der Unterbrechung der Verbindung zwischen sensorischer und motorischer Sprachregion, dem Bogenbündel (Fasciculus arcuatus) der unteren Scheitelhirnregion beruht. Dieses später bestätigte Syndrom, genannt Leitungsaphasie, ist durch Paraphasien (Substitution von Phonemen und Worten) und durch die Unfähigkeit gekennzeichnet, einfache Sätze zu wiederholen, obwohl die gehörten oder gesehenen Worte verstanden werden und auch Sprechen flüssig erfolgt.

Trotz dieser neuropsychologischen Erkenntnisse war bis Ende des letzten Jahrhunderts die mikrostrukturelle Basis der Lokalisation umstritten. Dabei standen sich wieder einmal zwei Auffassungen konträr gegenüber: die Neuronennetzhypothese, vertreten durch den Italiener Camillo GOLGI, die von einem Netzwerk ohne Zellgrenzen ausging, und das zelluläre Neuronenkonzept, dessen bekanntester Verfechter der Spanier Santiago Ramòn y CAJAL war.

CAJAL gelang es mit der von GOLGI entwickelten Silberimprägnationsmethode in unermüdlicher, sorgfältiger histologischer Kleinarbeit die Neuronentheorie des Gehirns und damit das Neuron als kleinste morphofunktionelle Einheit unseres Denkapparates nachzuweisen. Im Jahre 1906 wurden beide Kontrahenten mit dem sechsten Nobelpreis für Medizin ausgesöhnt.

Obwohl wir nun eine direkte Verbindung zu den jüngsten Nobelpreisträgern für Medizin, David H. HUBEL und Torsten N. WIESEL, herstellen könnten, die das Prinzip der lokal-diskreten selektiven Merkmalsdetektion für einzelne Nervenzellen erkannten und zusammen mit Vernon MOUNTCASTLE das Modulbauprinzip, die funktionelle Kolumnenarchitektur des Gehirns verifizierten, wonach periphere rezeptive Felder und zentrale diskrete Verarbeitungseinheiten fest verdrahtet zugeordnet sind, muß doch noch einmal auf ein Aufflammen der Aggregatfeldtheorie zurückgeschaltet werden, die in der ersten Hälfte unseres Jahrhunderts insbesondere mit dem amerikanischen Psychologen Karl LASHLEY verbunden ist und bis in unsere Tage psychologische Theorien beeinflußt.

LASHLEY war bei der Suche nach diskreten Lernzentren im Rattenhirn zu dem Schluß gelangt, daß das Ausmaß des Lerndefizits von der Ausdehnung der Läsionen und nicht von ihrer Lokalisation abhänge. Er formulierte die Prinzipien des Masseneffektes und der Äquipotentialität, wonach allein die Hirnmenge und nicht die neurale Architektur oder gar spezifische individuelle Neuronen oder interneuronale Verbindungen für die Gedächtnisrepräsentation relevant seien. Gemäß dieser Logik argumentierte der deutsche Neuropsychologe Karl GOLDSTEIN gegen eine Zuordnung von Sprachstörungen und spezifischen Läsionen und für einen aphasischen Sprachabbau von einer abstrakteren symbolischen Sprache hin zu einer automatisch konkreten Verbalisation in Abhängigkeit vom Ausmaß der Gewebsschädigung.

Zahlreiche Nachuntersuchungen der LASHLEYschen Experimente haben belegt, daß das von ihm verwendete Labyrinthlernen ungeeignet ist, um die Lokalisation von Funktionen zu untersuchen, weil es zu komplexe motorische und sensorische Fähigkeiten einbezieht, die eine verbreitete Repräsentation haben. Allein für das visuelle System sind mehr als ein Dutzend Projektionsfelder, d. h. paralleler Repräsentationen bekannt, die jeweils etwas andere Qualitäten des visuellen Eindrucks bzw. intermodale Subfunktionen prononcieren. Es besteht damit zwar keine vollständige Redundanz, aber die Kompensationsfähigkeit, d. h. die Übernahme einer ausgefallenen Subfunktion durch spezifizierbare Neuronen oder Synapsen in anderen Projektionsfeldern, ist in gewissem Ausmaß gesichert. Diese plastischen Eigenschaften bestimmen die Rehabilitationspotenzen. Bei komplexen multisensorisch konditionierenden Lernaufgaben braucht der Ausfall einer Subfunktion, z. B. der Repräsentation von Farben, nicht ins Gewicht zu fallen, wenn die Repräsentation anderer konditionierender Signale hinreichend gewährleistet ist. Die Durchschneidungsexperimente von LASHLEY konnten also nicht die multipel-parallele Konnektionstheorie widerlegen, sondern allenfalls eine zu PAWLOWS Zeiten dominierende Reflexbogenhypothese, wonach die Kodierung auf diskreten Serien von Funktionsgliedern in einer Kette beruhe, deren Funktionen alle ausfallen, wenn nur ein Kettenglied zerstört wird (vgl. die in den 20er Jahren dominierende Reflexkettenhypothese).

Ende der 50er Jahre riefen neue Entdeckungen über die diskrete Lokalisation sprachlicher Einheiten Aufsehen hervor. Wilder PENFIELD reizte die Hirnrinde von Patienten bei vollem Bewußtsein während Hirnoperationen zur Minderung schwerster epileptischer Anfälle.

Dabei war es notwendig, Rindenareale aufzusuchen, die in die Sprachkodierung einbezogen waren. Die Patienten berichteten während der Reizung über die Wahrnehmung von Stimmen bekannter Personen, vertraute Geräusche oder gar Worte und Sätze. Dies war eine glänzende elektrophysiologische Bestätigung des WERNICKESchen Konzepts. Darüber hinaus konnte PENFIELD die Befunde von FRITSCH und HITZIG am Menschen reproduzieren und die Hirnkarte des motorischen Homunkulus topologisch detaillieren.

Die für die linke Hemisphäre betrachtete Sprachkodierung wurde von Norman GESCHWIND an der Havard University auf die asymmetrische Repräsentation der Funktionen im menschlichen Kortex beider Hirnhälften ausgedehnt. Danach haben wir heute nicht nur eine Vorstellung von den Assoziationsfasern zwischen sensorischen und motorischen Sprachzentren, sondern auch von den transkallosalen interhemisphärischen Verbindungen und rechtsseitigen Repräsentationen der Sprachfunktion.

Wir wissen, daß die Asymmetrie, wie wir sie bei den meisten Menschen für die Sprachlokalisation finden, zwar schon embryonal angelegt ist, aber erst im Laufe der Ontogenese und Spracherfahrung zur vollen Ausprägung gelangt. Dabei verfügt die rechte Hemisphäre ebenfalls über basislinguistische und perzeptive Strukturen, sie bleibt jedoch in ihren expressiven Sprachfähigkeiten hinter der linken zurück.

Andererseits ist die rechte Hemisphäre der linken in einigen Funktionen überlegen, die sich auf die Repräsentation räumlich-anschaulicher und taktiler Erfahrungen beziehen.

Ein psychophysiologisches Retrievalparadigma

Da Störungen des Neugedächtnisses zu den wichtigsten Symptomen des Psychosyndroms gehören und dabei im Gegensatz zu früheren Annahmen weniger die Kodierungs- oder Überführungsprozesse vom Kurz- zum Langzeitgedächtnis, sondern eher

die Wiedergabeprozesse gestört sind (SINZ 1979), wäre eine Analyse des Ekphorierungs-
vorgangs von Interesse.

Wir stellten uns die Frage, wie ein Experiment aussehen müsse, das die Dekodierung
verbalen Materials mit oder ohne zusätzliche syntaktisch-logische Operationen zeitlich
zu differenzieren gestattet und zugleich die Zuordnung der Wiedergabe bildlich-an-
schaulichen und verbal-begrifflichen Materials zu den dominanten Hemisphären ermöglicht.

Wir haben ein Paradigma entwickelt, das Retrievalprozesse über unterschiedlich
komplexem und modalem Material in ereignisbezogenen Potentialen *unabhängig von einer unmittelbaren* Darbietung inhaltlich bezogener Reize zu untersuchen erlaubt (SINZ et
al. 1978; SINZ 1980).

Ein Lichtpunkt niedriger Intensität, der auf einem dunklen Dia in einem von vier
Quadranten lokalisiert war, wurde als Trigger des Ekphorierungsprozesses verwendet.
Die Aufgabe bestand in der Zuordnung der im angezeigten Quadranten zuvor befunde-
nen Items zu einer nachfolgend gezeigten Bildinformation. Das für die kurzfristige Re-
tention dargebotene Material bestand in einer affirmativen oder negativen Wortkombi-
nation zu einem alternativen Sachverhalt, wobei angenommen wurde, daß die
Ekphorierung einer verneinenden Aussage einen zusätzlichen Aktivierungsaufwand für
die Transformation in die vergleichbare affirmative Form erfordert, was sich besonders
linksseitig in prononcierten evozierten Potentialen äußern müßte.

In einem zweiten Experiment sollte eine semantisch identische, aber modalitätsdiffe-
rente Information über den gleichen Hinweisreiz erinnert werden. Die Versuchsanordnung ist in Abb. 2 wiedergegeben.

10 Versuchspersonen lernten 4 Items in Form von Worten und Bildern. In Experiment 1 wurden Items variabler Komplexität benutzt: „offen", „zu", „nicht offen", „nicht
zu". In Experiment 2 wurden entweder die Worte „offen", „zu" oder die zugehörigen
Bilder einer offenen oder geschlossenen Tür gezeigt (variable Modalität).

Nach einem Lerninterval von 10 bzw. 6 s und einem entspannten Retentionsintervall
von 4 s wurde das zu erinnernde Item mit Hilfe eines Lichtpunktes in einem der vier
Quadranten eines Dia über 2 s angezeigt. (Es wurde ein EEG-Intervall von 1 s einschließlich eines Prästimulusintervalls von 0,5 s für die Mittelung herangezogen). Um
eine gewisse Zügigkeit und Synchronisation des Erinnerungsvorganges zu gewährlei-
sten, folgte nach 2 s ein Item (offene oder geschlossene Tür), mit dem das zu erinnernde
Item zu vergleichen war. Die Antwort erfolgt dann mittels Reaktionstaste und Verbalisation zur Kontrolle.

Um die Erinnerung in der gelernten Modalität zu sichern, wurde im zweiten Experiment die entsprechende Modalität zum Vergleich angeboten.

Im Kontrollversuch hatte die Versuchsperson die Position des Punktes zu registrieren, um das entsprechende Item im Quadranten eines folgenden Dias für den Vergleich
mit dem Item eines dritten Dias zu nutzen. Dies sollte ausschließen, daß die räumliche
Information, die der Punkt vermittelte, mit irgend einem Item in Verbindung gebracht
werden konnte.

Die Klassen von Items wurden in Blöcken dargeboten und über die Versuchspersonen, 10 nach elektrophysiologischen Kriterien homogen ausgewählte rechtshändige Studenten, ausbalanciert. Das EEG wurde unipolar temporal-parietal T_3-P_3, T_4-P_4 (verkürzt
C'_3, C'_4) und okzipital O_1, O_2 sowie vom Vertex (C_z) abgeleitet (Frequenzbandpass
0,3–70 Hz), für die Basislinie wurde ein Prästimulusintervall von 300 ms gemittelt.

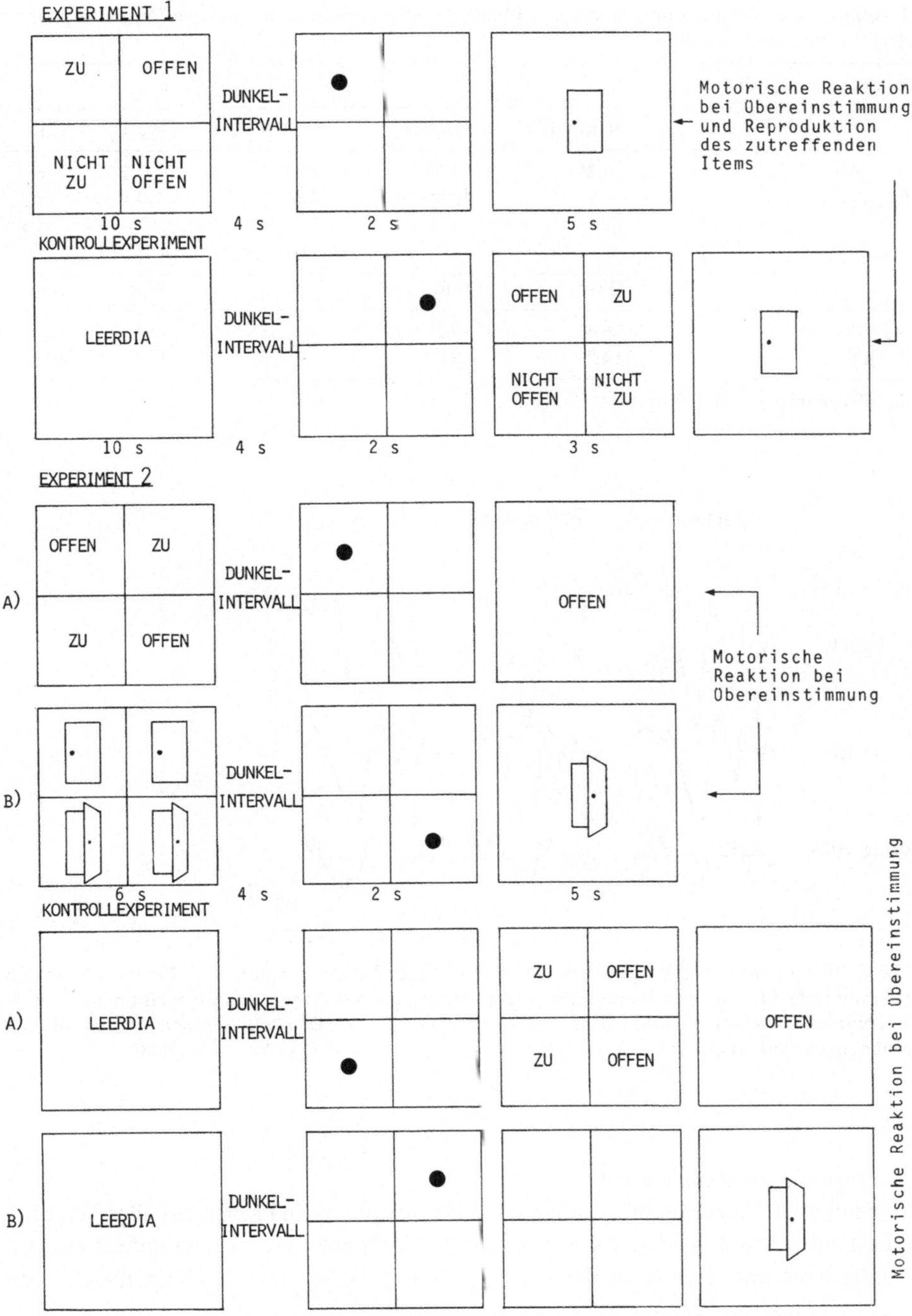

Abb. 2. Schema des Versuchsablaufs von Experiment 1 und 2 (Nach: SINZ 1983)

Tabelle 1. Komplexitäts- und modalitätsabhängige retrievalkorrelierte negative (N_R) und positive (P_R) Potentialkomponenten

Potentialamplitude	C'_3			C_z	
	affirmativ	negativ	Kontrolle	Wort	Bild
N_R (µV)	2.3[a]	3.3[a]	1.2[a]	7.2	6.4
P_R (µV)	8.1[a]	10.9[a]	4.0[a]	14.4	11.3
	C'_3			C'_4	
	Wort	Bild		Wort	Bild
N_R (µV)	6.4[b]	4.5[b]		4.8	4.1
P_R (µV)	14.2[b]	9.4[b]		12.6	10.6

Signifikanzniveau: [a]$\alpha = 0.01$ [b]$\alpha = 0.05$

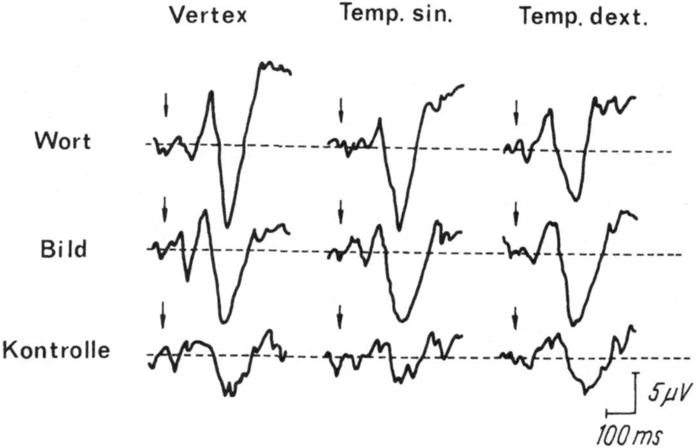

Abb. 3. Beispiel retrievalbezogener Hirnpotentiale einer Versuchsperson. Der Pfeil markiert den Zeitpunkt des Lichtsignals. Polung der Potentiale: negativ nach oben, positiv nach unten. Der N-R-Komplex zwischen 100 und 250 ms repräsentiert den Retrievalprozeß, der modalitäts- und ortsabhängig variiert. Temp. sin.: genauer C'_3; Temp. dext.: genauer C'_4 (Aus: SINZ 1980)

Folgende Ergebnisse wurden erhalten:

1. Die über 50 Einzelereignisse gemittelten Potentiale von 10 Probanden aller Versuche bestanden hauptsächlich aus einer negativen Komponente mit einer Gipfellatenz von 120 ± 8 ms und einer anschließenden positiven Welle mit einer Gipfellatenz von 220 ± 17 ms.
2. Unter Kontrollbedingungen waren die Potentiale signifikant kleiner ($\alpha = 0,01$).
3. Die Amplitude der retrievalbezogenen Potentiale (N_R, P_R) war bei verneinenden Items signifikant höher als bei affirmativen Items (WILCOXON-Test, $\alpha = 0,01$) (Tabelle 1).
4. Bei Wortretrieval sind die Komponenten N_R und P_R verstärkt ($\alpha = 0,05$) und die Dauer von P_R auf Basislinienniveau kürzer als bei Bilderretrieval ($\alpha = 0,01$) (Abb. 3).

5. Die Differenz zwischen Bild- und Wortwiedergabe kommt besonders beim Vergleich beider Hirnhälften zum Ausdruck: rechtsseitig ist die P_R-Welle bei Bildretrieval deutlich verbreitert ($\alpha = 0{,}01$).
6. Im Hinblick auf interindividuelle Unterschiede konnte eine Gruppe mit größeren Modalitäts- und Hemisphärendifferenzen und eine mit weniger deutlichen Wort-Bild-Differenzen abgetrennt werden (Clusteranalyse auf HP 9045 B). Versuchspersonen, denen es keine Schwierigkeiten bereitete, streng in der aufgabenspezifischen Modalität zu verbleiben, gehörten zur Gruppe mit signifikanten Differenzen in den retrievalbezogenen Potentialen (7 Personen, $\alpha = 0{,}01$).

Der Vergleich der retrievalkorrelierten Potentiale legt nahe, daß Komplexität und Modalität der Items unterschiedlich repräsentiert und verbale und bildliche Information *bevorzugt über die dominanten Hemisphären abgerufen* wird.

Dabei hängt der modalitätsspezifische Verlauf der summierten postsynaptischen Potentialänderungen vom Ausmaß der auch *subjektiv reflektierten Trennbarkeit* der zwei kurzfristig gespeicherten Modalitäten mit derselben semantischen Information ab.

Das beschriebene Paradigma zur Analyse von Retrievalprozessen einschließlich unterschiedlicher kognitiver und hemisphärenbezogener Operationen könnte auch zur psychophysiologischen Differenzierung pathologischer Prozesse von Nutzen sein.

Emotional-semantische Repräsentation und Deviation: ein Paradigma und ein Krankheitsmodell zur Analyse des hirnorganischen Psychosyndroms

Wie Roger SPERRY und seine Mitarbeiter zeigen konnten, ist die rechte Hirnhälfte der linken sogar bei der Verarbeitung prosodischer Sprachstrukturen wie der Intonation und im musikalischen und emotionalen Bereich überlegen. Dies ist von großer Bedeutung für unser Kodierungsproblem, da bislang Emotionen und semantische Leistungen als eine Funktion des Gesamtgehirns betrachtet wurden.

Untersuchungen der letzten Jahre haben jedoch gezeigt, daß Schädigungen der zum WERNICKESchen Zentrum homologen rechten Temporallappenregion zu Störungen im Verständnis der emotionalen Sprachaspekte führen, während Schädigungen der rechten Stirnhirnregion, die mit dem BROCASchen Zentrum korrespondiert, zu Schwierigkeiten im emotionalen Sprachausdruck führen. Somit können verschiedene affektive Störungen der Sprache – genannt Aprosodie – als sensorische, motorische und auch Leitungsaprosodie klassifiziert und besonderen Regionen zugeordnet werden.

Ein Paradigma zur Analyse der Repräsentation konnotativer Wortbedeutung

Um die affektiv-semantische Informationsverarbeitung prüfen zu können, wurden Worte mit definierter konnotativer Bedeutung benötigt. Zur Klassifikation der konnotativen Bedeutung bedienten wir uns der Methode des OSGOODSchen semantischen Differentials, das auf der Grundannahme des semantischen Raumes beruht.

Zur Ermittlung der konnotativen Bedeutung werden Begriffe einzelnen Schätzskalen mit Wortpaaren polar gegensätzlicher Bedeutung zugeordnet (die Skalierungsurteile auf allen Skalen ergeben das Polaritätsprofil). Der Korrelationskoeffizient für je zwei Worte bzw. Profile definiert den Ähnlichkeitsgrad; aus einer Ähnlichkeitsmatrix (Koeffizientenmatrix) aller Begriffe werden über die Faktoranalyse die Dimensionen des semantischen Raumes bestimmt, die über ihre Distanzen zur Position eines Begriffs dessen konnotative Bedeutung festlegen. Es dominieren immer wieder drei Dimensionen, die von OSGOOD als Evaluation (Valenz), Aktivität und Potenz bezeichnet wurden.

Wir verwendeten in früheren Untersuchungen auch Worte mit definierten Ausprägungen und Distanzen auf denotativen Skalen (nach TZENG und MAY) und fanden, wie erwartet, deutliche Ausprägungen der evozierten Potentiale auf entsprechende Wortdarbietungen über dem linken Temporalhirn, die sich signifikant von korrespondierenden evozierten Potentialen der rechten Seite unterschieden. Insbesondere waren die N1- und P3-Amplitude links größer als rechts ($\alpha = 0{,}01$, WILCOXON-Test). Dies stimmt auch recht gut mit Untersuchungen anderer Autoren überein (FRIEDMAN et al. 1975; MOLFESE et al. 1983; MORELL u. SALAMY 1971), die allerdings kein denotativ definiertes Material verwendeten.

Die Worte mit spezifischer Ausprägung der konnotativen Bedeutung auf einer Skala mußten erst durch aufwendige Assoziationsexperimente gewonnen werden, da entsprechendes Material im deutschsprachigen Raum nicht existiert.

Die Worte wurden auf Dias mit heller Schrift auf dunklem Hintergrund für nur 15 ms dargeboten; die Versuchsperson hatte das Wort hinsichtlich der konnotativen Bedeutung auf einer siebenstufigen Skala zwischen polaren Worten einzuordnen. Für jede Dimension wurden viermal Skalen randomisiert vorgelegt, so daß jedes Wort zwölfmal geboten und einem Ratingurteil unterzogen wurde.

Der Hauptversuch lief wie folgt ab (vgl. Ablaufschema in Abb. 4):

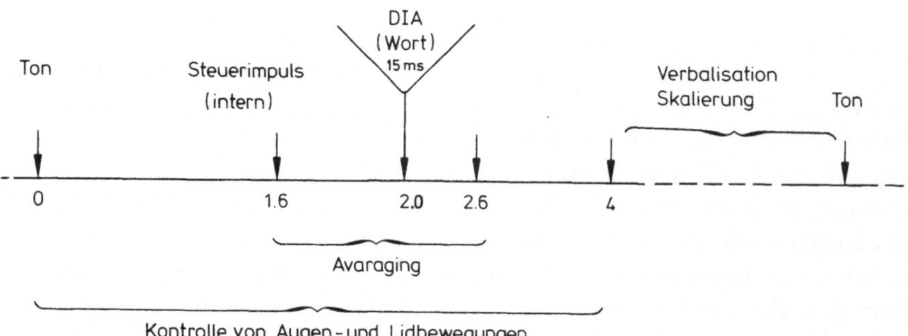

Abb. 4. Ablaufschema zur Untersuchung der Repräsentation der konnotativen Bedeutung von Worten in evozierten Potentialen

Auf ein Tonsignal fixierte die Versuchsperson die Projektionsfläche, auf die 2 s später ein Dia projiziert wurde. Das optimale Verhalten in diesem Zeitintervall (Reduktion von Augen, Schluck- und Kopfbewegungen, blinkfreie Fixation) war vorher bei einer bestimmten Vorstellung des Wortmaterials konditioniert worden.

Nach einer 15 ms dauernden tachystoskopischen, computergesteuerten Wortdarbietung hatte sich die Person noch 2 s ruhig zu verhalten (Auswertung erfolgte über 1 s, 400 ms Prästimulusintervall), um Artefakte zu vermeiden. Danach war als Aufgabenstellung das Wort und das entsprechende Ratingurteil anzusagen.

Die Darbietung erfolgte randomisiert über alle Wortklassen im Abstand von 10 s. Es wurde ein Kontrollversuch mit der Darbietung einer inhaltsleeren Strichfolge durchgeführt, um durch Differenzbildung mit den auf Worte evozierten Potentialen die Wirkung des semantischen Inhalts darstellen zu können. Die Ableitungen erfolgten über C_3, C_4 und C_z sowie über O_1, O_2 unipolar neben EOG- und Nackenableitungen (EMG) zur Artefaktkontrolle; Artefakte wurden über paralle Papieraufzeichnungen eliminiert, ein Frequenzband von 0,1–70 Hz registriert. Anhand der Ratingsurteile wurde für jede Versuchsperson eine individuelle Zuordnungsvorschrift erstellt, nach der die den semantischen Klassen entsprechenden EEG-Abschnitte vom Rechner (HP 9045 B) sortiert und gemittelt wurden (50 pro semantische Klasse). Jedes einzelne Potential war einschließlich des Prästimulusintervalls durch 200 Zahlenwerte repräsentiert (5-ms-Abtastintervall).

Der Auswerteproblematik Rechnung tragend wurden für jedes gemittelte Potential zwei Basislinien berechnet (I: Mittelwert über 40 Werte vor Reizdarbietung oder II: 10 Werte danach) bzw. die Differenzkurven zur Referenzkurve (R) ermittelt.

Für den Komponentenvergleich wurde das Gesamtpotential in vier Abschnitte geteilt, die nach der Polarität (positiv/negativ) und dem Zeitbereich unterschieden sind: P_{30-190} ms, N_{80-250} ms, $P_{190-400}$ ms und $N_{380-460}$ ms.

Die statistische Analyse bezog Ausreißertests für mittlere Amplitudenkennwerte, deren Prüfung auf Normalverteilung, den Vergleich der semantischen Klassen mit Hilfe des t- und WICOXON-Tests, eine Cluster-, Diskriminanz- und Faktorenanalyse und die Kreuzkorrelation zwischen den Potentialen zweier Versuchstage einzelner Personen zur Reliabilitätsprüfung ein.

Einige Ergebnisse der noch in Auswertung befindlichen Experimente sollen kurz dargestellt werden:

Die semantischen Dimensionen erwiesen sich als relativ unabhängig; verschiedene Versuchspersonen beurteilen dieselbe Wortliste konnotativ hinreichend ähnlich (Korrelationskoeffizienten zwischen 0,51 und 0,97). Der Retestreliabilitätskoeffizient liegt für die einzelnen Skalen bei einem mittleren Wert von 0,9.

Ein Amplitudenvergleich der Komponenten des evozierten Potentials zwischen den semantischen Klassen A^+, A^- als polare Ausprägungen der Aktivitätsdimension, P^+, P^- der Potenzdimension und V^+, V^- der Valenzdimension und innerhalb der Dimensionen (also jeder Klasse mit jeder) für jede der Ableitungen läßt folgende Tendenzen erkennen (vgl. Abb. 5):

- Die Unterschiede zwischen den Dimensionen sind häufiger signifikant als zwischen den Skalenpolen (semantische Klassen einer Dimension) ($\alpha = 0,05$).
- Die Unterschiede sind größer zwischen der Valenzdimension und den beiden anderen als zwischen der Aktivitäts- und Potenzdimension (dies korreliert mit der Auswertung der Ratingurteile).
- Einige wenige signifikante Unterschiede zwischen semantischen Klassen waren bereits im Bereich von P_{30-190} und N_{80-250} und zwar hinsichtlich der Amplitude und Gipfellatenz nachweisbar, allerdings nur für die Ableitungen C3 und C4. Die häufigsten signifikanten Unterschiede traten für Amplituden und Latenzen in der $P_{190-400}$-Komponente auf und zwar nun erstmals auch bei den okzipitalen Ableitungen. Im $N_{380-460}$-Bereich sind ebenfalls etwa die Hälfte der Paarvergleiche signifikant.
- Der Hemisphärenvergleich läßt nur 7 signifikante Beziehungen, hauptsächlich für die Valenzdimension, 2 für N_{80-250}, 4 für $P_{190-400}$ und eine für $N_{380-460}$ erkennen. 6 Signifikanznachweise betreffen den C3-C4-Vergleich, einer den 01-02-Unterschied.

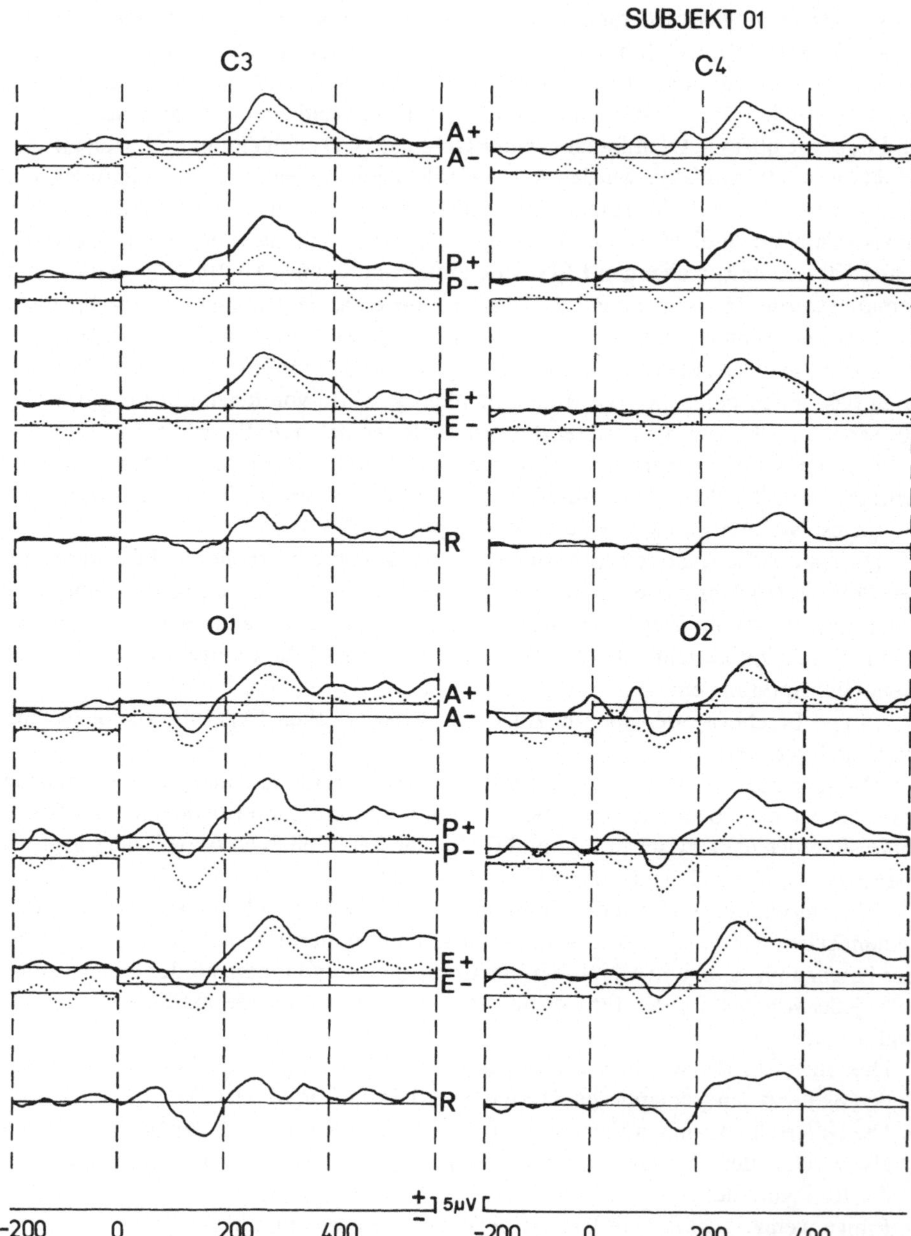

Abb. 5. Beispiel evozierter Potentiale einer Versuchsperson mit den drei Dimensionen (*A, P, E*) und den polaren Ausprägungen (+,-) *A* = Aktivierung, *P* = Potenz, *E* = Evaluation oder Valenz. Ableitungen von C3, C4, O_1 und O_2

Hieraus lassen sich folgende Schlußfolgerungen ableiten:

- Die konnotative Bedeutung von Worten ist in evozierten Potentialen deutlich darstellbar; das betrifft in besonderer Ausprägung die Valenzdimension. Gerade diese Selektivität semantischer Dimensions- und Klassenausprägung, die jener in den Ratings entspricht, belegt die hirnorganische Repräsentation semantischer Aspekte.
- Die frühe Ausprägung emotionaler Dimensionen in den ersten 200 ms der Informationsverarbeitung mag überraschen, da Bedeutungsaspekte im allgemeinen erst der P_{300}-Welle zugeordnet werden. Der Befund ist jedoch mit einer Hypothese von uns kompatibel, wonach die Informationsverarbeitung in qualitativ unterschiedlichen Phasen erfolgt und in einer frühen Phase ein Signal auf seine attraktiven/distraktiven Eigenschaften (Annäherungs-/Abwendungswert) beurteilt wird. Summieren wir die Leitungs- und Synapsenzeiten paralleler, über das Zwischen- und Mittelhirn zum limbischen System und zurück zu visuellen Assoziationszentren verlaufender Bahnen, so kommen wir zu Schätzwerten, die in jedem Fall innerhalb der gemessenen Summenpotentialzeiten liegen. Diese Überlegung wird durch eine genauere Betrachtung der räumlich-zeitlichen Verläufe der Unterschiedsausprägung zwischen den semantischen Klassen gestützt. Danach sehen wir keine semantischen Reflexionen in den ersten 250 ms in okzipitalen Ableitungen, wohl aber in den zentral dahinterliegenden. Das schließt eine affektive Bewertung in den primären und unmittelbar benachbarten visuellen Zentren aus, da das Ergebnis einer solchen semantischen Auswertung auch schon in den simultanen okzipitalen Potentialen repräsentiert sein müßte. Wir haben auch wenig Anhaltspunkte dafür, daß die Analyse affektiver Aspekte allein unter den zentralen Ableitungen erfolgt, da Strukturen des limbischen Systems, insbesondere cinguläre Bereiche, im Tierversuch nach 20 bis 30 ms erregt werden und über Thalamuskerne eine Signalisation zur Großhirnrinde vermitteln (GABRIEL et al. 1976). Es ist anzunehmen, daß eine solche Irradiation von subkortikalen Regionen parallel auch sensorische Systeme trifft, die u. U. für eine selektive Aufmerksamkeitsaktivierung eingestellt werden müssen. Dies würde mit einer späteren Repräsentation in $P_{190-400}$ und $N_{380-460}$ über den okzipitalen Ableitungen O_1 und O_2 übereinstimmen.
- Die erwarteten Hemisphärenunterschiede in der elektrophysiologischen Ausprägung der konnotativen Bedeutung sind sehr spärlich ausgefallen. Wenn wir aber bedenken, daß sich die denotative Bedeutung von Worten, die sich stärker links repräsentiert, bei der Wortverarbeitung nicht ausschalten läßt, muß der Hemisphärenausgleich bzw. die geringe Rechtsverschiebung in der Amplitudenausprägung und Latenzverkürzung auf der konnotativen Bedeutung und emotionalen Wortverarbeitung beruhen. Die Potentialausprägung rechts könnte vielleicht bei der Auswahl affektiv wirksamerer Worte verstärkt werden. Doch es ist die Frage, ob das im Hinblick auf eine Nutzung des Paradigmas für klinisch-diagnostische Zwecke wünschenswert wäre. Wenn wir die Untersuchung an Studenten als Referenz für die Untersuchung von emotionalen Abberationen beim Psychosyndrom nehmen, könnte gerade die dann evtl. nachweisbare Seitenverschiebung auf die Lokalisation und den Charakter der Schädigungen hinweisen. Interessant ist, daß die gemittelten Potentiale des Kontrollexperiments, in dem weder denotative noch konnotative Bedeutung vermittelt wurde, ebenfalls keine Hemisphärenpräferenz erkennen ließen.

Chronische Temporallappenepilepsie – ein Modell des hirnorganischen Psychosyndroms

Emotionale Veränderungen, die von der Art der Lateralisation der Schädigung abhängen, finden sich modellhaft bei Patienten mit chronischer Temporallappenepilepsie. Einige dieser Symptome treten während des Anfalls als sogenannte Ictalphänomene auf (lat. ictus: Schlag); sie äußern sich in unrealistischen Gefühlen der Depersonalisierung, der Angst, des Ärgers, in sexuellen Affektionen, visuellen und akustischen Halluzinationen, Paranoia und Déjá-vu-Erlebnissen.

Andere Veränderungen sind jedoch auch außerhalb der Krämpfe vorhanden, die sogenannten interictalen Phänomene; sie repräsentieren chronische Persönlichkeitsveränderungen.

Ein detailliertes Persönlichkeitsinventar von Patienten mit Temporallappenepilepsie wurde von David BEAR und Mitarbeitern an den National Institutes of Health zusammengestellt. Sie fanden, daß viele Patienten mit Temporallappenepilepsie alles Interesse an Sexualität verlieren, während soziale Aggressivität ansteigt (dies ähnelt dem Altersabbau bei Haustieren). Die meisten Patienten weisen auch charakteristische Persönlichkeitsveränderungen auf:

- labile und intensive emotionale Reaktionen (unangemessene Ärgerlich- und Traurigkeit, moralistische Inbrunst); worüber andere Leute hinwegsehen, das erleben diese Patienten als emotional belastend,
- Zunahme des religiösen Interesses, gelegentlich bis zur fanatischen Verwandlung, Paranoia,
- Tendenz zur ausgedehnten Tagebuchführung und bändefüllenden Autobiographie,
- Humorlosigkeit.

BEAR und Mitarbeiter fanden, daß diese Charaktereigenschaften mit der Lateralisation korrelierten (s. BEAR 1979). Patienten mit einer rechtstemporalen Epilepsie zeigten exzessive emotionale Tendenzen (Hyperemotionalität). Im Gegensatz dazu waren linkstemporal epileptische Patienten „vergeistigt", mit Neigung zu philosophischen Erklärungen, zur Selbstbeschuldigung und einem Sinn für „höhere Fügung". Damit stimmt die Beobachtung von McINTYRE et al. (1976) überein, daß der kognitive Stil bei linkstemporaler Epilepsie häufig reflektiv, bei rechtsseitiger eher impulsiv ist. Bei einer Selbsteinschätzung heben Patienten mit linkstemporaler Epilepsie negativ-soziales Verhalten hervor, während Patienten mit rechtstemporaler Epilepsie dieses eher herunterspielen.

Aus allem folgt, daß affektive Funktionen eng mit dem Temporallappen verbunden sind und eine hemisphärische Asymmetrie für Emotionen ebenso wie für Kognitionen einschließlich Sprachfunktionen existiert. Patienten mit epileptischen Herden außerhalb des Temporallappens lassen im allgemeinen keine emotionalen Verhaltensabnormalitäten erkennen.

Wir halten fest, daß die irritativen Läsionen der Epilepsie völlig andere Symptome erzeugen als die destruktiven Läsionen der Aphasie, die WERNICKE untersuchte. Während destruktive Läsionen zu einem Funktionsverlust führen, oft durch eine Unterbrechung von Leitungsstrukturen, können epileptische Prozesse eine Überfunktion mit exzessiver emotionaler Färbung hervorrufen.

Einige der Symptome der chronischen Temporallappenepilepsie finden sich auch bei der Schizophrenie. Nach LEY u. BRYDER (1979) treten depressive Reaktionen als Folge eines Eingriffs in die linke Hemisphäre und euphorisch-manische Reaktionen eher bei Affektionen der rechten Hemisphäre auf. Der Unterschied ist jedoch, daß Patienten mit Temporallappenepilepsie bedeutungsvolle interpersonale Beziehungen aufrechterhalten, warme (statt kühle) Affekte und kohärente (statt aufgelöste) gedankliche Prozesse zeigen. Sie werden daher im Klinikjargon manchmal als „warme Schizophrenie" geführt.

Neuronale Gedächtniskodierung und interneuronale Desintegration

Lernvorgänge werden heute auf sehr unterschiedlichen Komplexitätsniveaus untersucht: im Verhaltensexperiment und an einzelnen Neuronen.

Wie komplex oder einfach ist ein Lernvorgang?

Die Frage erscheint uns wichtig im Hinblick auf die Beurteilung von hirnorganischen Veränderungen der internen Repräsentation beim Psychosyndrom. Handelt es sich

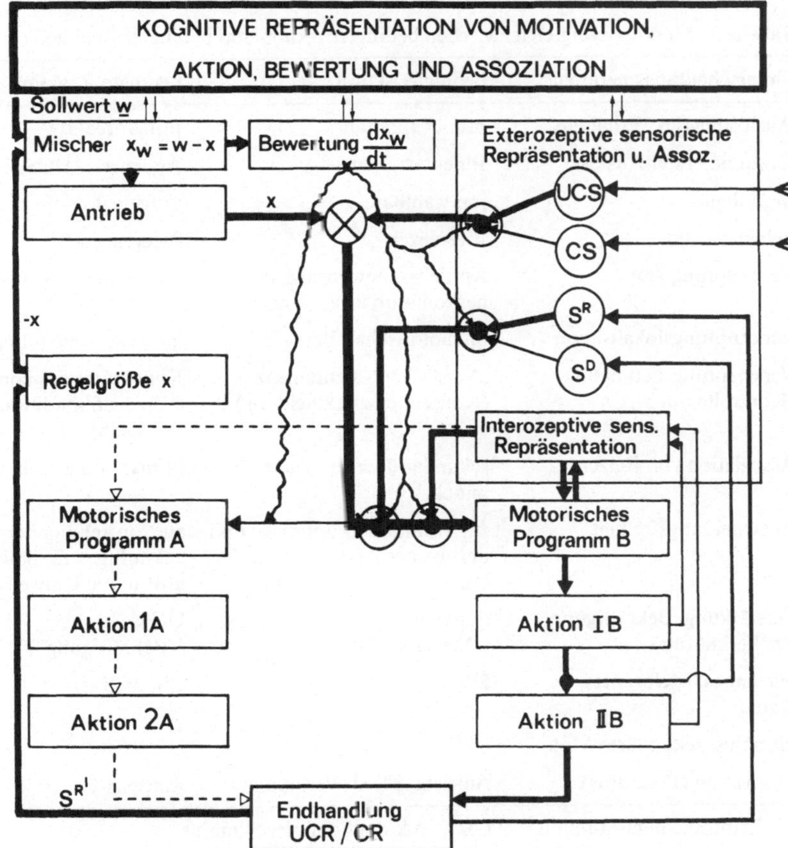

Abb. 6. Wirkungsgefüge der bedingten Aktion und bedingten Reaktion

beim hirnorganischen Abbau um zelluläre Alterungsprozesse, um die Aufsummation von Spontandefekten im Genbestand oder um die Desintegration und Dekoordination eines hochvermaschten Regulationssystems? Wir werden zu einer Antwort gelangen, die beiden Versionen Recht gibt.

Gedächtnis ist wie jede Hirnfunktion ein zelluläres und Organisationsproblem. Untersuchungen auf verschiedenen Ebenen sind nötig, um ihre Mechanismen zu erhellen. Die Aufgabe des Neurowissenschaftlers ist es, zu beschreiben, wie die Zellen des Gehirns arbeiten und organisiert sind, um Verhalten zu regulieren, und andererseits, wie ein individuelles Gehirn durch das Verhalten anderer, auf der Basis der Funktion von hochorganisierten Zellverbänden, beeinflußt wird. Das ist die Voraussetzung dafür, Störungen der Zellfunktion, ihrer Organisation und der interindividuellen Kommunikation zu verstehen.

Die virtuose Gestaltung beliebter Black-box-Arrangements mit nach höchstvariablen „Zeitkonstanten" konstruierten Kurz- und Langzeitgedächtnissen, die unseren kybernetischen Ordnungssinn eine zeitlang beherrschten, hat ausgedient. Dagegen erscheint es sinnvoll, ein Wirkungsgefüge zu verifizieren, das die beiden Elementarmechanismen des Lernens, die bedingte Aktion und die bedingte Reaktion, zusammenfaßt, um einige prüfbare Hypothesen abzuleiten (Abb. 6).

Tabelle 2. Merkmalsvergleich zwischen bedingter Aktion und bedingter Reaktion

Unterscheidungsmerkmal	bedingte Aktion	bedingte Reaktion
Auslösung des Verhaltens	primär spontan	primär reaktiv
Dominierender Auslöser	Innenreiz (Antrieb)	Außenreiz (UCS, CS)
Verhalten	frei wählbare	festgelegt
Selektion von	Efferenzen	Afferenzen
Verknüpfung von	Antriebs-, Bewertungs und neuromotorischer Bahn	differenten sensorischen Bahnen
Verknüpfungslokalisation	im motorischen Bereich	im sensorischen Bereich
Verknüpfungsbedingung (Kontrolle durch)	„Verstärker"-Kontingenz (Konsequenzrückmeldung)	Kontiguität des konditionierten (CS) u. unkonditionierten Stimulus (UCS)
Assoziation von Reizen	sekundär über Verhalten vermittelt	primär von außen, unvermittelt
Entscheidungsfreiheit	zur Wahl des Zeitpunktes und der Art der Aktion (die in die Umwelt eingreifen kann)	zur Einstellung der Reaktion auf zukünftiges Ereignis (kein Eingriff in die Umwelt)
Verstärkung/Bekräftigung der Verknüfung	durch S^R („Verstärker")	UCR („Bekräftigung")
relevantes/irrelevantes Signal	$S^D/S^\triangle$	CS^+/CS^-
primäres/sekundäres Motiv	S^R/S^D	UCS/CS^+
Motivation (Bedürfnis)	Antriebs-S^R/S^D-Verbindung	Antriebs-UCS/CS-Verbindung

S^R Reinforcement-Stimulus	CS = konditionierter Stimulus
S^D = Diskriminativer Reiz	UCS = unkonditionierter Stimulus
$S^\triangle$ = Irrelevanter Reiz	UCR = unkonditionierte Reaktion

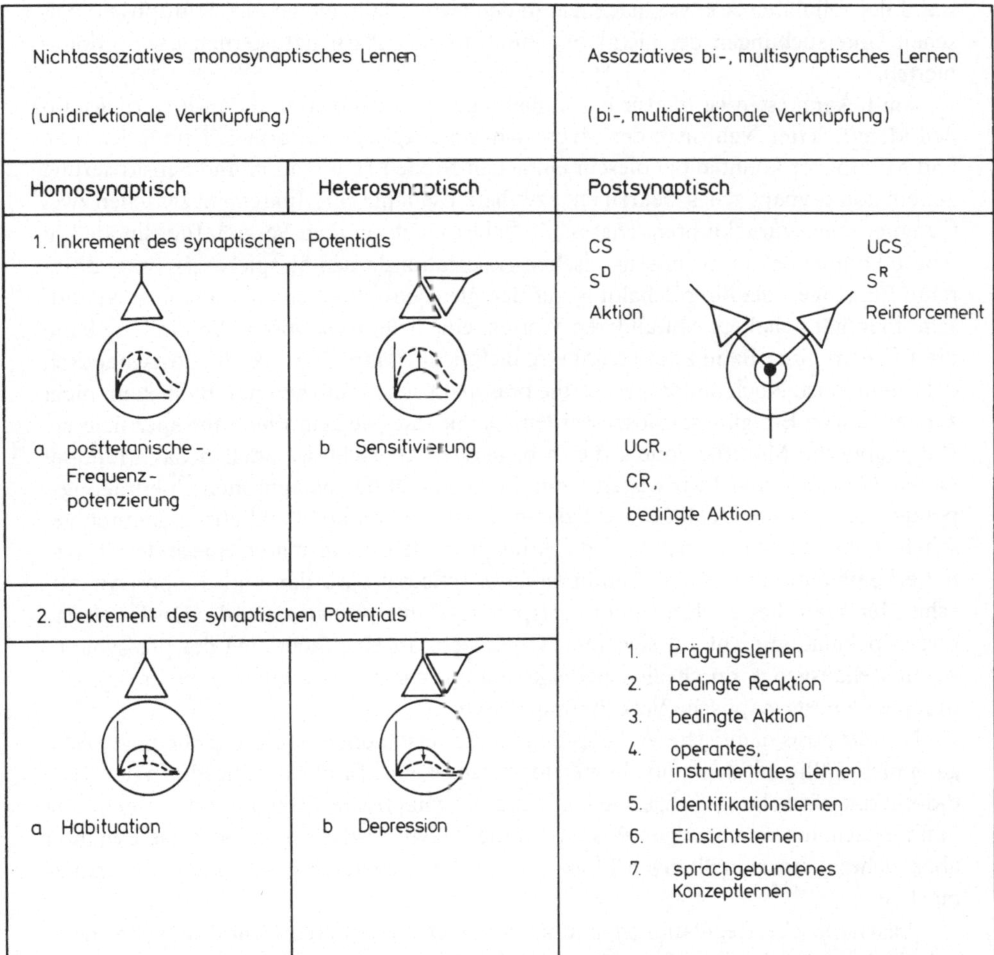

Abb. 7. Klassifikation von Lernvorgängen (Adaptive neuronale Plastizität) aus Originaldaten

Entscheidend für das assoziative Lernen (Lernen i. e. S.) ist die Verknüpfung zweier Eingänge, die bei der bedingten Reaktion im wesentlichen zwischen zwei sensorischen Signalbahnen und bei der bedingten Aktion zwischen einer Antriebsbahn und einer Reinforcement- oder Bewertungsbahn erfolgt (Tabelle 2). Bedingung für die Verknüpfung zweier sensorischer Bahnen ist ihre zeitliche Kontingenz; begünstigt wird die Verbindung ebenfalls durch eine Reinforcementbahn, in die bei höheren Wirbeltieren das limbische System einbezogen ist (vgl. später Abb. 12).

Das Verknüpfungs- oder Assoziationslernen nach Art der skizzierten Elementarmechanismen der bedingten Aktion und Reaktion liegt auch höheren Lernformen zugrunde, deren Klassifikation eher nach komplexen Organisationsprinzipien erfolgt (Abb. 7).

Selbst die operante oder instrumentelle Konditionierung (Versuch-und-Irrtum-Lernen) stellt bereits eine Kombination von Reiz- und Verhaltensselektion, also der Verknüpfung auf der sensorischen und motorischen Seite dar. Sie sind neuerdings Gegenstand der zellulären Analyse, nachdem in den letzten Jahrzehnten die neurophysiologischen Untersuchungen der nichtkonnektionistischen Plastizität (Lernen i. w. S.) dominierten.

Am bekanntesten ist hierfür das einbahnige Habituations- und Sensitivierungsmodell identifizierter Neuronen der Meeresschnecke Aplysia californica. Eric R. KANDEL und Mitarbeiter konnten bei diesem einfachen Modell Habituation und Sensitivierung auf ein homosynaptisches Dekrement bzw. heterosynaptisches Inkrement zwischen zwei Ganglienzellen zurückführen. Dieses Modell ist nicht mit dem Verknüpfungsmodell in Abb. 6 kompatibel, da beim sensorischen Assoziationslernen beispielsweise zwei differente Eingänge trotz ihrer Schaltung auf den gleichen zellulären Ausgang ihre synaptische Identität behalten. Mit anderen Worten, eine heterosynaptische Verbindung kann die Effizienz einer Bahn zwar verändern, nicht jedoch ihre Spezifik, die postsynaptisch determiniert ist. Noch anders gesagt, die präsynaptisch modifizierende Bahn kann nicht zum alleinigen Erregungsauslöser werden. Damit kann sie kein Engramm spezifizieren. Präsynaptische Modifikationen, die in bisherigen Gedächtnismodellen das Monopol hatten, können – soviel wir wissen – nur die Quantität des synaptischen Übertragungspotentials, nicht die Qualität modifizieren. Letzteres könnte hypothetisch dadurch geschehen, daß durch präsynaptischen Einfluß ein anderer Transmitter, eine andere Transmitterkombination oder ein Peptidmodulator freigesetzt würden und die postsynaptische Membran dies auch qualitativ entsprechend interpretieren würde. Doch solange diese Spekulation nicht auf sicherem Boden steht, ist eine Steuerung des postsynaptischen Zellausgangs durch eine bedingte Bahn entsprechend einer unbedingten nur durch eine postsynaptische Verknüpfung denkbar.

Nur die postsynaptische Verknüpfung macht verständlich, warum der bedingte Ausgang nicht völlig mit dem unbedingten identisch ist, eine Erfahrung, die alle in der Konditionierungsforschung Tätigen teilen. Eine präsynaptische Erregung oder Hemmung könnte nach unserem heutigen Wissen nur die Reaktionsstärke verändern, die Reaktion aber nicht zu einer qualitativen Funktion der Bindungsstärke des bedingten Eingangs machen.

Präsynaptische Regulationen sind auch aus einem anderen Grund unwahrscheinlich: Sie sind bereits in laufende Operationen eingespannt, z. B. für laterale Inhibition, selektive Aufmerksamkeit usw.; eine dauerhafte Modifikation würde mit der variablen synaptischen Effizienz als Voraussetzung solcher Operationen nicht kompatibel sein.

Ein Paradigma der einzelzellulären Konditionierung

Aus den dargelegten Gründen sind wir zu der Auffassung gelangt, daß der Verknüpfungsmechanismus ohne heterosynaptische Verbindung auskommt, wenn nur mindestens zwei differente Eingänge auf das postsynaptische Neuron wirken.

Um dies zu belegen, haben wir Nervenzellen gesucht und in Ganglien von Helix pomatia (Weinbergschnecke) gefunden, die keine morphologisch identifizierbaren dentritischen oder somatischen Synapsen, sondern nur axo-axonale Synapsen bilden. Wenn es gelingt, diese Somata völlig aus dem Zellverband herauszupräparieren und vom Axon abzutrennen und dabei noch eine normale elektrophysiologische Funktionstüchtigkeit aufrechtzuerhalten, dann könnte versucht werden, eine unterschwellige lokale Antwort durch überschwellige intrazelluläre Bekräftigung bis zur überschwelligen bedingten Reaktion zu konditionieren.

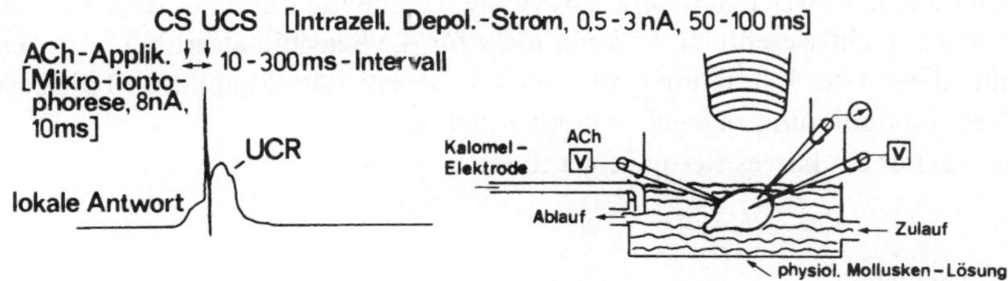

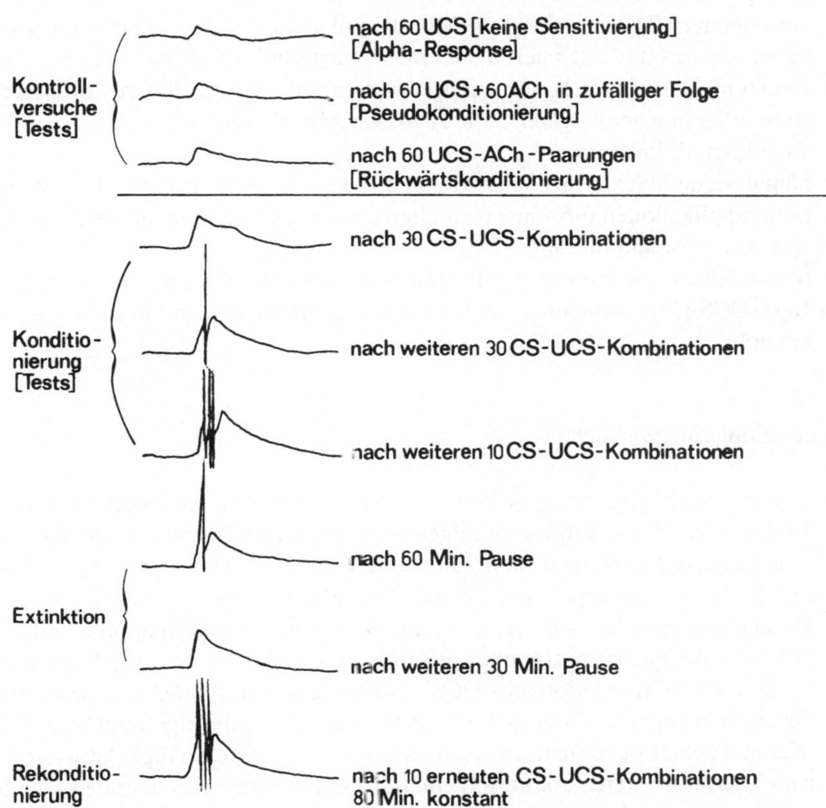

Abb. 8. Zusammengestellte Ablaufschemata einer Einzelzell-Konditionierung, ihrer Extinktion und Rekonditionierung. CS = bedingter Reiz, UCS = unbedingter Reiz, UCR = unbedingte Überschwellige Reaktion. Alle auf Azetylcholin (ACh) ausgelösten Testreaktionen nach vorangehender CS-UCS-Paarung sind bedingte Reaktionen

Abbildung 8 faßt die Ergebnisse der Versuche an etwa 50 aus dem Zellverband herausgelösten und in einer Invertebratennährlösung mit Mikroelektroden untersuchten, über mehrere Stunden bis Tage voll funktionsfähigen Neuronentorsos, die mit Stromstößen intrazellulär oder mikroiontophoretisch an der Zelloberfläche gereizt wurden, in einem Schema zusammen. Die zugehörigen Verfahren und Originaldaten, die auf gemeinsamen Untersuchungen mit Tatjana N. GRECHENKO und Eugen N. SOKOLOV beruhen, wurden bereits veröffentlicht (SINZ et al. 1980, 1981; GRECHENKO et al. 1983). Das Membranpotential, das zwischen 60 und 80 mV lag, veränderte sich über dem Konditionierungsversuch nicht wesentlich. Es kann nicht für die Sensibilitätserhöhung gegen Azetylcholin, die mit der Extinktion einhergehende Sensitivitätsabnahme und die beschleunigte Rekonditionierung zugleich verantwortlich sein.

Hier sei nur ein kurzes Resümée gegeben:

Kontrollversuche

- Überprüfung von Alpha-Response und Sensitivierung
  An selektiven Zellorten führt die Mikroapplikation von Azetylcholin nur zu einer lokalen Antwort und auch bei 60 oder mehr Wiederholungen nicht zur überschwelligen Reaktion. Dies gilt auch, wenn einige überschwellige intrazelluläre Stromstöße eingestreut oder in einer längeren Serie zuvor verabreicht werden.
- Pseudokonditionierung
  60mal wiederholte intrazelluläre Stimulation in stochastischem Wechsel mit 60 Transmitterapplikationen führt nicht zur überschwelligen Reaktion auf den Transmitter.
- Rückwärtskonditionierung
  Selbst 60mal wiederholte Paarungen von unterschwelligem und überschwelligem Reiz (UCS-CS) resultieren nicht in einer fortgeleiteten Antwort nach Testung mit Azetylcholin.

Konditionierungsversuche

- Mikroiontophoretische Applikation von Azetylcholin und in einem Zeitintervall von 10, 100 oder 300 ms kontingent folgende intrazelluläre überschwellige depolarisatorische Reizung führen nach 40 bis 90 Wiederholungen zu überschwelligen Reaktionen auf die Transmitterapplikation (Beispiel in Abb. 9).
- Diese überschwellige bedingte Zellantwort extingiert entweder spontan oder bei wiederholter Azetylcholingabe ohne Bekräftigung. Sie ist in der Regel durch zufällige UCS- und CS-Stimulation oder UCS-CS-Paardarbietungen nicht wieder herzustellen.
- Dagegen erfolgt die CS-UCS-Rekonditionierung beschleunigt, in einigen Fällen bereits nach einer oder wenigen Darbietungen. Die überschwellige Antwort, die in einem oder in mehreren Aktionspotentialen besteht, kann über Stunden erhalten bleiben (meist verhinderten technische Gründe eine weitere Prüfung).
- Die Zellorte für bedingte Konditionierung verfügen über eine Selektivität im Hinblick auf die Richtung der Antworten auf denselben bekräftigten Transmitterreiz: Hyperpolarisation oder Depolarisation. (Abb. 10) Einige Zellorte sind nicht konditionierbar, einige reagieren im Sinne von Sensitivierung oder Habituation. Es scheint also auch am synapsenfreien Soma eine Mosaikspezifität der Membran für noch nicht näher definierte Eingänge zu bestehen, was uns auf prädestinierte intrazelluläre Strukturen hinweist.
- Als Ursache der Konditionierung ist die durch intrazelluläre Reinforcementerregung verstärkte Rekrutierung von Rezeptoren der chemischen und auch elektrischen Mem-

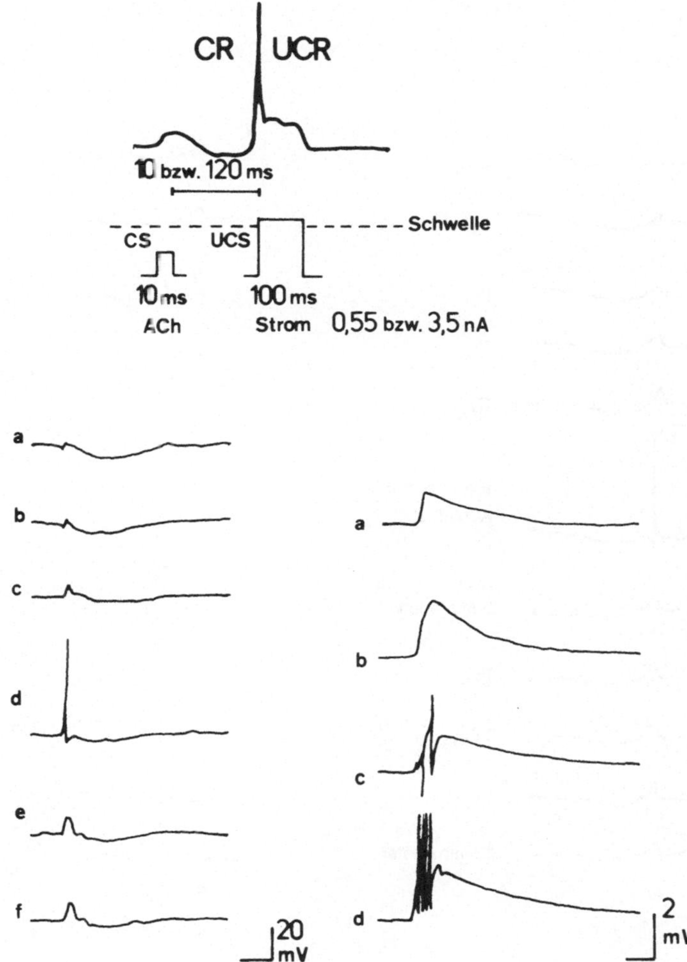

Abb. 9. Konditionierung an zwei isolierten Neuronen. *Oben:* Schema der CS-UCS-Paarung (Azetylcholinapplikation an die Oberfläche der Zelle – intrazellularer Depolarisationsstromstoß); das Interstimulusintervall beträgt 10 bzw. 120 ms. *Unten:* Durch Pseudokonditionierung, alleinige Azetylcholinapplikation oder intrazelluläre depolarisatorische Reizung mit anschließender Azetylcholingabe (ACh) lassen sich auch bei 60 Wiederholungen niemals überschwellige Reaktionen auf ACh auslösen *(a)*. Nach wiederholter Darbietung der CS-UCS-Reizpaare vergrößert sich die Antwort auf den CS bis zur überschwelligen Reaktion auf ACh allein *(b, c, d); e* und *f* zeigen den Vorgang der Extinktion (nach SINZ et al. 1983)

bran auf der Grundlage intrazellulärer Membranverknüpfung verantwortlich zu machen. In weiteren Untersuchungen sollte eine Kontrolle auf den Prozeß der Konditionierung durch Variation des extra- und intrazellulären Kalziums und eine Beeinflussung der intrazellulären Phosphorylierung ausgeübt werden, da wir Gründe haben, daß sowohl Proteinkinasen als auch Ca^{-+} in den Prozeß der Verknüpfung einbezogen sind (vgl. auch die Konditionierung von Ganglienzellen im Zellverband durch Daniel L. ALKON an der Meeresschnecke Hermissenda crassicornis).

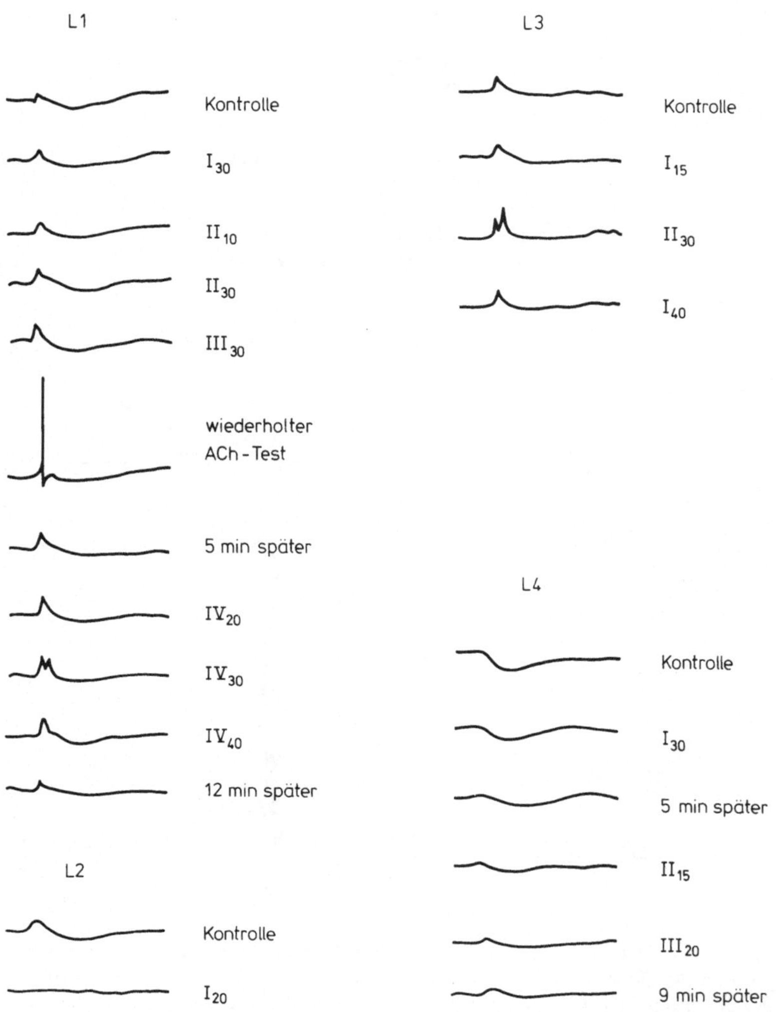

Abb. 10. ACh-Testung bei vier Membranorten (L1–L4) einer und derselben Zelle nach ACh-Strom-Reizserien (0,55 µA). Interstimulusintervall war immer 10 ms. Die römischen Zahlen kennzeichnen die sukzessiven Konditionierungsserien; die arabischen Indizes repräsentieren jeweils die Zahlen der Reizpaare

– Von den untersuchten Neuronen lernten einige nichtidentifizierte kleinere mit einem Durchmesser unter 70 µm schneller und retenierten länger als andere, die eher sensorische oder Kommandofunktion hatten (z. B. das die Respiration kontrollierende Riesenneuron LP3).
Bei einigen zuvor nicht spontan feuernden Neuronen gelang die Konditionierung von emittierten Aktionspotentialen und bei einigen spontanaktiven Neuronen die Konditionierung auf ein Zeitintervall, das durch Reizintervalle aufgeprägt wurde. Man kann

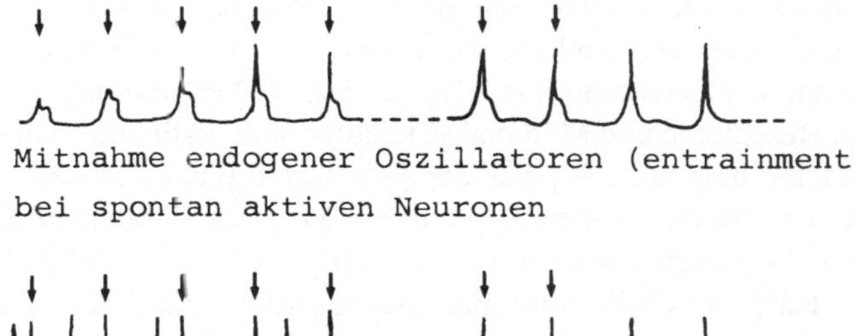

Abb. 11. Spontanentladungen eines zuvor spontan inaktiven Neurons nach fixierter Intervallstimulation im gleichen Zeitabstand und Triggerung der Entladungen eines spontanaktiven Neurons durch fixierte Stimulation. Die einfachste Annahme ist, daß ein Oszillator mit entsprechender Eigenperiodik durch die Intervallreizung angeregt bzw. mitgenommen worden ist (nach SINZ 1983)

diese Konditionierung als bedingte Aktion durch Triggerung (Reinforcement) von Spontanaktivität (Antriebsaktivierung) werten *(Abb. 11)*.

- Es kann der Schluß gezogen werden, daß Neuronen zur intrazellulären Verknüpfung zweier Eingänge als Grundlage bedingter Reaktion und Aktion befähigt und für diesen Elementarvorgang bestimmte Neuronen prädestiniert sind. Es gibt erste Hinweise, daß dies auch an anderen Wirbellosen (ALKON 1983) und Wirbeltieren (O'BRIEN 1974) zutreffen könnte, obwohl der zweifelsfreie Nachweis durch Isolierung der Neuronen bisher nur durch die beschriebenen Befunde erbracht werden konnte. ALKON (1983, S. 47) formuliert: „Die Veränderungen sind an Zellkörper und Axon, nicht aber an Synapsen zu beobachten. Möglicherweise stellt sich einmal heraus, daß tatsächlich auch synaptische Veränderungen an assoziativen Lernvorgängen beteiligt sind; bislang haben wir allerdings keine Hinweise darauf gefunden. Veränderungen in der Permeabilität nicht-synaptischer Membranen können jedenfalls das von uns untersuchte Lernverhalten bei Hermissenda ausreichend erklären".

Das ist nun erstmalig eine klare Stützung unserer seit 1980 publizierten Befunde zum synapsenfreien Lernen. Danach bestimmt sich das Gedächtnis einer Zelle durch eine Kombination qualitativ differenter Reize mit einer festen zeitlichen Beziehung (Kontingenzbedingung) in einer genetisch determinierten Verschaltung von Nervenzellen. Was und wieviel ein Gehirn lernen kann, ist durch die Verschaltung strukturell vorgegeben. (Dies ist möglicherweise ein Grund für die Hemisphärenspezialisation).

„Der Unterschied zwischen dem, was Menschen und Schnecken lernen können, mag wohl eher auf den so verschiedenen Schaltplänen beruhen und nicht auf einzigartigen menschlichen Nervenzellen mit irgendwelchen besonderen Membraneigenschaften oder irgendwelchen besonderen biochemischen Steuermechanismen" (ALKON 1983, S. 49). Der Unterschied, möchten wir ergänzen, liegt eher im höheren Grad der Assoziationen als Grundlage des Abstraktionslernens.

Komplexe Strukturen und Folgen ihrer Desintegration –
allgemeine Schlußfolgerungen für das hirnorganische Psychosyndrom

Der wachsende Differenzierungsgrad in der Evolution des Gehirns führt zu höheren Diskriminations-, Abstraktions- und damit Inferenzleistungen als Grundlage einer differenzierten internen Modellbildung und Handlungsfähigkeit. Das Gehirn ist eine hochorganisierte Ansammlung von Zellen, die durch ihre Lokalisation und Verknüpfung funktionell determiniert sind (lokal- diskrete Verknüpfungskodierung).

Rezeptoren und Merkmalsdetektoren sind bestimmten Objektqualitäten zugeordnet, d. h. auf bestimmte Aspekte der Außen- und Innenwelt a priori abgestimmt, Kommando- und Motoneuronen bestimmen in enger Korrespondenz mit dem sensorischen Eingang Muskelgruppen, die gemäß interner Abbildung selektiv Handlungen kreieren.

Periphere Gedächtnistypen wie ikonisches, akustisches, taktil-räumliches, olfaktorisches, gustatorisches, kinästhetisches Gedächtnis usw. sind ebenso wie nachgeschaltete Repräsentationen höherer Assoziationsgrades der begrifflich-symbolischen Repräsentation als Grundlage logisch-semantischer Informationsverarbeitung letztlich sensorischen Ein- und motorischen Ausgängen zugeordnet. Hochgradig assoziierte Neurone ermöglichen bewußte Erinnerungen und Prädiktionen und in Zusammenarbeit mit Reinforcement- oder Bewertungsneuronen auch die semantische Interpretation und Klassifikation von Signalen gemäß der Bedeutung für das Individuum.

Die kohärente Reaktivierung der ein Bild oder ein Wort repräsentierenden Populationen von Merkmalen speichernden Gedächtnisneuronen kann als Summe postsynaptischer Potentiale abgeleitet werden, wobei sogar die lokalisatorische Verteilung der Repräsentation von Bild, Wort und konnotativer Bedeutung in dem relativ groben EEG darstellbar ist.

Die inter- und intrazelluläre Verknüpfungskodierung im Gehirn schließt nicht nur die intrazelluläre Engrammkodierung, sondern auch die Zusammenarbeit weit verteilter Strukturen des Gehirns ein. Hierzu gehören beim menschlichen Lernen neben Antrieben Motivation und Emotion. Nicht nur die Repräsentation von Merkmalen, sondern auch ihre Bewertung ist entscheidend für das Verhalten und psychische Erscheinungsbild eines Menschen. Fehlbewertungen gehören neben Assoziationsschwächen zum hirnorganischen Psychosyndrom. Die Störungen sind dann neben den intra- in den interneuronalen Verknüpfungskodierungen zu suchen.

Wie wir in Abb. 6 dargestellt haben, ist in die Bewertung der Differentialquotient einer Sollwert-Istwert-Annäherung (Antriebsreduktion) einbezogen, wobei die zu regelnde Zustandsgröße nicht immer ein Blutparameter (Glukosegehalt, Salz-, Hormonkonzentration, Viskosität, Temperatur usw.) sein muß, sondern beispielsweise auch in einer Diskrepanz zwischen einem Stimulus und seiner internen Repräsentation bestehen kann, wie im Falle der Orientierungsreaktion. Wir wollen annehmen, daß eine effiziente Reduktion von defizitären oder Diskrepanzerregungen, welcher Art sie auch immer seien, in Bewertungsneuronen zu einer Erregung der Reinforcementbahn führt, die mit der neuromotorischen Antriebsbahn eine Verknüpfung eingeht, wodurch zukünftig diese Bahn selektiv zur Grundlage einer bedingten Aktion wird.

Kontingente Erregungen von seiten der Bewertungsinstanz bahnen die Reizverknüpfung als Grundlage der bedingten Reaktion (vgl. einige Definitionen in Tabelle 3, abgeleitet aus Abb. 6).

Tabelle 3. Begriffsbestimmungen

Die *bedingte Aktion* ist ein aufgrund effektiv-kontingenter Sollwert-Istwert-Differenzminderung ausgewähltes Verhalten, das über eine Reinforcementbahn an einen Antrieb geknüpft wird.

Die *bedingte Reaktion* (CR) ist eine antizipatorische Reaktion auf einen stellvertretenden Auslöserreiz, den bedingten Reiz (CS), der aufgrund kontiguitiver Assoziation mit einem nachfolgenden bekräftigenden Auslöser- oder unbedingten Reiz (UCS) selektiv sensorisch verknüpft worden ist.

Ein *sekundärer Verstärker* (S^D, auch Sekundärmotiv) ist ein durch Aktions-Stimulus-Assoziation erlerntes Symbol für den primären Verstärker (S^R, auch Primärmotiv) und vermittelt diesen wiederum über das Verhalten (Endhandlung).

Ein *primärer Verstärker* (S^R) ist die einem Antrieb erblich zugeordnete und durch eine Endhandlung vermittelte, stimulusbedingte Zustandsänderung im Organismus, die die Wahrscheinlichkeit einer in den Dienst des Antriebs und der Endhandlung gestellten Aktion aufgrund von Bahnenverknüpfungen selektiv erhöht.

Die *Konsequenz* einer Aktion ist die Rückkopplung eines Endhandlungseffektes auf eine interne Regelgröße und die Bewertung der Sollwert-Istwert-Änderung.

Die *Bewertung* ist der zeitliche Differentialquotient einer internen Sollwert-Istwert-Differenz, der die bedingten Verknüpfungswahrscheinlichkeiten von Antriebs-, neuromotorischen und sensorischen Bahnen bestimmt. Der Kontiguität von sensorischen Stimuli bzw. den Verstärkerkontingenzen entspricht der Differentialquotient der Antriebsänderung.

Motivation (Bedürfnis) ist die Antriebsaktivierung einer Motivrepräsentation (S^R: primäres Motiv, S^D: sekundäres Motiv) und der zugehörigen Aktionsappetenz.

Emotion ist die effektorische Verstärkung/Hemmung motorischer, vegetativer, endokriner Funktionen im Resultat kognitiver Bewertung der am internen Modell prädiktierten Konsequenzen von Motivationen, zugeordneten Handlungen und Leistungsvoraussetzungen und der Bewertung von Situationsbedingungen einschließlich CS, S^D und UCS, S^R.

Gefühl ist die subjektive Repräsentation der Emotion.

Die Selektion von einerseits sensorischen Eingängen und andererseits Verhaltensentscheidungen bedürfen also der Antriebs- und Bewertungsstrukturen. Es gibt nun zahlreiche experimentelle Ergebnisse, die nahelegen, diese primär in subkortikalen Bereichen, speziell im limbischen System zu suchen, wie wir schon im Zusammenhang mit der örtlichzeitlichen Identifikation und Repräsentation der konnotativen Wortbedeutung erwähnten.

Abbildung 12 zeigt nun ein Modell, das die limbischen Strukturen für eine Reizbewertung einbezieht, deren Zeitbedarf vielleicht eine neurophysiologisch begründete Zeitkonstante für das Kurzzeitgedächtnis abgeben könnte.

Wir erkennen den engen Zusammenhang von Erfahrungserwerb und Bewertungsstrukturen einschließlich Antrieb und Motivation (signalbezogener Antrieb) und Emotion. Kognition per se ist nicht existent.

Wir erahnen, welche Veränderungen Läsionen im limbischen Temporalbereich in dem skizzierten Wirkungsgefüge zu bewirken vermögen und wie wir sie tatsächlich auch bei Temporallappenepilepsien beobachten können.

Bei verschiedenen Syndromen, dem Korsakoff-Syndrom nach Alkoholintoxikation oder beim Klüver-Bucy-Syndrom, sind Läsionen in limbischen Strukturen beteiligt.

Weitgehend unerforscht sind auch die Integrationsleistungen des limbischen Systems, die für die zeitliche Koordination der Hirnfunktionen maßgeblich sind. Wir wissen, daß wichtige Koordinationszentren der „inneren Uhr" im Nucleus suprachiasmaticus zu suchen sind, daß aber alle Neuronen „zelluläre Uhren" haben, die folglich miteinander abgestimmt werden müssen.

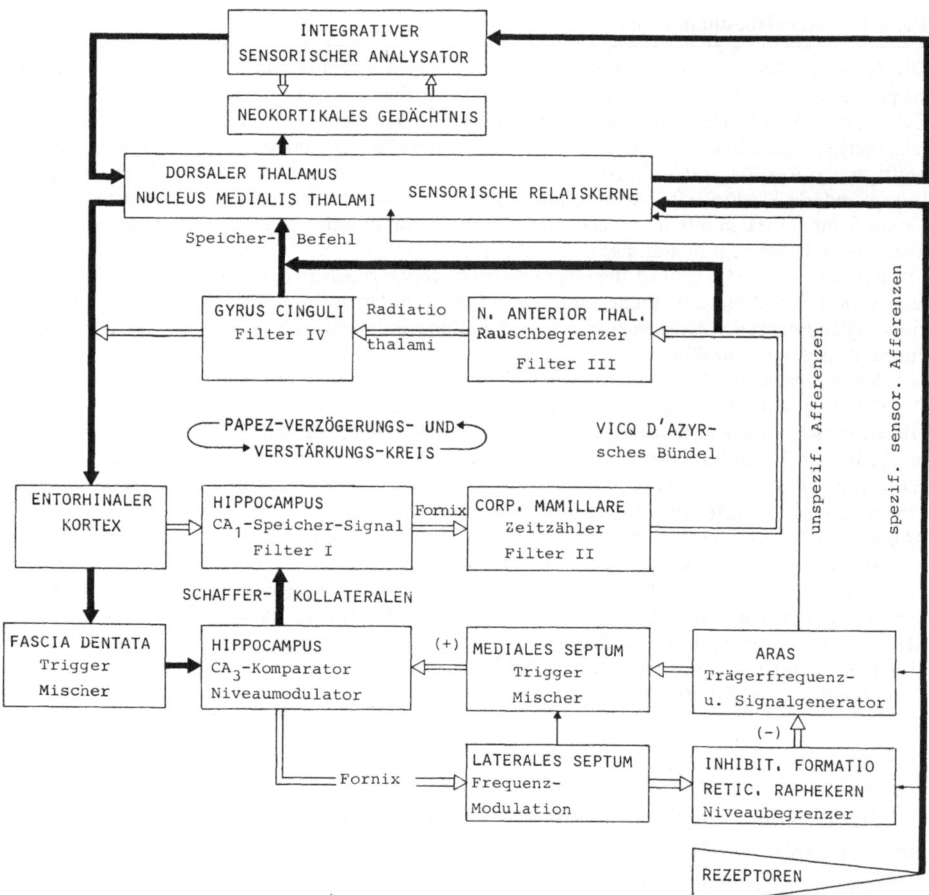

Abb. 12. Neuropsychologisches Wirkungsgefüge von Orientierungs- und Bewertungsmechanismen im Vorfeld der Informationsspeicherung. Die Optimierung des Aktivierungsniveaus für die Signalaufnahme (Orientierungsreaktion) wird über die CA₃-Region (unspezifische Komparatorneurone) und die Formierung des Bewertungs- oder Reinforcementsignals (Speicherbefehl) über die CA₁-Region des Hippokampus und den Papezkreis mit seinen Verbindungen zum Emotionalhirn realisiert. Das sind Kardinalfunktionen des limbischen Systems bei senso-sensorischen und moto-sensorischen Verknüpfungen (bedingte Reaktion und Aktion, die vorwiegend in neokortikalen Gedächtnisneuronen erfolgen (Aus: SINZ 1979)

Schrittmacher bzw. innere Taktgeber höherer Frequenz befinden sich im diagonalen Band des Septum pellucidum (Thetarhythmus) und im Thalamus (Alpharhythmus) (näheres dazu in SINZ 1980).

Es ist klar: Die klinische Praxis wird trennscharfe psychologische und Verhaltenstests, welcher Provenienz auch immer, nicht ausschließen, bloß weil psychologische Phänomene noch nicht auf neuronale Strukturen rückgeführt worden sind. Die Frage ist jedoch, ob nähere Kenntnisse der neuro-psychologischen Kodierungs- und Repräsentationsprinzipien nicht stärker dazu genutzt werden sollten, effizientere und neurologisch besser interpretierbare differentialdiagnostische Verfahren zu entwickeln. Die Aphasieforschung hat uns hierzu ein überzeugendes Beispiel geliefert. Dies für das hirnorganische Psychosyndrom in Form einiger Paradigmenansätze und Strukturbeschreibungen anzudeuten, war die Absicht dieses Exkurses über psychophysiologische Aspekte interner Repräsentation.

Zusammenfassung

Es wird zu begründen versucht, daß das Gehirn auf dem Kodierungsprinzip der inter- und intraneuronalen Verknüpfung (Konnektion) basiert und diese lokal-diskrete Verknüpfungskodierung zur Manifestation genetischer Programme wie zur Repräsentation von Erfahrungen einschließlich der Sprache als Ausdruck differenzierten kognitiven Verhaltens benutzt.

Mit Hilfe zweier Paradigmen, die die Reproduktion von bildlichem und denotativbegrifflichem Material bzw. die Repräsentation konnotativer Bedeutung von Worten in evozierten Potentialen darzustellen gestatten, können normale und pathologische Hemisphärendifferenzen des Gehirns näher spezifiziert werden. Insbesondere Persönlichkeitsveränderungen, wie sie bei chronischer Temporallappenepilepsie als Modell des hirnorganischen Psychosyndroms auftreten, bedürfen der objektivierenden psychophysiologischen Untersuchung von emotional-semantischen Strukturen.

Die Bedeutung der Integration und Koordination von Antriebs- bzw. Motivationsinstanzen, instinktiv-emotionalen Strukturen, Projektionsfeldern und Assoziationsstrukturen unterschiedlichen Verknüpfungsgrades, selbst für einfache Lernvorgänge und mehr noch für komplexe Vorstellungen und Selbstbeurteilungen, macht verständlich, warum die Kenntnis des Verschaltungsprinzips im Gehirn Voraussetzung dafür ist, Desintegration und Dekoordination zwischen den Teilsystemen analysieren und in Begriffen der Neurowissenschaften beschreiben zu können. Dies erst eröffnet den Zugang zu einer Kausaltherapie.

Literatur

ALKON DL (1983) Eine Meeresschnecke als Lernmodell. Spektr Wissensch, September: 38–49 (Original: Learning in a marine snail. Scient Am 249: 64–74

BEAR DM (1979) The temporal lobes: An approach to the study of organic behavioral changes. In: Gazzaniga MS (ed) Handbook of behavioral neurobiology, vol 2, Plenum, New York, pp 75–95

BROCA P (1865) Sur le siège de la faculté du langage articulé. Bull Soc d'Anthropol 6: 337–393

CAJAL SR y (1909) Histologie du système nerveux de l'homme et des vertébrés. vol I & II. Maloine, Paris

FRIEDMAN D, SIMSON R, RITTER W, RAPIN J (1975) Cortical evoked potentials elicited by speech words and human sounds. Electroencephalogr Clin Neurophysiol 38: 13–19

FRITSCH G, HITZIG E (1870) Über die elektrische Erregbarkeit des Großhirns. Arch Anat Physiol Wiss Med S 300–332

GABRIEL M, MILLER JD, SALTWICK SE (1976) Multiple-unit activity of the rabbit medial geniculate nucleus in conditioning, extinction, and reversal. Physiol Psychol 4: 124–134

GESCHWIND N (1979) Specialization of the human brain. Sci Am 241: 180–199

GOLDSTEIN K (1948) Language and language disturbances. Grune & Stratton, New York

GRECHENKO TN, SINZ R, SOKOLOV EN (1983) Neuronal memory: Localization and stimulus discrimination. In: Sinz R, Rosenzweig MR (eds) Psychophysiology, Elsevier Biomedical Press, Amsterdam

HUBEL DH, WIESEL TN (1979) Brain mechanisms of vision. Sci Am 241: 150–163

KANDEL ER (1976) Cellular basis of behavior: An introduction to behavioral neurobiology. Freeman, San Francisco

KANDEL ER (1981) Brain and Behavior. In: Kandel ER, Schwartz JH (eds) Principles of neural science. Elsevier Biomedical Press, New York, pp 3–13

LASHLEY KS (1929) Brain mechanisms and intelligence: A quantitative study of injuries to the brain. Univ Chicago Press, Chicago

LEY RG, BRYDER MP (1979) Hemispheric differences in processing emotions and faces. Brain Language 7: 127–138

McINTYRE A, PRITCHARD PB, LOMROSO CT (1976) Left and right temporal lobe epileptics: A controlled investigation of some psychological differences. Epilepsia 17: 377–386

MORELL LK, SALAMY JG (1971) Hemispheric asymmetry of electrocortical responses to speech stimuli. Sci 174: 164–166

MOLFESE DL, ERWIN RJ, DEEN ME (1983) AER correlates of temporal cues related to language perception in preschool age children. In: Sinz R, Rosenzweig MR (eds) Psychophysiology. Elsevier Biomedical Press, Amsterdam, pp 355–361

MOUNTCASTLE VB (1976) The world around us: Neural command functions for selective attention. Neurosci 14: Suppl

O'BRIEN JH (1974) On memory engram, where art thou? Contemp Psychol 19: 524–525

PENFIELD W, ROBERTS L (1959) Speech and brain-mechanisms. Princeton University Press

SINZ R (1973/1980) Lernen und Gedächtnis, 3. Aufl. Fischer, Stuttgart

SINZ R (1978/1981) Gehirn und Gedächtnis, 2. Aufl. Fischer, Stuttgart

SINZ R (1978) Zeitstrukturen und organismische Regulation. Akademie-Verlag, Berlin

SINZ R (1979) Neurobiologie und Gedächtnis. Fischer, Stuttgart

SINZ R (1980) Chronopsychophysiologie. Akademie-Verlag, Berlin

SINZ R (1983) Endogenous oscillations in memory and cognition. In: Sinz R, Rosenzweig MR (eds) Psychophysiology. Elsevier Biochemical Press, Amsterdam, pp 507–524

SINZ R, REBENTISCH E, KLIX F (1978) Zur psychologischen Objektivierung gedächtnismäßiger Repräsentationen. Psychol Kongreß, Potsdam 1978 Kongreßband S 71–72, Berlin

SINZ R, GRECHENKO TN, SOKOLOV EN (1980/81) Plastic changes in isolated neurons. In: Adam G, Mészáros I, Bányai EI (eds) Advances in physiological sciences, vol 17: Brain and behaviour. Pergamon, London

SINZ R, GRECHENKO TN, SOKOLOV EN (1982) Plasticity in isolated neurons. In: Marsan CA, Matthies H (eds), Neuronal plasticity and memory formation. Raven, New York, pp 285–290

SPERRY RW (1974) Lateral specialization in the surgically seprated hemispheres. In: Schmitt FO, Worden FG (eds) The Neurosciences: Third study program. MIT Press, Cambridge, Mass, pp 5–19

WERNICKE C (1874) Der aphasische Symptomenkomplex. Eine psychologische Studie auf anatomischer Basis. Cohn & Weigert, Breslau

Das EEG bei visuomotorischer Tätigkeit.
Beziehungen zwischen Vigilanzdynamik, Beanspruchung und Leistung

R. Kriebitzsch

Der folgende Beitrag zur Hirnfunktionsanalyse kommt aus einem interdisziplinären Bereich, der sich mit dem System Mensch-Maschine befaßt. Dabei soll das Teilsystem Mensch, das sich nicht wie das Teilsystem Maschine mit rein technisch-mathematischen Größen charakterisieren läßt, hinsichtlich nachweisbarer Beziehungen zwischen Umwelt, visuomotorischem Verhalten und hirnphysiologischen Prozessen beschrieben werden. Das hier zur Untersuchung der menschlichen Leistung bei visuomotorischer Beanspruchung benutzte Labormodell deckt eine wesentliche Komponente eines realen Mensch-Maschine-Systems unter Einschluß der nur im Labor gegebenen zusätzlichen Bedingung der Reproduzierbarkeit ab. Es handelt sich dabei um das kontinuierliche Halten eines Straßenfahrzeugs in einer vorgegebenen Fahrspur bei Einfall von böigem Seitenwind. Diese Tätigkeit entspricht einer visuomotorischen Trackingaufgabe, deren fahrzeugtechnische Aspekte von Hayashi u. Furusho (1966) und Walz (1976) eingehend dargestellt wurden. Die Fahrsituation bzw. die Abweichung von einem Idealkurs liefert die Eingangsgröße für das System Mensch, und die kompensierende Lenkbewegung ist dessen Ausgangssignal. Der dazwischenliegende Entscheidungsprozeß läßt zentralnervöse Vorgänge ablaufen, für die das auf der neuralen Massenaktivität beruhende EEG einen Indikator darstellt, aus dessen Verhalten sich Zustandsparameter des Zentralnervensystems ableiten lassen. Gelingt es, quantitative Beziehungen zwischen den zeitlich variablen Situationsparametern des Straßenverkehrs bzw. der Trackingaufgabe und der zentralnervösen Reaktivität (Vigilanzdynamik) herzustellen, dann müßten Faktoren, die die Funktion des Zentralnervensystems beeinflussen, ebenfalls quantitativ faßbar sein. Solche Faktoren können bekannterweise durch Übermüdung, Streß, Alkohol und Pharmaka aktiviert werden und äußern sich in negativer Hinsicht durch Fehlfunktionen, die dann im Bereich des Straßenverkehrs und der Maschinenbedienung oft durch „menschliches Versagen" erklärt werden. In positiver Art könnten beispielsweise auf Hirnfunktionsstörungen angewandte therapeutische Maßnahmen durch solche quantitative Aussagen objektiviert werden.

Wegen der hohen Gefahrenträchtigkeit des öffentlichen Straßenverkehrs und wegen der dabei auftretenden zeitlich nicht reproduzierbaren und sich gegenseitig beeinflussenden Situationsparameter ist speziell in den Anfangsstadien von Untersuchungen der Belastbarkeit des Menschen eine simulierte und auf wenige Einflußgrößen beschränkte Versuchssituation unumgänglich. Aufgrund dieser Forderungen wurde ein spezieller Meßplatz konzipiert und aufgebaut (Kriebitzsch et al. 1978), mit dem verhaltensorientierte EEG-Untersuchungen während visuomotorischer Tests unter Laborbedingungen durchführbar und klinisch praktikabel wurden.

Die benutzte Meßanordnung erlaubte die simultane und kontinuierliche Registrierung der hirnelektrischen Wachaktivität, anderer Biosignale (z. B. EOG), der das visuomotorische Tracking charakterisierenden Größen (Führungssignal und manumotorisches Folgesignal bzw. Handsignal) und spezieller für die rechnergestützte Auswertung notwendiger Hilfssignale, wie Trigger und Zeitmarken. Die Darstellung der Trackingaufgabe erfolgte auf einem Videoschirm mit einer ausnutzbaren Bildschirmbreite von 48 cm, auf dem sich zwei unabhängige Hellmarken (Kreuz und Pfeil) in horizontaler Richtung bewegten. Die Positionierung der Kreuzmarke erfolgte durch ein kontinuierlich-stochastisches Führungssignal, das nach einem programmierten Ablaufplan bei allen Untersuchungen gleich war. Mit einem kleinen leichtgängigen Steuerhebel (ohne Rückstellkraft) ließ sich die Pfeilmarke unterhalb der Kreuzmarke bewegen. Der Abstand von der Bildschirmmitte bis zur Nasenwurzel der Untersuchungsperson wurde auf 1.80 m eingestellt, so daß sich die Markenbewegung innerhalb eines Blickwinkels von 15° vollzogen. Die Untersuchungsperson erhielt die Anweisung, mit der Pfeilmarke möglichst genau der Kreuzmarke zu folgen. Der Untersuchungsgang dauerte ca. 4 min, wovon die ersten 200 s ausgewertet wurden. Das Leistungsspektrum der Führungssignalfunktion lag im Frequenzbereich unter 0.5 Hz und entsprach damit der realen Gierwinkeldichte eines von böigem Seitenwind abgelenkten Fahrzeuges (WALZ 1976).

Mit diesem Labormeßplatz wurden im Rahmen mehrerer pharmakoelektroenzephalographischer Studien (KRIEBITZSCH et al. 1978; BENTE et al. 1980; KRIEBITZSCH 1983) vorwiegend gesunde männliche Probanden im Alter von 25–36 Jahren untersucht. Eine verbesserte, microcomputergesteuerte Variante wurde zur Untersuchung von 28 Probanden im Alter von über 60 Jahren eingesetzt. Die in diesem Beitrag gezeigten Ergebnisse stützen sich auf eine pharmakoelektroenzephalographische Doppelblinduntersuchung von Supidimid, bei der Plazebo bzw. 200 mg des Pharmakons 12 Probanden oral verabreicht wurden (KRIEBITZSCH 1983).

Der in allen Untersuchungsreihen und bei nahezu allen Probanden allerdings mit unterschiedlicher Deutlichkeit auftretende Effekt soll in Abb. 1 anhand eines 5 s langen Registrierbeispiels illustriert werden: In den Phasen geringerer Führungssignaländerungen treten hohe Alpha-Wellen auf, die in den Phasen größerer und schnellerer Positionsänderungen vermindert oder blockiert werden. Das durch Hoch- und Tiefpässe (Krohn-Hite-Filter Nr. 3343; 2 × 48 dB/Oktave) auf den Alpha-Bereich (hier: 7–13 Hz) bandbegrenzte analoge EEG-Signal (Alpha-Filtrat) macht diesen Befund optisch noch augenscheinlicher. Die Abb. 2 gibt für alle 12 Probanden die Alpha-Filtrate der rechten Okzipitalableitung wieder, wobei bereits an diesem kurzen Registrierbeispiel die unterschiedlichen Reaktionen einzelner Probanden deutlich werden. Eine Objektivierung dieses Befundes für die 200 s lange Trackingaufgabe erfolgte durch die rechnergestützte Auswertung des EEG-Alpha-Filtrats.

Die Ergebnisse von biosignalanalytischen EEG-Verarbeitungen wurden bisher im wesentlichen nur in einen quantitativen Zusammenhang zu solchen Situationsparametern gebracht, die für ein größeres Zeitfenster ermittelt wurden bzw. gesamte Untersuchungsabläufe beschrieben (BENTE et al. 1976a u. b, 1978; WALZ 1976). Deren zeitliche Feinstrukturen und die des EEG wurden in diesen Mittelwerten bzw. mittelwertähnlichen Größen nicht berücksichtigt. Aus Mittelwerten und Streuungen lassen sich zwar Maße für die Dynamik der Abläufe gewinnen, aber die unmittelbaren zeitlichen Beziehungen und Abhängigkeiten können nur dann deutlich werden, wenn mit hinreichend hoher Auflösung Zeitreihen ermittelt werden, die dann mit geeigneten signalanalytischen und signalstatistischen Verfahren ausgewertet werden. Diese Zeitreihen müssen sowohl die menschliche Beanspruchung (Aufgabenanforderung) als auch die hirnelek-

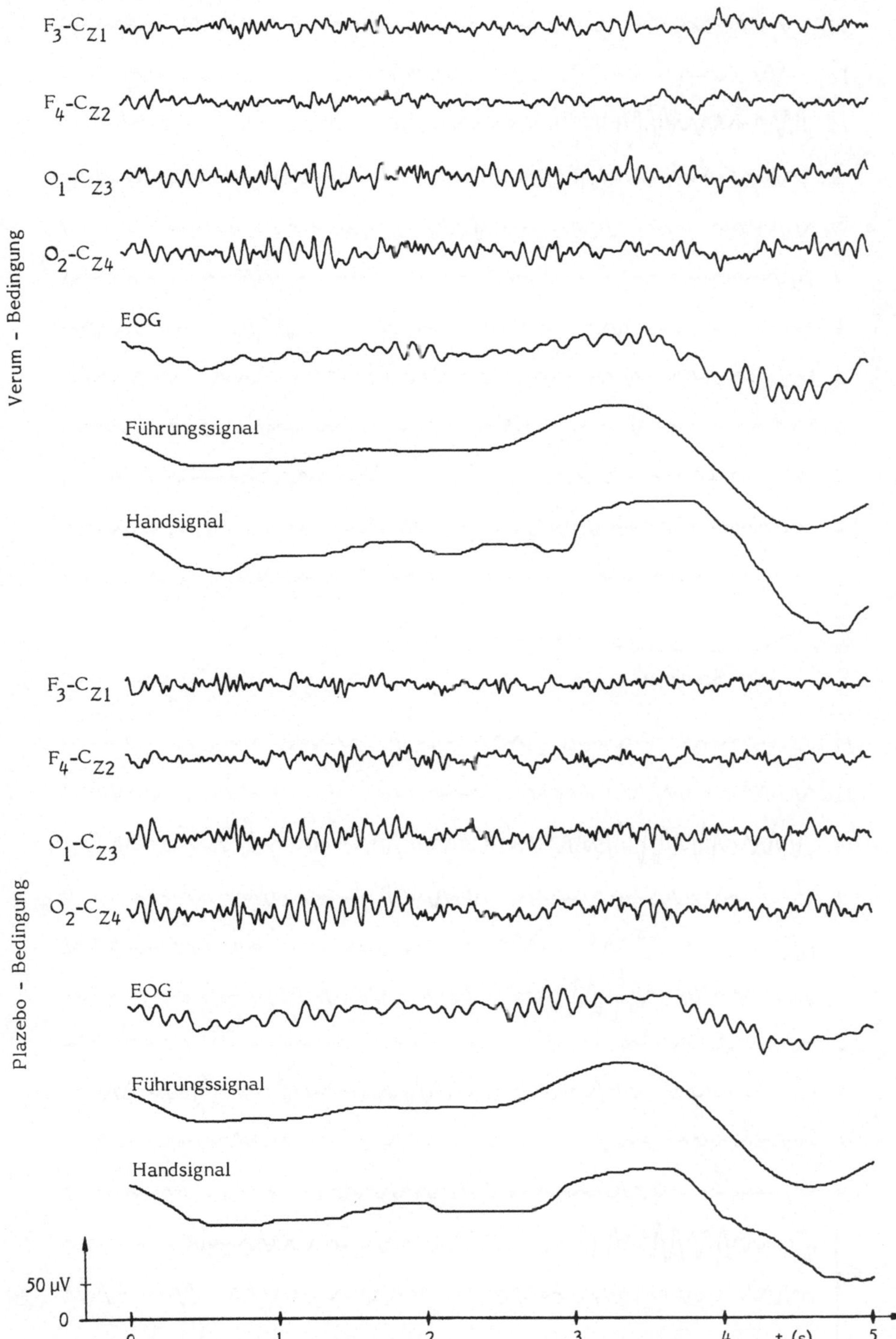

Abb. 1. Parallele Darstellung der EEG-Ableitungen und der Trackinggrößen bei identischen Führungssignalabschnitten unter Plazebo und Verum (Proband 10)

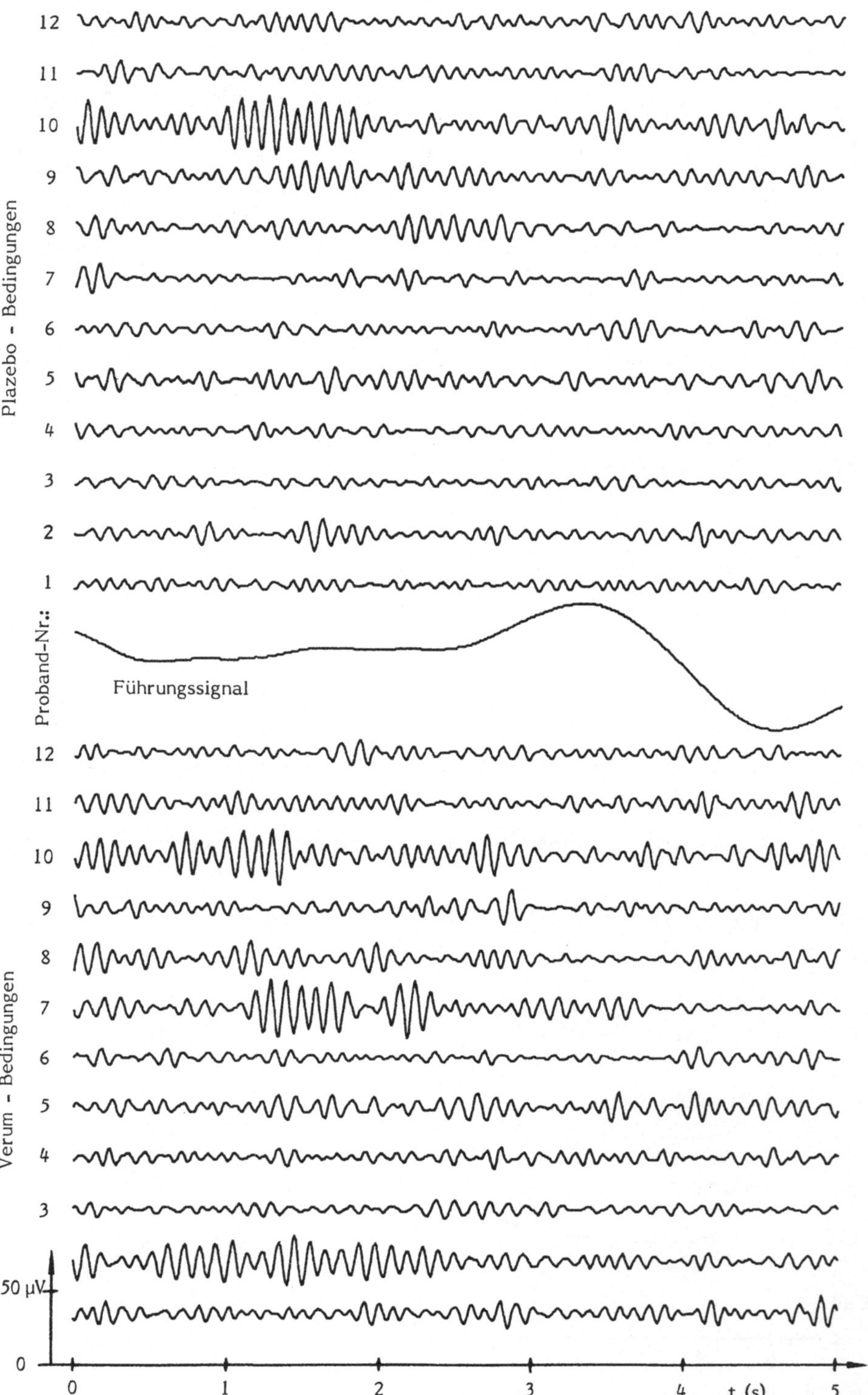
Plazebo - Bedingungen
12
11
10
9
8
7
6
5
4
3
2
1
Proband-Nr.:
Führungssignal
Verum - Bedingungen
12
11
10
9
8
7
6
5
4
3
50 µV
0
0   1   2   3   4   t (s)   5

trischen Reaktionen repräsentieren, so daß durch eine systematische Beziehungsanalyse Verteilungs-, Korrelations- und Kohärenzwerte gewonnen werden können, die die Dynamik der visuomotorischen Trackingaufgabe in der Feinstruktur der hirnelektrischen Alpha-Aktivität widerspiegeln.

Diese Dynamik in der Aufgabenanforderung, die aus variabler Amplitude und variabler Geschwindigkeit des Führungssignals resultiert, läßt sich durch die 1. Ableitung der Weg-Zeit-Kurve erfassen, deren invertierte Hüllkurve sich verblüffend gut mit dem Gruppenmittel einer die Alpha-Aktivität beschreibenden Effektivwertverlaufsdarstellung deckt. Die Abb. 3 zeigt beispielhaft für die letzten 50 s des ausgewerteten Trackingtests das Gruppenmittel aller Alpha-Effektivwertverläufe und parallel dazu die aus dem Führungssignal bzw. aus dessen 1. Ableitung mittels komplexer Demodulation gewonnene Hüll- bzw. Betragskurve. Die Gegenüberstellung dieser Betragskurve, die als Aufgabenanforderung definiert wurde, mit den Effektivwertprofilen illustriert den schon bei der visuellen Inspektion der Papierschriebe (EEG-Kurve und Trackinggrößen) gefundenen umgekehrten Zusammenhang zwischen Aufgabenanforderung und Größe der Alpha-Wellen im EEG.

Für die rechentechnische Auswertung wurden die jeweils exakt zeitparallel ermittelten Wertefolgen auf 400 pro 200 s reduziert, so daß je ein Wert ein Meßintervall von 0.5 s repräsentierte. Ziel der vier folgenden Auswertestrategien war es, für jeden Probanden sowohl für Plazebo als auch für Verum je ein numerisches Maß zu erhalten, das die Beziehung zwischen hirnelektrischem Verhalten und Aufgabenanforderung quantitativ beschreibt.

1. Selektion der Alpha-Effektivwerte nach Rangklassen der Aufgabenanforderung: Bei Einteilung der 400 Meßwerte der Aufgabenanforderung in vier gleich große Rangklassen wurden die jeweils zeitlich korrespondierenden Alpha-Effektivwerte mit dem t-Test für unabhängige Variable auf Verteilungsgleichheit bzw. -unterschied abgetestet. Wendet man diesen Test beispielsweise auf die Effektivwertteilmengen der höchsten und der niedrigsten Rangklasse an, so kann man den t_b-Wert als Maß für den unmittelbaren Verteilungsunterschied und somit für die aufgabenabhängige Alpha-Modulation ansehen. Der Vergleich mit den Signifikanzgrenzen für 5% oder 1% Irrtumswahrscheinlichkeit gibt in Form einer Ja-Nein-Entscheidung wieder, ob sich die Höhe der Alpha-Effektivwerte zufällig über die 200 s Meßzeit verteilt, oder an die unterschiedlichen Größen der Aufgabenanforderung gebunden ist. Bei einer Irrtumswahrscheinlichkeit von 5% ließ sich diese Bindung bei 3 Probanden sowohl für Plazebo und Verum als auch für die rechte und linke Okzipitalableitung bejahen. Bei 3 Probanden war dieser Zusammenhang nicht signifikant nachweisbar, und 6 Probanden reagierten je nach Hemisphäre und pharmakogener Bedingung recht unterschiedlich.

2. Selektive Häufigkeitsverteilung:
Für die unter 1. ermittelten Teilmengen der Effektivwerte wurden jeweils eigene Häufigkeitsverteilungen berechnet. Die Differenz zwischen den Medianwerten der höchsten und der niedrigsten Rangklasse wurde hier als ein Maß für den Verteilungsunterschied und somit für die aufgabenabhängige Alpha-Struktur angesehen.

Abb. 2. Ergebnisse der analogen Alpha-Filterung (7–13 Hz): vergleichende Darstellung der rechten okzipitalen EEG-Ableitungen aller Probanden bei einem identischen Führungssignalabschnitt für Plazebo und Verum

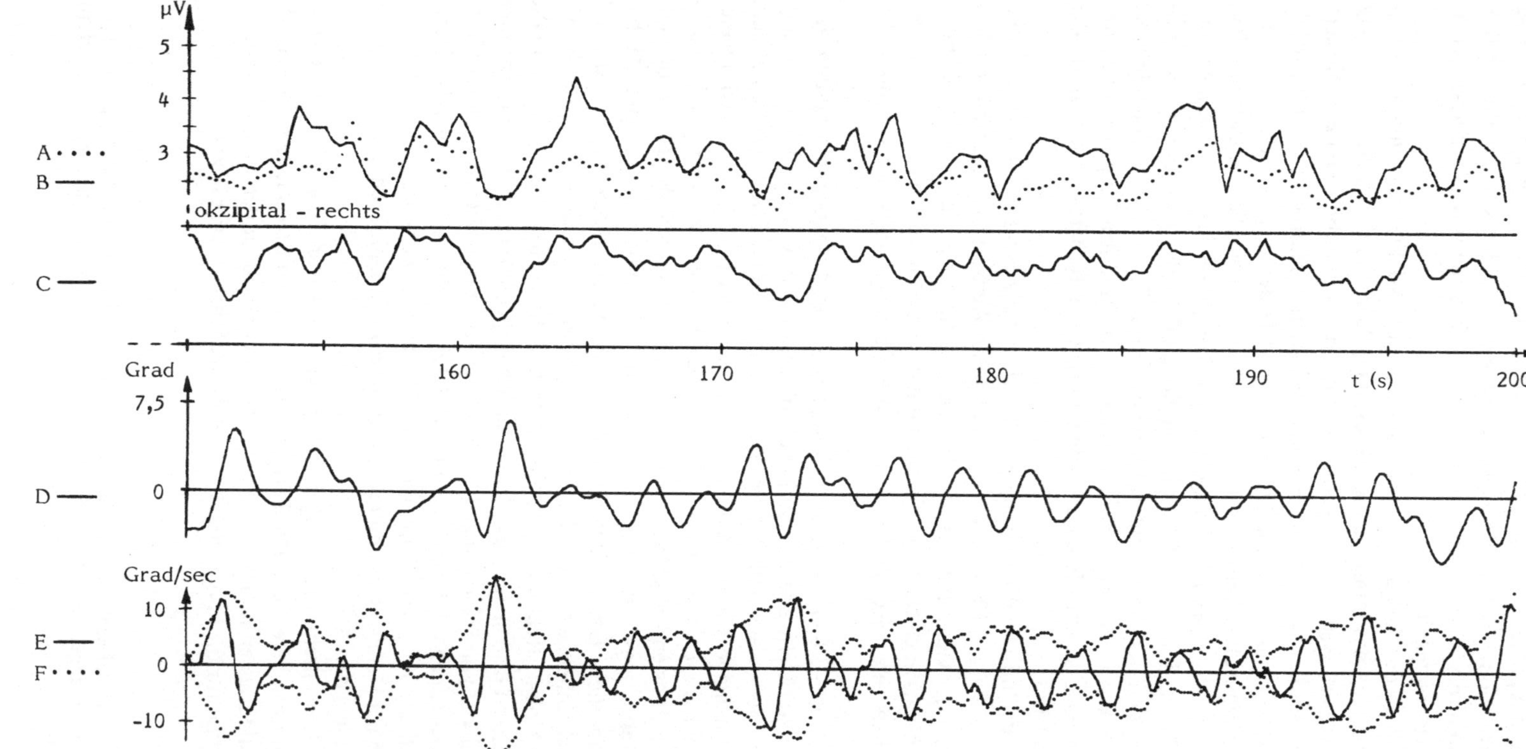

Abb. 3. Parallele Darstellung der Effektivwertprofile (Plazebo-A, Verum-B), des Führungssignals (D), der Winkelgeschwindigkeit des Führungssignals (E) und deren Hüllkurve (F – Betragskurve, C – invertierte Betragskurve) für den 4. Verlaufsabschnitt

3. Kreuzkorrelationsfunktion:
Kreuzkorreliert man die Zeitreihen der Aufgabenanforderung mit den der Alpha-Effektivwertverläufe, so findet man in der Nähe von Tau = 0 lokale Extremwerte, die sich aber nicht bei allen Probanden und Bedingungen aus den sonstigen Schwankungen der Kreuzkorrelationsfunktion herausheben. Die Existenz dieser Extremwerte spricht aber dafür, daß eine nicht zufällige zeitliche Korrelation zwischen den zu vergleichenden Zeitreihen vorhanden ist. Arbeitet man mit normierten Kreuzkorrelationsfunktionen, so kann man den Wert des Extremums in der Nähe von Tau = 0 als Maß für die gesuchte Beziehung zwischen Aufgabenanforderung und Alpha-Modulation ansehen.

4. Spektrale Kohärenzen:
Kohärenzanalysen im Spektralbereich ermöglichen Aussagen darüber, inwieweit die spektrale Struktur der Aufgabenanforderung im Spektrum der Effektivwertprofile wiederkehrt bzw. vorhanden ist. Die dazu notwendigen Spektraltransformationen gehen von den unter 3. berechneten Kreuzkorrelationsfunktionen aus, stützen sich auf die von BENDAT u. PIERSOL (1971) ausführlich dargestellten Algorithmen und liefern jeweils pro Spektrallinie Kohärenzwerte zwischen Null und Eins. Für den vom Führungssignal her angebotenen Spektralbereich von 0,02 bis 0,50 Hz (Auflösung und 3 dB-Grenze) wurde die mittlere Kohärenz als Maß für die aufgabenabhängige Alpha-Modulation angenommen.

Beispielhaft für diese vier Auswertestrategien sollen die in der Tabelle 1 aufgelisteten Ergebnisse der spektralen Kohärenzuntersuchungen stehen. Da bei allen vier Verfahren nicht nur die Individualverläufe der 12 Probanden jeweils für die hemisphäralen und pharmakogenen Bedingungen der Verlaufskurve der Aufgabenanforderung gegenübergestellt wurden, sondern auch deren über die Gruppe gemittelten Profile, kann man da die höchsten numerischen Werte feststellen, weil alle individuellen Besonderheiten nur noch mit einem Zwölftel eingehen. Betrachtet man die Individualwerte, so sieht man auch hier, daß die Probanden recht unterschiedlich reagieren. Der bei den Gruppenverläufen augenscheinlich werdende Effekt, daß die rechte Okzipitalregion höhere Kohä-

Tabelle 1. Spektrale Kohärenzen zwischen den Zeitreihen der Aufgabenbeanspruchung und der Alpha-Effektivwerte über den Bereich von 0,02–0,50 Hz gemittelt

Kohärenz für mit Proband-Nr.:	okzipital – links		okzipital – rechts	
	Plazebo	Supidimid	Plazebo	Supidimid
1	0,109	0,153	0,123	0,114
2	0,107	0,187	0,112	0,202
3	0,158	0,128	0,157	0,110
4	0,101	0,085	0,093	0,147
5	0,093	0,121	0,094	0,096
6	0,127	0,104	0,096	0,146
7	0,131	0,180	0,303	0,302
8	0,124	0,151	0,207	0,223
9	0,087	0,159	0,122	0,158
10	0,126	0,177	0,124	0,261
11	0,101	0,085	0,107	0,075
12	0,167	0,079	0,148	0,090
Gruppenmittel	0,234	0,372	0,347	0,443

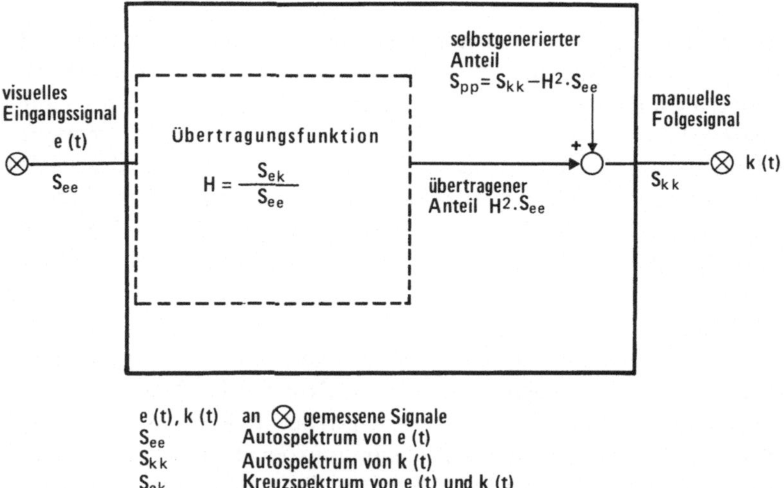

Abb. 4. Modell zur Bestimmung des Informationsflusses (Nach: SCHWEIZER 1970)

renzen hervorbringt als die linke, und daß diese sich unter dem Pharmakon sowohl links als auch rechts erhöhen, kann man vor allem bei den Probanden 2, 7, 8 und 10 beobachten, die mit ihren allgemein hohen Werten die Mittelwertprofile prägen. Diese Probanden stehen auch bei den anderen drei Verfahren an der Spitze der Ergebnisrangfolgen, so daß es daher nahe lag, die Ergebnisrangstrukturen mit dem Konkordanztest nach KENDALL (LIENERT 1975, 1978) auf Gleichwertigkeit abzutesten. Die erhaltenen Konkordanzkoeffizienten und deren Vergleich mit den Signifikanzgrenzen belegten eine hohe Übereinstimmung in der Ergebnisrangstruktur dieser auf unterschiedlichem mathematischen Niveau und mit unterschiedlichem Rechner-(Zeit)-Aufwand ermittelten Ergebniskomplexe, die bei KRIEBITZSCH (1983) umfangreich tabellarisch und graphisch dokumentiert sind.

Als Maß für die manumotorische Leistungsgüte beim Verfolgen des Führungssignals kann man in Anlehnung an anthropotechnische Untersuchungen (SCHWEIZER 1970) die zwischen Führungssignal und Folgesignal (Handsignal) vorhandenen Transinformationsraten bestimmen. Der aus der Nachrichtentechnik bekannte Signal-Rausch-Abstand, der meist als logarithmische Größe das nicht zum Nachrichtensignal gehörende und auf dessen maximale Amplitude normierte Rauschen definiert, wird hier als Logarithmus zur Basis 2 dargestellt und gibt an, wieviel elementare Informationseinheiten (Bit) übertragbar sind bzw. übertragen wurden. Multipliziert man dieses Ergebnis mit der Signalbandbreite (hier: 0,5 Hz bzw. 0,5/s), dann erhält man die Transinformationsrate d.h. die Elementarinformationen pro Sekunde. Die Abb. 4 gibt das Modell zur Berechnung des selbstgenerierten und nicht mit dem Führungssignal korrelierten Rauschens wieder. Die Transinformationsrate (auch: Informationsfluß IF) ergibt sich dann nach folgender Formel:

$$IF = (f_2 - f_1) \cdot ld \; \frac{\int_{f_1}^{f_2} S_{kk}\, df}{\int_{f_1}^{f_2} (S_{kk} - H^2 \cdot S_{ee})\, df}$$

Tabelle 2. Transinformationsraten zwischen Führungssignal und manumotorischem Folgesignal in Bit/s

Proband-Nr.:	für	Plazebo	Supidimid
1		3,714	3,645
2		2,886	2,795
3		3,237	3,082
4		3,749	3,423
5		3,819	3,818
6		3,406	3,259
7		2,619	3,046
8		2,836	2,066
9		2,524	2,857
10		2,621	2,845
11		3,587	3,612
12		3,129	2,614

Die nach diesem Algorithmus für die 12 Probanden ermittelten und in Bit/s angegebenen Werte sind in der Tabelle 2 aufgelistet.

Es ist ersichtlich, daß diese Transinformationsraten einer hier nicht näher zu diskutierenden individuell verschiedenen pharmakogenen Verschiebung unterliegen. Bemerkenswert ist aber, daß die Probanden mit der bereits festgestellten hohen aufgabenabhängigen Alpha-Modulation vornehmlich die niedrigsten Transinformationsraten aufweisen, also den Trackingtest schlechter absolvierten als die Probanden, deren hirnelektrische Reaktionen im Alpha-Bereich des EEG nicht oder nicht wesentlich von den in diesem Test vorkommenden Graden der Aufgabenanforderung geprägt wurden. Dieser umgekehrte Zusammenhang läßt sich ebenfalls durch Konkordanztest statistisch absichern, wenn man die bei den Transinformationsraten ermittelte Probandenrangliste in umgekehrter Folge den Probandenranglisten der aufgabenabhängigen Alpha-Modulation gegenüberstellt. Die erhaltenen Konkordanzkoeffizienten sind auf dem 1%-Niveau der Irrtumswahrscheinlichkeit hoch signifikant. Lediglich der für die linke Okzipitalableitung ermittelte Wert erreicht unter Plazebo nur das 5%-Niveau.
Die hier vorgestellte Methodik zur Behandlung von bei Trackingtests gewonnenen Datenmaterial soll als Anregung für wesentlich weitergehende Untersuchungen dieser Art verstanden werden und stellt einen Vorschlag für eine praktikable Vorgehensweise dar. Die als Beispiel benutzte pharmakoelektroenzephalographische Studie hat einen möglichen Anwendungsfall aufgezeigt und die Größenordnungen und Richtungen der zu erwartenden Ergebnisse verdeutlicht. Die systematische Anwendung solcher signalanalytischer und signalstatistischer Methoden auf Prozeßdaten von Mensch-Maschine-Systemen und auf die dazu simultan ermittelten Biosignale von in den Prozeß eingreifenden Menschen kann neuartige Erkenntnisse über die dynamische Zuordnung von Umwelt, Hirnfunktion und Verhalten bringen.

Literatur

BENDAT JS, PIERSOL AG (1971) Random data: Analysis and measurement procedures. Wiley-Interscience, New York London Sydney Toronto

BENTE D, FRICK K, SCHEULER W, ZELLER G (1976a) Psychophysiologische Studien zum Verhalten der hirnelektrischen Wachaktivität bei definierter Vigilanzbeanspruchung. 1. Mitteilung: d2-Aufmerksamkeits-Belastungs-Test und EEG-Verhalten. Z EEG-EMG 7: 163–170

BENTE D, FRICK K, SCHEULER W, WALZ L (1976b) Psychophysiologische Studien zum Verhalten der hirnelektrischen Wachaktivität bei definierter Vigilanzbeanspruchung. 2. Mitteilung: Das hirnelektrische Verhalten bei visuomotorischen Regelaufgaben steigenden Schwierigkeitsgrades. Z EEG-EMG 7: 171–176

BENTE D, CHENCHANNA P, SCHEULER W, SPONAGEL P (1978) Psychophysiologische Studien zum Verhalten der hirnelektrischen Wachaktivität bei definierter Vigilanzbeanspruchung. 3. Mitteilung: Zur Erfassung pharmakogener Effekte auf die hirnelektrische Aktivität beim Fahrverhalten und die Optimierung des Systems Fahrer-Fahrzeug-Straße. Z EEG-EMG 9: 61–73

BENTE D, KRIEBITZSCH R, SCHEULER W (1980) Untersuchung zur Wirkung einer zweiwöchigen Lithium-Applikation auf die hirnelektrische Wachaktivität gesunder Probanden während der Durchführung einer visuomotorischen Regelaufgabe. Arzneim Forsch/Drug Res 30 (II) 8: 1223

HAYASHI M, FURUSHO H (1966) The response of automobile agianst a gust. FISITA-Kongreß München, B7

KRIEBITZSCH R (1983) Signalanalytischer Nachweis quantitativer Beziehungen zwischen hirnelektrischer Wachaktivität und dynamischer Aufgabenanforderung bei visuomotorischem Tracking. Dissertation am Fb. Verkehrswesen der Technischen Universität Berlin

KRIEBITZSCH R, BENTE D, SCHEULER W (1978) Ein verhaltensphysiologischer Meßplatz zur Untersuchung des optomotorischen Folge- und Regelverhaltens. Biomed Technik (1983) 23 (Ergänzungsband)

LIENERT GA (1975) Verteilungsfreie Methoden in der Biostatistik, Tafelband. Hain, Meisenheim am Glan, S. 133–134

LIENERT GA (1978) Verteilungsfreie Methoden in der Biostatistik, 2. Aufl, Bd II. Hain, Meisenheim am Glan, S. 3–11

SCHWEIZER G (1970) Probleme und Methoden zur Untersuchung des Regelverhaltens des Menschen. In: OPPELT W, VOSSIUS G (Hrsg) Der Mensch als Regler. VEB Verlag Technik, Berlin-Ost, S. 159–238

WALZ L (1976) Dynamisches Regelverhalten und hirnelektrische Vigilanzregulierung des Menschen bei der Durchführung von Regelaufgaben. Dissertation am Fb. Verkehrswesen der Technischen Universität Berlin

Evozierte Potentiale und EEG-Dynamik

E. Başar

Einleitung

Bekanntermaßen besitzt das Gehirn eine intrinsische „Spontanaktivität". Diese kann beim Menschen als Elektroenzephalogramm (EEG) und bei dem Tier als Feldpotentiale mit Elektroden abgeleitet werden. Neben diesen Ableitungen werden überschwellige Sinnesreize dazu verwendet, ein elektrisches Signal (evoziertes Potential, EP) im Gehirn zu erzeugen, das sich nach mehrfacher Wiederholung und Mittelung von der Spontanaktivität abhebt. Die zahlreichen empirischen Arbeiten, die sich mit der Interpretation von evozierten Potentialen beschäftigen, betrachten das EEG im Frequenzbereich, die evozierten Potentiale (EP) allerdings im Zeitbereich.

Grundlegendes Ziel der Arbeiten aus unserer Forschungsgruppe ist ein Beitrag zur kausalen Erklärung der Existenz von evozierten Potentialen und der ereignisgekoppelten endogenen Potentiale. Basierend auf der derzeitigen Kenntnis der Physiologie des Gehirns wurde den Experimenten eine Fragestellung aus der dynamischen Systemtheorie zugrundegelegt. Das Gehirn wird als ein dynamisches System bezeichnet; als solches bezeichnet man ein System, dessen Systemzustände sich spontan, kontinuierlich und ohne Änderung der grundlegenden Systemeigenschaften ändert. Diese Definition ist zulässig, wenn wir uns anhand zweier folgender Beispiele Zustandsänderungen des Gehirns vor Augen führen:

- Bei wachen Menschen zeigt das Gehirn eine dominante Aktivität von 5 Hz, 10 Hz und 16–30 Hz.
- Beim schlafenden Menschen weist das Gehirn eine dominante Aktivität im Frequenzbereich von 1–3 Hz auf.

Übergänge zwischen unterschiedlichen psychischen, physischen oder kognitiven Prozessen werden somit von einer meistens wieder reproduzierbaren Veränderung in der spontanen elektrischen Aktivität des Gehirns begleitet. Unsere grundlegende erste Fragestellung war, inwieweit eine quantifizierbare und stetige Beziehung zwischen der Spontanaktivität des Gehirns und den evozierten Potentialen besteht (Başar, 1980). Wenn man ein dynamisches System, in unserem Fall das Gehirn, stimuliert oder anregt, so muß man erwarten, daß für jeden Systemzustand eine differente Erregbarkeit oder Antwortfähigkeit existieren muß. Ausgehend von diesen Annahmen, führten wir meßtechnisch und analytisch eine Beziehung der Hirnantworten auf einen Reiz und der dem Reiz vorangehenden elektrischen Spontanaktivität ein. Dieses nannten wir EEG-EPogramm, d.h. das analysierte Signal erhält einen Anteil des spontanen EEGs vor dem Reiz und das evozierte Potential hinter dem Reiz (Abb. 1).

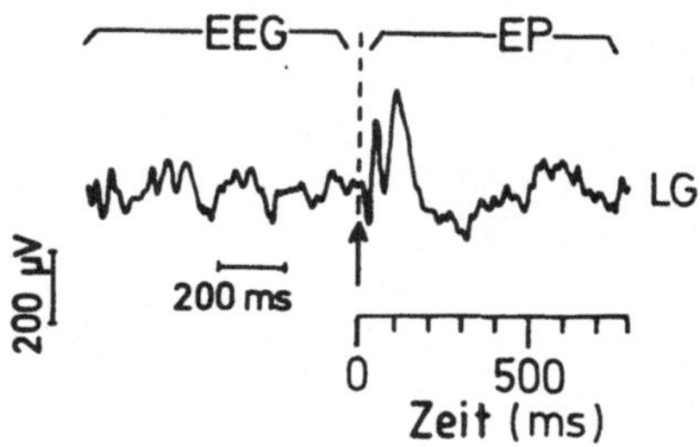

Abb. 1. Beispiel eines EEG-EPogramms, abgeleitet im Corpus geniculatum laterale des Katzengehirns, bestehend aus 800 ms Spontanaktivität (EEG) unmittelbar vor dem Stimulus und dem evozierten Potential (EP) folgend auf den Stimulus. Der Reizbeginn ist durch den senkrechten Pfeil markiert

Mit der Anwendung der kombinierten Analyse von EEG und evoziertem Potential haben wir gezeigt, daß die folgende wesentliche Beziehung zwischen EEG und evoziertem Potential im Gehirn besteht:

Innerhalb eines bestimmten Frequenzbereiches der Spontanaktivität werden die Frequenzkomponenten nach einer Stimulation *verstärkt, frequenzstabilisiert* und an den Reiz *zeitgekoppelt*. Mit anderen Worten bedeutet dies, daß die Frequenzstabilisierung, Verstärkung und Zeitkoppelung des spontanen EEGs, folgend auf eine Reizung, im wesentlichen die Potentialänderung erzeugt, die wir „evoziertes Potential" nennen (BAŞAR 1980; BAŞAR et al. 1979 a, b). Diese Potentialänderung und die Frequenzstabilisierung, die nach der Reizanwendung *schlagartig* erfolgt, führt in der Regel zu drastischen Änderungen der Feldpotentiale. Diese laserähnlichen Eigenschaften der Neuronenpopulationen (systemtheoretisch betrachtet) werden wir anhand einiger Beispiele erläutern, nachdem wir das methodologische Konzept beschrieben haben (s. auch BAŞAR 1983).

Analytische Methoden:
Kombinierte Analyse von EEG und evoziertem Potential

Die Methode für den Vergleich der elektrischen Spontanaktivität des Gehirns und der evozierten Potentiale kann wie folgt skizziert werden:

a) Unmittelbar vor dem Reiz wird eine bestimmte Zeit der elektrischen Spontanaktivität der gemessenen Hirnstrukturen aufgenommen und gespeichert. Das evozierte Potential nach dem Reiz – der in den von uns durchgeführten Versuchen in der Regel ein Tonreiz von 2000 Hz oder ein Lichtsignal war – wird ebenfalls gemessen und gespeichert. Mit dieser kombinierten Messung erhalten wir ein EEG-EPogramm (s. Abb. 1).

b) Die Gewinnung der unter a) beschriebenen EEG-EPogramme wird ca. 100mal wiederholt. Die Anzahl dieser Wiederholungen hängt von der Eigenart des Experimentes sowie dem Verhalten des Probanden bzw. des Versuchstieres ab.

c) Die im Computer gespeicherten EEG-EPogramme werden mit der Methode der selektiven Mittelung verarbeitet. Darunter versteht man die Auswahl von einzelnen EEG-EPogrammen nach den Kriterien, wie sie bei BAŞAR et al. 1975 beschrieben sind.

d) Das selektiv gemittelte evozierte Potential (SAEP) wird mittels der Fourier-Transformation in den Frequenzbereich überführt, in der Absicht, den Frequenzgang G $(j\omega)$ zu erhalten:

$$|G\,(j\omega)| = \int_0^\tau \frac{d}{dt} \left\{ c\,(t) \right\}^{(-j\omega t)} dt$$

$c\,(t)$ ist die Sprungantwort des Systems, d.h. die evozierten Potentiale. Einzelheiten bezüglich dieser Methode sind in Referenzen angegeben (z.B. Başar 1980).

e) Anhand der Amplitudenmaxima, dargestellt im Frequenzgang, werden die Frequenzbänder ermittelt (Abb. 2). Danach werden die gemittelten evozierten Potentiale mit einem Bandpaß gefiltert, um die jeweils dominanten Frequenzbereiche im evozierten Potential darstellen zu können. Es muß betont werden, daß die Grenzen der verwendeten Filter nicht abgeschätzt sind, sondern es handelt sich um adaptive Filter, d.h., sie hängen von der Charakteristik des jeweiligen Experimentes ab. Sie sind speziell angepaßt an die im evozierten Potential festgestellten Frequenzverteilungen. Nach der Filterung der schon für die selektive Mitteilung ausgewählten EEG-EPogramme wird die maximale Amplitude des gefilterten evozierten Potentials und die mittlere effektive Amplitude der Spontanaktivität der einzelnen EEG-EPogramme bestimmt. Daraus wird der „Enhancementfaktor" für die einzelnen EEG-EPogramme ermittelt.

Definition des „Enhancementfaktors" X

Der Enhancementfaktor X ist definiert als der Quotient aus der maximalen zeitgekoppelten Amplitude eines evozierten Potentials und dem mittleren Effektivwert der zugehörigen Spontanaktivität unmittelbar vor dem Reiz, wobei beide Signale, sowohl das spontane als auch die evozierte Antwort, mit demselben Filter behandelt worden sind. In Abb. 3 wird diese Definition veranschaulicht. Nicht definiert ist der Enhancementfaktor für zeitlich nicht gekoppelte auf einen Reiz folgende Aktivitäten und für nicht mit adaptiv gewählten Filtergrenzen behandelte EEG-EPogramme.

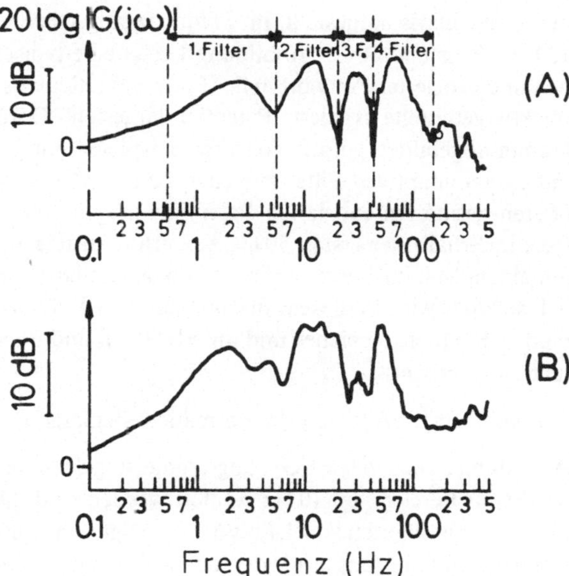

Abb. 2. (A) Repräsentativer Frequenzgang der Formatio reticularis einer Katze. Dargestellt sind die sich aus den Amplitudenmaxima ergebenden Filtergrenzen (B) Gemittelter Frequenzgang für die Formatio reticularis von 11 Katzen

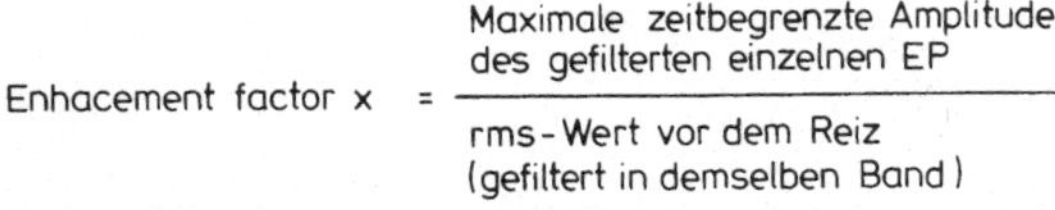

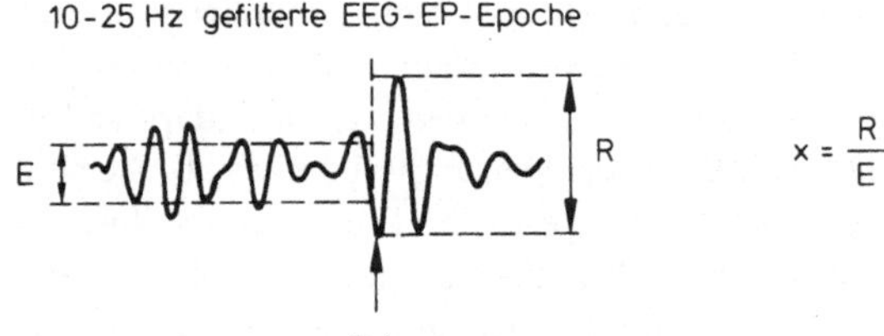

Abb. 3. Definition des Enhancementfaktors X am Beispiel eines im Bereich von 10–25 Hz gefilterten EEG-EPogramms

Beispiele zur kombinierten Analyse von EEG und evoziertem Potential

Im folgenden werden wir einige Beispiele erläutern, die unseren Arbeitshypothesen zugrunde lagen.

EEG-Enhancement: Evozierte Potentiale als Erscheinung von neuronaler Kooperativität

Beispiel 1: 60-Hz-Aktivität der Formatio reticularis

In Abb. 2 ist der Frequenzgang von selektiv gemittelten evozierten Potentialen der Formatio reticularis dargestellt. Im Frequenzgang sehen wir Maxima im Bereich von 2 Hz, 12 Hz, 30 Hz und 60 Hz. Abbildung 4 zeigt eine typische Vergleichsanalyse der spontanen und evozierten Antwort in der Formatio reticularis. Im oberen Teil des Bildes ist das selektiv gemittelte evozierte Potential dargestellt. Darunter ist ein einzelnes EEG-EPogramm abgebildet, gefolgt von drei Beispielen mit gefilterten EEG-EPogrammen, die mit einem adaptiven Filter zwischen 40 und 100 Hz gefiltert worden sind. Die beiden oberen gefilterten evozierten Potentiale zeigen eine zeitgekoppelte Reaktion auf den Reiz innerhalb der ersten 50 ms, weiterhin ansteigende und oszillierende Amplituden mit einem Maximalwert, der innerhalb der ersten 32 ms nach dem Reiz erscheint. Deutlich sichtbar wird in diesem Beispiel, daß der Enhancementfaktor innerhalb eines definierten Frequenzbereiches und innerhalb ein und desselben Experimentes starke Fluktuationen aufweist.

Beispiel 2: 10-Hz-Aktivität der Formatio reticularis

Abbildung 5 zeigt vier EEG-EPogramme, abgeleitet in der Formatio reticularis der Katze, die im Bereich von 10 Hz gefiltert worden sind. Der Enhancementfaktor schwankt hier zwischen Werten von 1,1 bis 6,3. Es zeigt sich, daß der Enhancementfaktor klein ist, wenn die mittlere Amplitude der dem Reiz vorangehenden Spontanaktivität relativ hoch

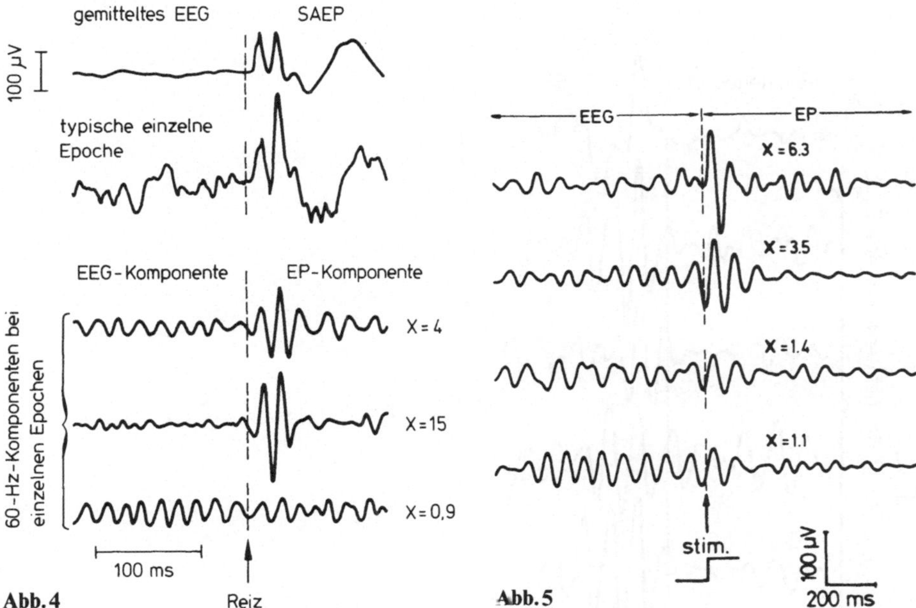

Abb. 4. Charakteristiken von evozierten Potentialen in Relation zum spontanen EEG der Formatio reticularis der Katze

Abb. 5. Vier EEG-EPogramme der Formatio reticularis der Katze, gefiltert im Bereich von 10 Hz. Die einzelnen Enhancementfaktoren (X) sind angegeben.

ist. Gibt es infolge nicht synchronisierter neuronaler Aktivität vor dem Reiz eine niedrigamplitudige Spontanaktivität, so besteht die Möglichkeit zur ausgeprägten Amplitudenerhöhung des evozierten Potentials.

Beispiel 3: Experiment mit Versuchspersonen

Abbildung 6 zeigt ein Experiment mit visueller Stimulierung einer Versuchsperson. Die differente Elektrode befand sich am Vertex. Der oberste Kurvenzug zeigt ungefilterte, jedoch selektiv gemittelte EEG-EPogramme. Darunter sind vier typische gefilterte einzelne EEG-EPogramme dargestellt, zum Vergleich befindet sich darunter ein ungefiltertes einzelnes EEG-EPogramm. Die Filterung der EEG-EPogramme ist mit einem Bandpaß zwischen 6 und 13 Hz vorgenommen worden. Die evozierte Aktivität, die nach dem Reiz abgeleitet werden kann, zeigt eine perfekte Zeitkoppelung innerhalb von 200 ms nach dem Reiz. Die gefilterten Antworten erreichen maximale Amplituden im Bereich von 120 bis 140 ms nach dem Reiz (dies entspricht der „P120-Welle"). Die Enhancementfaktoren liegen hier zwischen 1 und 7. Im Frequenzbereich zwischen 8 und 15 Hz wurden in allen Gehirnstrukturen synchron auftretende Resonanzmaxima bei allen gemessenen Sinnesmodalitäten gemessen. Aus diesem Grund wurde dieser Frequenzbereich als „synchron auftretend und allgemein alphaselektiv erregbar" bezeichnet.

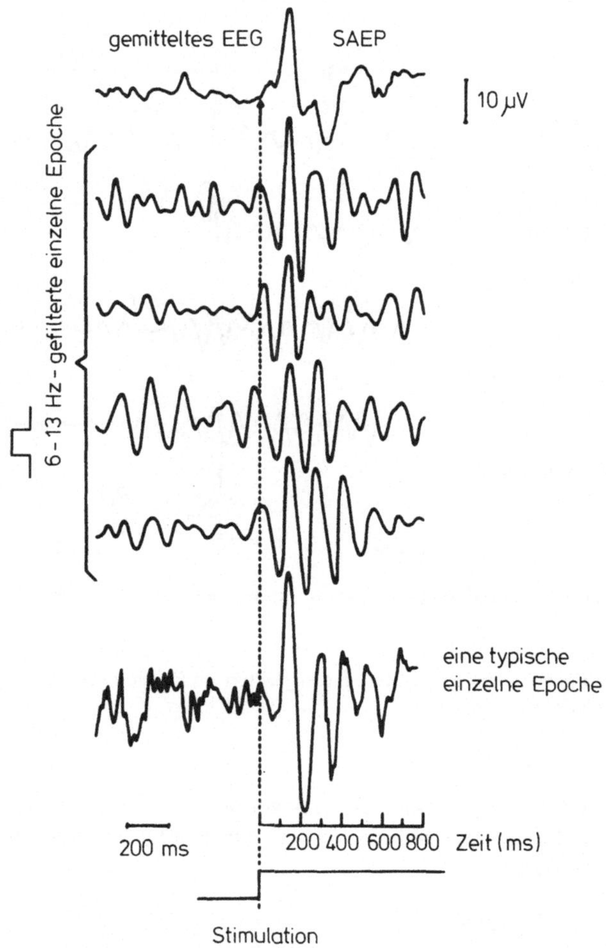

Abb. 6. EEG-EPogramme nach visueller Stimulierung, Filterung zwischen 6–13 Hz. Ganz oben ein aus 43 Messungen gemitteltes evoziertes Potential, darunter vier einzelne Messungen, gefilterte Messungen und darunter ein typisches ungefiltertes evoziertes Potential. Die gestrichelte Linie markiert den Reizbeginn, davor ist spontane Aktivität aufgenommen worden

Deutung der Beispiele

Anhand der hier gegebenen drei Beispiele konnte gezeigt werden, daß eine enge Beziehung zwischen der Charakteristik des evozierten Potentials und der dem Reiz vorangehenden Spontanaktivität des Gehirns besteht. Wesentlich hierbei ist, daß die Phänomene, die wir als „starke Resonanz" definieren, in verschiedenen Gehirnstrukturen, sowohl im Tierexperiment als auch im Experiment mit Versuchspersonen und in bestimmten

Frequenzbereichen auftreten. Bislang gemessen haben wir verschiedene Beispiele an insgesamt 14 unterschiedlichen Gehirnstrukturen und innerhalb eines Frequenzbereiches zwischen 1 Hz und 2000 Hz. Die Versuche wurden sowohl im Wach- als auch im Schlafzustand durchgeführt. Informationen über die evozierten Potentiale können von dem differenzierten Zustand der Spontanaktivität abhängig gemacht werden.

Der Begriff der Frequenzstabilisierung in Neuronenpopulationen

Der analytische Nachweis der Frequenzstabilisierung geschieht folgendermaßen:
Von dem Anteil der Spontanaktivität eines EEG-EPogramms wird das Powerspektrum errechnet. Von den evozierten Potentialen werden die Frequenzgänge nach der hier beschriebenen Methode ermittelt. Die Verteilung der Amplitudenmaxima im Frequenzgang der evozierten Potentiale und die Verteilung der spektralen Maxima im Powerspektrum des EEGs werden in zwei Histogrammen miteinander verglichen. Abbildung 7 zeigt das Ergebnis einer solchen Analyse. Während wir im Powerspektrum der

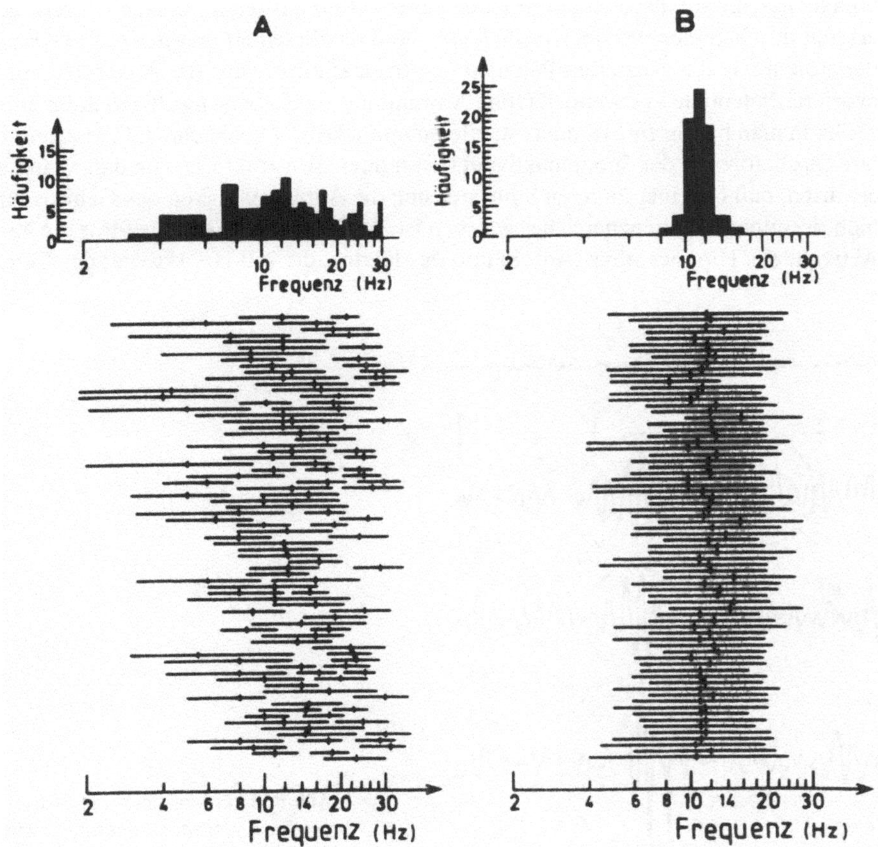

Abb. 7. Histogramm zur Verdeutlichung der Frequenzstabilisierung im Alphabereich des akustischen Kortex der Katze. (**A**) Powerspektrum des spontanen EEGs; (**B**) Powerspektrum der evozierten Potentiale

E. Başar

Spontanaktivität verschiedene Maxima zwischen 6 und 30 Hz beobachten können, zeigen im Gegensatz dazu die Frequenzgänge der evozierten Potentiale nach der Reizung Amplitudenmaxima in dem sehr engen Frequenzbereich von 10 bis 13 Hz. Die mittlere Frequenz für die größte Amplitude liegt bei 12 Hz, die Standardabweichung beträgt 1,5 Hz. In dem Prästimulushistogramm des Powerspektrums der Spontanaktivität sieht man eine breitgestreute gleichmäßige Auftretenswahrscheinlichkeit von Frequenzen im Bereich von 6 bis 30 Hz. Nach dem Reiz sind 83% der spektralen Maxima im Frequenzbereich von 10 bis 13 Hz angereichert, wogegen vor dem Reiz nur 34% der spektralen Maxima innerhalb dieses Frequenzbereiches lagen.

Der Begriff „Interne evozierte Potentiale"

Wie wir in den Beispielen der Abb. 6 und 8 sehen konnten, finden wir in der Spontanaktivität des Gehirns oftmals Muster, die bei evozierten Potentialen auftretenden Mustern ähnlich sind. Innerhalb eines weiten Frequenzbereiches zwischen 1 Hz und 1000 Hz zeigen die unterschiedlichen Gehirnstrukturen Spontanaktivität. Für die Muster der Spontanaktivität, die zufallsverteilt ohne jeden äußeren Reiz auftreten – ursächlich vermutlich erzeugt durch „innere versteckte Quellen" – und die dieselben Frequenz- und Amplitudengrößen wie die evozierten Potentiale besitzen können, wird der Ausdruck „interne evozierte Potentiale" verwendet. Ohne Anwendung eines überschwelligen äußeren Reizes kann man häufig eine frequenzstabile Spontanaktivität beobachten. Herrschen reguläre Oszillatoren in der Spontanaktivität bestimmter Hirnstrukturen vor, dann kann man erwarten, daß bei einer äußeren Sinnesreizung die Antwortfähigkeit des Gehirns innerhalb desselben Frequenzbereiches gegeben ist. Als Beispiele seien angeführt die 40-Hz-Aktivität des Hippocampus (Abb. 8) und des Kortex, die 250-Hz-Aktivität des Cerebel-

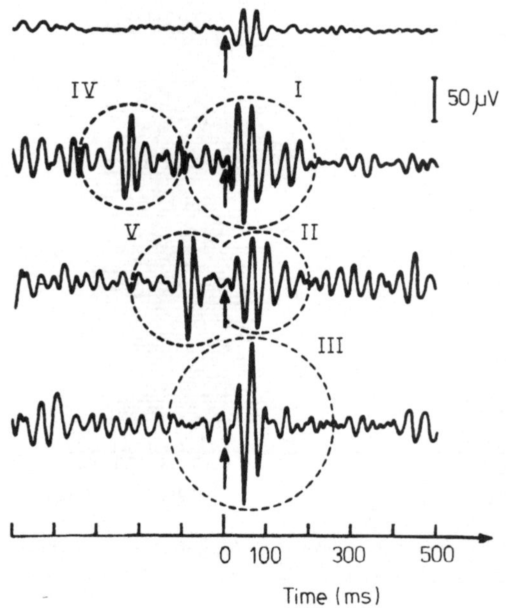

Abb. 8. Drei Beispiele zum Mustervergleich von spontaner und evozierter Aktivität des Hippocampus. Die Pfeile zeigen den Zeitpunkt der Reizung an, die eingekreisten Abschnitte sind im Frequenzverhalten ähnlich

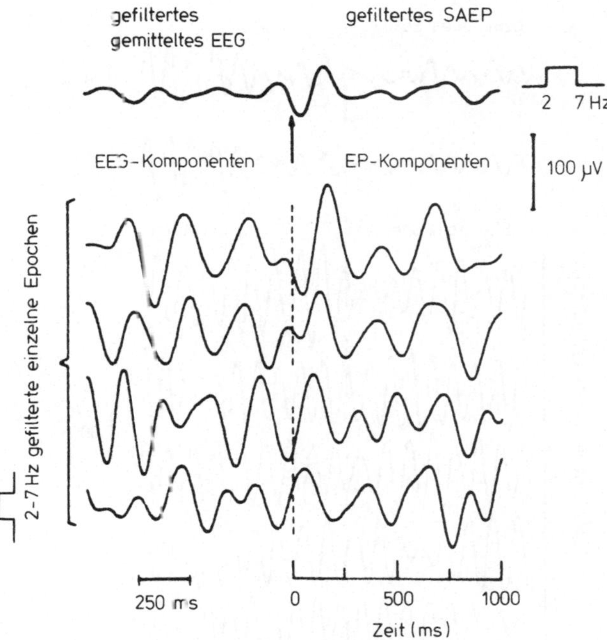

Abb. 9. Beispiel schwach zeitgekoppelter evozierter Antworten im Hippocampus innerhalb des Thetafrequenzbereiches von 2–7 Hz. In der obersten Zeile ist das selektiv gemittelte evozierte Potential dargestellt, darunter finden sich vier charakteristische Beispiele einzelner EEG-EPogramme

lums und die 10-Hz-Aktivität aller Hirnstrukturen. Wie in unseren Arbeiten bereits erläutert (BAŞAR 1980), gibt es jedoch auch Zustände – wie etwa die 4-Hz-Aktivität des Hippocampus –, bei denen die Auslösung eines evozierten Potentials nicht regelmäßig gelingt aufgrund eines „Grenzzyklen-Aktivitätszustandes" des Hippocampus innerhalb dieses Frequenzbereiches.

Gibt es ein EEG-Enhancement, falls das Vorreiz-EEG schon synchronisiert ist?

Abbildung 9 zeigt das Verhalten der EEG-EPogramme im 4-Hz-Bereich vom Hippocampus der Katze. Während einer Phase der synchron auftretenden Thetawellen im Hippocampus kann durch akustische Reizung kein Enhancement beobachtet werden. Spontane 4-Hz-Wellen werden durch Reizung nicht beeinflußt. Nach der Reizung wird nur eine schwache Zeitkoppelung beobachtet. Akustische Reizung einer Versuchsperson während einer Periode mit synchron auftretenden Alphawellen, führt zu einem ähnlichen Ergebnis (Abb. 10). Kein Alphaenhancement wird während einer Phase des „Alpha-Grenzzyklen-Aktivitätszustandes" beobachtet. Mit anderen Worten, wir können andeuten, daß Alphaaktivität als eine kontinuierliche Folge von internen evozierten Potentialen auftritt und daß eine exogene Reizung während dieser Periode keine weiteren

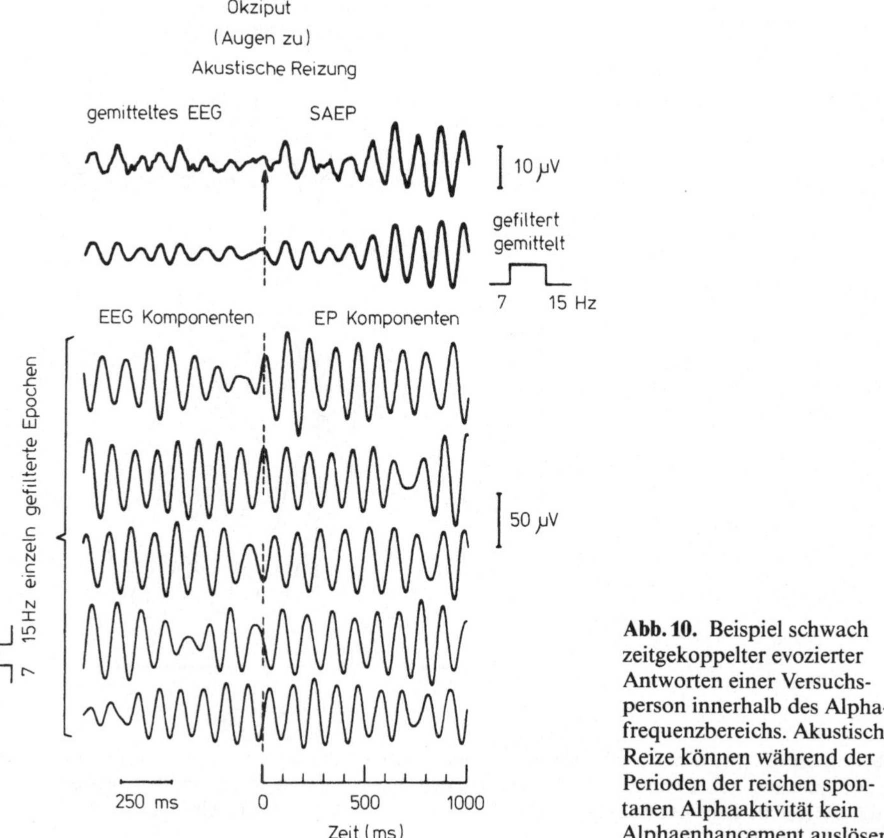

Abb. 10. Beispiel schwach zeitgekoppelter evozierter Antworten einer Versuchsperson innerhalb des Alphafrequenzbereichs. Akustische Reize können während der Perioden der reichen spontanen Alphaaktivität kein Alphaenhancement auslösen

Potentialänderungen auslöst. Wir wollen betonen, daß solche Zustände besonders selektiviert werden müssen, falls Informationen über evozierte Potentiale im Zusammenhang mit dem EEG analysiert werden.

Eine Analyse von ereignisbezogenen endogenen Potentialen: die P-300-Welle

Der Zustand des Prästimulus-EEGs vor der Aussetzung eines repetitiven Reizes

In der vorliegenden Studie wollen wir kurz die Anwendung der kombinierten Analyse von einzelnen endogenen Potentialen und der EEG-Aktivität unmittelbar vor dem Zeitpunkt der Aussetzung eines Reizes beschreiben. Unser Ziel ist es, zu zeigen, welche kausale Beziehung zwischen EEG und ERP (event related potential) innerhalb verschiedener Frequenzbereiche bestehen.

Als „*endogene ereignisbezogene P-300-Wellen*" werden diejenigen Potentiale des Gehirns bezeichnet, die auch bei einer fehlenden Reizung während Anwendung repetitiver

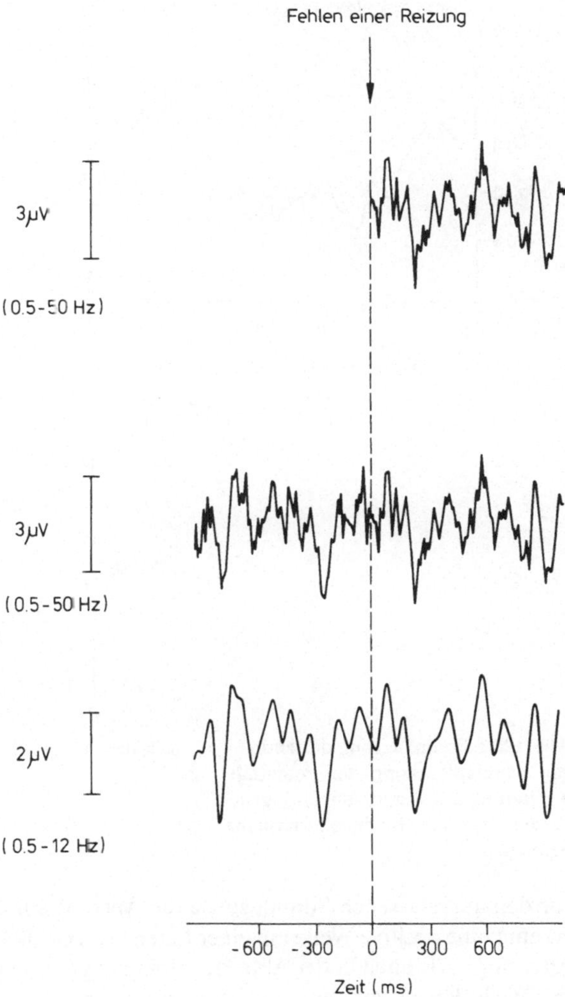

Abb. 11. Erläuterungen siehe Text

Sinnesreizungen am Schädel abgeleitet werden (Galambos u. Hillyard 1981). Das am meisten untersuchte endogene Potential ist eine positive Welle, die etwa 300 ms nach dem Aussetzen einer erwarteten Reizung auftritt (SUTTON et al. 1965; DONCHIN et al. 1978).

Für die Experimente, die wir hier beschreiben, saßen die Versuchspersonen in einer schallisolierten Kammer und wurden mit repetitiven Tonreizen von 2 kHz und einem Schalldruckpegel von 80 dB stimuliert. Die Reizungen wurden mit einem Intervall von 2,5 s vorgenommen, die Reizdauer betrug 1 s. Jeder dritte oder vierte Reiz wurde ausgelassen. Die Auslassung der Reizungen war zufallsverteilt. Die Versuchspersonen wurden angewiesen, die repetitiven Reizungen zu hören und das Auftreten der dritten oder vierten ausgelassenen Reizung zu erwarten. Abbildung 11 veranschaulicht das Ergebnis eines solchen typischen Experimentes, in welchem ausschließlich Epochen mit ausgelassenen Reizungen analysiert wurden. Im oberen Teil der Abb. 11 ist ein gemitteltes EEG

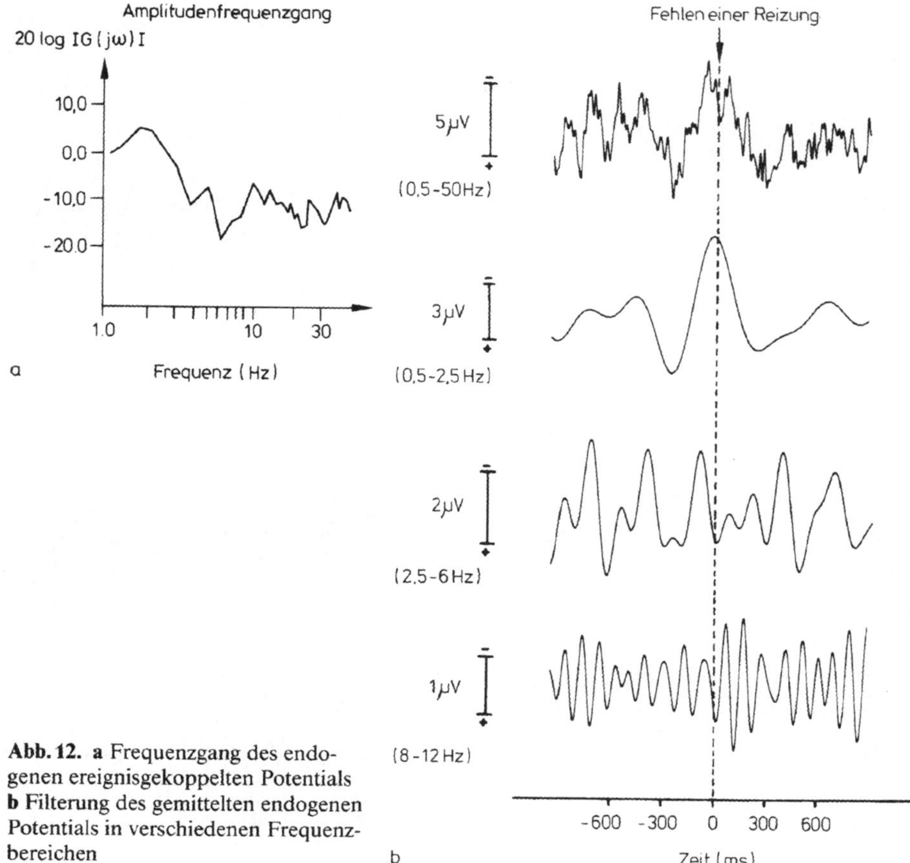

Abb. 12. a Frequenzgang des endogenen ereignisgekoppelten Potentials **b** Filterung des gemittelten endogenen Potentials in verschiedenen Frequenzbereichen

vor den ausgelassenen Stimuli sowie die Antwort auf diese Auslassung zu sehen. Man erkennt eine positive Welle mit einer Latenz von ca. 300 ms nach der fehlenden Reizung. Allerdings, wie auch in der Abb. 11, kann man gewöhnlich eine vergleichbar große positive Welle 300 ms vor der ausgelassenen Reizung beobachten. Wir nennen dieses positive Maximum, das oftmals symmetrische, spiegelbildliche Formen hat, die P-300-Welle. Weiterhin zeigt das EEG unmittelbar vor der Reizung eine gewisse Rhythmizität. Wir haben auch den Frequenzgang der evozierten Potentiale mit Hilfe der Fourier-Transformation berechnet. Im Frequenzgang sieht man dominante Maxima im Bereich von 0,5–2,5 Hz, 2,5–6 Hz und 8–12 Hz (Abb. 12 A). Innerhalb dieser Frequenzbereiche haben wir dann die ereignisbezogenen Potentiale mit digitalen Bandpässen ohne Phasenverschiebung gefiltert. Auf der Abb. 12 B kann man erkennen, daß die größte Intensität im Bereich von 0,5–2,5 Hz vorhanden ist. Die Aktivität in diesem niedrigen Frequenzbereich determiniert das markante Muster der P-300- und P-3-Welle im gemittelten endogenen Potential. Es ist weiterhin wesentlich, daß die Aktivität im Thetabereich (2,5–6 Hz) ebenfalls eine Rhythmizität aufweist (Abb. 12 B). Im Bereich von 8–12 Hz kann auch eine Rhythmizität vor der ausgelassenen Stimulierung beobachtet werden. In der gezeigten Abbildung ist ein Enhancement der EEG-Aktivität vorhanden, vergleichbar dem bei evozierten Potentialen (s. P-120-Welle auf S. 87; Abb. 6, S. 88).

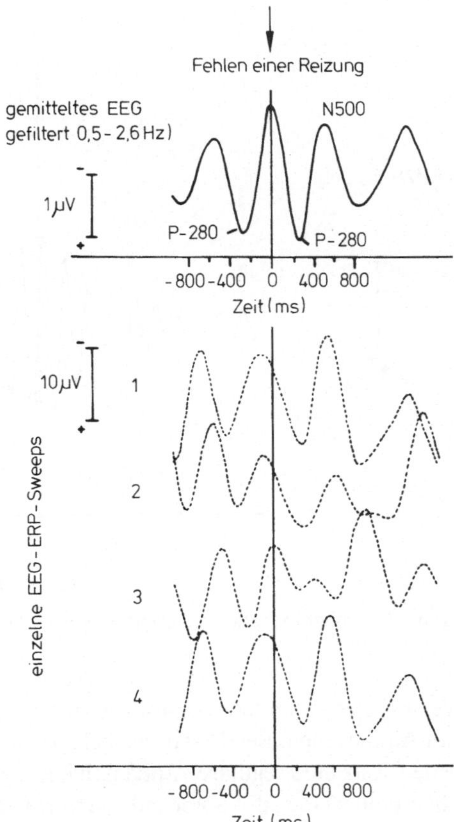

Abb. 13. Analyse des im Bereich von 0,5–2,6 Hz gefilterten ereignisgekoppelten Potentials. *Oben:* gemittelte Kurve; *Unten:* vier einzelne Epochen

Abbildung 13 zeigt die Ergebnisse von ähnlichen Experimenten, die durchgeführt wurden, um einzelne Epochen von EEG und ereignisbezogenen Potentialen (EEG-EPogramme mit ausgesetztem Reiz) zu untersuchen. Die EEG-ERPs sind band-paß gefiltert in den Grenzen 0,5–2,6 Hz, in Übereinstimmung mit den Charakteristiken im Frequenzgang, die eine maximale Antwort in diesem Frequenzbereich zeigt. Man kann unmittelbar erkennen, daß die Phasenwinkel zum Zeitpunkt der ausgesetzten Stimulierung synchron sind. Die Variabilität der Phasenwinkel ist erniedrigt im Vergleich zum EEG vor einer zufallsverteilten Stimulierung. Die vier EEG-ERPs des niedrigfrequenten EEGs sind ebenfalls kongruent. Circa 65% des Prä-EEGs des illustrierten Experiments zeigt diese Art einer Prästimulus-Phasenordnung und Kongruenzbildung. Die gemittelte EEG-Kurve zeigt das Muster von konsekutiven EEG-Wellen ohne irgendeine Störung zum Zeitpunkt der ausgesetzten Stimulierung.

Eine Reihe von Phänomenen, die den Ergebnissen von sensorisch evozierten Potentialen allgemein sind, sind während unserer Experimente ebenso aufgetreten. Als Beispiele können wir die zeitgekoppelte Zunahme der Alphaaktivität (Alphaenhancement) oder die Alphablockade anführen (Definition des Alphaenhancement in Abb. 6; s. auch BAŞAR 1980). Unsere Ergebnisse wurden ausgeführt mit Versuchspersonen, die in einem schwach beleuchteten Raum saßen. Es wurden gewöhnlich keine reichen, kontinuierlichen Alphawellen im spontanen EEG der Versuchspersonen gemessen. Manche der

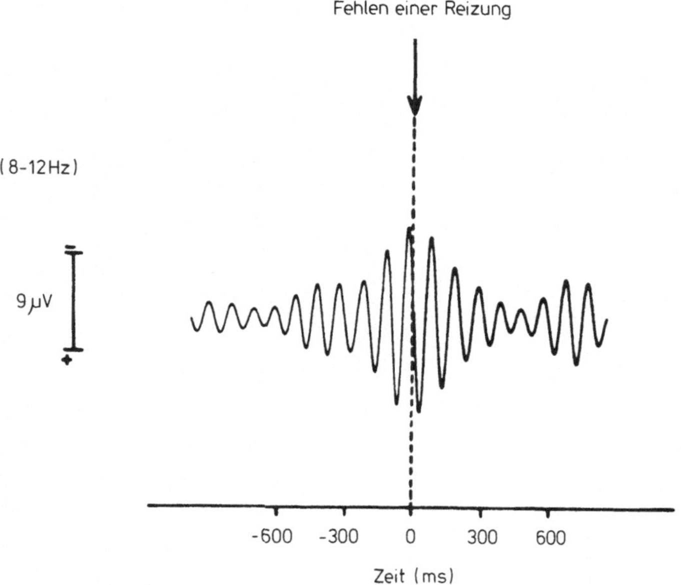

Abb. 14. Alphablockade, registriert in einem endogenen ereignisgekoppelten Potential

Versuchspersonen jedoch produzierten während der beschriebenen Experimente spontan Alphawellen. Bei diesen Versuchspersonen wurde oft unmittelbar vor dem ausgelassenen Reiz eine reguläre Alphaaktivität registriert. Das ausgelassene Signal rief in solchen Fällen eine Alphablockade hervor. Die gefilterte und gemittelte Kurve der Abb. 14 zeigt die Registrierung der Alphaaktivität und Alphablockade infolge der Auslassung der Stimulierung bei einer Versuchsperson.

Die Ergebnisse unserer P-300-Experimente mit Hilfe des Konzepts der EEG-EPogramme läßt uns vorsichtig formulieren, daß die Erwartungswellen letztlich in drei verschiedenen Frequenzbereichen auftreten können. Wir fassen unsere Ergebnisse der Analyse ereignisbezogener endogener Potentiale wie folgt zusammen:

a) Im Delta- und Thetafrequenzbereich zeigt das EEG unmittelbar vor einer ausgelassenen Stimulierung in den meisten Fällen eine Phasenordnung, wobei die P-300-Welle eine Fortsetzung des geordneten und stationären Prä-EEGs zu sein scheint. (Das Prä-EEG scheint eine gewisse Rhythmizität zu haben, die hervorgerufen wird durch die Erwartung des ausgesetzten Tonreizes).

b) In manchen Fällen zeigt die P-300-Welle eine Amplitudenzunahme gegenüber den Delta- und Thetakomponenten des Prä-EEGs.

c) Ereignisbezogene Zunahme der Alphaaktivität und ereignisbezogene Alphablockade liefern einen wesentlichen Beitrag zur Organisation der P-300-Welle.

Interpretation des Prästimulus-EEGs: die P-300-Welle

In dieser Studie konzentrieren wir uns auf die Untersuchung von EEG und evozierten Potentialen, speziell auf die Untersuchung von endogenen und ereignisbezogenen Potentialen. Die neuen Ergebnisse der Experimente mit endogenen ereignisbezogenen Potentialen führten zu einer Erweiterung unserer Konzepte der EEG-EPogramme. In unseren früheren Studien benutzten wir den Ausdruck „interne evozierte Potentiale" in der Absicht, die Beziehung von spontaner elektrischer Aktivität und evoziertem Potential zu beschreiben. Die interessanten Aspekte sind, daß zufallsverteilt, ohne äußere Stimulierung, Muster in der spontanen elektrischen EEG-Aktivität auftreten können, die die gleichen Frequenzen und die gleichen Formen wie ein evoziertes Potential und ebenso vergleichbare Amplituden besitzt. Dies führte zur Bezeichnung der internen evozierten Potentiale. Wir nehmen an, daß interne evozierte Potentiale ihren Ursprung von sogenannten internen verborgenen Quellen im Gehirn oder internen Rezeptoren haben. Diese letzte Annahme führt ebenso zu einer anderen wesentlichen Feststellung: Das EEG besitzt seinerseits Fragmente von evozierten Potentialen, die durch zufallsverteilte sensorische Reizung erzeugt werden. Diese sensorische Reizung kann möglicherweise von der Umgebung oder auch von Interorezeptoren herrühren.

Endogene ereignisbezogene Potentiale sind solche, deren Eigenschaften bestimmt werden durch einen psychologischen Kontext, innerhalb dessen ein Reiz auftritt. Andererseits sind zur Erzeugung von sensorisch evozierten Potentialen physikalisch definierte Reize notwendig.

Unsere Ergebnisse zeigen nun, daß eine ereignisbezogene psychologische Reizung ebenfalls Antworten erzeugt, die eine ähnliche Frequenzzusammensetzung besitzen wie die Antworten auf einen physikalisch definierten sensorischen Reiz hin. Die Synchronisation der elektrischen Aktivität im Deltaband (1–3 Hz), Thetaband (3–8 Hz) und Alphaband (8–13 Hz) scheint während operativer Zustände des Gehirns aufzutreten, in denen das Gehirn ein sensorisches oder kognitives „Informationsprocessing" durchführt. Mit anderen Worten, das EEG enthält nicht nur Fragmente von sensorisch evozierten Potentialen sondern auch Fragmente von kognitiven Potential und endogenem ereignisbezogenen Potential. Die Idee, daß das EEG möglicherweise physische und kognitive Prozesse reflektiert, ist eine alte. Allerdings ermöglichen die Ergebnisse dieser Untersuchung eine Quantifizierung der Synchronisation von EEG durch Betonung der sofortigen Phasenordnung unmittelbar vor und nach dem Auftreten von physikalischen und psychologischen Ereignissen. Es könnte vorsichtig formuliert werden, daß das EEG verschiedene Erscheinungsformen von zufallsbedingten intern ausgelösten Potentialen, von endogenen ereignisgekoppelten Potentialen und Erwartungswellen darstellt.

EEG-EPogramme (Vorreiz-EEG) im Hinblick auf psychophysiologische Modelle

BENTE (1981) betont, daß die Möglichkeiten einer systemtheoretischen Fundierung des psychophysiologisch-elektroenzephalographischen Vigilanzkonzepts erheblich an Bedeutung gewonnen haben. Wie Bente weiter erwähnt, ist hierfür der Paradigmenwechsel maßgeblich, wie er sich, ausgehend von Entwicklungen in der theoretischen Chemie und Physik, im vergangenen Jahrzehnt vollzogen und zur Theorie kooperativer oder synergetischer, zur Selbstorganisation tendierender Systeme geführt hat (HAKEN 1977; NICOLIS u. PRIGOGINE 1977). Wie wir bereits erwähnten, ist das Phänomen der evozierten Frequenzstabilisierung ein Beispiel der Kooperation miteinander verkoppelter neuronaler Elemente, die auf einen sensorischen Input wie die Eigenschaften eines Lasers reagieren, dessen Atome durch Kooperation ein kohärentes Licht erzeugen (BAŞAR 1983).

BENTE (1981) nimmt an, daß der entlang der Wach-Schlaf-Skala auftretende Wandel der hirnelektrischen Organisation, dessen wesentliche Etappen in der Elektroenzephalographie als Stadien bezeichnet werden, einen typischen Vorgang dieser Art bezeichnet. Unsere theoretischen Überlegungen unterstützen die Annahme von Bente, da wir nicht nur in Schlafzuständen, sondern in allen operativen Zuständen des Gehirns auf solche Kooperationseffekte hinweisen können. Das geordnete stationäre EEG als Erwartungswellen (die Familie der P-300-Welle) ist ein Beispiel für einen solchen Zustand.

In dieser Diskussion ist besonders zu erwähnen, daß durch Veränderung der α-Organisation in Phänomenen der Vigilanzregulation am hirnorganischen Psychosyndrom und Alterserkrankungen die Analyse der evozierten Potentiale zusammen mit dem EEG durchgeführt werden sollte. Aufnahmen von EPs während der Organisation eines EEG, z. B. wie die von BENTE (1979), BENTE et al. (1978) und HERMANN (1983) gemessenen, könnten ein gutes Anwendungsgebiet der EEG-EPogramme werden.

Literatur

BAŞAR E (1980) EEG-Brain dynamics. Relation between EEG and brain evoked potentials. Elsevier/North-Holland Biomedical Press B. V., Amsterdam, p 410

BAŞAR E (1983) Synergetics of neuronal populations. In: BAŞAR E, FLOHR H, HAKEN H, MANDELL AJ (eds) Synergetics of the brain. Springer, Berlin Heidelberg New York

BAŞAR E, GÖNDER A, ÖZESMI C, UNGAN P (1975) Dynamics of brain rhythmic and evoked potentials. I. Some computational methods for the analysis of electrical signals from the brain. Biol cybernetics 20: 137–143

BAŞAR E, DEMIR N, GÖNDER A, UNGAN P (1979a) Combined dynamics of EEG and evoked potentials. I. Studies of simultaneously recorded EEG-EPograms in the auditory pathway, reticular formation and hippocampus of the cat brain during the waking stage. Biol Cybernetics, 34: 1–19

BAŞAR E, DURUSAN A, GÖNDER A, UNGAN P (1979b) Combined dynamics of EEG and evoked potentials. II. Studies of simultaneously recorded EEG-EPograms in the auditory pathway, reticular formation and hippocampus of the cat brain during sleep. Biol Cybernetics, 34: 21–30

BENTE D (1979) Vigilance and evaluation of psychotropic drug effects on EEG. Pharmacopsychiat 12: 137–147

BENTE D (1981) Vigilanzregulation, hirnorganisches Psychosyndrom und Alterserkrankungen: Ein psychophysiologisches Modell. In: BENTE D, COPER H, KANOWSKI S (Hrsg) Hirnorganische Psychosyndrome im Alter. Springer, Berlin Heidelberg New York, pp 63–73

BENTE D, GLATTHAAR G, ULRICH G, LEWINSKY M (1978) Piracetam und Vigilanz: Elektroenzephalographische und klinische Ergebnisse einer Langzeitmedikation bei gerontopsychiatrischen Patienten. Arzneimittelforsch 28: 1529–1530

DONCHIN E, RITTER W, McCALLUM WC (1978) Cognitive psychophysiology. The endogenous components of the ERP. In: CALLAWAY E, TUETING P, KOSLOW SH (eds) Event-related brain potentials in man. Academic Press, New York

GALAMBOS R, HILLYARD SA (1981) Electrophysiological approaches to human cognitive processing. Neurosciences Research Program Bulletin, vol 20, 2. November 1981, MIT PRESS, Cambridge, Mass, p 265

HAKEN H (1977) Synergetics. An introduction. Springer, Berlin Heidelberg New York

HERMANN WM (1982) Development and critical evaluation of an objective procedure for the electroencephalographic classification of psychotropic drugs. In: HERMANN WM (ed) EEG in drug research. Fischer, Stuttgart New York

NICOLIS G, PRIGOGINE I (1977) Self-organization in nonequilibrium systems. From dissipative structures to order through fluctuations. Wiley & Sons, New York Chicester

SUTTON S, BRAREN M, JOHN ER, ZUBIN J (1965) Evoked potential correlates of stimulus uncertainty. Sci 150: 1187–1188

Ereignisbezogene Potentiale, Aufmerksamkeit und motorische Aktion

G. Grünewald und E. Grünewald-Zuberbier

Ereignisbezogene Potentiale (EPs)

Das EEG ist die zur Zeit wichtigste nicht-invasive Methode zur Untersuchung der kortikalen, räumlich-zeitlichen Aktivitätsmuster bei perzeptiven, motorischen und kognitiven Prozessen des Menschen.[1] Von besonderer Bedeutung sind hier Untersuchungen in der Zeitdomäne: ereignisbezogene Änderungen der EEG-Spontanaktivität (z. B. Alpha-Attenuierungsreaktionen; s. Grünewald et al. (1980) und EPs. Die Darstellung wird sich im folgenden auf die letzteren beschränken. EPs bestehen aus einer Sequenz von positiven und negativen Potentialdeflektionen meist geringer Amplitude, die einem in der Zeit exakt definierten Ereignis (z. B. Beginn einer sensorischen Stimulation oder motorischen Aktion) folgen oder vorausgehen. Ihr Zeitverlauf reicht von wenigen Millisekunden bis zu einigen Sekunden. Eine Methode zur Erkennung der EPs im meist höheramplitudigen Hintergrunds-EEG ist bekanntlich die Verbesserung des Signal-Rausch-Verhältnisses durch Mittelungstechniken. Die Potentialform eines EP setzt sich im allgemeinen aus in der Zeit überlappenden Beiträgen verschiedener zerebraler Generatorprozesse zusammen. Ziel der Untersuchung ist die Identifizierung dieser Potential-‚Komponenten‘ (durch experimentelle Bedingungsvariationen und statistische Verfahren) und die Ermittlung ihrer funktionellen Signifikanz. Heuristisch können zwei Hauptklassen von EP-Komponenten unterschieden werden: exogene und endogene Komponeten (Donchin et al. 1978; Galambos u. Hillyard 1981). Erstere sind obligatorische Antworten kurzer Latenz auf eine sensorische Stimulation. Sie zeigen eine äußerst geringe intra- und meist auch interindividuelle Variabilität und bleiben relativ unbeeinflußt durch psychophysiologische Zustandsänderungen. Sie variieren mit den physikalischen Parametern des Stimulus und mit der anatomisch-physiologischen Integrität der sensorischen Systeme. Die endogenen EP-Komponenten sind demgegenüber keine obligatorischen Antworten auf einen sensorischen Stimulus (sie können darüberhinaus auch ohne einen Stimulus auftreten). Treten sie in Abhängigkeit von einer sensorischen Stimulation auf, so variieren sie in Latenz, Amplitude und Skalpverteilung mit der Rolle, die der Stimulus im Kontext einer jeweiligen experimentellen Aufgabe spielt und mit der Art, wie der Proband die Information verarbeitet. Insbesondere die endogenen EP-Komponenten könnten für Untersuchungen des hirnorganischen Psychosyndroms (s. z. B. Bente et al. 1982) von Interesse sein.

Als Beispiele endogener EPs sollen im folgenden in kurzer Form Potentiale beschrieben werden, die (a) mit selektiver sensorischer Aufmerksamkeit und (b) mit will-

---

[1] Die ebenfalls nicht-invasive Messung der regionalen Hirndurchblutung oder des regionalen Hirnstoffwechsels weist gegenüber dem EEG eine erheblich schlechtere zeitliche Auflösung auf (s. z. B. Wood 1983).

kürmotorischer Präparation verbunden sind, und deren Existenz durch zahlreiche Untersuchungen in verschiedenen Labors gesichert ist.

EPs und selektive sensorische Aufmerksamkeit

Ein wesentlicher Aspekt des Aufmerksamkeitskonzeptes ist die sensorische Selektivität (TREISMAN 1969; MORAY 1969; BROADBENT 1970; u.a.).[2] Zum Beispiel definiert HEBB (1966, S.96) Aufmerksamkeit als „an activity of mediating processes which supports the central effects of a sensory event, usually with the implication that other sensory events are shut out" (s.a. HEBB 1949). Zur Untersuchung der EP-Korrelate dieser selektiven Informationsverarbeitung wurde u.a. häufig das folgende Paradigma verwendet. Dem Probanden werden mehrere gleichwahrscheinliche Klassen von Stimuli in zufälliger und relativ rascher Folge dargeboten, wobei in verschiedenen Versuchsdurchgängen jeweils nur die Stimuli einer Klasse aufgabenrelevant, d.h. zum Beispiel zu zählen sind. Die EPs der aufgabenrelevanten und -irrelevanten Stimuli werden miteinander verglichen. Untersuchungen dieser Art wurden intra- und intermodal mit akustischen, visuellen und somatosensiblen Reizen durchgeführt (s. den detaillierten Reviewartikel von NÄÄTÄNEN 1982). Als übereinstimmender EP-Effekt ist eine endogene negative Potentialkomponente von oft relativ kurzer Onsetlatenz (50–100 ms) nach den aufgabenrelevanten Stimuli zu beobachten, die sich den exogenen Potentialkomponenten dieser Stimuli überlagert (was meist eine Amplitudenerhöhung der exogenen N1-Komponente zur Folge hat; HILLYARD et al. 1973). Die Skalpverteilung dieser ‚processing negativity' (PN) (NÄÄTÄNEN et al. 1978) oder ‚selection negativity' [HARTER u. AINE 1984] ist modalitätsspezifisch: Bei akustischen Reizen ist die Amplitude am größten frontozentral über der Mittellinie, bei visuellen Reizen parieto-okzipital kontralateral zur Position des Stimulus im Gesichtsfeld und bei somatosensiblen Reizen postzentral kontralateral zur stimulierten Seite. Die modalitätsspezifische Komponente der PN wird von einer zweiten Komponente überlagert, die in allen untersuchten Modalitäten frontal dominant ist und die eine um 20–100 ms längere Latenz, eine längere Dauer und eine größere Amplitude aufweist (s. NÄÄTÄNEN 1982).

Die PN wird allgemein als elektrophysiologisches Korrelat selektiver Aufmerksamkeit interpretiert.[3] Der relativ frühe Beginn ihrer modalitätsspezifischen Komponente wird als Indiz dafür gewertet, daß die sensorische Selektion aufgrund einer vorbestehenden Einstellung auf den aufgabenrelevanten Stimulus erfolgt (‚stimulus set' im Sinne BROADBENTS 1970; s. HILLYARD et al. 1973; HILLYARD u. PICTON 1979).[4] Die modalitäts-

---

[2] Selektivität unterscheidet die Aufmerksamkeit von den verwandten Konzepten der Vigilanz und des Arousal (s. BERLYNE 1969; POSNER 1975; u.a.).

[3] Die neuronale Genese der PN ist noch ungeklärt (s. GALAMBOS u. HILLYARD 1981). Eine gewisse Parallele auf einzelneuronalem Niveau besteht in der von BUSHNELL et al. 1981 nachgewiesenen Verstärkung visuell ausgelöster neuronaler Reaktionen im parietalen Kortex bei selektiver Beachtung des Stimulus (s. auch den Review von WURTZ et al. 1980).

[4] Dieser stimulus set hat einen willkürlichen Aspekt insofern seine Ausrichtung durch Instruktion frei variierbar und für seine Aufrechterhaltung ‚effort' (KAHNEMAN 1973) notwendig ist. Von dieser willkürlichen selektiven Aufmerksamkeit sind unwillkürliche sensorische Selektionsprozesse zu unterscheiden, wie sie z.B. im Orientierungsreflex auftreten. Zu den zugeordneten EPs (im N2-Latenzbereich) vgl. den Review von NÄÄTÄNEN u. GAILLARD 1983.

spezifische frontal dominante Komponente der PN scheint nur indirekt mit der sensorischen Selektion zusammenzuhängen und könnte ein weiteres ‚processing' („rehearsal'?; s. NÄÄTÄNEN 1982) des als relevant erkannten Stimulus repräsentieren.

ZAMBELLI et al. 1977 und LOISELLE et al. 1980 (s. auch STAMM u. KREDER 1979) haben die PN zur Untersuchung von Aufmerksamkeitsstörungen an klinischen Gruppen herangezogen. Bei einem Vergleich hyperaktiver und nicht-hyperaktiver Kinder fanden sie in der ersteren Gruppe signifikant geringere (und häufig fehlende) Amplitudendifferenzen im N1-Bereich zwischen relevanten und irrelevanten Reizen. Die Befunde wurden als Dysfunktion eines frühen Selektionsmechanismus interpretiert (HILLYARD u. WOODS 1979). Es ist jedoch nicht auszuschließen, daß die Störung eher in der herabgesetzten Fähigkeit der hyperaktiven Kinder zur Aufrechterhaltung von ‚attentional effort' (im Sinne KAHNEMANS 1973) besteht, wie eigene Untersuchungen (GRÜNEWALD-ZUBERBIER u. GRÜNEWALD 1982) mit verschiedenen Paradigmen und einem breiten Spektrum von ERPs an Kindern mit unterschiedlicher Konzentrationsfähigkeit nahelegen.

EPs und willkürmotorische Präparation

Neben endogenen EPs, die einem Ereignis folgen, gibt es solche, die einem Ereignis vorausgehen. Ein Beispiel ist das ‚Bereitschaftspotential' (BP) (KORNHUBER u. DEECKE 1965), eine graduell ansteigende Negativierung vor willkürlichen Bewegungen, die allgemein als Korrelat kortikaler präparatorischer Aktivität interpretiert wird (s. z. B. die Reviews von DEECKE u. KORNHUBER 1977; GOFF et al. 1978). Vor unwillkürlichen Bewegungen (z. B. Tics) ist dieses Potential nicht zu beobachten (OBESO et al. 1981). Bei selbstinitiierten willkürlichen Bewegungen der Hand und der Finger (bzw. isometrischer Kontraktionen) beginnt das BP bis zu 1 s und mehr vor der myographischen Aktivität im Agonisten mit breiter bilateral symmetrischer Skalpverteilung und einem Maximum über dem Vertex. Der Gradient der Negativierung wird 400 ms und mehr vor dem EMG-Beginn steiler über der Hemisphäre kontralateral zur Kontraktion, mit Maximum über dem präzentralen Handareal, und diese Lateralisierung des Potentials steigert sich häufig noch deutlich kurz vor dem EMG-Beginn. Bei signalisierten willkürlichen Hand- und Fingerbewegungen in Reiz-Reaktions-Experimenten entwickelt sich die lateralisierte prämotorische Negativierung innerhalb der motorischen Reaktionszeit (KUTAS u. DONCHIN 1980). Das BP vor Willkürbewegungen anderer Körperregionen zeigt ein Maximum der Lateralisierung entsprechend der somatotopischen Gliederung des Motorkortex. Die Amplitude des Potentials variiert mit der Motivation des Probanden und mit Parametern der Bewegungsdurchführung (insb. der Rate der initialen Kraftänderung), ohne daß sich dabei der Grad der Asymmetrie wesentlich ändert. Aus der Gesamtheit der Befunde kann gefolgert werden, daß sich das BP aus mindestens zwei Potentialkomponenten zusammensetzt: einer lateralisierten mit Maximum über den jeweiligen motorischen Projektionsarealen und einer bilateral symmetrischen mit Maximum über dem Vertex. Erstere ist ein Ausdruck spezifischer motorischer Präparation und scheint in ihrem terminalen, der EMG-Aktivität unmittelbar vorausgehenden Anstieg die kortikospinale Efferenz wiederzuspiegeln. Die bilaterale Komponente des BP scheint demgegenüber präparatorische Aktivität zu repräsentieren, die nur indirekt mit der Initiierung der spezifischen Bewegung zusammenhängt.[5]

Bei den bisher am häufigsten untersuchten ‚ballistischen' Willkürbewegungen (Dauer ca. 200 ms und weniger) bricht die prämotorische Negativität nach Initiierung der Bewegung bzw. kurz nach dem EMG-Maximum (PAPAKOSTOPOULOS 1980) mit einer komplexen positiven Deflektion zusammen. Man hat die Potentiale nach EMG-Beginn meist als reafferent (d. h. durch die periphere Bewegungsafferenz bedingt) interpretiert. Sie können jedoch nicht rein reafferenter Natur sein, da sie nach totaler Deafferenzierung weitgehend erhalten bleiben (VAUGHAN et al. 1970; insb. ROTHWELL et al. 1982). Eigene Untersuchungen (s. GRÜNEWALD u. GRÜNEWALD-ZUBERBIER 1983) haben gezeigt, daß bei langsamen ‚rampenförmigen' Zielbewegungen der Hand und Finger (Dauer 500–1000 ms und darüber) die prämotorische Negativität mit beiden Komponenten über den EMG-Beginn hinaus bis zum Start der Bewegung ansteigt und mit leichtem Dekrement (insb. der bilateralen Komponente) erhalten bleibt, bis das Bewegungsziel erreicht ist. Diese negativen Potentiale während der Durchführung der Zielbewegung sind nicht an die anhaltende Willkürkontraktion an sich gebunden, da sie während gleichlanger einfacher, willkürlicher Haltekontraktionen (s. GRÜNEWALD u. GRÜNEWALD-ZUBERBIER 1983) und hochgeübter Schreibbewegungen (BASHORE et al. 1982) fehlen. Möglicherweise hängen sie mit der kortikalen Kontrollaktivität zusammen, die bei den Zielbewegungen, gegenüber den weitgehend automatisch prozessierten Haltekontraktionen und Schreibbewegungen, aufgebracht werden muß (vgl. auch DEECKE et al. 1984).

Literatur

BASHORE TR, MCCARTHY G, HEFFLEY EF, CLAPMANN RM, DONCHIN E (1982) Is handwriting posture associated with differences in motor control? An analysis of asymmetries in the readiness potential. Neuropsychologia 20: 327–346

BENTE D, COPER H, KANOWSKI S (eds) (1982) Hirnorganische Psychosyndrome im Alter. Springer, Berlin Heidelberg New York

BERLYNE DE (1969) The development of the concept of attention in psychology. In: EVANS CR, MULHOLLAND TB (eds) Attention in neurophysiology. Butterworths, London, pp 1–26

BROADBENT DE (1970) Stimulus set and response set: Two kinds of selective attention. In: MOSTOFSKY (ed) Attention: Contemporary theory and analysis. Appleton-Century-Crofts New York, pp 51–60

BUSHNELL MC, GOLDBERG ME, ROBINSON DL (1981) Behavioral enhancement of visual responses in monkey cerebral cortex: I. Modulation in posterior parietal cortex related to selective attention. J Neurophysiol 46: 755–772

DEECKE L, KORNHUBER HH (1977) Cerebral potentials and the initiation of voluntary movement. In: Desmedt JE (ed) Attention, voluntary contraction and event-related cerebral potentials. Karger, Basel, pp 132–150

DEECKE L, BASHORE T, BRUNIA C, GRÜNEWALD-ZUBERBIER E, GRÜNEWALD G, KRISTEVA R (1984) Movement-associated potentials and motor control: Report of the EPIC VI motor panel. In:

---

[5] Subdurale Ableitungen haben den kortikalen Ursprung dieser bewegungsbezogenen Potentiale an Mensch und Primaten verifiziert und einzelneuronale Untersuchungen haben in verschiedenen Strukturen der motorischen Systeme zeitliche Aktivitätsmuster nachgewiesen, die dem BP bzw. seinen Komponenten ähneln (s. z. B. den Review von PHILLIPS u. PORTER 1977).

KARRER R, COHEN I, TUETING P (eds) Brain and information: Event-related potentials. Ann NY Acad Sci, vol 425, pp 398–428

DONCHIN E, RITTER W, McCALLUM WC (1978) Cognitive psychophysiology: The endogenous componente of the ERP. In: CALLEWAY E, TUETING P, KOSLOW SH (eds) Event-related brain potentials in man. Academic Press, New York, pp 349–411

GALAMBOS R, HILLYARD SA (eds) (1981) Electrophysiological approaches to human cognitive processing. Neurosci Res Progr Bull, vol 20, MIT Press, Cambridge/Mass

GOFF WR, ALLISON T, VAUGHAN HG Jr (1978) The functional neuroanatomy of event-related potentials. In: CALLEWAY E, TUETING P, KOSLOW SH (eds) Event-related brain potentials in man. Academic Press, New York, pp 1–79

GRÜNEWALD G, GRÜNEWALD-ZUBERBIER E (1983) Cerebral potentials during voluntary ramp movements in aiming tasks. In: GAILLARD AWK, RITTER W (eds) Tutorials in event related potential research: Endogenous components. North-Holland, Amsterdam, pp 311–327

GRÜNEWALD G, GRÜNEWALD-ZUBERBIER E, NETZ J (1980) Event-related changes of EEG alpha activity in relation to slow potential shifts. In: PFURTSCHELLER G, BUSER P, LOPES DA, SILVA FH (eds) Rhythmic EEG activities and cortical functioning. Elsevier/North-Holland, Amsterdam, pp 235–248

GRÜNEWALD-ZUBERBIER E, GRÜNEWALD G (1982) Event-related EEG changes in children with different abilities to concentrate. In: ROTHENBERGER A (ed) Event-related potentials in children. Elsevier, Amsterdam, pp 295–316

HARTER MR, AINE CJ (1984) Brain mechanisms of visual selective attention. In: PARASUVAMAN R, DAVIES DR (eds) Varieties of attention. Academic Press, New York, pp 293–321

HEBB DO (1949) The organization of behavior. John Wiley, New York

HEBB DO (1966) A textbook of psychology. Saunders Comp., London

HILLYARD SA, PICTON TW (1979) Event-related brain potentials and selective information processing in man. In: DESMEDT JE (ed) Cognitive components in cerebral event-related potentials and selective attention. Karger, Basel, pp 1–52

HILLYARD SA, WOODS DL (1979) Electrophysiological analysis of human brain function. In: GAZZANIGA (ed) Handbook of behavioral neurobiology, vol 2, Plenum Press, New York, pp 345–378

HILLYARD SA, HINK RF, PICTON TW (1973) Electrical signs of selective attention in the human brain. Sci 182: 177–180

KAHNEMAN D (1973) Attention and effort. Prentice Hall, New Jersey

KORNHUBER HH, DEECKE L (1965) Hirnpotentialänderungen bei Willkürbewegungen und passiven Bewegungen des Menschen: Bereitschaftspotential und reafferente Potentiale. Pflügers Arch 284: 1–17

KUTAS M, DONCHIN E (1980) Preparation to respond as manifested by movement-related brain potentials. Brain Res 202: 95–115

LOISELLE DL, STAMM JS, MAITINSKY S, WHIPPLE SC (1980) Evoked potential and behavioral signs of attentive dysfunctions in hyperactive boys. Psychophysiol 17: 193–201

MORAY N (1969) Attention. Selective processes in vision and hearing. Hutchinson, London

NÄÄTÄNEN R (1982) Processing negativity: An evoked-potential reflection of selective attention. Psychol Bull 92: 605–640

NÄÄTÄNEN R, GAILLARD AWK (1983) The orienting reflex and the N2 deflection of the ERP. In: GAILLARD AWK, RITTER W (eds) Tutorials in event related potential research: endogenous components. North-Holland, Amsterdam, pp 119–141

NÄÄTÄNEN R, GAILLARD A, MÄNTYSALO S (1978) The N1 effect of selective attention reinterpreted. Acta Psychologica 42: 313–329

OBESO JA, ROTHWELL JC, MARSDEN CD (1981) Simple tics in Gilles de la Tourette's syndrome are not prefaced by a normal premovement EEG potential. J Neurol Neurosurg Psychiat 44: 735–738

PAPAKOSTOPOULOS D (1980) A no-stimulus, no-response event-related potential of the human cortex. EEG Clin Neurophysiol 48: 622–638

PHILLIPS CG, PORTER R (1977) Corticospinal neurones. Their role in movement. Academic Press, New York

POSNER MI (1975) Psychobiology of attention. In: GAZZANIGA MS, BLAKEMORE C (eds) Handbook of psychobiology. Academic Press, New York, pp 441–480

ROTHWELL JC, TRAUB MM, DAY BL, OBESO JA, THOMAS PK, MARSDEN CD (1982) Manual motor performance in a deafferented man. Brain 105: 515–542

STAMM JS, KREDER SV (1979) Minimal brain dysfunction: Psychological and neurophysiological disorders in hyperkinetic children. In: GAZZANIGA MS (ed) Handbook of behavioral neurobiology, vol 2, Plenum Press, New York, pp 119–150

TREISMAN AM (1969) Strategies and models of selective attention. Psychol Rev 76: 282–299

VAUGHAN HG Jr, BOSSO J, GROSS EG (1970) Cortical motor potential in monkeys before and after upper limb deafferentiation. Exp Neurol 26: 253–262

WOOD F (1983) Laterality of cerebral function: its investigation by measurement of localized brain activity. In: HELLIGE JB (ed) Cerebral hemisphere asymmetry, Praeger Publishers, New York, pp 383–410

WURTZ RH, GOLDBERG ME, ROBINSON DL (1980) Behavioral modulation of visual responses in the monkey: Stimulus selection for attention and movement. In: SPRAGUE JM, EPPSTEIN AN (eds) Progress in psychobiology and physiological psychology, vol 9, Academic Press, New York, pp 44–83

ZAMBELLI AJ, STAMM JS, MAITINSKY S, LOISELLE DL (1977) Auditory evoked potentials and selective attention in formerly hyperactive adolescents. Am J Psychiat 134: 742–747

Zielverhalten und Auge-Hand-Koordination

K. OFFENLOCH, G. ZAHNER, B. NICKEL und D. BRUNNER

Einleitung

Wir untersuchen derzeit in Fortführung unseres Programms „Funktionelle Hirnzustände" (OFFENLOCH 1978) zwei spezifische Verhaltensweisen, Pistolenschießen und Fliegen, die neurophysiologisch durch eine starke Auge-Hand-Koordination gekennzeichnet sind. Für EEG-Untersuchungen bieten sich uns diese beiden spezifischen Verhaltensbedingungen in geradezu paradigmatischer Weise an, denn die methodischen Vorteile bei EEG-Untersuchungen des Verhaltens sind unter anderen vor allem folgende:
- eine starke zerebrale Aktivierung bzw. Vigilanzsteigerung bei gleichzeitiger ruhiger Körperhaltung, so daß die Bewegungsartefakte gering sind;
- die Möglichkeit, durch Beschleunigungsaufnehmer am Pistolenlauf den Bewegungsverlauf und den Ruhetremor der zwangsweise ruhig zu haltenden Hand in seiner vertikalen und horizontalen Komponente zu registrieren, bzw. durch die Registrierung der Ruderausschläge und der Fluglage des Flugzeugs die Motorik des Gesamtsystems Mensch-Flugzeug in allen drei Raumachsen zu erfassen;
- und schließlich ergibt das Trefferbild auf der Schießscheibe bzw. die fortlaufende Registrierung des Flugverlaufs und der Fluglage des Flugzeugs in allen drei Raumkoordinaten eine exakte Verhaltensdokumentation in geradezu kartesischen Koordinaten.

Über Einzelaspekte dieser Untersuchungen haben wir andernorts bereits früher berichtet (NICKEL 1981; OFFENLOCH 1984).

Methodik bei den Pistolenschützen

Die überwiegend männlichen Versuchspersonen (Vpn) (n = 14) im Alter zwischen 17 und 40 Jahren waren alle neurologisch gesunde Rechtshänder. Ihre Schießerfahrung war unterschiedlich, ihr Leistungsstand reichte vom Anfänger bis zur deutschen Spitzenklasse. Die Schützen wurden entsprechend ihrem Leistungsstand in Gruppen zusammengefaßt. Die 1. Gruppe bestand aus 5 Sportlern mit etwa gleichlanger Schieß- und Trainingserfahrung, die sowohl im Trainingsaufwand als auch im Trainingsinhalt die gleichen Voraussetzungen mitbrachten und bis zum heutigen Tag regelmäßig trainieren (∅ 481,0 Ringe bei 50 Schuß auf 10er Scheibe). Eine 2. Gruppe mit ebenfalls fünf Versuchspersonen, die zumindest früher einem regelmäßigen Training nachgingen und auch viel Erfahrung mit Schnellfeuerpistolen hatten ($\varnothing$ 461,80 Ringe bei 50 Schuß auf 10er Scheibe).

Eine 3. Gruppe mit vier Probanden. Diese vier nahmen nur unregelmäßig am Schießtraining teil und besaßen nur eine geringe Schießerfahrung ($\varnothing$ 376,25 Ringe bei 50 Schuß auf 10er Scheibe).

Als Testwaffen dienten die Schnellfeuerpistolen Hämmerli 232 und Walther OSP, beide Kaliber 0.22 kurz, an deren Mündung Beschleunigungsaufnehmer der Fa. Hottinger-Baldwin befestigt waren.

In der Schießhalle des Waffenlaboratoriums der Fachhochschule des Heeres[1] in Darmstadt wurde bei allen Sportlern folgendes EEG-Programm absolviert:
- 10 min sitzend, Augen zu
- 10 min sitzend, Augen auf
- 4mal 20 s stehend, zielen
- 6mal 5 Schuß stehend auf eine 10er Scheibe (Präzision) im Abstand 25 m mit Nachhalten nach dem Schuß
- 10 min sitzend, Augen auf
- 10 min sitzend, Augen zu

Das EEG wurde von P3-01 und P4-02 bipolar abgeleitet und mit einer 4-Kanal-Schwarzer-Telemetrieanlage drahtlos zur Registriereinheit (Oszillograph, Schreiber, analoges Magnetbandgerät) übertragen. Auf einem weiteren Kanal wurde das Brustwand-EKG ebenfalls drahtlos übertragen. So kam es nur zu geringen Beeinträchtigungen der Bewegungsfreiheit der Athleten.

Während der Bedingungen „Zielen" und „Schießen" wurde gleichzeitig der Handtremor in vertikaler und horizontaler Richtung mit Beschleunigungsaufnehmern registriert.

Auswertung

Die Off-line-Analyse der auf Magnetband gespeicherten EEG- und Tremordaten erfolgte auf einem PDP-12 Rechner im Hause E. Merck, Darmstadt.[2] Über FFT wurde für die einzelnen Versuchsbedingungen der prozentuale Anteil der Intensitäten des β_2-, β_1-, α- und ϑ-Bandes am Gesamtspektrum des EEG berechnet (Segmentdauer 8 s).

Die Bandgrenzen für die einzelnen EEG-Frequenzbänder waren wir folgt festgelegt:

ϑ 4 – 7 Hz
α 8 –13 Hz
β_1 13,5–17 Hz
β_2 17,5–32 Hz

---

[1] Für die bereitwillig gewährte großzügige Unterstützung dieser Untersuchungen möchten wir an dieser Stelle den Herren Oberstleutnant v. Fabeg, Oberleutnant Lösel und Herrn Gunter danken.
[2] Für die kostenlose Bereitstellung der Rechenanlage danken wir besonders H. Görtelmeyer im Hause E. Merck.

Weiterhin berechneten wir die dimensionslosen Größen

$$\frac{\% \beta_1 + \% \beta_2}{\% \alpha} \quad \text{(Parameter 1)}$$

$$\frac{\% \beta_1 + \% \beta_2}{\% \alpha + \% \vartheta} \quad \text{(Parameter 2)}$$

Wir berechneten diese Parameter, da sie unabhängig davon sind, ob die spektralen Anteile in den einzelnen Frequenzbändern absolut oder prozentual bestimmt sind. Je höher diese Quotienten sind, um so stärker ist die „Rechtsverschiebung" des Spektrums zu höheren Frequenzanteilen hin.

Methodik der Untersuchungen bei Piloten

Bei den in Zusammenarbeit mit dem Institut für Flugführung an der Technischen Universität in Braunschweig (Prof. Dr. G. Schänzer) durchgeführten Versuchen wurde von Piloten in einem zweimotorigen Propellerflugzeug vom Typ Dornier Do 28 während der Durchführung von definierten Flugprogrammen das EEG von P3-01 und F3-C3 bipolar abgeleitet und auf Band gespeichert. In vereinzelten Fällen haben wir zusätzlich eine Brustwandableitung des EKG vorgenommen. Der hier verwendete Flugzeugtyp ist ein Kurzstartflugzeug, das eine Doppelsteuerung besitzt und für beide Pilotensitze mit allen für den Instrumentenflug notwendigen Anzeigen ausgerüstet ist. Die Triebwerkbedienung erfordert im Vergleich zu Turboprop- und Strahltriebwerken einen höheren Bedienungsaufwand, ein Umstand, der bei der Bewertung der einzelnen Flugphasen berücksichtigt werden muß.

Für den Experimentator bietet das Flugzeug sehr gute Versuchsbedingungen: Mit ca. 500 kg Zuladung für wissenschaftliches Gerät und Personal, 16 KW verfügbarer elektrischer Leistung – davon 1 KW als 220 V 50 Hz Netzspannung – und ausreichende Einbauvolumen sowie einer PCM-Datenaufzeichnungsanlage mit 32 Kanälen und einer umfangreichen Sensorausrüstung können physiologische „in flight"-Experimente unter „Quasi-Laborbedingungen" durchgeführt werden.

Ziel der Flugprogramme war es, typische im Alltagsflugbetrieb übliche Belastungssituationen der Piloten zu erfliegen.

Unter Berücksichtigung der spezifischen Eigenschaften des verwendeten Flugzeugtyps Do 28 wurden hier folgende Phasen definiert:
- Ruhe - ruhiges Sitzen im Cockpit, Augen geschlossen
- Rollen - Bewegen des Flugzeuges am Boden
- Start und Steigflug
- stabilisierter Horizontalflug
  = Flug in konstanter Höhe, mit konstanter Geschwindigkeit und konstantem Steuerkurs
- Vertikal-S, ein in der Koordination der verschiedenen Flugparameter schwieriges Manöver

- simulierter Triebwerksausfall
  = plötzliches Reduzieren der Triebwerkleistung *eines* Triebwerks auf Leerlauf mit anschließenden Maßnahmen für den Einmotorflug
- Landeanflug, Landung, Ausrollen

Auswertung

Die EEG-Frequenzbandbreiten waren bei diesen Untersuchungen – gegenüber der Schützenuntersuchung geringfügig verändert – wie folgt definiert:

δ 0,5– 3,5 Hz
ϑ 3,5– 7,5 Hz
α 7,5–13,5 Hz
β_1 13,5–21,5 Hz
β_2 21,5–32,0 Hz

Vermittels eines EEG-Trendalanalysators[3] konnten wir hier auch bereits während der Flüge das EEG auf zwei Kanälen über die Fourieranalyse untersuchen (Segmentdauer 2 s mit zeitlicher Überlappung).

So konnte bereits in flight eine fortlaufende Darstellung der Spektren in Intervallen von 30 s über den gesamten Flugverlauf und detailiert nach den vorgenannten Frequenzbändern in 2-s-Intervallen bei den einzelnen besonders analysierten Ruhe- und Flugphasen von jeweils 128 s Dauer erhalten werden (Abb. 1).

Ergebnisse

Sensomotorische Vigilanz beim Pistolenschießen

Bei den sechs untersuchten Verhaltensformen der Pistolenschützen: (0) Augen zu, entspannt, (1) Augen zu, vor Schießen, (2) Augen auf, vor Schießen, (3) Zielen, (4) Schießen und (5) Nachhalten zeigen sich nicht nur Unterschiede zwischen den beiden Bedingungen mit geschlossenen Augen (Bedingungen (0) und (1)), sondern auch bei den vier Bedingungen mit geöffneten Augen (Bedingungen (2) bis (5)). Bei den prozentualen α-Intensitäten ($\%\alpha$) nehmen die Werte von $60{,}7 \pm 5{,}5/66{,}2 \pm 5{,}5$ links/rechts bei (0) Augen zu, entspannt bzw. $51{,}3 \pm 11{,}6/58{,}0 \pm 10{,}1$ links/rechts bei (1) Augen zu, vor Schießen, bis zu $16{,}5 \pm 4{,}9/19{,}9 \pm 4{,}8$ links/rechts während (4) Schießen ab.

Umgekehrt nehmen die Werte der prozentualen β-Intensitäten ($\%\beta$) von $30{,}2 \pm 10{,}2/24{,}9 \pm 8{,}7$ links/rechts bei (1) Augen zu, vor Schießen bis $61{,}6 \pm 8{,}5/56{,}3 \pm 8{,}2$ links/rechts bei (4) Schießen zu (Tabelle 1).

---

[3] Wir danken Herrn Aschenneller von der Firma Schwarzer-Picker, Niederl. Ffm. für die leihweise Überlassung eines EEG-Trendmonitors ETM 2002.

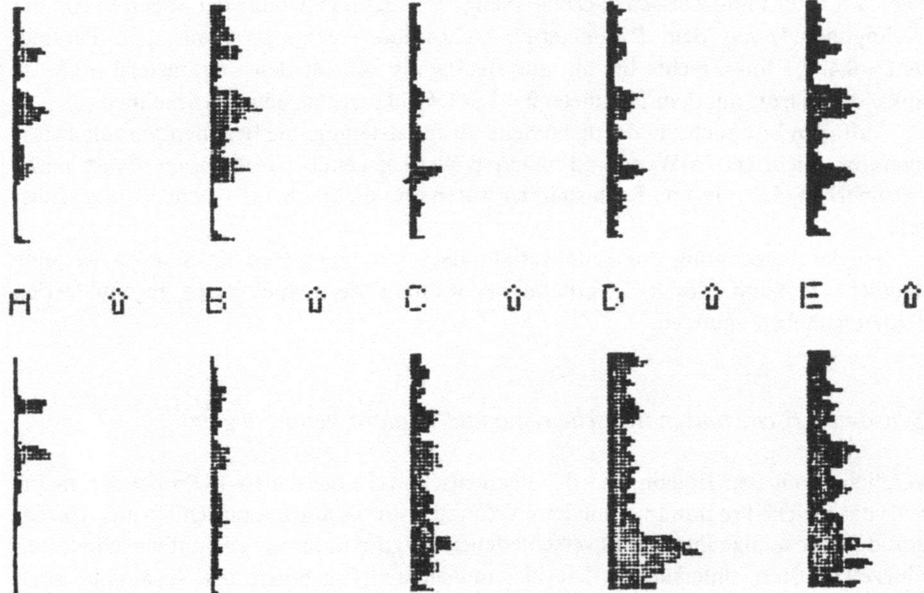

Abb. 1. Graphischer Ausdruck des EEG-Verlaufs eines Piloten während der Startphase in Form spektraler Histogramme. Die obere Reihe von 5 Histogrammen stammt von der Ableitung F3-C3, die unter von der Ableitung P3-O1. Die Buchstaben bezeichnen folgende Frequenzbereiche (A) 0,5–3,5 Hz, (B) 3,5–7,5 Hz, (C) 7,5–13,5 Hz, (D) 13,5–21,5 Hz, (E) 21,5–32,0 Hz. Die Histogramme sind jeweils von unten (t = 0 s) nach oben (t = 128 s) zu lesen. Jedes Histogramm besteht somit aus 64 Spektren mit einer Zeitbasis von 2 s

Tabelle 1.

Die Tabelle enthält die prozentualen Anteile am EEG-Spektrum im ϑ-, α- und β-Band, wobei $\%\vartheta + \%\alpha + \%\beta = 100\%$, das R/L-Verhältnis der $\%\alpha$-Intensitäten sowie die Parameter $1 = \dfrac{\%\beta}{\%\alpha}$ und $2 = \dfrac{\%\beta}{\%\alpha + \%\vartheta}$. Die über dem Strich stehenden Werte beziehen sich auf die Ableitung P3-O1, die unter dem Strich stehenden auf P4-O2

Verhalten		$\%\vartheta$	$\%\alpha$	$\%\beta$	$\dfrac{R\%\alpha}{L\%\alpha}$	Parameter 1	Parameter 2
Augen zu im EEG-Labor	(n = 14)	–	$\dfrac{60,7}{66,2}$	–	1,09	–	–
Augen zu in Schießhalle	(n = 14)	$\dfrac{17,6}{16,6}$	$\dfrac{51,3}{58,0}$	$\dfrac{30,2}{24,9}$	1,13	$\dfrac{0.6}{0.4}$	$\dfrac{0.4}{0.3}$
Augen auf	(n = 14)	$\dfrac{22,0}{26,1}$	$\dfrac{21,9}{26,6}$	$\dfrac{54,2}{47,5}$	1,21	$\dfrac{2.4}{1.8}$	$\dfrac{1.2}{0.9}$
Zielen	(n = 14)	$\dfrac{22,0}{22,8}$	$\dfrac{18.5}{21.5}$	$\dfrac{59,8}{53,9}$	1,16	$\dfrac{3.2}{2.5}$	$\dfrac{1.5}{1.2}$
Schießen	(n = 14)	$\dfrac{18,8}{19,6}$	$\dfrac{16.5}{19.9}$	$\dfrac{61,6}{56,3}$	1,21	$\dfrac{3,8}{2,8}$	$\dfrac{1.8}{1,4}$
Nachhalten nach Schuß	(n = 14)	$\dfrac{20.5}{25.3}$	$\dfrac{20.2}{23.8}$	$\dfrac{55,5}{50,3}$	1,18	$\dfrac{2.8}{2.1}$	$\dfrac{1.4}{1.0}$

Die Parameter 1 und 2 lassen die zunehmende Rechtsverschiebung der Spektren von der Bedingung (1) mit dem Parameter $1 = 0{,}6/0{,}4$ links/rechts bzw. mit dem Parameter $2 = 0{,}4/0{,}3$ links/rechts bis hin zur Bedingung (4) mit dem Parameter $1 = 3{,}8/2{,}8$ links/rechts bzw. mit dem Parameter $2 = 1{,}8/1{,}4$ links/rechts deutlich erkennen.

Auffallend ist auch die deutliche Seitendifferenzierung, die bei allen Verhaltensformen links niedrigere α-Werte und höhere β-Werte gegenüber rechts zeigt. Es ist hierzu anzumerken, daß alle Vpn Rechtshänder waren und natürlich auch rechtshändig schossen.

Bei der Berechnung des Seitenverhältnisses $\%\,\alpha$ rechts/$\%\,\alpha$ links sehen wir eine deutliche Zunahme des R/L-Verhältnisses während der Schießzyklen gegenüber den beiden Ruhebedingungen.

Sensomotorische und motorische regionale Vigilanz beim Fliegen

Verglichen mit den Ergebnissen der Pistolenschützen, bei denen 14 Probanden mehrmals das gleiche Programm absolvierten, konnten wir bislang hauptsächlich aus Kostengründen nur wenige Piloten mit verschiedenen Flugprogrammen und auf verschiedenen Flugzeugmustern untersuchen. Die hier mitgeteilten Ergebnisse der Zusammenarbeit mit dem Institut für Flugführung in Braunschweig können daher nur einen Trend wiedergeben, den wir gegenwärtig detaillierter untersuchen. Im Vergleich zur Ruhebedingung im Cockpit fällt auf, daß während einzelner Aktivitätsphasen sowohl in den frontozentralen als auch in den parieto-okzipitalen Ableitungen die %-Intensität im α-Band abnimmt, während gleichzeitig beide Ableitungen die %-Intensität im β_1- und β_2-Band zunimmt (Tabelle 2).

Diese Rechtsverschiebung in den Spektren ist unterschiedlich stark ausgeprägt. Die Aktivitätsphasen „Rollen zum Start" und „Ausrollen nach Landung" sind anhand ihrer

Tabelle 2.
Die Tabelle enthält die prozentualen Anteile am EEG-Spektrum im ϑ-, α-, β_1- und β_2-Band, wobei $\%\,\vartheta + \%\,\alpha + \%\,\beta_1 + \%\,\beta_2 = 100\%$ sowie die Parameter $1 = \dfrac{\%\,\beta_1 + \%\,\beta_2}{\%\,\alpha}$ und $2 = \dfrac{\%\,\beta_1 + \%\,\beta_2}{\%\,\alpha + \%\,\vartheta}$. Die über dem Strich stehenden Werte beziehen sich auf die Ableitung P3–O1, die unter dem Strich stehenden auf F3–C3

Verhalten		$\%\,\vartheta$	$\%\,\alpha$	$\%\,\beta_1$	$\%\,\beta_2$	Para- meter 1	Para- meter 2
Augen zu im Cockpit	(n = 2)	7.2 10.7	52.5 57.0	21.4 13.3	19.0 19.2	0.77 0.57	0.7 0.5
Rollen	(n = 2)	11.4 35.9	20.2 22.9	34.3 17.8	34.2 23.4	3.39 1.80	2.2 0.7
Vertikal-S	(n = 2)	5.4 39.8	14.2 19.0	35.6 16.3	44.8 24.9	5.66 2.17	4.1 0.7
simulierter Triebwerkausfall	(n = 2)	8.0 39.7	19.6 21.9	26.5 14.1	46.0 24.3	3.70 1.75	2.6 0.6
Ausrollen nach Landung	(n = 2)	7.3 44.7	21.5 19.8	34.4 16.8	36.8 18.8	3.31 1.80	2.5 0.6

spektralen EEG-Komponenten weitgehend identisch, was besonders im Parameter 1 für „Rollen zum Start" mit 3,39/1,80 der Ableitungen P3-O1/F3-C3 und für „Ausrollen nach Landung" mit 3,31/1,80 derselben Ableitungen zum Ausdruck kommt.

Das Flugmanöver „Vertikal-S" beginnt mit einer 180° Kurve und gleichzeitigem Steigflug. Nach einer Minute ist die 180°-Kurve beendet und es schließt sich eine weitere 180°-Kurve gleicher Drehrichtung mit Sinkflug an. In der anschließenden weiteren (dritten) 180°-Kurve mit umgekehrtem Drehsinn wird der Sinkflug fortgesetzt. In der letzten (vierten) 180°-Kurve mit gleichem Drehsinn wird ein Steilflug eingeleitet, so daß nach der vierten Kurve die Anfangshöhe und der Anfangskurs wieder erreicht werden. Dieses Manöver erfordert einen hohen visuomotorischen Koordinationsaufwand, da nach jeweils 1 min vorgegebene Höhen und Steuerkurse erreicht werden und gleichzeitig die Geschwindigkeit – unabhängig ob Steig- oder Sinkflug – konstant gehalten werden sollen.

Diese hohe zerebrale visuomotorische Integrationsleistung kommt sowohl in den frontozentralen wie in parieto-okzipitalen spektralen prozentualen α- wie β-Anteilen $(\beta_1 + \beta_2)$ und den jeweils höchsten Werten der Parameter 1 mit 5,66/2,17 und Parameter 2 mit 4,1/0,7 deutlich zum Ausdruck.

Diskussion

Dieter BENTE, der kurz vor diesem Symposium so plötzlich aus unserer Mitte gerissen wurde, verstand „Vigilanz" im Sinne HEADS (1923) als „neurodynamische Größe, die den Organisationsgrad des aktuellen Verhaltens und sein adaptives Niveau bestimmt" (1982). Die Entdeckung des aufsteigenden retikulären aktivierenden Systems von MORUZZI u. MAGOUN (1949) bestätigte glänzend die Intuition HEADS, denn der Grad des „arousal" läßt sich als funktionelles Substrat des adaptiven Niveaus verstehen: eine der Dynamik der Außenwelt entsprechende Dynamik der Binnenwelt des ZNS.

Die hier vorgestellten experimentellen Paradigmen erlauben nach unserer Auffasung die Vigilanzdynamik visuomotorischer zerebraler Koordinationsleistungen auch regional differenziert zu analysieren und quantitativ zu beschreiben.

Bei den Pistolenschützen ließ sich so eine der Schwierigkeit der einzelnen Phasen der Schießzyklen entsprechende regionale parieto-okzipitale Vigilanzdynamik nachweisen. Auch im Seitenvergleich ist klar ersichtlich, daß die R/L-Verhältnisse während des Schießzyklus am besten mit dem von YINGLING (1980) mitgeteilten R/L-Verhältnis während „writing from memory" mit 1,15 übereinstimmen und sich deutlich von „mental paper folding" mit R/L von 1,06 oder gar „reading" mit R/L von 0,99 unterscheiden. Wir können YINGLINGS Kommentar, daß größere „task-dependant asymmetries are produced by motor than non-motor tasks" hier zustimmen.

Bei den noch nicht abgeschlossenen Untersuchungen mit Piloten erfordern die einzelnen, so geplanten und definierten Phasen eine unterschiedlich hohe visuomotorische zerebrale Koordinationsleistung, mit einer entsprechenden Vigilanzdynamik, die sich *polar*, d.h. in der fronto-okzipitalen Achse differenzieren läßt.

Die Ergebnisse, die bislang wegen der noch geringen Anzahl der Versuchspersonen keinen Anspruch auf statistische Signifikanz erheben, lassen jedoch einen Trend erkennen, bei dem die schwierige Flugführungsaufgabe „Vertikal-S" sowohl den geringsten % α-Anteil in den frontozentralen, wie in den parieto-okzipitalen Ableitungen als auch die jeweils höchsten Werte der Parameter 1 bei beiden Ableitungen aufweist.

Summa summarum: Wir finden bei Pistolenschützen und Piloten gleichartige Gesetzmäßigkeiten der Veränderung der regionalen Vigilanzdynamik bei ausgewählten Formen des Verhaltens, die besonders hohe Ansprüche an die zerebrale Auge-Hand-Koordination stellen.

Literatur

BENTE, D (1982) Vigilanzregulation, hirnorganisches Psychosyndrom und Alterserkrankungen: Ein psychophysiologisches Modell. In: BENTE D, COPER H, KANOWSKI S (Hrsg) Hirnorganische Psychosyndrome im Alter. Springer, Berlin Heidelberg New York, S 63–73

HEAD, H (1923) The conception of nervous and mental energy. II. Vigilance: A physiological state of the nervous system. Br J Psychol 14: 125–147

MORUZZI G, MAGOUN HW (1949) Brain stem reticular formation and activation of the EEG. EEG Clin Neurophysiol 1: 455–473

NICKEL B (1981) Neue Methoden als Trainingshilfen zur Kontrolle von Vigilanz und Zielmotorik beim sportlichen Pistolenschießen. Leistungssport 11: 137–144

OFFENLOCH K (1978) Neurophysiological assessment of functional states of the brain. Adv Group Aerospace Res Developm Congr Proc 216: A 10

OFFENLOCH K (1984) Vigilanz und Motorik. Z EEG-EMG 15: 203–205

YINGLING CD (1980) Cognition, action and mechanisms of EEG asymmetry. In: PFURTSCHELLER G, BUSER P, LOPES da SILVA FH, PETSCHE H (eds) Rhythmic EEG activities and cortical functioning. Elsevier, Amsterdam New York Oxford, pp 79–90

Positronenemissions- und Kernspinresonanztomographie

W.-D. HEISS

Einleitung

Stoffwechselvorgänge können im Gehirn des Menschen regional und dreidimensional derzeit nur mittels Positronenemissionstomographie (PET) quantifiziert werden. Diese apparativ und personell aufwendige Untersuchungstechnik ermöglicht es, regionale funktionelle Änderungen, die durch physiologische oder pathologische Vorgänge ausgelöst werden, bildhaft darzustellen und reproduzierbar zu messen. Darauf aufbauend kann mit diesem Verfahren die Wirksamkeit eines akut verabreichten Medikaments und einer länger durchgeführten Therapie auf verschiedene Stoffwechselparameter objektiviert werden. Mit der Kernspintomographie (Magnetic Resonance Imaging MRI) können derzeit mit hohem räumlichen Auflösungsvermögen nur Aussagen über strukturelle Unterschiede im Gewebe gemacht werden. Untersuchungen von Stoffwechselparametern sind mit dieser Technik in näherer Zukunft nur in großen Gewebsvolumina durchführbar.

Prinzip der Positronenemissionstomographie (PET)

Beim Zerfall positronenemittierender Radionuklide wird ein positiv geladenes Teilchen mit der Masse des Elektrons abgegeben. Nach einer Strahlungsdistanz von 1–5 mm wird diesesTeilchen soweit abgebremst, daß es mit einem Elektron in Reaktion treten kann. Beim Aufeinandertreffen der positiven und negativen Masse kommt es zu deren Vernichtung und als deren Resultat strahlen 2 Gammaquanten mit einer Energie von 511 keV in entgegengesetzter Richtung (Winkel von 180°) voneinander ab. Ohne weitere Kollimation können diese 2 Gammaquanten über Koinzidenzzähler registriert werden. Definitionsgemäß muß auf der Verbindungslinie zwischen den 2 Detektoren das Zerfallsereignis stattgefunden haben. Wegen der hohen und identischen Energie der beiden Gammaquanten ist die Aufzeichnungswahrscheinlichkeit unabhängig vom Ort zwischen den 2 Detektoren, an dem dieser Zerfall stattgefunden hat und wird auch durch verschiedenartiges Gewebe in diesem Bereich nicht unterschiedlich beeinflußt. Diese elektronische Kollimation kann somit zur Konstruktion von Detektorsystemen mit hoher Effizienz verwendet werden, in denen auch die durch Gewebe verursachte Abschwächungskorrektur mit hoher Präzision durchgeführt werden kann. Zur Verbesserung der Ausbeute und für die räumliche Darstellung sind die in Ringen oder Vielecken angeordneten Detektoren fächerförmig über Koinzidenzzähler miteinander verbunden. Im Computer wird aus den vielen, in verschiedenen Richtungen registrierten Einzelvorgängen mit Algorithmen, die denen in der Röntgencomputertomographie verwendeten ähnlich sind, ein Schnittbild der Aktivitätsverteilung in der untersuchten Struktur rekonstruiert, dessen Dicke 10–15 mm bei einem Auflösungsvermögen von 7–10 mm beträgt. Geräte der letzten Entwicklungsstufe bestehen aus mehreren Ringen, so daß in einem Untersuchungsgang mehrere Schnittbilder durchs Gehirn angefertigt werden können. Aus der Vielzahl der heute möglichen Untersuchungen (Übersichten bei PHELPS et al. 1982; HEISS u. PHELPS 1983) sollen im folgenden 2 Verfahren näher dargestellt werden:

Die Bestimmung des regionalen Glukosestoffwechsels mit ^{18}Fluor-2-Deoxyglukose (HWZ von ^{18}Fluor 110 min) und die Messung der regionalen Sauerstoffaufnahme mit ^{15}O$_2$ (HWZ von ^{15}O 2 min).

Bestimmung des regionalen Glukosestoffwechsels mittels PET

Da der Energiebedarf des Gehirns fast ausschließlich aus Glukose und Sauerstoff gedeckt wird, kann der Stoffwechsel des Gewebes aus der Glukoseaufnahme errechnet werden. Die Glukosestoffwechseluntersuchung mit ^{18}Fluor-Deoxyglukose (FDG) stellt eine direkte Übertragung der ^{14}C-Deoxyglukose-Autoradiographie von SOKOLOFF et al. (1977) dar. Das von SOKOLOFF entwickelte Modell kann direkt angewandt werden, da sich die an Stelle 2 markierte FDG gleich wie Deoxyglukose verhält. Sie wird wie Glukose in die Zelle transportiert und mit Hilfe der Hexokinase zu ^{18}F-Deoxyglukose-6-Phosphat phosphoryliert. Deoxyglukose-6-Phosphat kann aber nicht weiter zu Fruktose-6-Phosphat umgewandelt werden und wird in der Zelle angereichert, da die Phosphatasereaktion zu Deoxyglukose mit viel langsamerer Kinetik erfolgt bzw. das Deoxyglukose-6-Phosphat die Zellmembran nur in geringer Menge durchdringen kann. Die Kinetik der Anreicherung von Deoxyglukose-6-Phosphat kann aus den Transport- und Enzymkonstanten eines Dreikompartiment-Modells beschrieben und bei Anwendung der Gleichungen für dieses Modell die zerebrale Stoffwechselrate für Glukose errechnet werden. Die komplexe Formel (REIVICH et al. 1979) für die Berechnung der lokalen zerebralen Stoffwechselrate von Glukose (LCMRGl) kann für den Messvorgang vereinfacht folgendermaßen dargestellt werden:

$$\text{LCMRGl} = \frac{(\text{Gl})}{\text{LC}} \times \frac{C(^{18}F) - C(\text{FDG})}{A_b}$$

Dabei entspricht $C(^{18}F)$ der gesamten im Gewebe gemessenen Fluoraktivität, die direkt im PET bestimmt wird. $C(\text{FDG})$ entspricht der Konzentration von freiem FDG im Gewebe, berechnet aus der Plasmakonzentration zu einem Zeitpunkt T mit Hilfe der Konstanten des Modells. Die Differenz dieser beiden Werte gibt die lokale Gewebskonzentration von FDG-6-Phosphat an. A_b repräsentiert die Gesamtmenge von FDG, die ins Gewebe abgegeben wurde und errechnet sich aus der Fläche unter der FDG-Konzentrationskurve von Zeit O bis T unter Einbeziehung der gemessenen FDG-Werte im Plasma und der entsprechenden Modellkonstanten. Der Ausdruck über und unter dem Bruchstrich rechts stellt somit die anteilige Phosphorylierungsrate für FDG dar. Die Muliplikation mit der Plasmakonzentration von Glukose (Gl) ergäbe die Rate der Glukosephosphorylierung, wenn sich diese wie FDG verhielte. Da die arteriovenöse Extraktion von Glukose nicht gleich der von FDG ist, muß der Wert mit einer experimentell bestimmten Konstante (LC = lumped constant) korrigiert werden. Für die Messungen des regionalen Glukoseverbrauchs im Gehirn müssen somit nach intravenöser Gabe von 3–6 mCi [18]FDG die Plasmakurve von [18]FDG von Injektions- bis Meßzeitpunkt, der Glukosewert im Plasma und die regionale ^{18}F-Aktivität im Gehirn nach Erreichen eines Gleichgewichts von FDG zwischen Blut und Gewebe bestimmt werden.

Fehler, die sich in diesem Modell durch stark abweichende kinetische Konstanten im pathologischen Gewebe ergeben, können durch dynamische Positronenemissionstomographie vermindert werden. Dabei wird ab dem Zeitpunkt der Injektion des Tracers die Gewebsaktivität in kurzen Zeitintervallen bestimmt, bis ein Gleichgewichtszustand zwischen den Aktivitäten im Gehirngewebe und im Plasma erreicht ist. Aus den gemessenen Aktivitäts-Zeit-Kurven im Plasma und Gewebe wird entsprechend der SOKOLOFF-Gleichung durch Variation der Werte für die kinetischen Konstanten eine Kurve angepaßt. Diese angepaßte Kurve ergibt dann die kinetischen Konstanten, die der Aktivitätsaufnahme im entsprechenden Gewebsabschnitt am besten entsprechen. Aus diesen kinetischen Konstanten wird die regionale metabolische Rate für Glukose unter Verwendung der Plasmakonzentration für Glukose und der lumped constant errechnet.

Regionale Messung des Sauerstoffverbrauchs und der Durchblutung mittels PET

Eine nicht invasive Methode zur Messung der regionalen Sauerstoffaufnahme und Durchblutung im Gehirn wurde von JONES et al. (1976) entwickelt. Dabei wird $^{15}O_2$ eingeatmet und dadurch in der Lunge ^{15}O Oxyhämoglobin gebildet. Im Gewebe dissoziiert Oxyhämoglobin und ins Gewebe diffundiertes ^{15}O wird mit Hilfe der Zytochromoxydase an Wasserstoff gekoppelt. Durch kontinuierliche Inhalation von $^{15}O_2$ wird ein radioaktives Gleichgewicht im Gewebe erreicht, wobei dieser Gleichgewichtszustand aus der vom Stoffwechsel abhängigen Bildung von $H_2^{15}O$ und dem Verschwinden von $H_2^{15}O$ durch radioaktiven Zerfall und Gewebsclearance resultiert. Der Gleichgewichtszustand ist somit abhängig von der Durchblutung und der Sauerstoffextraktionsrate. Die Abhängigkeit des gemessenen Gleichgewichts von der Durchblutung ist nicht linear, so daß diese getrennt aus der Auswaschfunktion von $H_2^{15}O$ bestimmt werden muß. Hierfür wird eine 2. Untersuchung nach Inhalation von $C^{15}O_2$ durchgeführt, wobei in der Lunge $H_2^{15}O$ gebildet wird. Die im Gleichgewichtszustand gemessenen Werte enthalten nur zirkulierendes, aber kein im lokalen Stoffwechsel gebildetes $H_2^{15}O$. Durch Division der Verteilung von metabolisch gebildeten $H_2^{15}O$ (1. Untersuchungsgang) durch die Verteilung von zirkulierenden $H_2^{15}O$ (2. Untersuchungsgang) wird die Sauerstoffextraktionsrate erhalten. Dieses für zweidimensionale Untersuchungstechniken entwickelte Verfahren wurde von FRACKOWIAK et al. (1980) für regionale Messungen des Sauerstoffstoffwechsels und der Hirndurchblutung mittels Positronenemissionstomographie adaptiert. Damit kann die $CMRO_2$ regional und getrennt für graue und weiße Substanz bestimmt werden.

Stoffwechselstudien bei normalen Versuchspersonen

Bei gesunden Versuchspersonen wurde mittels FDG und PET ein mittlerer Glukoseverbrauch von 29–32 µmol/100 g/min (REIVICH et al. 1979; KUHL et al. 1980; MAZZIOTTA et al. 1981; HEISS et al. 1983) gefunden. Unter Kontrollbedingungen (abgedunkeltes Laboratorium und abgeschirmte Geräuschkulisse der Untersuchung) spiegelt sich die Anatomie des Gehirns in der metabolischen Aktivität des axialen Schnittbildes wider. Die metabolischen Raten können dabei direkt durch den Vergleich des Grauwertes oder der Farbe mit der Referenzskala verglichen werden: Die höchsten Werte finden sich im visuellen Kortex (45–50 µmol/100 g/min) und im Striatum (42–46µmol/100 g/min). Werte in anderen Arealen der Hirnrinde und in den Basalganglien (35–42 µmol/100 g/min) und in grauen Strukturen der hinteren Schädelgrube (25–30 µmol/100 g/min) sind niedriger. Die niedrigsten LCMRGl finden sich in der weißen Substanz (15–22 µmol/100 g/min). Vergleichbare Unterschiede zwischen weißer und grauer Substanz fanden sich auch für die Sauerstoffaufnahme und für die Durchblutung: FRACKOWIAK et al. (1980) bestimmten einen Mittelwert für $RCMRO_2$ von 5,9 für die graue und 1,8 ml/100 g/min für die weiße Substanz, die mittleren rCBF-Werte lagen bei 65,3 und 21,4 ml/100 g/min. Die regionale Sauerstoffextraktionsrate (rOER) war für beide Gewebsabschnitte mit 0,49 und 0,48 gleich. Regionale Unterschiede zwischen verschiedenen Strukturen der grauen Substanz, wie sie mit der FDG-Methode gefunden wurden, konnten mit der $^{15}O_2$-Methode wegen des schlechteren räumlichen Auflösungsvermögens bisher nicht gefunden werden.

Obwohl vorläufige Untersuchungen der Sauerstoffaufnahme und des Glukoseverbrauchs im Alter eine Abnahme dieser Stoffwechselparameter vermuten ließen (FRACKOWIAK et al. 1980; KUHL et al. 1982), konnten ausgedehntere Untersuchungen diese Befunde nicht bestätigen: Bei 40 ausgewählten gesunden Männern waren weder die CMRGl der gesamten Hemisphäre noch die einzelnen Regionen signifikant mit dem Alter korreliert (RAPOPORT et al. 1983). Ähnliche Befunde wurden von METTER et al. (1983) und LEON et al. (1983) berichtet, wobei aber METTER et al. (1983) bei älteren Probanden andere interregionale Korrelationen der Glukoseraten fanden als bei jungen. Auch eine Abnahme des Sauerstoffverbrauchs im Alter konnte in neueren Untersuchungen (FRACKOWIAK et al. 1981) nicht gesichert werden.

In mehreren Studien (GREENBERG et al. 1981; PHELPS et al. 1982) wurde gezeigt, daß der regionale Glukosestoffwechsel durch funktionelle Aktivierung entsprechender Hirnstrukturen gesteigert wird. Solche Untersuchungen wurden mit visueller, auditiver und auch motorischer Stimulation durchgeführt und eine Beziehung zwischen Intensität und Komplexität der angebotenen Aufgaben und der Stoffwechselaktivierung nachgewiesen. Im Gegensatz dazu führte sensorische Deprivation wacher Versuchspersonen zu einem rechtsseitigen Glukosehypometabolismus (PHELPS et al. 1982). Die Blockade sensorischer Eindrücke von außen und die Verminderung der Hirnaktivität im Schlaf führen zu einer Reduktion der CMRGl um 20–25% im Vergleich zum Wachzustand in allen kortikalen und basalen grauen Strukturen (HEISS et al. 1983).

Untersuchungen bei Patienten mit ischämischem Insult

Ischämische zerebrale Insulte werden durch fokale Durchblutungsstörungen verursacht, wobei Lokalisation, Schweregrad und Dauer der regionalen Mangeldurchblutung die Ausprägung der klinischen Symptome – reversible funktionelle Ausfälle oder irreversible Störungen der Gewebsstrukturen – bedingen. Die regionale Durchblutungsstörung ist die Ursache des ischämischen Insults, die dadurch ausgelöste regionale Stoffwechselstörung kann in Ausdehnung und Dauer die Durchblutungsstörung übertreffen und hat damit direkten Einfluß auf die Ausgestaltung des neurologischen Syndroms, den Schweregrad der über die lokalisierbaren Symptome hinausgehenden Hirnleistungsschwäche, den klinischen Verlauf und die Rückbildungsfähigkeit der Ausfälle. Mittels PET konnte bei Anwendung von 2 Tracern – ^{13}N-markierter Ammoniak zur Darstellung des Blutvolumens, FDG für den Glukosestoffwechsel (KUHL et al. 1980). ^{15}O für die Untersuchung des regionalen Sauerstoffverbrauchs und ^{15}O-markiertes Kohlendioxyd als Indikator der Durchblutung (BARON et al. 1981; ACKERMANN et al. 1981; WISE et al. 1983) – nachgewiesen werden, daß regionale Durchblutung und Stoffwechsel im ischämischen Gewebe entkoppelt sein können. Diese Entkopplung findet sich vor allem in der akuten Phase nach der ischämischen Attacke. In den ersten Tagen ist die regionale Durchblutung hochgradig, der regionale Stoffwechsel nur mäßig vermindert. Nach etwa 1 Woche tritt eine lokale Hyperperfusion bei weiterer Abnahme des Stoffwechsels auf, die Durchblutung ist über den metabolischen Bedarf des Gewebes gesteigert. Nach mehreren Wochen bis Monaten ist der Endzustand der Gewebszerstörung ohne Reparationsmöglichkeit mit ausgeprägter Verminderung von Perfusion und Stoffwechsel erreicht. Von WISE et al. (1983) wurde zusätzlich gezeigt, daß eine gesteigerte Sauerstoffextraktion in der infarzierten Region nur in den ersten Tagen nach dem Insult nachzuweisen war, und in späteren Stadien bzw. bei Patienten mit chronischer zerebraler Durchblutungsstörung nicht mehr bestand. Bei wiederholten Messungen in Einzelfällen nahm die gesteigerte Sauerstoffextraktionsrate in der Woche nach dem Insult ab und war immer kombiniert mit einer deutlichen Reduktion im Sauerstoffverbrauch. Während dieser Zeit konnte sich die regionale Durchblutung wieder normalisieren. Aus diesen Ergebnissen muß geschlossen werden, daß eine durchblutungssteigernde Therapie nur innerhalb der ersten Tage nach Insult sinnvoll ist, solange nämlich ein metabolischer Bedarf des noch nicht devitalisierten Gewebes nachweisbar ist. Später, wenn ischämische Nekrosen eingetreten sind, kann durch eine verbesserte Durchblutung nichts mehr erreicht werden.

Besonders bei den FDG-Studien wurde deutlich, daß die metabolisch gestörten Bezirke immer größer als die Läsionen im Computertomogramm sind. In den Regionen, die im CT als Infarkt zu definieren waren, fanden sich immer die niedrigsten LCMRGl (8,1 ± 7,03 µmol/100 g/min). Die hochgradige Verminderung ist auf die Zerstörung des Hirngewebes zurückzuführen. Zusätzlich fand sich aber bei allen Patienten ein verminderter Glukosestoffwechsel in morphologisch intakten Hirnstrukturen, so in homolateralen kortikalen und subkortikalen Arealen außerhalb des Infarktes, aber auch in der kontralateralen Kleinhirnhemisphäre. Eine genauere Analyse einer Anzahl von Insultpatienten mit Infarkten in verschiedenen Hirnarealen ergab Einblicke in die topographische Verteilung der Deaktivierung. Patienten mit kortikalen oder subkortikalen kleinen Infarkten und neurologischen Ausfällen ohne motorische Störungen zeigten verminderten Glukosestoffwechsel im Infarkt sowie in ipsilateralen kortikalen Arealen, den Basalganglien, dem Thalamus und im kontralateralen Cerebellum. Diese Inaktivierung ist auf eine Unterbrechung des verbindenden Fasersystems im subkortikalen Weiß zurückzuführen. Eine Läsion in den Pedunculi cerebri schädigt die Pyramidenbahn und die kortikopontinen Fasern und nur das kontralaterale Cerebellum ist inaktiviert. Bei Patienten mit starken motorischen Ausfällen aufgrund ischämischer Hirnstamminfarkte, die die kortikopontinen Fasern nicht betrafen, fand sich keine Verminderung des Kleinhirnstoffwechsels. Ein einseitiger Kleinhirninfarkt verursachte auch keine weiteren Stoffwechselstörungen. Aus diesen Beispielen muß geschlossen werden, daß entfernte Effekte auf den Glukosestoffwechsel durch Unterbrechung der verbindenden Fasersysteme verursacht werden. Diese Verminderung des Hirnstoffwechsels in Arealen, die primär nicht von der Durchblutungsstörung betroffen worden sind, können Beeinträchtigungen der Hirnleistung erklären, die über die lokalisierbare Störung durch den Infarkt hinausgehen. Sie prägen das bei Schlaganfallpatienten auftretende organische Psychosyndrom und stehen in Beziehung zur Rehabilitationsfähigkeit der Patienten nach dem Insult.

Stoffwechselstörungen bei Demenz

Demenzen, die vor allem als nicht lokalisierbare Störungen der Hirnleistung klinisch manifest werden, können durch konventionelle neurologische Untersuchungsmethoden nur schwer dargestellt werden. Erst bei ausgeprägter Hirnatrophie sind CT-Veränderungen nachweisbar. Die meisten Demenzformen gehen zwar mit Durchblutungsstörungen einher, doch konnten mit den zweidimensionalen Meßmethoden keine für einzelne Demenzformen typische Veränderungen nachgewiesen werden.

Die primäre Störung der Durchblutung bei den Demenzen vom Multi-Infarkt-Typ und die primäre Störung des Stoffwechsels bei den degenerativen Demenzformen vom Alzheimer-Typ, wie sie von HOYER et al. (1975) beschrieben wurden, konnten in den Untersuchungen von FRACKOWIAK et al. (1981) mit PET nicht bestätigt werden. Regionale Durchblutung und Sauerstoffverbrauch waren bei 9 Patienten mit Multi-Infarkt-Demenz und 13 Patienten mit Alzheimer-Demenz im gleichen Ausmaß vermindert, so daß keine Unterschiede der Sauerstoffextraktion auftraten. Die Verminderung stand in Beziehung zu Dauer und Schweregrad der Demenz, nicht aber zur Demenzform. In keinem Fall fand sich eine Steigerung der Sauerstoffextraktionsrate regional oder im Gesamtgehirn, so daß kein Befund auf ein chronisches ischämisches Hirnsyndrom hinwies. Regionale Veränderungen des Sauerstoffverbrauchs wurden sowohl bei den vaskulären als auch bei den degenerativen Demenzen gefunden. In der vaskulären Gruppe waren parietale Defekte akzentuiert, doch wechselte das regionale Störungsmuster stark in Abhängigkeit vom Muster der ischämischen Schäden. Bei Patienten mit degenerativer Demenz mäßiger Ausprägung wurden parietale und temporale Defekte gesehen; bei schwerer Form einer degenerativen Demenz fanden sich vor allem frontale Störungen, wobei die okzipitalen Hirnareale relativ ausgespart waren.

FDG-Studien bei seniler Demenz (ALAVI et al. 1982) ergaben eine über die Altersabnahme hinausgehende Verminderung des Glukosestoffwechsels (jüngere Probanden $36,1 \pm 16,1$, ältere Probanden $26,6 \pm 5,55$, senil demente Patienten $20,5 \pm 5,5$ µmol/ 100 g/min), die besonders im frontalen Kortex ausgeprägt war ($16,1 \pm 4,44$ µmol/ 100 g/ min). Auch bei präseniler Demenz vom Alzheimer-Typ ist der Glukoseverbrauch vermindert (FOSTER et al. 1983; KUHL et al. 1983). Die Störung ist hier besonders im parieto-temporalen Kortex ausgeprägt, betrifft auch den frontalen Assoziationskortex, während die Glukoserate in primären sensorischen, motorischen und visuellen Arealen sowie in den Basalganglien und im Cerebellum relativ wenig beeinträchtigt ist. Bei Multi-Infarkt-Demenzen ist die Glukoseaufnahme in Abhängigkeit vom Schweregrad des klinischen Bildes hochgradig beeinträchtigt. Hier betrifft die Störung vor allem die Regionen der kleinen Infarkte (KUHL et al. 1983). Im Gegensatz dazu betreffen die primären Stoffwechselstörungen bei Chorea Huntington die Basalganglien, besonders den Nucleus caudatus und das Putamen (KUHL et al. 1982). Der Glukosestoffwechsel dieser Struktur ist in Abhängigkeit vom Schweregrad der klinischen Ausfälle vermindert, wobei in leichten Fällen ein ausgeprägter Hypometabolismus ohne CT-Nachweis von Atrophie des Nucleus caudatus besteht. In schweren Fällen und bei längerem Bestehen der klinischen Ausfälle geht die hochgradige regionale Stoffwechselstörung mit einer im CT nachweisbaren Atrophie des Nucleus caudatus einher. Bei einer im späteren Stadium auftretenden Demenz ist auch die LCMRGl im Kortex vermindert, eine zusätzliche Atrophie der Rinde kann auch im CT nachgewiesen werden. Bei Angehörigen von Chorea-Familien, die noch nicht manifest erkrankt sind, kann aus der Verminderung der Glukoseaufnahme im CT im intakten Corpus striatum evtl. der Ausbruch der Krankheit vorausgesagt werden (KUHL et al. 1982). Der PET kommt somit hier eine große Bedeutung für die Prognoseerstellung und Familienberatung zu.

Die Stoffwechselstörungen bei Demenzen stehen meist in Beziehung zur Hirnleistungsschwäche. Sie können als kausaler Faktor in Frage kommen, aber auch nur eine Folge der verminderten Funktion und Aktivität des Nervengewebes sein. Im Gegensatz zum Sauerstoff- und Glukoseverbrauch ist die Proteinsynthese, die nach Gabe von ^{11}C-L-Methionin bestimmt werden kann (BUSTANY et al. 1983), nicht direkt an die Funktion des Nervensystems gekoppelt. Die Verminderung der Proteinsynthese auf 60% bei leichter und auf 38% bei schwerer Demenz vom Alzheimer-Typ, die wiederum besonders frontale und parietale, und nicht die primär sensorischen und motorischen Areale betrifft, könnte somit pathogenetische Bedeutung haben.

Untersuchung von Medikamenteneffekten auf den regionalen Hirnstoffwechsel

Die Positronenemissionstomographie mit ihren vielfältigen Anwendungsmöglichkeiten zur Quantifizierung des regionalen Stoffwechsels im Gehirn wäre hervorragend geeignet, um Medikamenteneffekte auf verschiedene Stoffwechselparameter zu objektivieren. Da der bisherige Einsatz dieser Methode sich vor allem auf die Quantifizierung physiologischer Veränderungen und pathologischer Störungen bei verschiedenen Erkrankungen des Zentralnervensystems konzentrierte, und da die aufwendige und kostspielige Methode keine Studien in größeren Patientenkollektiven erlaubt, wurden bisher keine kontrollierten Untersuchungen von Therapieeffekten durchgeführt. Im folgenden sollen 2 Beispiele angeführt werden, die Einsatzmöglichkeiten dieser Technik für medikamentöse Fragestellungen aufzeigen sollen.

Wirkung von Piracetam auf LCMRGl

In einer vorläufigen Untersuchung wurde die Wirkung von 12 g Piracetam infundiert über 20 min auf den regionalen Hirnstoffwechsel bei 5 Patienten mit zerebralem Insult untersucht. Ausgewählte „regions of interest" wurden für den Vergleich der LCMRGl vor und nach Medikamentengabe verwendet. Bei einigen Patienten war nach der Gabe von Piracetam die LCMRGl in allen Regionen gesteigert. Die Zunahme betraf den verminderten Glukosestoffwechsel sowohl in infarzierten, als auch in funktionell deaktivierten Hirnregionen. In Hirnregionen ohne Stoffwechselverminderung waren die Änderungen nach Piracetamgabe nur geringfügig. Diese vorläufigen Ergebnisse deuten an, daß die LCMRGl in Hirnstrukturen mit vermindertem Stoffwechsel durch Piracetam verbessert werden kann. Der Mechanismus, durch den Piracetam solche Stoffwechseländerungen hervorruft, ist noch unklar, könnte aber zu einer Aktivierung der oxidativen Phosphorylierung und einer gesteigerten Produktion von ATP und anderen energiereichen Phosphatverbindungen in Beziehung stehen (PEDE et al. 1971). Der therapeutische Wert einer Zunahme des Stoffwechsels im infarzierten Gewebe ist sicher fragwürdig. Die Stimulierung des Glukosestoffwechsels in morphologisch intakten, aber funktionell inaktivierten Hirnstrukturen könnte klinische Ausfälle, die nicht durch die primäre ischämische Läsion bedingt sind, beeinflussen und damit die Aussichten für die Rehabilitationstherapie verbessern. Der klinische Wert einer solchen Therapie, der in einem unserer Fälle durch eine bemerkenswerte Rückbildung lange bestehender neurologischer Ausfälle nach Beginn der Piracetamtherapie angedeutet wurde, muß in kontrollierten Doppelblinduntersuchungen bewiesen werden. In einer solchen Studie sollten signifikante Verbesserungen der neurologischen Ausfälle die durch Piracetam ausgelöste Steigerung des Stoffwechsels begleiten.

Als weiteres Beispiel können FDG-Untersuchungen bei 3 Patienten mit Alzheimer-Demenz angeführt werden. Nach der ersten FDG-Untersuchung, die parietal betonte Verminderungen der Glukoseaufnahme ergaben, wurde über mehrere Wochen eine Therapie mit einem muskarinergen Cholinagonisten (RS 86, Sandoz) durchgeführt. Die klinische Wirksamkeit dieser Langzeittherapie wurde im Verlauf durch wiederholte psychometrische Untersuchungen verfolgt. Bei allen 3 Patienten konnte eine deutliche Verbesserung der Hirnleistungsschwäche erzielt werden. Eine nach mehrwöchiger Therapie wiederholte FDG-Untersuchung erbrachte zwar keine signifikante Zunahme der Glukoseaufnahme im Gesamtgehirn, zeigte aber eine Änderung des Musters der Stoffwechselstörung: Die parietale Verminderung im Glukosestoffwechsel war nicht mehr so ausgeprägt und die LCMRGl in dieser Region den Werten in anderen Hirnrindenanteilen angeglichen.

Diese 2 Beispiele zeigen, wie therapeutische Konzepte, die an veränderten Stoffwechselparametern ansetzen, mittels PET überprüft werden können. Eine Fülle von anderen Einsatzmöglichkeiten ergibt sich aus Untersuchungen anderer Parameter, auf die im nächsten Beitrag von Herrn STOECKLIN näher eingegangen wird. Die PET kann aber auch zur Untersuchung der Verteilung von Medikamenten im Gehirn herangezogen werden, wenn diese Substanzen mit Positronenstrahlern markiert werden können und in ausreichender Konzentration im Gehirngewebe angereichert werden. Mit diesem Verfahren kann z. B. die Konzentration von Antiepileptika (^{11}C-Diphenylhydantoin, BARON et al. 1983) in normalen und in epileptogenen Hirnanteilen bestimmt und die Wirksamkeit einer solchen Therapie überprüft werden.

Die ausgewählten Beispiele von regionalen dynamischen Studien im Gehirn zeigen Möglichkeiten des Einsatzes der PET an, die weit über wissenschaftliche Fragestellungen hinausgehen und klinisch bedeutsame, für die Diagnose oder Therapie richtungsweisende Befunde ergeben, die am Patienten derzeit und auch in naher Zukunft durch keine andere Untersuchungsmethode erzielt werden können.

Physikalische Grundlagen der Kernspintomographie (MRI)

Atomkerne mit ungerader Massenzahl besitzen eine Eigenrotation des Kernes um eine feste Achse (Spin) und richten sich in einem Magnetfeld entsprechend der Feldrichtung (parallel oder antiparallel) aus, wobei die Achsen auf einem Kugelmantel um die Feldlinien torkeln (präzessieren). Die energiearme Richtung parallel zum Kraftfeld ist etwas höher besetzt als die energiereichere antiparallele Einstellung, so daß sich eine zusätzliche longitudinale Magnetisierung M_z ergibt. Durch Einbringen einer genau definierten Radiofrequenz, der Resonanzfrequenz, die von der Feldstärke des permanenten Magnetfeldes und dem untersuchten Element abhängig ist (z. B. für ^1H 42,58 MHz bei 1 Tesla Feldstärke), können die sich wie Magnetdipole verhaltenden rotierenden Kerne in ihrer Achse aus dem Magnetfeld herausgekippt werden. Die Präzessionsbewegung der Kernrotation erfolgt dabei synchron, so daß bei Abschalten der Radiofrequenz durch die im Feld rotierenden Magnetdipole ein Signal entsteht, das selbst wiederum durch die auf Empfang geschaltete Radiofrequenz(Induktions-)spule registriert werden kann. Die Intensität dieses Kernresonanzsignals steht in direkter Beziehung zur Konzentration der Atomkernsorte im Untersuchungsobjekt. Neben der Amplitude des NMR-Signals spielt auch dessen zeitliches Verhalten eine große Rolle: Das schwingungsfähige Kernsystem geht nach der Anregung innerhalb einer gewissen Zeitspanne in den Gleichgewichtszustand zurück (Relaxation des Spinsystems). Man unterscheidet dabei 2 Vorgänge: den zeitlichen Zerfall der sog. transversalen Magnetisierung (M_{xy}) in der x,y-Ebene = „transversale" oder „Spin-spin-Relaxationszeit" T_2; den Wiederaufbau der Magnetisierung M_z in der longitudinalen Richtung durch die Einstellung der Besetzungszahlendifferenz = „longitudinale" oder „Spin-Gitter-Relaxationszeit" T_1. T_2 beschreibt also den Zerfall der Phasenbeziehung des Kernspins, die nach dem Impuls vorhanden war, und T_1 ist ein Maß für die Geschwindigkeit des Zurückklappen der Spins in die Richtung des Magnetfeldes und wird durch die Übergänge der angeregten Kerne in den Grundzustand verursacht. Die Besetzung geht dabei von der Gleichverteilung in die asymmetrische Gleichgewichtsverteilung über. Für die Bestimmung der Relaxationszeiten werden verschiedene Verfahren angewandt: Zur Bestimmung der Spin-Gitter-Relaxationszeit T_2 die Saturation-Recovery-Methode (SR), bei der einem 90°-Störimpuls nach einer Zeit t ein 90°-Nachweisimpuls folgt, und die Inversion-Recovery-Methode (IR), wobei zur Störung des Gleichgewichtszustandes ein 180°-Impuls verwendet wird, der eine Umwandlung des Energie-Niveaus bewirkt. Zur Messung der Spin-Spin-Relaxationszeit T_2 verwendet man die „Spin-Echo"-Methode: Die transversale Magnetisierung, gemessen als Funktion der Zeit, wird durch Auffächern der Phasenbeziehung der Kerne abgeschwächt. Durch Anlegen eines 180°-Impulses nach dem 90°-Impuls wird dieser Auffächerungsprozess invertiert, und es entsteht wieder für kurze Zeit Phasengleichheit (Spin-Echo-Signal). Durch Serien von 180°-Impulsen (CP-Folgen) können während eines Relaxationsvorganges viele Werte für die transversale Magnetisierung gemessen und damit rasch T_2 bestimmt werden (Einführungen bei LAUTERBUR 1973; GANSSEN et al. 1981; PYKETT 1982; HOLZ 1983).

In Flüssigkeiten ist meist $T_1 = T_2$, in Festkörpern T_1 größer als T_2. Die Relaxationszeiten sind aber auch vom Sitz und der Bindung eines Atoms in einem Molekül abhängig (z. B. reine Flüssigkeiten haben lange T_2, die durch Verunreinigung verkürzt werden; Atome in starrer Umgebung sind durch kurze T_2-, aber lange T_1-Zeiten charakterisiert), so daß die MR-Signale eine Fülle von Informationen enthalten, deren Nutzung das Wissen über Struktur und Dynamik im Innern der Materie beträchtlich erweitern kann. Verschiedene Kerne sind in ihrer magnetischen Eigenschaft unterschiedlich und damit auch verschieden leicht nachzuweisen. Darüberhinaus ist aber die natürliche Häufigkeit entscheidend: Am leichtesten ist die Resonanz des Wasserstoffkerns nachzuweisen, so daß dieser Kern bei den MR-Bilderzeugungsverfahren die wichtigste Rolle spielt.

MR-Tomographie

Bildgebende Verfahren unter Ausnutzung der Kernspinresonanz von Wasserstoff stehen nun am Beginn der breiten klinischen Anwendung (Übersicht in WITCOFSKI et al. 1982; HOLLAND et al. 1980; BYDDER et al. 1982). Diese Verfahren sind in der Lage, mit hohem Auflösungsvermögen in dünnen Schichten beliebiger Schnittebenen anatomische Details darzustellen und verschiedene normale und pathologische Strukturen im zentralen Nervensystem (Gehirn und Rückenmark) zu erfassen. Da es sich um ein Verfahren handelt, das vor allem die Morphologie erfaßt, kann es nur wenig zur Objektivierung von Therapie-Effekten beim organischen Psychosyndrom beitragen. Ob Relaxationszeiten, die bei Demenzen verschiedener Ursachen gegenüber den Normalbefunden als verändert beschrieben wurden (BESSON et al. 1983), sich in Abhängigkeit vom klinischen Verlauf und unter Einwirkung therapeutischer Maßnahmen ändern, kann wegen der bisherigen geringen Erfahrung und wegen der noch unklaren Bedeutung dieser Meßgrößen nicht abgeschätzt werden. Hierfür und auch bezüglich der Wertigkeit von MR in der Differentialdiagnose von Demenzen müssen erst Erfahrungen gesammelt werden.

In-vivo-MR-Spektroskopie

MR-Spektroskopie ist seit vielen Jahren eine Standardtechnik in der In-vitro-Forschung und für industrielle Applikationen. Bei diesen Anwendungen werden Gewebsproben zur Analyse in ein kleines MR-Gerät mit hoher Feldstärke (4–10 Tesla) eingebracht und die Signale vom Gesamtvolumen aufgezeichnet. Bei der in Entwicklung befindlichen topischen In-vivo-MR-Spektroskopie sollen hochaufgelöste MR-Spektren von selektierten Gewebsvolumina innerhalb eines in das Gerät eingebrachten Organismus aufgezeichnet werden. Mit der möglichst nahe am Untersuchungsort angebrachten Induktions/Empfängerspule sollen dann verschiedene Regionen angesprochen und daraus Spektren analysiert werden. Aus den einzelnen aufeinanderfolgenden Analysen kann dann später evtl. ein Schnittbild rekonstruiert werden, wobei wegen der im Vergleich zu Wasserstoff niederen Konzentration der untersuchten Kerne (z. B. Verhältnis $^1H : {}^{31}P = 1 : 1{,}4 \times 10^{-3}$) die erreichbare Bildqualität schlecht ist.

Besonders interessant und vielversprechend für die Untersuchung pathophysiologischer Vorgänge wäre die regionale Aufzeichnung von ^{31}P-Spektren (RADDA et al. 1982; PRICHARD et al. 1983): In solchen Spektren von In-vivo-Untersuchungen sind verschiedene peaks für ATP, Phosphokreatin, anorganisches Phosphat, Phosphat in Zucker und in Phosphodiestern nachweisbar, die direkt zur Konzentration dieser Verbindungen im Gewebe in Beziehung stehen. Unter pathologischen Bedingungen kann aus diesen Spektren die Verminderung in den energiereichen Phosphaten aus der Konzentration des anorganischen Phosphats, aber auch auf Verschiebungen des pH-Wertes geschlossen werden. Die experimentellen Ergebnisse mit In-vitro-Methoden und In-vivo-Untersuchungen an kleinen Tieren sind vielversprechend und die Erwartungen in den klinischen Einsatz einer topographischen ^{31}P-MR-Spektroskopie sind groß.

Literatur

ACKERMAN RH, CORREIA JA, ALPERT NM et al. (1981) Positron imaging in ischemic stroke disease using compounds labeled with oxygen 15. Arch Neurol 38: 537–543

ALAVI A, REIVICH M, FERRIS S et al. (1982) Regional cerebral glucose metabolism in aging and senile dementia as determined by ^{18}F-deoxyglucose and positron emission tomography. In: HOYER S (ed) The aging brain. Springer, Berlin Heidelberg New York

BARON JC, BOUSSER MG, COMAR D, SOUSSALINE F, CASTAIGNE P (1981) Noninvasive tomographic study of cerebral blood flow and oxygen metabolism in vivo: potentials, limitations, and clinical applications in cerebral ischemic disorders. Eur Neurol 20: 273–284

BARON JC, ROUGEMONT D, LEBRUN-GRANDIÉ P et al. (1983) Local cerebral blood flow and oxygen consumption in evolving irreversible ischemic infarction. In: HEISS W-D, PHELPS ME (eds) Positron emission tomography of the brain, Springer, Berlin Heidelberg New York, pp 120–125

BESSON J (1983) NMR imaging in dementia. 11. Symposium der Europäischen Arbeitstagung für Gerontopsychiatrie, Göppingen, 23.–24. Sept.

BUSTANY P, HENRY JF, SARGENT T, ZARIFIAN E, CABANIS E, COLLARD P, COMAR D (1983) Local brain protein metabolism in dementia and schizophrenia: in vivo studies with ^{11}C-L-methionine and positron emission tomography. In: HEISS W-D, PHELPS ME (eds) Positron emission tomography of the brain, Springer, Berlin Heidelberg New York, pp 208–211

BYDDER GM, STEINER RE, YOUNG IR et al. (1982) Clinical NMR imaging of the brain: 140 cases. Am J Roentgenol 139: 215–236

FOSTER NL, CHASE TN, FEDIO P, PATRONAS NJ, BROOKS RA, DICHIRO G (1983) Alzheimer's disease: Focal cortical changes shown by positron emission tomography. Neurol 33: 961–965

FRACKOWIAK RSJ, LENZI G-L, JONES T, HEATHER JD (1980) Quantitative measurement of regional cerebral blood flow and oxygen metabolism in man using [15]O and positron emission tomography: Theory, procedure, and normal values. J Comput Assist Tomogr 4: 727–736

FRACKOWIAK RSJ, POZZILLI C, LEGG NJ, DUBOULAY GH, MARSHALL J, LENZI GL, JONES T (1981) Regional cerebral oxygen supply and utilization in dementia. A clinical and physiological study with oxygen-15 and positron tomography. Brain 104: 753–778

GANSSEN A, LOEFFLER W, OPPELT A, SCHMIDT F (1981) Kernspin-Tomographie. Computertomographie 1: 10–18

GREENBERG JH, REIVICH M, ALAVI A et al. (1981) Metabolic mapping of functional activity in human subjects with the (^{18}F)fluorodeoxyglucose technique. Sci 212: 678–680

HEISS W-D, PAWLIK G, HERHOLZ K, WAGNER R, WIENHARD K (in press) Determination of regional glucose metabolism in the brain by FDG and PET. International Symposium of Methods of Cerebral Blood Flow and Metabolism Measurements in Man, Sept. 29th–Oct. 1st, 1983, Heidelberg. Springer, Berlin Heidelberg New York Tokyo

HEISS W-D, PHELPS ME (1983) Positron emission tomography of the brain. Springer, Berlin Heidelberg New York

HOLLAND GN, MOORE WS, HAWKES RC (1980) Nuclear magnetic resonance tomography of the brain. J Comput Assist Tomogr 4: 1-3

HOLZ M (1983) Physikalische Grundlagen der NMR. Bruker Medical Report 1: 12-18

HOYER S, OESTERREICH K, WEINHARDT F, KRÜGER G (1975) Veränderungen von Durchblutung und oxydativem Stoffwechsel des Gehirns bei Patienten mit einer Demenz. J Neurol 210: 227-237

JONES T, CHESLER DA, TER-POGOSSIAN MM (1976) The continuous inhalation of oxygen-15 for assessing regional oxygen extraction in the brain of man. Brit J Radiol 49: 339-343

KUHL DE, METTER EJ, RIEGE WH, HAWKINS RA, MAZZIOTTA JC, PHELPS ME, KLING AS (1983) Local cerebral glucose utilization in elderly patients with depression, multiple infarct dementia, and Alzheimer's disease. J Cereb Blood Flow Metab 3 (Suppl 1): 494-495

KUHL DE, PHELPS ME, KOWELL AP, METTER EJ, SELIN C, WINTER J (1980) Effects of stroke on local cerebral metabolism and perfusion: Mapping by emission computed tomography of ^{18}FDG and ^{13}NH$_3$. Ann Neurol 8: 47-60

KUHL DE, PHELPS ME, MARKHAM CH, METTER EJ, RIEGE WH, WINTER J (1982) Cerebral metabolism and atrophy in Huntington's disease determined by ^{18}FDG and computed tomographic scan. Ann Neurol 12: 425-343

LAUTERBUR PC (1973) Image formation by induced local interactions: Examples employing nuclear magnetic resonance. Natur 242: 190-191

LEON MJ de, FERRIS SH, GEORGE AE, REISBERG B, CHRISTMAN DR, KRICHEFF II, WOLF AP (1983) Computed tomography and positron emission transaxial tomography evaluations of normal aging and Alzheimer's disease. J Cereb Blood Flow Metab 3: 391-394

MAZZIOTTA JC, PHELPS ME, MILLER J, KUHL DE (1981) Tomographic mapping of human cerebral metabolism: Normal unstimulated state. Neurol 31: 503-516

METTER EJ, RIEGE WH, KUHL DE, PHELPS ME (1983) Differences in regional glucose metabolic intercorrelations with aging. J Cereb Blood Flow Metab 3 (Suppl 1): 482-483

PEDE JP, SCHIMPFESSEL L, CROKAERT R (1971) The action of piracetam on oxidative phosphorylation. Arch Int Physiol Biochem 79: 1036

PHELPS ME, MAZZIOTTA JC, HUANG S-C (1982) Study of cerebral function with positron computed tomography. J Cereb Blood Flow Metab 2: 113-162

PRICHARD JW, ALGER JR, BEHAR KL, PETROFF OAC, SHULMAN RG (1983) Cerebral metabolic studies in vivo by ^{31}P NMR. Proc Natl Acad Sci 80: 2748-2751

PYKETT IL (1982) NMR imaging in medicine. Scient Am 246: 78-88

RADDA GK, CHAN L, BORE PB, GADIAN DG, ROSS BD, STYLES P, TAYLOR D (1982) Clinical applications of ^{31}P NMR. In: WITCOFSKI RL, KARSTAEDT N, PARTAIN CL (eds) NMR imaging. Bowman Gray School of Medicine of Wake Forest University Winston-Salem, pp 159-169

RAPOPORT SI, DUARA R, HORWITZ B, KESSLER RM, SOKOLOFF L, INGVAR DH, GRADY C, CUTLER N (1983) Brain aging in 40 healthy men: rCMRglc and correlated functional activity in various brain regions in the resting state. J Cereb Blood Flow Metab 3 (Suppl 1): 484-485

REIVICH M, KUHL D, WOLF A et al. (1979) The (^{18}F)fluorodeoxyglucose method for the measurement of local cerebral glucose utilization in man. Circ Res 44: 127-137

SOKOLOFF L, REIVICH M, KENNEDY D et al. (1977) The ^{14}C-deoxyglucose method for the measurement of local cerebral glucose utilization: Theory, procedure, and normal values in the conscious and anesthetized albino rat. J Neurochem 28: 897-916

WISE JS, BERNARDI S, FRACKOWIAK RSJ, LEGG NJ, JONES T (1983) Serial observations on the pathophysiology of acute stroke. Brain 106: 197-222

WITCOFSKI RL, KARSTAEDT N, PARTAIN CL (1982) NMR imaging, Bowman Gray School of Medicine of Wake Forest University Winston-Salem

Möglichkeiten und Grenzen radiobiochemischer Ansätze in der Emissionstomographie

G. Stöcklin

Einleitung

Neben zahlreichen In-vitro-Verfahren haben vor allem tomographische Darstellungsmethoden die Medizintechnik in den letzten zehn Jahren maßgeblich geprägt. Von der Röntgentransmissionstomographie (CT) über die Positronenemissionstomographie (Positron Emission Computed Tomography = PECT oder PET) und die „Single Photon"-Emissionstomographie (SPECT) bis hin zur Kernspinresonanztomographie (NMR) reicht das heutige Spektrum mit ständig wachsenden und verbesserten Anwendungsmöglichkeiten. In diesem Rahmen nimmt die Emissionstomographie, insbesondere die Positronenemissionstomographie, eine Sonderstellung ein. Dies wird deutlich, wenn man die Anwendungsmöglichkeiten der verschiedenen Techniken betrachtet. Sie lassen sich wie folgt zuordnen:

- Morphologie (CT, NMR, PECT, SPECT)
- Funktionen (NMR, PECT, SPECT)
- Biochemie, regional (PECT, SPECT?)

Während für morphologische Darstellungen die CT- und neuerdings vor allem die NMR-Techniken besonders gut geeignet sind, gestattet nur die Emissionstomographie unter Verwendung radioaktiv markierter Produkte die Erfassung regionaler biochemischer Parameter in vivo, wie im vorangegangenen Referat am Beispiel der Messung des regionalen Glukoseumsatzes gezeigt wurde. Anders als die NMR-Technik, die über ^{31}P-NMR auch die Möglichkeit bietet, biochemische Veränderungen von endogenen Phosphorverbindungen global zu beobachten, deckt die Positronenemissionstomographie prinzipiell das gesamte Spektrum der Biochemie, Physiologie und Pharmazie ab. Sie erlaubt es, regional, d.h. in einem Volumenelement von der Größenordnung 1 cm^3, Konzentrationsänderungen von Biomolekülen oder Pharmaka in vivo zu verfolgen und physiologisch relevante Parameter auf nichtinvasivem Wege zu ermitteln. Wegen ihres relativ hohen Aufwands ist die PECT-Technik jedoch nicht für eine breite routinemäßige Frühdiagnose einsetzbar. Vielmehr ist sie heute überwiegend ein Forschungsinstrument zur Erkennung des molekularen Ursprungs pathologischer Zustände. Die absehbaren Forschungsziele und Anwendungen dieser neuen Medizintechnik umfassen im wesentlichen fünf sich teilweise überlappende Bereiche:

- molekularer Ursprung von pathologischen Zuständen
- Diagnose
- In-vivo-Pharmakokinetik
- pharmakologische Intervention
- Therapiekontrolle

Während die PECT-Technik in Einzelfällen einen Entwicklungsstand erreicht hat, der routinemäßig die regionale und quantitative Erfassung biochemischer Reaktionskonstanten mit Hilfe geeigneter kurzlebiger Positronenstrahler ermöglicht, sind die SPECT-Verfahren hierzu noch nicht in der Lage. Die deutlich geringere zeitliche und räumliche Auflösung beschränken diese emissionstomographische Methode z. Zt. im wesentlichen auf Messung der regionalen Perfusion, wobei unter regional relativ große Volumina von der Größenordnung von 5 bis 10 cm^3 zu verstehen sind. Der Vorteil von SPECT liegt darin, daß anders als im Falle von PECT ein sogenanntes In-house-Zyklotron, das Produktion und Anwendung der mit kurzlebigen Positronenstrahlern markierten Radiopharmaka an ein und demselben Ort ermöglicht, hier nicht erforderlich ist, da hinreichend langlebige Radionuklide mit geeigneter Photonenemission zur Verfügung stehen (s. Tabelle 1).

Die Erfassung regionaler physiologischer Funktionen mithilfe moderner Methoden der Emissionstomographie unter Verwendung radioaktiv markierter körpereigener Substrate sowie deren Analoga oder geeigneter zentralwirksamer Pharmaka steht heute im Vordergrund nuklearmedizinischer Entwicklungen. Dementsprechend ist das biochemische Konzept der Radiopharmakaentwicklung im wesentlichen auf die folgenden Stoffgruppen ausgerichtet:
- Stoffwechselsubstrate oder deren Analoga
- Enzym-Inhibitoren
- Rezeptor-bindende Liganden
- Antikörper-Antigen-Systeme

Diese Ansätze erfassen im Prinzip alle bedeutenden Organe und ihre Funktionen. Markierte Stoffwechselsubstrate wie Glukose, Fettsäuren oder Aminosäuren oder deren Analoga werden zum Studium normaler und gestörter Herz- und Hirnfunktionen sowie in der Tumordiagnostik eingesetzt. Rezeptorbindende Radiopharmaka wie zentralwirksame Verbindungen, Neurotransmitter und ihre Antagonisten dienen der Erfassung von Rezeptorarealen und der Früherkennung krankhafter Veränderungen insbesondere in der Neurologie, um nur einige der bedeutendsten Anwendungsmöglichkeiten zu erwähnen.

Stoffwechselprodukte und andere körpereigene Verbindungen bestehen im allgemeinen aus C-, H-, N-, O-, P- und S-Atomen wechselnder Kombination. Die Anzahl der Radionuklide dieser Elemente mit geeigneten nuklearen Eigenschaften ist begrenzt. Die in der Biochemie bei In-vitro-Verfahren meist verwendeten Radionuklide wie Tritium, Kohlenstoff-14 oder Iod-125 besitzen für die In-vivo-Anwendung und den externen Nachweis weder eine brauchbare Strahlung noch eine geeignete Halbwertszeit.

Zur regionalen externen Erfassung von Funktionen sind nur Radionuklide geeignet, die entweder vorwiegend Positronen emittieren oder aber eine stark dominante γ-Linie mit einer Energie im Bereich von 100 bis 300 keV besitzen. Basierend auf dem Prinzip der γ, γ-Koinzidenz der 180° korrelierten Positronenvernichtungsstrahlung kann im ersteren Falle die PECT-, (zur Übersicht s. RAICHLE 1982; LORENZ u. OSTERTAG 1983) im zweiten die SPECT-Technik (s. z. B. KEYES 1982) eingesetzt werden. Klassische Kandidaten für die regionale Funktionstomographie mit PECT sind vor allem die kurzlebigen „organischen" Positronenstrahler Kohlenstoff-11, Stickstoff-13, Sauerstoff-15 und Fluor-18 (s. Tabelle 1), für SPECT insbesondere die Photonenstrahler Iod-123 (STÖCKLIN u. KLOSTER 1982) sowie für ^{127}Xe und ^{133}Xe (LASSEN 1982) und für gewisse morphologische Veränderungen das preiswerte und leicht zugängliche Generatornuklid Techne-

Tabelle 1. Wichtige kurzlebige Radionuklide für die regionale zerebrale Funktionsdiagnostik

Radionuklid	$T_{1/2}$	Zerfallsart (%)	E_β max keV (rel. %)	Haupt-γ-Linien keV (% Häufigkeit)
Positronenstrahler für PECT				
^{11}C	20,3 min	β^+ (99,8) EC (0,2)	960 (100)	511 (199,6)
^{13}N	9,96 min	β^+ (100)	1190 (100)	511 (200)
^{15}O	2,03 min	β^+ (99,9) EC (0,1)	1723 (100)	511 (200)
^{18}F	109,7 min	β^- (96,9) EC (3,1)	635 (100)	511 (193,8)
^{75}Br	1,6 h	β^- (75,5) EC (24,5)	1740 (82)	286 (91,6) 511 (151)
^{77}Kr	1,25 h	β^+ (79,8) EC (20,2)	1875 (48)	130 (87,3) 147 (40,9) 511 (159,6)
Photonenstrahler für SPECT				
^{123}I	13,02 h	EC (100)		159 (83) 529 (1,05)
^{127}Xe	36,41 d	EC (100)		203 (68,1) 172 (24,7) 375 (17,4)
^{133}Xe	5,25 d	β^- (100)	347 (100)	81 (37)

tium-99m (ELL 1982). Für die Erfassung biochemischer Parameter in vivo ist es notwendig, daß nach dem Einbau des Radionuklids in eine körpereigene Verbindung die Biochemie bzw. die Zellphysiologie unverändert bleibt. Dies gilt jedoch streng nur bei einigen der kurzlebigen organischen Positronenstrahler. Im Fall komplizierter organischer Moleküle lassen sich die nötigen Syntheseschritte mit den o.g. Positronenstrahlern nur bei ^{11}C und ^{18}F (bedingt bei ^{13}N) in der verfügbaren Zeit durchführen. Man hat deshalb nach etwas längerlebigen Analoga gesucht, d.h. Verbindungen, in denen H-, C- oder andere Atome bzw. Gruppen durch Fremdatome ersetzt sind. So eignen sich z.B. Halogene besonders gut, um Analoga herzustellen, da ihre kovalenten Bindungen zum Kohlenstoff relativ stabil sind. Bei einer solchen Fremdmarkierung kann vor allem das Struktur-Analogie-Prinzip hilfreich sein (s. z.B. STÖCKLIN u. KLOSTER 1982). Während die Einführung eines Halogenatoms in ein Molekül bei guter Syntheseplanung sterisch keine wesentlichen Veränderungen hervorrufen muß (räumlich entspricht ein Br- oder I-Atom einer CH_3-Gruppe und ein F-Atom einem H-Atom oder einer OH-Gruppe), so können die Veränderungen der Ladungsverteilung des markierten Moleküls gravierend sein: Die C-X Bindungen sind polarisiert, die Verbindungen werden durch die Halogensubstitution u.a. lipophiler, so daß trotz der erhaltenen sterischen Eigenschaften des Moleküls sein physiologisches Verhalten möglicherweise stark verändert ist.

Produktionsmöglichkeiten geeigneter Radionuklide

Die für eine nichtinvasive, d. h. externe Messung regionaler Funktionen geeigneten Radionuklide lassen sich mit Ausnahme von ^{133}Xe nur mit geladenen Teilchen, d. h. mit Hilfe eines Beschleunigers in ausreichender spezifischer Aktivität und Menge herstellen. In Tabelle 1 sind einige nukleare Daten der wichtigsten Radionuklide zusammengestellt. Die für die PECT-Technik essentiellen Positronenstrahler ^{11}C, ^{13}N, ^{15}O und ^{18}F lassen sich schon bei relativ niedrigen Teilchenenergien, d. h. mit kleinen Beschleunigern, herstellen (zur Übersicht s. WOLF u. FOWLER 1983). Geeignete Teilchenbeschleuniger hoher Strahlstromdichten (50 µA) für die Produktion der organischen Positronenstrahler sind kommerziell erhältlich (s. WOLF u. FOWLER 1983). Es handelt sich hierbei um eine kleine Ausführung der Produktionsbeschleuniger, um sogenannte Babyzyklotrone.

Die Anwendung der Emissionstomographie, insbesondere der Positronenemissionstomographie, zeigt weltweit beträchtliche Zuwachsraten. Hierdurch hat das kleine Zyklotron eine Renaissance erfahren, und man beobachtet in allen entwickelten Ländern eine schnelle Proliferation medizinisch genutzter Zyklotrone. Gegenwärtig gibt es weltweit etwa 40 Beschleuniger, die ausschließlich für medizinische Zwecke eingesetzt werden. Diese Zahl wird voraussichtlich bis etwa 1985/86 auf über 50 anwachsen. Heute gibt es in Europa etwa 25 teilweise oder ausschließlich medizinisch genutzte Maschinen (s. Abb. 1), und die Anzahl wächst weiter. Historisch ist das Hammersmith Hospital/ London die erste Einrichtung in Europa, die ein Zyklotron ausschließlich für medizinische Zwecke nutzte und sehr kurzlebige Zyklotron-Radionuklide zur nuklearmedizinischen Diagnostik bereits in den 60er Jahren am Ort der Produktion einsetzte. Es folgten die Zentren Orsay/Frankreich, DKFZ/Heidelberg und KFA/Jülich. Mit der Entwicklung der Positronenemissionstomographie wandten sich weitere Institutionen vor allem in Holland und Belgien, Skandinavien und in der Bundesrepublik dieser neuen Medizintechnik zu. Produktionszyklotrone für die Herstellung von Radionukliden für generelle Traceranwendungen gab es schon früher, so etwa in Harwell/GB, Petten/NL, Rossendorf/DDR und Rez/CSSR. Die in Abb. 1 eingetragenen Standorte in der Bundesrepublik Deutschland haben sehr unterschiedliche Zielvorstellungen und Möglichkeiten. In der Kernforschungsanlage (KFA) Jülich z. B. werden vorwiegend Entwicklungsarbeiten und nur im begrenzten Umfang Service für einige benachbarte Universitätsinstitute und Kliniken betrieben. Ähnliches gilt für das Deutsche Krebsforschungszentrum (DKFZ) Heidelberg. Die Universitätskliniken in Essen und Hannover verfügen über Kompaktzyklotrone, die vorwiegend für die Produktion bekannter Produkte und ihre klinische Erprobung bzw. ihre routinemäßig klinische Anwendung genutzt werden.

Obwohl zahlreiche weitere Universitätskliniken die PECT-Technik einführen wollen und deshalb die Anschaffung eines Babyzyklotrons (Kosten ca. 2,5–3 Mio. DM) vorgesehen haben, werden nur wenige Einrichtungen in der Lage sein, diese Medizintechnik erfolgreich zu implementieren. Neben den finanziellen Folgekosten wird vor allem auch übersehen, daß ohne eine starke Chemiegruppe und ohne eine geeignete Infrastruktur diese relativ aufwendige Technologie nicht etabliert werden kann. Einer weiteren Proliferation sind deshalb schon wegen der fehlenden materiellen und personellen Voraussetzungen enge Grenzen gesetzt. Für die klinische diagnostische Medizin wird möglicherweise die SPECT-Technik in naher Zukunft eine größere Rolle spielen (BUDINGER

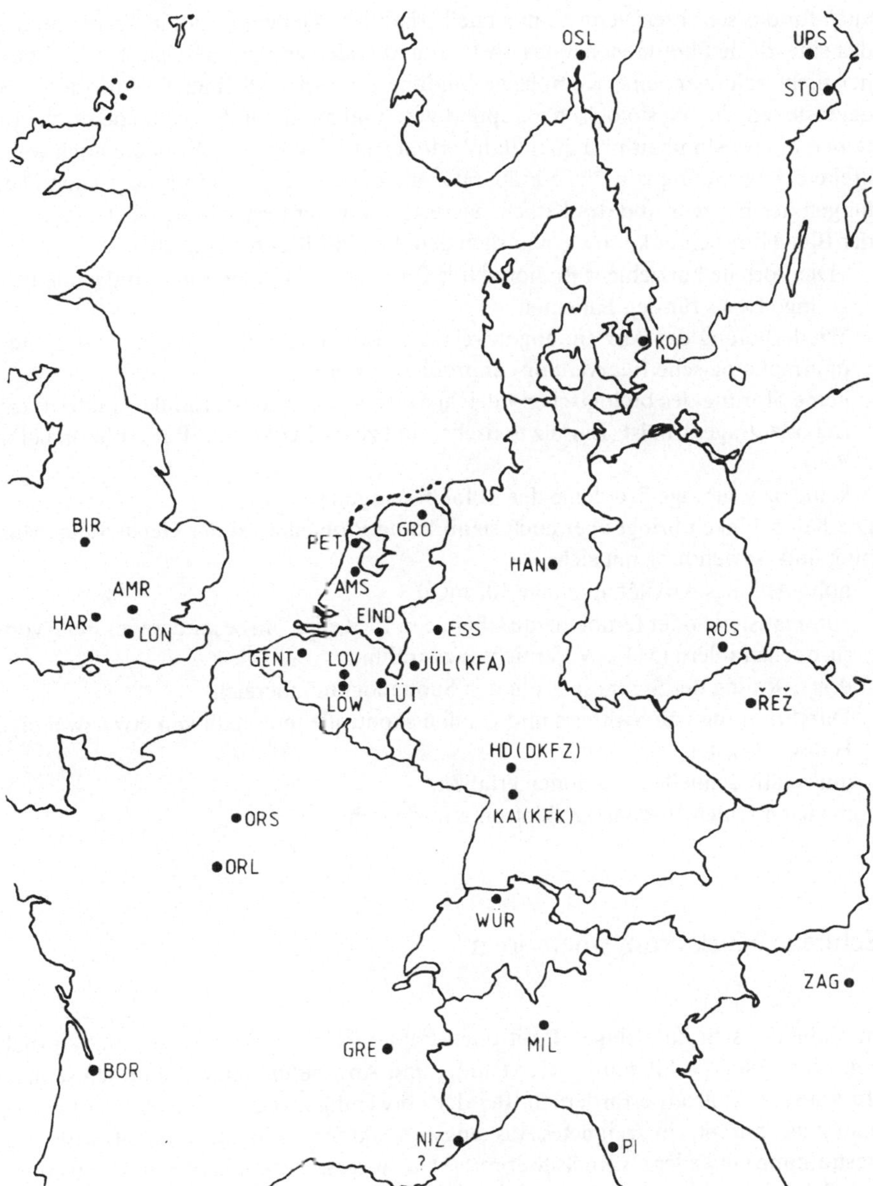

Abb. 1. Medizinisch genutzte Zyklotrone in Europa

1981). Dies gilt insbesondere für die Messung des regionalen zerebralen Blutflusses mit den etwas längerlebigen und kommerziell erhältlichen Produkten wie ^{127}Xe, ^{133}Xe oder ^{123}I-markierte Phenylalkylamine. Sie ist weit weniger aufwendig, und ein In-house-Zyklotron ist nicht erforderlich. Neuere instrumentelle Entwicklungen sowie neue und bessere Radiopharmaka könnten hier auch in gewissen Bereichen der Neurologie eine breit anwendbare Alternative zur PECT-Technik entstehen lassen. Dies gilt insbesondere auch für das sehr preiswerte kommerziell erhältliche Generatornuklid Technetium-99m, das eine ideale Photonenenergie (149 keV) und Halbwertszeit (6 h) hat. Leider ist es bisher nicht gelungen, eine Komplexverbindung dieses künstlichen Reaktorradionuklids herzustellen, die physiologisch akzeptiert wird und mit deren Hilfe biochemische Funktionen in vivo simuliert und quantitativ erfaßt werden können. Die heute noch weit verbreitete Anwendung von ^{99m}Tc-Präparaten gilt in erster Linie morphologischen Darstellungen des Herzens und des Knochengerüsts sowie der Feststellung der Unversehrtheit der Blut-Hirn-Schranke sowie natürlich dem Schilddrüsenfunktionstest.

Die Vorteile kurzlebiger Radionuklide für In-vivo-Applikationen sind evident:
- geringe Dosis für den Patienten
- Wiederholung der Anwendung in relativ kurzen Intervallen (Therapiekontrolle und pharmakologische Intervention) unproblematisch
- keine Störung des biologischen Gleichgewichts, sofern das Produkt praktisch trägerfrei oder trägerarm ist (Einsatz toxischer und zentralwirksamer Radiopharmaka möglich)
- keine bzw. geringe Probleme der Abfallbeseitigung.

Die Kurzlebigkeit bringt aber auch signifikante Probleme bei der Herstellung, Markierung und Anwendung mit sich:
- hohe Anfangsaktivitäten (einige 100 mCi)
- automatisierte oder fernbediente Chemie in Bleizellen, insbesondere im Falle von Positronenstrahlern (511 keV Vernichtungsstrahlung)
- down-scaling der Synthese bis in den Subnanogrammbereich
- Durchführung von Synthese und Qualitätskontrolle innerhalb von etwa zwei bis drei Halbwertszeiten
- nur relativ schnelle Funktionen erfaßbar
- in vielen Fällen In-house-Zyklotron erforderlich.

Schnelle Markierungsmethoden

Im Falle der sehr kurzlebigen Positronenstrahler ^{11}C, ^{13}N, ^{15}O, ^{18}F ist – mit Ausnahme von Fluor-18($T_{1/2} = 110$ min) – Herstellung und Anwendung an ein und demselben Ort (In-house-Zyklotron) erforderlich. Bei der notwendigerweise schnellen Markierung ist man stets bestrebt, ein geeignetes Ausgangsprodukt für die Synthese bereits während der Bestrahlung entweder als Rückstoßprodukt im Target selbst oder aber in Form einer On-line-Synthese zu erzeugen. Ein generelles Fließschema für den gesamten Ablauf von der Radionukliderzeugung bis zum medizinischen Einsatz zeigt Abb. 2. Markierte Vorläufer können bereits in situ durch Bestrahlung einer geeigneten Verbindung oder eines Substanzgemisches im Target gebildet werden. Hierbei handelt es sich um sehr schnelle sog. heiße Kernrückstoßreaktionen und/oder um strahlenchemische Prozesse (STÖCKLIN 1969, 1984). Die hierbei entstehenden Vorläufer können in einigen Fällen on line zu Ausgangsverbindungen für weitere Synthesen umgewandelt werden (s. z. B. COMAR et al. 1982). Eine Übersicht über die wichtigsten Produktionsreaktionen, die erforderlichen Bestrahlungstargets und die entstehenden Vorläufer gibt Tabelle 2. Das markierte Ausgangsprodukt wird entweder direkt oder nach Abtrennung und Reinigung für weitere

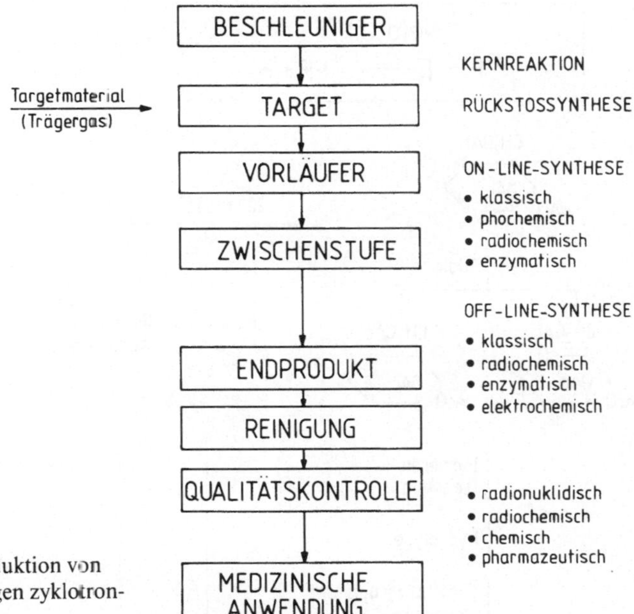

Abb. 2. Fließschema der Produktion von Radiopharmaka mit kurzlebigen zyklotronerzeugten Radionukliden

Tabelle 2. Produktionsreaktionen, Targets und Synthesevorläufer der „organischen" Positronenstrahler

Nuklid	$T_{1/2}$ [min]	hauptsächl. Produktionsreaktion	Teilchen-Energiebereich [MeV]	Target	In-target-Produkt
^{11}C	20.3	$^{14}N(p, \alpha)\,^{11}C$	15→ 0	$N_2(O_2)$ $N_2(H_2)$	^{11}CO, $^{11}CO_2$ $H^{11}CN$
		$^{11}B(p, n)\,^{11}C$ $^{10}B(d, n)\,^{11}C$	10→ 0 6→ 0	B_2O_3	$^{11}CO_2$
^{13}N	10	$^{12}C(d, n)\,^{13}N$ $^{16}O(p, \alpha)\,^{13}N$	6→ 3 15→ 0	CO_2, CH_4 H_2O	^{13}NN, $^{13}NH_3$ $^{13}NO_2$, $^{13}NO_3^-$
^{15}O	2	$^{14}N(d, n)\,^{15}O$	6→ 0	$N_2(O_2)$	^{15}OO
^{18}F	110	$^{18}O(p, n)\,^{18}F$ $^{20}Ne(d, \alpha)\,^{18}F$	10→ 4 15→ 0	$H_2\,^{18}O$ Ne (F_2) Ne (H_2)	$^{18}F_{aq}^-$ $^{18}F\text{-}F_2$ $H^{18}F$
^{75}Br	96	$^{76}Se(p, 2n)\,^{75}Br$ $^{75}As(^3He, 2n)\,^{75}Br$	34→18 36→25	$^{76}SeO_2$ Cu_3As	$^{75}Br^-$ $^{75}Br^-$

Synthesen verwendet. Diese Off-line-Synthesen finden zweckmäßigerweise in unmittelbar an den Targetraum angrenzenden Bleizellen möglichst vollständig oder teilweise automatisiert statt. Eine Fernbedienung oder Automatisierung ist im Falle der kurzlebigen Positronenstrahler bei ständig sich wiederholender Produktion unerläßlich, da wegen der Kurzlebigkeit die Anfangsaktivität sehr hoch sein muß, und die 511 keV Vernichtungsstrahlung eine ausreichende Abschirmung erfordert. Bei Positronenstrahlern muß

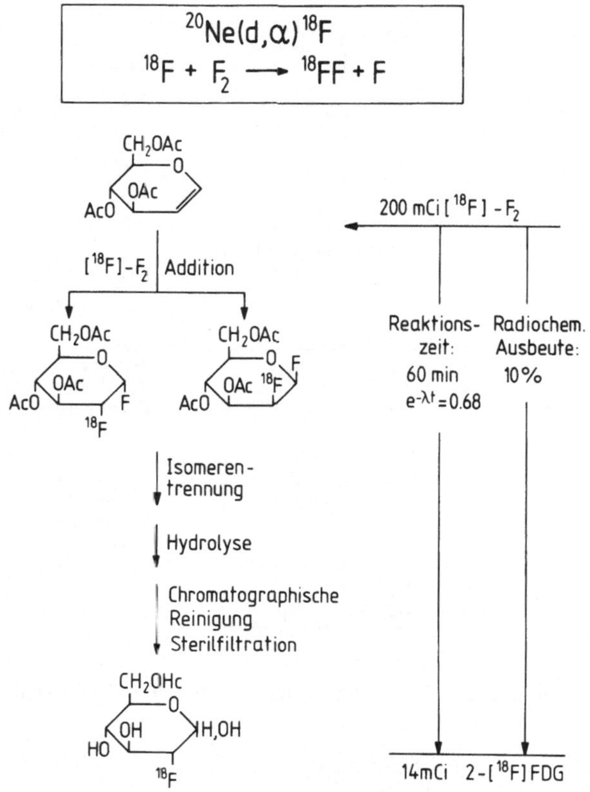

$$^{20}Ne(d,\alpha)\,^{18}F$$
$$^{18}F + F_2 \longrightarrow\, ^{18}FF + F$$

Abb. 3. Schema der Radiosynthese von 2-[^{18}F]-FDG ausgehend von [^{18}F]-F$_2$ (Ido et al. 1978)

deshalb meist ein relativ hoher Aufwand an Verfahrenstechnik und elektronischer Steuerung getrieben werden.

Am Beispiel der Synthese des z. Zt. bedeutendsten Radiopharmakons für die klinische neurologische Forschung, die 2-[^{18}F]-Fluor-2-desoxy-D-glukose (2-[^{18}F]-FDG), ist in Abb. 3 das Problem der notwendigen hohen Anfangsaktivität verdeutlicht. 2-[^{18}F]-FDG wurde zuerst im Brookhaven National Laboratory synthetisiert (Ido et al. 1978). In einem Gastarget mit Neon und Spuren an elementarem Fluor werden über die Ne(d,α) ^{18}F-Kernreaktion ^{18}F-Atome erzeugt. Diese tauschen sehr schnell mit F$_2$ aus. Das markierte elementare Fluor wird an das geschützte Glukal elektrophil addiert. Die entstehenden Isomeren können z. B. durch Chromatographie an Silicagel getrennt werden. Nach Hydrolyse der Schutzgruppen und chromatographischer Reinigung erhält man radiochemische Ausbeuten in der Größenordnung von 10%. Da die gesamte Reaktionszeit etwa 60 min beträgt, erhält man aufgrund des radioaktiven Zerfalls nur ca. 68% dieser Menge. Dies bedeutet aber, daß man mit der relativ hohen Fluor-18 Aktivität von etwa 200 mCi beginnen muß, um eine Aktivitätsmenge zu erhalten, die für die Untersuchung von 2 bis 3 Patienten ausreicht. Inzwischen gibt es zwar neuere Synthesen, die zu etwas höheren radiochemischen Ausbeuten führen (Shiue et al. 1982) oder sogar praktisch trägerfrei ausgehend vom leichter zugänglichen und handhabbaren [^{18}F]-Fluorid (Levy et al. 1982, Tewson 1983) durchgeführt werden können, aber die o.g. generellen Probleme sind auch hier gültig.

Radiopharmaka für die nichtinvasive Erfassung biochemischer Parameter im Hirn

Die Konzepte zur Bestimmung regionaler physiologischer Parameter in vivo mit Hilfe der PECT- und SPECT-Technik sind prinzipiell identisch mit denen in der Autoradiographie bei Tieren angewandten (vgl. z. B. MIES et al. 1983). Für den nichtinvasiven Einsatz in vivo unterscheidet man im wesentlichen drei Hauptklassen von Tracern:

1. Stoffwechseltracer (PECT)
   - D-Glukose und Analoge (^{11}C, ^{18}F)
   - Sauerstoff (^{15}O)
   - Aminosäuren (^{11}C)
2. Rezeptorliganden (PECT)
   - Neurotransmitter und Antagonisten
     (z. B. Neuroleptika, ^{11}C, ^{18}F, ^{75}Br)
   - andere zentralwirksame Pharmaka
     (z. B. Benzodiazepine, ^{11}C, ^{18}F, ^{75}Br)
3. Perfusionstracer (PECT und SPECT)
   - inerte Gase (^{77}Kr, ^{13}NNO, $CH_3{}^{18}F$, ^{133}Xe)
   - $H_2{}^{15}O$ ($C^{15}OO$)
   - ^{123}I-Iodantipyrin (SPECT)
   - ^{123}I-Iodamphetamin (SPECT)

Die nichtinvasive Bestimmung der regionalen zerebralen Glukoseumsatzrate (rCMRGlu) mit Hilfe der 2-[^{18}F-]-FDG sowie des regionalen zerebralen Sauerstoffverbrauchs (rCMRO$_2$) und des regionalen Blutflusses (rCBF) mittels [^{15}O]-O$_2$ und [^{15}O]-CO$_2$ werden in verschiedenen Zentren routinemäßig in der neurologischen Forschung und klinischen Diagnostik eingesetzt. Erprobte theoretische Modelle zur Quantifizierung sind sowohl für die Messung der rCMRGlu (REIVICH et al. 1979; PHELPS et al. 1979) als auch für die Bestimmung der rCMRO$_2$ und der rCBF (JONES et al. 1976) entwickelt worden. Dagegen befindet sich die Erfassung der Proteinsyntheseraten mit ^{11}C-markierten Aminosäuren noch in den Anfängen. Gleiches gilt auch für die Darstellung von Rezeptorarealen mit markierten Liganden. Die Messung der regionalen Perfusion mit Hilfe von radioaktiven Edelgasen gehört zu den etablierten Methoden. Dies gilt insbesondere für die Verwendung von ^{133}Xe im Zusammenhang mit SPECT. In der PECT-Technik werden die Positronenstrahler ^{77}Kr (YAMAMOTO et al. 1977) und neuerdings auch das nahezu inerte ^{18}F-markierte Methylfluorid (HOLDEN et al. 1983) sowie andere frei diffundierende Tracer wie [^{15}O]-H$_2$O oder ^{11}C-markierte Alkohole eingesetzt. In Verbindung mit der SPECT-Technik werden auch ^{123}I-markierte Phenylalkylamine wie z. B. N-Isopropyl-p-iodamphetamin (IMP) (WINCHELL et al. 1980) eingesetzt. Als lipophile Verbindungen durchdringen sie ebenfalls die Blut-Hirn-Schranke. Anders als die frei diffundierenden Verbindungen werden sie nach einer schnellen Extraktion im Hirn zurückgehalten, wahrscheinlich aufgrund einer veränderten Verteilung, verursacht durch lokale pH-Änderungen (KUNG u. BLAU 1980). Die folgenden Ausführungen sollen sich jedoch nicht auf die zahlreichen verfügbaren Methoden zur Messung des regionalen Blutflusses, sondern vielmehr mit Radiopharmaka befassen, die zur Messung biochemischer Parameter von Interesse sind.

Stoffwechsel

Sauerstoff-15

Der ultrakurzlebige Sauerstoff-15 hat trotz seiner sehr kurzen Halbwertszeit von nur etwa 2 Minuten in Form einfacher, leicht und schnell on-line herstellbarer Verbindungen eine wichtige Anwendung in der gleichzeitigen Bestimmung der $rCMRO_2$ und des rCBF gefunden. Die kontinuierliche Inhalationstechnik für $[^{15}O]$-O_2 und $[^{15}O]$-CO_2 wurde im Hammersmith Hospital London entwickelt und inzwischen an vielen hundert Patienten erfolgreich eingesetzt (JONES et al. 1983). Das Prinzip ist in Abb. 4 dargestellt. Die kontinuierliche Inhalation von $[^{15}O]$-O_2 führt zur Markierung des Hämoglobins und zum Transport des markierten Sauerstoffs in das Hirn. Ein Teil des Sauerstoffs wird hier extrahiert und zu H_2O metabolisiert. Ein ^{15}O-Tomogramm des Hirns stammt demnach aus zwei vom Detektor nicht unterscheidbaren chemischen Komponenten, nämlich dem markierten molekularen Sauerstoff und dem rezirkulierenden markierten Stoffwechselwasser. Es ist also eine Korrektur für das austretende und rezirkulierende $H_2{}^{15}O$ erforderlich. Dies gelingt mit der Bestimmung des rCBF durch anschließende kontinuierliche Inhalation von $[^{15}O]$-CO_2, das katalysiert durch das Enzym Carboanhydrase (CbA) sehr schnell ^{15}O mit dem Wasser austauscht:

$$CO^{15}O + H_2O \quad \rightleftarrows \quad H_2CO_2{}^{15}O$$
$$\text{CbA}$$
$$H_2CO_2{}^{15}O \quad \rightleftarrows \quad CO_2 + H_2{}^{15}O$$

Auf diese Weise wird auf nichtinvasivem Wege eine Markierung des Wasseranteils im Blut erreicht. Da die Gleichgewichtskonzentration des ^{15}O im Gewebe bei der Inhala-

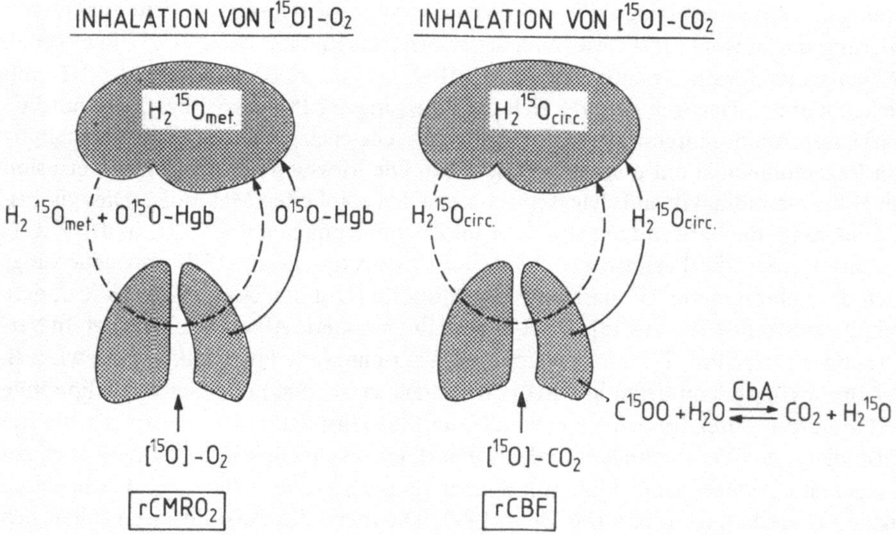

Abb. 4. Schematische Darstellung der Bestimmung der regionalen zerebralen Sauerstoffumsatzrate ($rCMRO_2$) und des regionalen zerebralen Blutflusses (rCBF) durch kontinuierliche Inhalation von Sauerstoff-15 markiertem O_2 bzw. CO_2 (Nach: RAICHLE 1979)

tion von Sauerstoff teilweise durch die Bildung des ^{15}O-markierten Stoffwechsel-H_2O bestimmt wird, und dieses wiederum vom Blutfluß und dem Bruchteil des extrahierten Sauerstoffs abhängig ist, läßt sich über die beiden sukzessiven Inhalationen und eine Messung der Radioaktivität im Blutplasma sowohl der rCBF als auch die $rCMRO_2$ bestimmen (JONES et al. 1976). Diese einfache Technik hat zahlreiche klinische Anwendungen gefunden (Dementia, Epilepsie, Schizophrenie, Infarkt). Hierbei erlaubt vor allem die Korrelation zwischen Änderungen im Blutfluß einerseits und im Sauerstoffumsatz andererseits wertvolle grundsätzliche Aussagen (JONES et al. 1983). Die nichtinvasive In-vivo-Messung von rCBF und $rCMRO_2$ gestattet auch die Objektivierung eines Therapieerfolgs nach Gaben von einschlägigen Pharmaka; hier bietet sich also eine wichtige Anwendung für die Pharmaindustrie.

Glukose und Glukoseanaloga

Kohlenhydrate sind wichtige Substrate für den Energiestoffwechsel von Herz und Hirn. Das Hirn benötigt ausschließlich D-Glukose als Energiequelle. Für D-Glukose besteht ein Transportsystem über die Blut-Hirn-Schranke, auf dem auch einige ähnliche Zucker durch erleichterte Diffusion transportiert werden (PARDRIDGE u. OLDENDORF 1975). Allerdings bestehen für Zuckeranaloge enge strukturelle Anforderungen: Es werden nur Analoge transportiert, die eine all-trans, all-äquatoriale Anordnung der elektronegativen Substituenten enthalten, wie dies für D-Glukose typisch ist (s. Tabelle 3). Auch kann nicht an jeder Position OH gegen Halogen ersetzt werden. Daher ist die Zahl der in Frage kommenden ^{11}C- bzw. ^{18}F-markierten Zucker relativ begrenzt (s. Tabelle 3). Als erstes ist die ^{11}C-markierte D-Glukose selbst eingesetzt worden, die über die Photosynthese mit $^{11}CO_2$ synthetisiert werden kann (LIFTON u. WELCH 1971). Bei der medizinischen Anwendung der [^{11}C]-Glukose zur nichtinvasiven Untersuchung des regionalen Glukosestoffwechsels im Hirn zeigte sich, daß es äußerst schwierig ist, aus den gemessenen Ver-

Tabelle 3. Glukose und Derivate zur In-vivo-Bestimmung regionaler zerebraler Glukosestoffwechsel und Transportparameter mittels PECT

Glukose bzw. Glukosederivat	R_1	R_2	Modell
[U-^{11}C]-Glukose (G)	OH	OH	RAICHLE et al. 1975
1-[^{11}C]-2-Desoxy-D-glukose (DG)	H	OH	SOKOLOFF et al. 1977
3-[^{11}C]-O-Methyl-D-glukose (MG)	OH	O$^{11}CH_3$	VYSKA et al. 1982
2-[^{18}F]-2-Desoxy-2-fluor- D-glukose (2-FDG)	^{18}F	OH	REIVICH et al. 1979 PHELPS et al. 1979
3-[^{18}F]-3-Desoxy-3-fluor- D-glukose (3-FDG)	OH	^{18}F	–

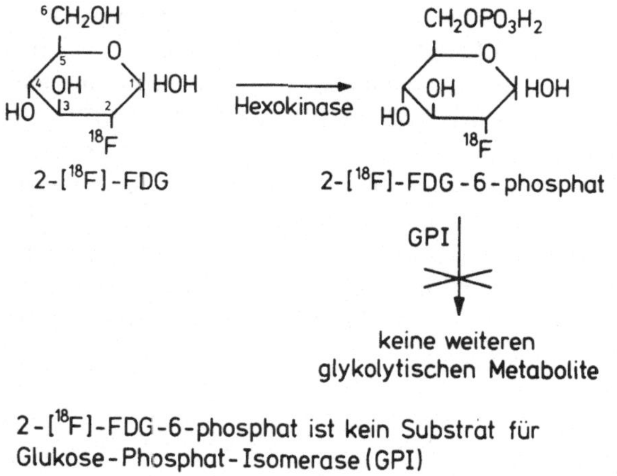

$^6CH_2OH$ $CH_2OPO_3H_2$

Hexokinase

2-[^{18}F]-FDG   2-[^{18}F]-FDG-6-phosphat

GPI

keine weiteren
glykolytischen Metabolite

2-[^{18}F]-FDG-6-phosphat ist kein Substrat für
Glukose-Phosphat-Isomerase (GPI)

Abb. 5. Blockierter Stoffwechsel der 2-[^{18}F]-FDG

teilungsdaten Rückschlüsse auf den Stoffwechsel zu ziehen, da durch Wiederverwendung des Kataboliten $^{11}CO_2$ und anderer Kataboliten für unterschiedliche Stoffwechselwege sehr viele verschiedene und durch den Detektor nicht unterscheidbare markierte Verbindungen nebeneinander vorliegen (RAICHLE et al. 1975).

Anders als die Glukose wird die 2-Desoxy-D-glukose (DG) nur im ersten Schritt des Glukosestoffwechsels umgesetzt. DG wird wie die Glukose über den gleichen Transportmechanismus in die Zelle transportiert und dort ebenfalls phosphoryliert, sie kann dann aber die Zelle nicht mehr verlassen (blockierter Stoffwechsel). Auf diese Weise wird die DG entsprechend dem Glukoseumsatz in der Zelle akkumuliert. Mit ^{14}C-markierter DG konnte so der Glukosestoffwechsel des Gehirns zunächst im Tierexperiment autoradiographisch quantitativ erfaßt werden (SOKOLOFF et al. 1977). Für die In-vivo-Messung sind vor allem die ^{11}C-markierte 1-[^{11}C]-2-Desoxy-D-glukose oder ihre Analoga von Interesse. So konnte gezeigt werden, daß der Ersatz des H-Atoms in der 2-Position der DG durch ein Fluoratom die biochemischen Eigenschaften der DG nicht verändert (GALLAGHER et al. 1977), d.h. ihr Stoffwechsel ist ebenso wie bei der DG nach der Phosphorylierung blockiert (s. Abb. 5).

Die ^{18}F-markierte Verbindung 2-[^{18}F]-2-Desoxy-2-fluor-D-glukose (2-[^{18}F]-FDG) konnte so auch erstmals zur nichtinvasiven Erfassung der rCMRGlu in vivo eingesetzt werden (REIVICH et al. 1979; PHELPS et al. 1979). Gegenüber der 2-[^{18}F]-FDG hat die 1-[^{11}C]-2-Desoxy-D-glukose (DG) den Vorteil, daß die Untersuchungen am gleichen Tag wiederholt werden können (Therapiekontrolle, pharmakologische Intervention). Andererseits bietet die 2-[^{18}F]-FDG wegen der längeren Halbwertszeit der Fluor-18 die Möglichkeit des Transports zu entfernteren Anwendungsorten.

Die ausgehend vom leicht zugänglichen [^{18}F]-Fluorid einfach zu synthetisierende isomere 3-[^{18}F]-FDG ist im Gegensatz zur 2-FDG ein schlechtes Substrat für die Hexokinase und wird deshalb nur sehr langsam phosphoryliert. Die frühe Kinetik der 3-FDG wird daher durch Transportprozesse bestimmt (HOLDEN et al. 1983). 3-FDG ist daher weder zur Bestimmung der rCMRGlu noch zur Messung der Transportparameter gut geeignet, da die Phosphorylierungsrate im Vergleich zu 2-FDG zu langsam ist, für die Messung des reinen Transports aber zu groß.

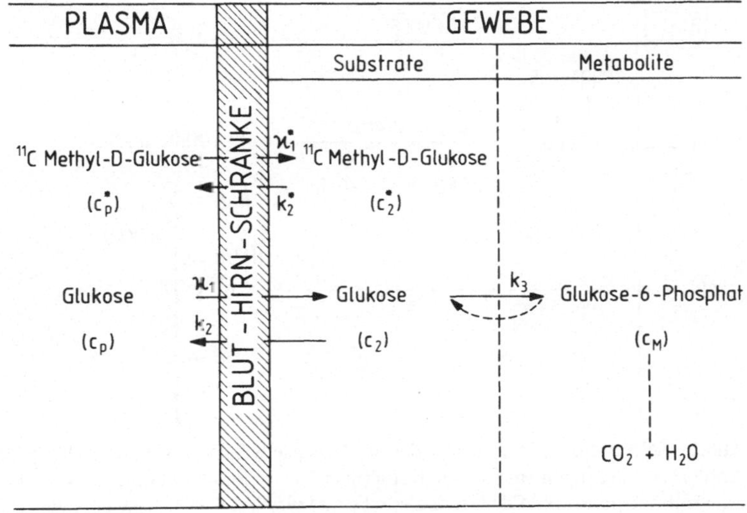

Abb. 6. Schematische Darstellung des Modells zur Bestimmung des unidirektionalen Glukose-transports mittels 3-[^{11}C]-O-Methylglukose (MG). C_p^* bzw. C_p Konzentration der MG bzw. der Glukose im Plasma $\varkappa_1^*$ bzw. $\varkappa_1 = k_1^*f$ bzw. k_1f; f Blutfluß; k_1^*, k_1 und k_2^*, k_2 Geschwindigkeitskonstanten für den Influx bzw. Efflux von MG bzw. Glukose (Nach: Vyska et al. 1982)

Zur quantitativen Erfassung von Transportvorgängen durch die Membran eignet sich jedoch die 3-[^{11}C]-O-Methyl-D-glukose (MG) sehr viel besser. Dieses Glukoseanalogon wird über den gleichen Träger wie D-Glukose durch die Blut-Hirn-Schranke transportiert. Anders als Glukose, DG und FDG wird MG jedoch überhaupt nicht verstoffwechselt, sondern sie verläßt das Hirn wieder unverändert. In der Abb. 6 ist ein Kompartment-Modell des Glukosestoffwechsels im Hirn dargestellt. MG und Glukose werden, wie oben erwähnt, vom gleichen Transportsystem als kompetitive Substrate transportiert. Die Konzentration der MG wird zeitabhängig im Blut und im Gewebe mit der PECT registriert; die Konzentration der Glukose im Blut, die im Fließgleichgewicht ist, wird mit klinisch-chemischen Methoden bestimmt. Aus diesen Daten läßt sich dann durch entsprechende Rechnungen (Vyska et al. 1982, 1983) der unidirektionale Transport der Glukose ($\varkappa_1 c_p$) bestimmen.

Im Hinblick auf eine breitere Nutzung in Kliniken, die nicht über ein Zyklotron verfügen, hat man versucht, geeignete ^{125}I-Analoga der Glukose für die SPECT-Technik zu synthetisieren (Kloster et al. 1983). Die Tierexperimente waren jedoch wenig aussichtsreich (Kloster et al. 1983). Die größten Erfolge sind bisher mit der 2-[^{18}F]-FDG erzielt worden, und die Anwendungen reichen von der Alters-, Infarkt- und Tumorforschung bis zur Epilepsie und Psychiatrie (z. Übersicht s. z. B. Heiss u. Phelps 1983). Auch die 2-[^{18}F]-FDG bietet wie Sauerstoff-15 die Möglichkeit der objektiven Therapiekontrolle von Pharmaka. Die bei der PECT-Technik mit 2-[^{18}F]-FDG verbundenen Strahlendosen für den Probanden sind nicht prohibitiv. Die kritischen Organe sind Blase (maximal 440 mrad/mCi), Herz (160 mrad/mCi) und Milz (160 mrad/mCi). Das Hirn erhält nur eine Dosis von 81 mrad/mCi (Jones et al. 1982). Bei einer Applikation von 5 mCi erhält die Blasenwand maximal 2,2 rad, eine Dosis, die durch Entleerung nach einer Stunde auf die Hälfte reduziert werden kann.

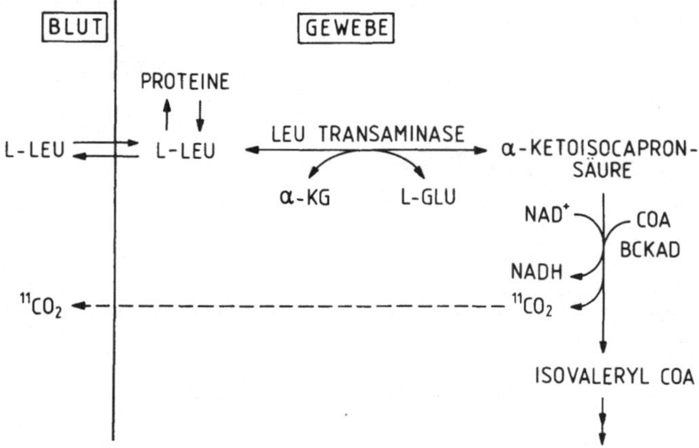

Abb. 7. Schematische Darstellung der Stoffwechselwege von L-Leucin (Leu): Proteinsynthese und Abbau. Abkürzungen: α-KG = α-Ketoglutarsäure; Glu = Glutaminsäure; NAD^+ = Nikotinamidadenindinucleotid; NADH = reduzierte Form von NAD^+; CoA = Coenzym A; BCKAD = branched-chain ketoacid dehydrogenase (Dehydrogenase für verzweigtkettige α-Ketosäure (Nach: BARRIO 1983)

Aminosäuren

Während die In-vivo-Messung der rCMRGlu inzwischen zu einer weitgehend ausgereiften Routinemethode entwickelt wurde, befindet sich die In-vivo-Erfassung der Proteinsynthese mittels markierter Aminosäuren noch im Forschungsstadium. Seit den ersten In-vivo-Untersuchungen über den Umsatz von Methionin im Hirn unter Verwendung von [¹¹C]-L-Methionin (BUSTANY et al. 1981) konnten weitere Fortschritte gemacht werden (BUSTANY et al. 1983). Erste klinische Untersuchungen über die lokale Proteinsynthese unter Verwendung von [¹¹C]-L-Methionin galten der Dementia und der Schizophrenie (BUSTANY et al. 1983). Drastische Änderungen der Proteinsyntheserate konnten schon bei sehr leichten Fällen von Dementia beobachtet werden.

Die Anzahl geeigneter natürlicher L-Aminosäuren, die gut vom Hirn aufgenommen wird, und bei denen ihr Einbau in Proteine von anderen Stoffwechselwegen durch externe Messungen unterschieden werden kann, ist relativ klein. Ein geeigneter Kandidat ist z. B. L-Leucin, das gut durch die Blut-Hirn-Schranke transportiert wird. Das meßtechnische Problem besteht darin, daß es neben seiner Verwendung zur Proteinsynthese auch abgebaut wird (s. Abb. 7). Diese Verstoffwechselung erfolgt über eine reversible Transaminierung mit α-Ketoglutarat und führt zur α-Ketoisocapronsäure. Diese wird dann in den Mitochondrien oxidativ dekarboxyliert. Der Abbau konkurriert also mit der Proteinsynthese. Da beim Abbau der Aminosäure das Karboxyl-C-Atom in Form von CO_2 auftritt, wird das Markierungsisotop auf diesem Wege entfernt, und die verbleibende ¹¹C-Aktivität stammt von der Proteinsynthese. Hierdurch wird die Bestimmung der Proteinsyntheserate möglich. Mit Hilfe eines theoretischen Modells von SMITH et al. (1980) konnten mit 1-[¹¹C]-L-Leucin nichtinvasive Messungen der Proteinsyntheserate an Affen und am Menschen durchgeführt werden (PHELPS et al. 1982). 1-[¹¹C]-L-Leucin kann ausgehend vom Vorläufer [¹¹C]-HCN hergestellt werden (WASHBURN et al. 1979). Die hierbei entstehenden enantiomeren Formen können durch Hochdruckflüssigkeitschromatographie (High Performance Liquid Chromatography = HPLC) entweder direkt oder nach Reaktion mit immobilisierter D-Aminosäure-Oxidase schnell getrennt werden (Barrio 1983).

Rezeptorliganden

Große Anstrengungen werden z. Z. weltweit gemacht, um Rezeptorareale in vivo darzustellen. Auch hier gelten im Prinzip die Konzepte, die bisher in vitro unter Verwendung von Tritium und Kohlenstoff-14 angewendet werden, um Auskünfte über Affinität, spezifische Bindung und Verteilung zu erhalten (Eckelman 1982). Die In-vitro- wie In-vivo-Studien gelten neben der Onkologie (Steroide), der Kardiologie (adrenerge und cholinerge Systeme) vor allem der Neurologie. Das Ziel ist hier letztlich die Bestimmung von Rezeptordichten in vivo, um so etwa frühe Aussagen über Veränderungen bei Parkinsonismus (Dopaminrezeptor), Schizophrenie (Dopamin- und Serotoninrezeptor) und Chorea Huntington (muskarinischer Azetylcholinrezeptor) machen zu können. Zur Darstellung mittels der PECT-Technik können mit Positronenstrahlern markierte Neurotransmitter oder ihre Antagonisten bzw. andere zentralwirksame Pharmaka wie Benzodiazepine eingesetzt werden. Auch hier bietet sich wieder der unmittelbare Bezug zur Pharmaforschung.

Der radioaktiv markierte rezeptorbindende Ligand muß eine Reihe von Voraussetzungen erfüllen, damit er erfolgreich für eine In-vivo-Darstellung des Rezeptorareals eingesetzt werden kann:
- hohe Affinität (Ka $\sim$ 1 nM) zu einem spezifischen Rezeptor
- genügend hohe Anreicherung im Hirn ($\geqslant$ 1% der injizierten Dosis im Organ)
- keine erhebliche Metabolisierung während der Messung (ca. 1–4 Stunden)
- geeignete Kinetik (kompatibel mit der Halbwertszeit des Markierungsisotops)
- genügend hohe spezifische Aktivität (10^2 bis 10^4 Ci/mmol)

Die Affinitätskonstanten sind im allgemeinen für die ^{3}H-markierten Liganden durch In-vitro-Versuche bekannt. Es zeigt sich, daß vor allem Neuroleptika gut geeignet sind, um Dopamin- und Serotoninrezeptorareale zu erfassen. Da viele Neuroleptika sowohl zum Dopamin- als auch zum Serotonin- und zum Norepinephrinrezeptor eine relativ hohe Affinität zeigen, ist für die selektive Darstellung das Verhältnis der Inhibitionskonstanten z. B. K_i (Dopamin)/K_i (Serotonin) und K_i (Dopamin)/K_i (Norepinephrin) eine wichtige Größe. Abbildung 8 zeigt, daß die interessanten Neuroleptika Haloperidol, Benperidol, Spiperon (= Spiroperidol) und Bromperidol eine bevorzugte Affinität zum Dopaminrezeptor haben. Diese Verbindungen gehören zur Klasse der Butyrophenone. Für sie gibt es mehrere Strategien der Markierung. Hierbei muß darauf geachtet werden, daß die pharmakophore Gruppe (vgl. Abb. 9), die für die spezifische Bindung zum Rezeptor verantwortlich ist, nicht verändert wird. An ihr kann man z. B. das inaktive Fluoratom durch ein Fluor-18-Radioisotop ersetzen. Dies ist prinzipiell möglich, führt aber meist zu kleinen radiochemischen Ausbeuten und/oder zu kleinen spezifischen Aktivitäten. Weiterhin kann das Kohlenstoffatom der Karbonylgruppe mit ^{11}C markiert werden. Die kurze Halbwertszeit dieses Radionuklids setzt jedoch der Meßdauer enge Grenzen. Das Verhältnis der spezifischen zur unspezifischen Bindung der Liganden, also etwa das Verhältnis der Anreicherung von dopaminergen Liganden im Corpus striatum zur Anreicherung im Cerebellum erreicht oft erst nach mehreren Stunden ein gün-

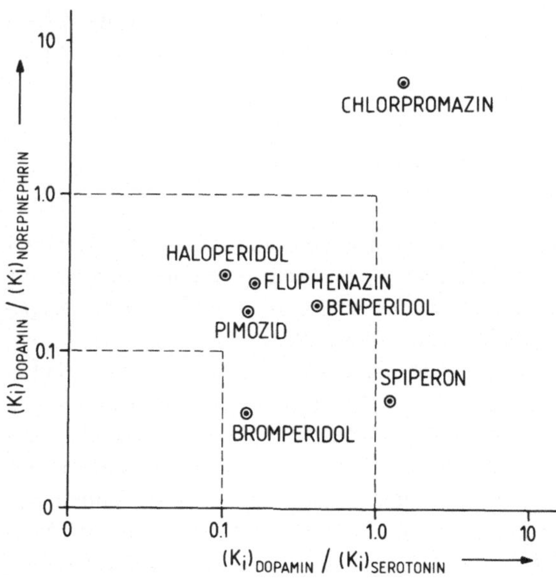

Abb. 8. Relative Inhibitionskonstanten einiger Neuroleptika für Dopamin-, Serotonin- und Norepinephrinrezeptoren. [In-vitro Daten, Ratten (PEROUTKA et al. 1980)]

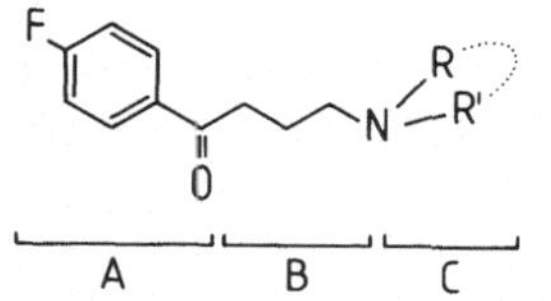

A Pharmakophore Gruppe (p-Fluorbenzophenon)
B Propylgruppe verbindet A mit C
C Tertiäres Amin (variabel)

Abb. 9. Grundstruktur von Neuroleptika der Butyrophenongruppe

stiges Verhältnis, so daß grundsätzlich die etwas längerlebigen Radionuklide Fluor-18 oder Brom-75 besser geeignet sind. Eine solche Fremdmarkierung mit sterischen Veränderungen ist im allgemeinen ohne nennenswerte Änderung der Affinität am Molekülteil C, dem tertiären Amin, möglich. Hier kann z. B. eine N-Methylierung am Stickstoff oder auch eine Radiobromierung des Benzolrings am Spiperon durchgeführt werden.

Die spezifische Radioaktivität muß aus Gründen der Nachweisempfindlichkeit möglichst hoch sein. Ist die Verdünnung mit inaktiven Isotopen zu groß, so werden die Rezeptorstellen vorwiegend durch inaktive Liganden blockiert. Die notwendige spezifische Aktivität kann durch eine einfache Überschlagsrechnung ermittelt werden. Bei einer Nachweisempfindlichkeit A/V des Tomographen von etwa 0,1 μCi/cm^3, einem Sättigungsgrad $\varnothing$ der Rezeptoren von 20% und einer Rezeptorkonzentration R_o von 1 nM erhält man die spezifische Aktivität A_{spez} zu

$$A_{spez} = \frac{A}{V \cdot \varnothing \cdot R_o}$$

$$A_{spez} = \frac{10^{-7}}{10^{-9} \cdot 0,2} = 500 \; Ci/mmol$$

Tabelle 4. Neuroleptika zur In-vivo-Erfassung von Dopaminrezeptorarealen mittels PECT

	Radiochem. Ausbeute [%]	Spezifische Aktivität [Ci/mmol]	Maximale Hirnaufnahme [% I.D./g]	Literatur
[^{11}C]-Spiroperidol	25	650	1,2	FOWLER et al. 1982
3-N-[^{11}C]-Methylspiroperidol	?	223	hinreichend	WAGNER et al. 1983
[^{18}F]-Spiroperidol	10	n.c.a.	1,2	WOLF et al. 1983
	1–7	n.c.a.	1,2	MAEDA et al. 1981
[^{75}Br]-Bromspiroperidol	30	10	hinreichend	HUANG et al. 1980
[^{18}F]-	22	10^5	?	TEWSON et al. 1980
Haloperidol	1	0,2	25 (?)	ZANZONICO et al. 1983
[^{75}Br]-Brombenperidol	60	n.c.a.	1	MOERLEIN u. STÖCKLIN 1983, 1984

n.c.a. = no carrier added

Obwohl meist einige 100 Ci/mmol für eine Darstellung ausreichen, sind die Anforderungen an die Markierungssynthese beträchtlich. Am einfachsten läßt sich dies noch im Falle des Brom-75 erreichen. Dieses Radionuklid erlaubt Markierungen ohne Trägerzusatz mit relativ guten radiochemischen Ausbeuten (MOERLEIN u. STÖCKLIN 1983; SCHOLL et al. 1983) und die Halbwertszeit von 1,6 h ist auch für längere Meßzeiten ausreichend. Allerdings kann Brom-75 wegen der erforderlichen hohen Teilchenenergien nicht mit einem kleinen Babyzyklotron produziert werden (vgl. Tabelle 2).

Bisher sind etwa 25 verschiedene Liganden markiert und evaluiert worden. Nur wenige erfüllen die o.g. Voraussetzungen und sind damit zur In-vivo-Erfassung von Rezeptorarealen geeignet. Einige aussichtsreiche Neuroleptika sind in Tabelle 4 aufgeführt. Die meisten von ihnen sind inzwischen in vivo und einige (z.B. [^{11}C]-Spiroperidol und 3-N-[^{11}C]-Methylspiroperidol) sogar beim Menschen eingesetzt worden. Alle zeigen die typischen Merkmale von Dopaminrezeptorliganden, d.h. eine bevorzugte Anreicherung in Corpus striatum, insbesondere im Nucleus caudatus. Eine Quantifizierung, d.h. eine Bestimmung von Rezeptordichten in vivo ist bisher noch nicht erfolgt.

Zusammenfassung

Der Einsatz der Emissionstomographie, insbesondere der Positronenemissionstomographie (PECT), zur nichtinvasiven Erfassung regionaler physiologischer und biochemischer Parameter in vivo hat heute einen Stand erreicht, der es in einigen Fällen gestattet, routinemäßige klinische Untersuchungen durchzuführen. Dies gilt für die Messung der regionalen zerebralen Perfusion und regionaler zerebraler Umsatzraten von Glukose und Sauerstoff, die unter Verwendung geeigneter theoretischer Modelle quantitativ erfaßt werden können. Die hierfür erforderlichen Tracer, 2-[^{18}F]-FDG bzw. [^{15}O]-O$_2$ und [^{15}O]-CO$_2$ können mit großer Zuverlässigkeit an einem Zyklotron hergestellt werden. Der Trend geht hier zu immer kleineren Produktionsmaschinen und zu automatisierten Markierungssynthesen. Dennoch ist diese neue Medizintechnik so aufwendig und experimentell anspruchsvoll, daß sie im wesentlichen für die Erforschung der molekularen Ursachen pathologischer Zustände und weniger für den breiten routinemäßigen klinischen Einsatz geeignet ist. Hier könnte zukünftig die „Single Photon"-Emissionstomographie (SPECT), die heute schon zur Messung der regionalen zerebralen Perfusion mittels ^{127}Xe und ^{133}Xe oder ^{123}I-markiertem p-Iodamphetamin (IMP) eingesetzt wird, eine breit anwendbare Alternative darstellen, wenn neue und bessere Radiopharmaka und technisch ausgereiftere Tomographen zur Verfügung stünden. Hauptanwendungsgebiet der PECT-Technik ist die Neurologie, und die bisherigen Untersuchungen galten der Infarktforschung, der Dementia, der Geriatrie sowie den Geisteskrankheiten. Darüber hinaus bietet sich hier die Möglichkeit einer echten Objektivierung der therapeutischen Wirksamkeit von Pharmaka.

Anders als die NMR-Technik, die über die ^{31}P-NMR Spektroskopie auch die Möglichkeit bietet, biochemische Parameter endogener Phosphorverbindungen global zu beobachten, deckt die PECT prinzipiell das gesamte Spektrum der regionalen Biochemie, Physiologie und Pharmakologie ab. Neuere Untersuchungen gelten der nichtinvasiven Erfassung der regionalen zerebralen Proteinsynthese unter Verwendung ^{11}C-markierter Aminosäuren. Die Verfügbarkeit geeigneter schneller Markierungssynthesen sowie die Kenntnis über die Kinetik der einzelnen Stoffwechselwege in Verbindung mit theoretischen Modellen gestatten auch hier erste quantitative Messungen am Menschen.

Zunehmende Bedeutung gewinnt in den letzten Jahren die tomographische Darstellung von Rezeptorarealen mit dem Ziel, quantitative Aussagen über pathologisch veränderte Rezeptordichten zu machen. Erste In-vivo-Darstellungen am Menschen mittels ^{11}C-, ^{18}F- oder ^{75}Br-markierten Neuroleptika (Dopaminantagonisten) liegen vor. Damit erschließt sich möglicherweise das biochemisch-physiologische Verständnis von pathologischen Zuständen wie Parkinsonismus, Chorea Huntington und Schizophrenie.

Literatur

BARRIO JR (1983) Biochemical parameters in radiopharmaceutical design. In: HEISS WD, PHELPS ME (eds) Positron emission tomography of the brain. Springer, Berlin Heidelberg New York, pp 65–76

BUDINGER TF (1981) Revival of clinical nuclear medicine brain imaging. J Nucl Med 22: 1094–1096

BUSTANY P, SARGENT T, SAUDUBRAY JM, HENRY JF, COMAR D (1981) Regional human brain uptake and protein incorporation of ^{11}C-L-methionin studied in-vivo with PET. J Cereb Blood Flow Metabol 1 (Suppl 1): 17–18

BUSTANY P, HENRY JF, SARGENT T, ZARIFIAN E, CABANIS E, COLLARD P, COMAR D (1983) Local brain protein metabolism in dementia and schizophrenia: In-vivo studies with ^{11}C-L-methionine and positron emission tomography. In: HEISS WD, PHELPS ME (eds) Positron emission tomography of the brain. Springer, Berlin Heidelberg New York, pp 208–211

COMAR D, BERRIDGE M, MAZIERE B, CROUZEL C (1982) Radiopharmaceuticals labelled with positron-emitting radioisotopes. In: ELL PJ, HOLMAN BL (eds) Computed emission tomography. Oxford University Press, Oxford New York Toronto, pp 42–90

ECKELMAN WC (1982) Receptor-specific radiopharmaceuticals. In: ELL PJ, HOLMAN BL (eds) Computed emission tomography. Oxford University Press, Oxford New York Toronto, pp 263–289

ELL PJ (1982) The brain. The role of single-photon emission computed tomography (SPECT) in the diagnosis of spaceoccupying disease. In: ELL PJ, HOLMAN BL (eds) Computed emission tomography. Oxford University Press, Oxford New York Toronto, pp 399–418

FOWLER JS, ARNETT C, WOLF AP, MACGREGOR RR, NORTON EF, FINDLEY AM (1982) [^{11}C]-Spiroperidol: synthesis, specific acitivity determination and biodistribution in mice. J Nucl Med 23: 437–445

GALLAGHER BM, ANSARI A, ATKINS H. et al. (1977) F-Labeled 2-deoxy-2-fluoro-D-glucose as a radiopharmaceutical for measuring regional glucose metabolism in-vivo: tissue distribution and imaging studies in animals. J Nucl Med 18: 990–996

HEISS WD, PHELPS ME (eds) (1983) Positron emission tomography of the brain. Springer, Berlin Heidelberg New York

HOLDEN JE, GATLEY SJ, NICKLES RJ, KOEPPE RA, CELESIA GG, POLCYN RE (1983) Regional cerebral blood flow measurement with fluoromethane and positron tomography. In: HEISS WD, PHELPS ME (eds) Positron emission tomography of the brain. Springer, Berlin Heidelberg New York, pp 90–94

HUANG CC, FRIEDMAN AM, SO R, SIMONOVIC M, MELTZER HY (1980) Synthesis and biological evaluation of p-bromospiperone as a potential neuroleptic drug. J Pharm Sci 69: 984–985

IDO T, WAN CN, CASELLA V, FOWLER JS, WOLF AP, REIVICH M, KUHL DE (1978) Labeled 2-deoxy-D-glucose analogs, ^{18}F-labeled 2-desoxy-2-fluoro-D-glucose, 2-deoxy-2-fluoro-D-mannose, and ^{14}C-2-deoxy-2-fluoro-D-glucose. J Label Comp Radiopharm 14: 175–183

JONES SC, ALAVI AA, CHRISTMAN D, MONTANEZ I, WOLF AP, REIVICH M (1982) The radiation dosimetry of 2-[^{18}F]-fluoro-2-deoxy-D-glucose in man. J Nucl Med 23: 613–617

JONES T, CHESTER DA, TER-POGOSSIAN MM (1976) The continuous inhalation of oxygen-15 for assessing regional oxygen extraction in the brain of man. Br J Radiol 49: 339–343

JONES T, FRACKOWIAK R, WISE R, LENZI GL (1983) Clinical application of measurement of regional cerebral blood flow and oxygen utilization by positron emission tomography. In: HEISS WD, PHELPS ME (eds) Positron emission tomography of the brain. Springer, Berlin Heidelberg New York, pp 107–112

KEYES JW jr (1982) Instrumentation. In: ELL PJ, HOLMAN BL (eds) Computed emission tomography. Oxford University Press, Oxford New York Toronto, pp 243–262

KLOSTER G, LAUFER P, STÖCKLIN G (1982) D-Glucose derivatives labelled with ^{75,77}Br and ^{123}I. J Label Comp Radiopharm 20: 391–415

KLOSTER G, LAUFER P, WUTZ W, STÖCKLIN G (1983) ^{75,77}Br- and ^{123}I-analogues of D-glucose as potential tracers for glucose utilization in heart and brain. Eur J Nucl Med 8: 237–241

KUNG HF, BLAU M (1980) Regional intracellular pH shift: a proposed new mechanism for radiopharmaceutical uptake in brain and other tissues. J Nucl Med 21: 147–152

LASSEN NA (1982) Dynamic single-photon emission tomography of inhaled ^{133}Xe for the study of regional cerebral blood flow. In: ELL PJ, HOLMAN BL (eds) Computed emission tomography. Oxford University Press, Oxford New York Toronto, pp 390–398

LEVY S, ELMALEH DR, LIVNI E (1982) A new method using anhydrous [^{18}F]fluoride to radiolabel 2-[^{18}F]fluoro-2-deoxy-D-glucose. J Nucl Med 23: 918–922

LIFTON JF, WELCH MJ (1971) Preparation of glucose labeled with 20-minute half-lived carbon-11. Radiat Res 45: 35–40

LORENZ WJ, OSTERTAG H (1983) Positronen-Emissions-Tomographie (PET). Physik in unserer Zeit 44: 40–47

MAEDA M, TEWSON TJ, WELCH M (1981) Synthesis of high specific acitivity ^{18}F-spiroperidol for dopamine receptor studies. J Label Comp Radiopharm 18: 102

MIES G, BODSCH W, PASCHEN W, HOSSMANN KA (1983) Experimental application of triple-labeled quantitative autoradiography for measurement of cerebral blood flow, glucose metabolism and protein biosynthesis. In: HEISS WD, PHELPS ME (eds) Positron emission tomography of the brain. Springer Verlag Berlin Heidelberg New York, pp 19–28

MOERLEIN SM, STÖCKLIN G (1983) Synthesis of no-carrier-added ^{75,77}Br-benperidol: a potential radiopharmaceutical for quantitating cerebral dopamine receptors. J Nucl Med 24: P42

MOERLEIN SM, STÖCKLIN G (1984) Specific in vivo binding of ^{77}Br-brombenperidol in rat brain. Life Sci 35: 1357–1363

PARDRIDGE WM, OLDENDORF WH (1975) Kinetics of blood-brain-barrier transport of hexoses. Biochem Biophys Acta 382: 377–392

PEROUTKA SJ, SNYDER SH (1980) Relationship of neuroleptic drug effects at brain dopamine, serotonin, α-adrenergic, and histamine receptors to clinical potency. Am J Psychiatry 137: 1518–1522

PHELPS ME, HUANG SC, HOFFMAN EJ, SELIN C, SOKOLOFF L, KUHL DE (1979) Tomographic measurement of local cerebral glucose metabolic rate in humans with ^{18}F-2-fluoro-2-deoxyglucose: Validation of method. Ann Neurol 6: 371–388

PHELPS ME, BARRIO JR, HUANG SC et al. (1982) The measurement of local cerebral protein synthesis in man with positron computed tomography and [^{11}C]-L-leucine. J Nucl Med 23: P6

RAICHLE ME (1979) Quantitative in-vivo autoradiography with positron emission tomography. Brain Res Rev 1: 47–68

RAICHLE ME (1983) Positron emission tomography. Ann Rev Neurosci 6: 249–267

RAICHLE ME, LARSON KB, PHELPS ME, GRUBB RL, WELCH MJ, TER-POGOSSIAN MM (1975) In vivo measurement of brain glucose transport and metabolism employing glucose-^{11}C. Am J Physiol 228: 1936–1948

REIVICH M, KUHL DE, WOLF AP et al. (1979) The ^{18}F-fluorodeoxyglucose method for the measurement of local cerebral glucose utilization in man. Circ Res 44: 127–137

SCHOLL H, KLOSTER G, STÖCKLIN G (1983) Bromine-75 labeled 1,4-benzodiazepines: Potential agents for the mapping of benzodiazepine receptors in-vivo. J Nucl Med 24: 417–422

SHIUE CY, SALVADORI PA, WOLF AP et al. (1982) A new improved synthesis of 2-deoxy-2-[^{18}F]-fluoro-D-glucose from labeled acetyl hypofluorite. J Nucl Med 23: 899–903

SMITH CB, DAVIDSEN L, DEIBLER G, PATLAK C, PETTIGREW C, SOKOLOFF L (1980) A method for the determination of local rates of protein synthesis in brain. Trans Am Soc Neurochem 11: 94

SOKOLOFF L, REIVICH M, KENNEDY C et al. (1977) The [^{14}C]deoxyglucose method for the measurement of local cerebral glucose utilization: Theory, procedure and normal values in conscious and anesthetized albino rat. J Neurochem 28: 897–916

STÖCKLIN G (1969) Chemie heißer Atome. Verlag Chemie, Weinheim

STÖCKLIN G (1984) Spezielle Syntheseverfahren mit kurzlebigen Radionukliden und Qualitätskontrolle. In: Handbuch der medizinischen Radiologie. Band XV/1B: Kurzlebige Zyklotron-produzierte Radiopharmaka. Springer, Berlin Heidelberg New York, im Druck

STÖCKLIN G, KLOSTER G (1982) Metabolic analogue tracers. In: ELL PJ, HOLMAN BL (eds) Computed emission tomography. Oxford University Press, Oxford New York Toronto, pp 299–338

TEWSON TJ (1983) Synthesis of no-carrier-added fluorine-18 2-fluoro-2-deoxy-D-glucose. J Nucl Med 24: 718–721

TEWSON TJ, RAICHLE ME, WELCH MJ (1980) Preliminary studies with [^{18}F]haloperidol: a radioligand for in-vivo studies of the dopamine receptor. Brain Res 192: 291–295

VYSKA K, FREUNDLIEB C, HÖCK A et al. (1982) Analysis of local perfusion rate and local glucose transport rate in brain and heart in man by means of ^{11}C-methyl-D-glucose and dynamic positron emission tomography. In: HÖFER R, BERGMAN H (Hrsg) Radioaktive Isotope in Klinik und Forschung, Bd 15. Egermann, Wien, pp 129–142

VYSKA K, KLOSTER G, FEINENDEGEN LE et al. (1983) Regional perfusion and glucose uptake determination with ^{11}C-methyl glucose and dynamic positron emission tomography. In: HEISS WD, PHELPS ME (eds) Positron emission tomography of the brain. Springer, Berlin Heidelberg New York, pp 169–180

WAGNER HN, BURNS HD, DANNALS RF et al. (1983) Imaging dopamine receptors in the human brain by positron emission tomography. Sci 221: 1264–1266

WASHBURN LC, SUN TT, BYRD BL, HAYES RL (1979) High-level production of ^{11}C-carboxyl-labeled amino acids. In: SORENSON JA (ed) Radiopharmaceuticals II. Society of Nuclear Medicine, New York, pp 767–777

WINCHELL HS, HORST WD, BRAUN L, OLDENDORF WH, HATTNER R, PARKER H (1980) N-Isopropyl-[^{123}I]-p-iodamphetamine: single-pass brain uptake and washout; binding to brain synaptosomes; localization in dog and monkey brain. J Nucl Med 21: 947–952

WOLF AP, FOWLER JS (1983) Labeled compounds for positron emission tomography. In: HEISS WD, PHELPS ME (eds) Positron emission tomography of the brain. Springer, Berlin Heidelberg New York, pp 52–61

WOLF AP, WATANABE M, SHIUE CY, SALVADORI P, FOWLER JS (1983) No-carrier-added ^{18}F-spiroperidol. J Nucl Med 24: P52 (abstract)

YAMAMOTO YL, THOMPSON C, MEYER E, ROBERTSON JS, FEINDEL WJ (1977) Dynamic positron emission tomography for study of cerebral hemodynamics in a cross section of the head using positron emitting ^{68}Ga-EDTA and ^{77}Kr. J Comput Assist Tomogr 1: 43–55

ZANZONICO PB, BIGLER RE, SCHMALL B (1983) Neuroleptic binding sites: Specific labeling in mice with [^{18}F]haloperidol, a potential tracer for positron emission tomography. J Nucl Med 24: 408–416

Rapport der Diskussion

K.-P. Kühl und H. Gutzmann

Zu Beginn der Diskussion des Vortrages von Sinz warnte Poeck davor, Daten, die an einzelnen Zellen oder an einfacheren Tieren erhoben worden seien, ohne weiteres auf komplexere organismische Systeme zu übertragen. Er kritisierte unter anderem die von Sinz herangezogenen Belege zur Stützung der Hypothese einer Bewertungsinstanz (vgl. Abb. 6 im Beitrag Sinz) und betonte, er könne aus den Selbstreizungsexperimenten von Olds (1961) nur den Schluß ziehen, daß der Geschlechtstrieb stärker sei als das Bedürfnis, den Hunger zu stillen. Weiter stellte Poeck das von Sinz (vgl. Abb. 12 im Beitrag Sinz) vorgeschlagene Regelmodell der Funktion des limbischen Systems in Frage. Sinz erwiderte hierauf, sein Modell stütze sich unter anderem auf Untersuchungen von Vinogradova et al. (1976) zur Einzelaktivität im limbischen System und könne somit als neurophysiologisch abgesicherte Hypothese gelten. Im übrigen sei das Modell nicht ad hoc entstanden, sondern könne sehr wohl in seinen Einzelheiten begründet werden. Es fasse Konstituenten der klassischen und operanten Konditionierung einschließlich „intervenierender Variablen" zusammen. Auf Poecks Einwurf, er fühle sich hierbei an phrenologische Modellvorstellungen erinnert, entgegnete Sinz, es bestehe ein qualitativer Unterschied zwischen der Lokalisation komplexer Verhaltensweisen wie etwa Heimatliebe und der Annahme regelungstheoretischer Größen. Bei diesen Größen sei zunächst noch offen, wie distributiv die betrachteten Funktionen über das Gehirn lokalisiert seien.

Heiss ergänzte und spezifizierte die von Poeck vorgetragenen Bedenken. Ein wesentliches Problem der Ausführungen von Sinz sähe er darin, daß die Synapsen bei Aplysia und anderen Schnecken ausschließlich am Axon und nicht wie beim Warmblüter am Soma lokalisiert seien. Der Zellkörper habe somit eigentlich nur Ernährungsfunktion und sei selbst an dem im Axon ablaufenden Erregungsprozeß oft nicht beteiligt. Aktionspotentiale könnten ohne weiteres in einem Axonast zentripetal und in einem zweiten zentrifugal laufen, ohne auf das Soma überzugreifen. Ein weiteres Problem sei darin zu sehen, daß bei den Schneckenneuronen sehr viele lokale Potentiale vorkämen, die beim Warmblüter nicht beobachtet würden. Er erinnerte in diesem Zusammenhang an das Phänomen der ILD (inhibition of long duration), auf das möglicherweise die von Sinz angesprochene Habituation zurückzuführen sei. Eine dritte Frage stelle sich in bezug auf die von Sinz vorgenommene Zuordnung verschiedener Neuronenpopulationen zu einer Gruppe (z. B. solche mit D-H-Response und solche mit ausschließlicher D-Response). Diese Neuronen seien zwar ähnlich, hätten jedoch jeweils besondere Funktionen, die sich in spezifischen und unterscheidbaren Antworten zeigten. Eine letzte Frage von Heiss betraf die Höhe und Stärke des Ruhemembranpotentials der untersuchten Zellen, das Sinz bei der Beschreibung seiner Versuche nicht angegeben habe. Sinz entgegnete hierauf, das Ruhemembranpotential habe bei 75 mV gelegen und sei über die Versuchsserie konstant geblieben. Auf Heiss' Einwand hinsichtlich der Funktion des

Zellkörpers führte Sinz aus, diese sei nicht allein als Ernährungs- oder/und passive Durchgangsinstanz zu sehen. Das Soma könne zum Beispiel spontan aktiv sein, auch könne es plastische Adaptivität im Sinne einer Sensitivierung und bedingten Reaktion zeigen. Sinz verwies in diesem Zusammenhang auf die Arbeiten von Sokolov. Des weiteren unterstrich er, daß auch ein völlig isoliertes Neuronensoma die Fähigkeit besitze, sich ein Zeitintervall zu „merken". Dies sei eine Leistung, die früher nur einem Neuronennetzwerk zugeordnet worden sei. Zum Phänomen der ILD äußerte Sinz, es gäbe inzwischen den Nachweis der über Tage andauernden Langzeithabituierung. Dies sei mit der nur Minuten währenden ILD allein nicht zu erklären.

Im weiteren Verlauf der Diskussion ging Sinz auf das im Vortrag angeschnittene Problem der Mosaikspezifität des Neuronensomas ein. Er betonte, daß eine einzelne Zelle auf die Applikation desselben Transmitters in Abhängigkeit vom Reizort auf sehr unterschiedliche Weise reagieren könne. Herz griff diesen Gedanken auf und verband hiermit die Frage nach der physiologischen Bedeutung der differentiellen Chemosensitivität der angesprochenen Membrane. Sinz führte hierzu unter anderem aus, daß es sich bei den diskutierten Membranregionen angesichts der Massierung von Zellkörpern auf engstem Raume um Kontaktstellen handeln könne, die keine elektronenmikroskopisch zu sichernde Synapsenstruktur hätten. Die gefundene Mosaikspezifität könne somit vielleicht einer gewissen Bahnenspezifität entsprechen, für die es derzeit allerdings noch keine Belege gäbe.

Literatur

Olds J (1961) Differential effects of drive and drugs on self-stimulation at different brain sites. In: Sheer DE (ed) Electrical stimulation of the brain. University of Texas Press, Houston

Vinogradova OS, Bragin AG, Bražnik ES, Kičigina VF, Stafechina VS (1976) Auffassungen zur Funktion des Hippocampus und der mit ihm verbundenen Strukturen im Prozeß der Informationsregistrierung. Z Psychol 184: 329–351

Rapport der Diskussion

U. Hegerl und R. Kriebitzsch

In seiner Diskussionseröffnung zum Vortrag von Kriebitzsch stellte Künkel die vorgetragene Thematik als ein Beispiel der Arbeits- und Denkweise dar, die Bente immer vertreten habe und die unter dem schon von Berger formulierten Postulat steht, daß das EEG eine Methode par excellence für die zerebrale Funktionsdiagnostik sei und daß das EEG diese Potenz insbesondere dann zu offenbaren vermag, wenn nicht Gleichgewichts- oder Ruhebedingungen untersucht werden, sondern bestimmte funktionale Beanspruchungen des zerebralen Systems und seiner Informationsverarbeitung. Ein Aufgreifen der in den vorgetragenen Ergebnissen implizit steckenden Aussagen und Anregungen könne z. B. für die Entwicklung der Psychophysiologie und des Pharmako-EEGs sehr nützlich sein. Eine Beantwortung der von Kanowski geäußerten Frage nach der Existenz von Plazebo-Unterschieden hinsichtlich der Vigilanzbeeinflussung zwischen den beiden untersuchten Altersgruppen wurde von Kriebitzsch für möglich erachtet, sobald die erst angelaufenen rechentechnischen Auswertungen der Gruppe der Altersprobanden abgeschlossen seien.

Die gezeigten Korrespondenzen zwischen dem Führungssignal und der Alpha-Amplitudenänderung veranlaßten Grünewald, nach der Interpretation dieses Effektes zu fragen, der ja auch aus der bekannten Abhängigkeit des Alpharhythmus von okulomotorischen Faktoren, wie Fixation, Akkomodation und Augenfolgebewegungen, abgeleitet werden könne. Kriebitzsch zitierte darauf die von Bente ihm gegenüber geäußerte Ansicht, daß die Modulation der Alpha-Wellen vorwiegend von Vigilanzschwankungen hervorgerufen würde, die durch Konzentration und kurzzeitiges Erholen bedingt seien.

Da es sich bei den durch Korrelation zwischen Alphaamplitude und Trackingdeviation abgeleiteten Ergebnissen um interindividuelle Unterschiede handele und da dies im Gegensatz zu intraindividuellen Schwankungen nichts über den kausalen Zusammenhang aussage, betonte Sinz noch einmal die Frage, ob die Alphaamplitudenänderungen okulomotorischen Ursprungs oder endogene Vigilanzschwankungen seien. Im letzteren Fall würde das etwas kuriose Ergebnis vorliegen, daß bei mehr Konzentration die Alphaamplitude abnehme und eine geringere Trackingleistung zu verzeichnen sei, wobei dies nur gelte, wenn man voraussetzt, daß Alphaamplitude und Vigilanz oder Konzentration korreliert sind, so wie es in der Regel interpretiert wird. Sinz schlug deshalb vor, bei derartigen Untersuchungen unbedingt die Augenbewegungen zu kontrollieren.

In Beantwortung der von Offenloch aufgeworfenen Frage nach der Existenz eines Parameters, der die Alphavariabilität des dynamischen Prozesses befriedigend beschreibt, erläuterte Kriebitzsch Einzelheiten der rechentechnischen Auswertung, bei der das Alphaverhalten in Form einer standardisierten Zeitreihe, also mit einem Mittelwert gleich Null und einer Streuung gleich Eins, behandelt wurde, wodurch die sicher unterschiedlichen Variabilitäten durch Normierung verloren gingen.

Da in der beschriebenen Untersuchungsmethodik pro Untersuchungsperson im Abstand von mehreren Tagen nur zwei Experimente durchgeführt wurden, regte REMSCHMIDT an, derartige Untersuchungen hinsichtlich des Lern- und Anpassungseffektes zu durchleuchten. Er verwies darauf, daß sich bei einfachen motorischen Aufgaben die Leistungsstruktur verändere, wenn sich die Aufgaben über längere Zeiträume erstreckten. Diese Betrachtungen im Hinblick auf die individuellen Eigenschaften der Untersuchungsperson und auch hinsichtlich einer Pharmakowirkung lasse sich so von zwei Seiten anstellen, von der physiologischen bzw. neurophysiologischen, wie im vorliegenden Fall, genauso aber auch von der neuropsychologischen oder psychologischen Ebene.

Ausgehend von dem beschriebenen Untersuchungsergebnis, daß eine hohe Güte des Trackings mit einer relativ geringen Modulation des Alpharhythmus korrespondiert, meint GRÜNEWALD, daß dies bedeuten könne, daß ein Zuviel an Aufmerksamkeitszuwendung für das Trackingergebnis ungünstig sei. KRIEBITZSCH ergänzte diese Feststellung mit einem Hinweis auf umstrittene Screeningmethoden, die auf diesem individuell unterschiedlich hervortretenden Effekt basieren könnten und mit denen man Anwärter für ein bestimmtes Berufsbild bzw. für eine entsprechende Tätigkeit von vornherein als ungeeignet ausschließen könnte, weil ihr Alpharhythmus zu starken aufgabenabhängigen Schwankungen unterworfen sei. An dieser Stelle unterstrich KÜNKEL, daß die Alphaausprägung und ihre Modulation Meßgrößen seien, auf deren aktuelle Realisierung eine Fülle von Faktoren Einfluß habe. Obwohl man mit der beschriebenen Untersuchungsmethodik noch nicht die Prozeßebene erreicht habe, befände man sich doch auf einem Gebiet, das zwischen den beiden Hauptforschungsrichtungen liegt, die einerseits die Beschreibung von Leistungen und andererseits die von Prozessen betreffen. Bedeutend sei, daß man von mehr oder weniger fragwürdigen Mittelungen über Probandengruppen abgeht und daß man zeigen kann, daß sich in bestimmten persönlichkeitstypischen Größen offenbar Eigenschaften der Feinstruktur manifestieren, die sich in einer stärkeren oder geringeren Blockierung der Alphamodulation äußern.

Zur Vorgeschichte der Untersuchungsmethodik erläuterte KRIEBITZSCH noch, daß die Konzipierung und der Aufbau des benutzten Meßplatzes aus der Zusammenarbeit mit dem Institut für Fahrzeugtechnik der Technischen Universität Berlin entsprangen. Der dort benutzte Fahrsimulator, an dem u. a. Untersuchungen über den Zusammenhang zwischen Fahrverhalten und Pharmakowirkung laufen, sei für die hier gezeigte Anwendung auf ein im Labor praktikables und auch auf Patienten anwendbares Modell reduziert worden. KANOWSKI bemerkte dazu, daß es im Hinblick auf Nootropika-Effekte doch interessant wäre, derartige Untersuchungen an einem Verkehrssimulator bei alten Menschen, die noch Auto fahren, durchzuführen, und er stellte die Frage, warum dieses Modell auf ein einfaches Videomodell reduziert wurde. KRIEBITZSCH verdeutlichte dazu, daß mit dieser Anordnung und Methodik vorerst ein Anfang gemacht worden sei, der sich auf die Simulation des kontinuierlichen Teils einer Fahrzeugbedienung beschränkt. Von diesen Untersuchungen und deren Ergebnissen ausgehend sei es selbstverständlich möglich, die Ablaufsteuerung mit Elementen der diskontinuierlichen Fahrzeugbedienung zu erweitern, wobei es ganz sicher zu differenzierten Reaktionen mit entsprechender pharmakogener Beeinflussung käme, wenn eine zusätzliche Bedienungsanforderung, z. B. die Reaktion auf die Simulation eines von spielenden Kindern auf die Straße geworfenen Balls, in jeweils verschiedenen Phasen der kontinuierlichen Aufgabenanforderung verlangt wird. Die gestellte Frage könne so eigentlich nur als Anregung bzw. Vorschlag für weitergehende Untersuchungs- und Auswertestrategien verstanden werden, in deren Rahmen auch detaillierte Aussagen zu Hemisphärenbeziehungen und zu deren Korrelaten zum Aufgabengeschehen gefunden werden können. Die Fragen nach den Hemisphärenbeziehungen wurden von GIURGEA aufgeworfen, der weiterhin die von BENTE initiierten Untersuchungen über die Beziehungen zwischen dem hirnelektrischen Zustand, dem Vigilanzverhalten, und den Stimulus-Antwort-Relationen würdigte.

Breiten Raum in der Diskussion zum Vortrag von BASAR nahm die von HEISS aufgeworfene Frage nach den Unterschieden oder Beziehungen zwischen den am Ende des Vortrages aufgezeigten Phänomenen und Erwartungswellen ein. BASAR erklärte, daß ihn diese Probleme sehr beschäftigten und daß man nach Einsatz geeigneter Verstärker und spezieller Filter diese Erwartungswellen in einer universellen Form beschreiben könne, um sie von einer DC-Verschiebung beim CNV zu unterscheiden. Daß es aber auch Gemeinsamkeiten zwischen Erwartungspotentialen und den von BASAR beschriebenen omittierten Potentialen gebe, versuchte SINZ zu erläutern. Es handele sich in beiden Fällen um Gedächtnisrepräsentationen, die in gedächtniskorrelierten Potentialen darstellbar sind. Während beim CNV eine oberflächen-kortikal-negative Erwartungswelle aufgebaut würde, die kein Reaktionsmuster auf einen Reiz darstelle, sei im Gegensatz dazu das omittierte Potential ein Reaktionsmuster auf einen Reiz, das durch Verknüpfung mit dem Zeitparameter, nämlich dem konstanten Intervall, bei Omission des Reizes wieder aufgerufen wird. Das Besondere an den Untersuchungen von BASAR sei, daß eine starke Variation der Potentiale auftritt, was auf die Bedeutung von Zustandsvariablen hinweist, womit man im Hinblick auf Pharmakotestung diese Potentiale als Indikatoren für eine Zustandsänderung nutzen könne. BASAR ergänzte diese durch seine eigenen Vermutungen, daß das Kurzzeitgedächtnis bei der Ausbildung von derartigen Potentialen eine Rolle spiele. Er würde es aber noch für etwas kühn halten, von Gedächtniswellen zu sprechen. Er betonte, daß die Analyse der Gehirnaktivität unter Anwendung des EEG-Epogramm-Konzepts bei schizophrenen Patienten und die Einbeziehung von Psychopharmaka zu seinen Untersuchungszielen gehörten.

KANOWSKI warf in Anbetracht des Auftretens von Potentialen durch Weglassungsereignisse das Problem auf, ob so nicht jede Welle entweder durch Auftreten oder Weglassen von endogenen oder exogenen Reizen beliebig erklärbar sei.

BASAR bemerkte, daß er auf diesem Wege das EEG noch besser mit physiologischen Ereignissen koppeln wolle, so wie es Bemühungen gäbe, EEG und EPs in der Sinnesphysiologie einzusetzen. Er berief sich auf Untersuchungen, die zeigten, daß z. B. 40-Hz-Wellen bei Kaninchen oft von Geruchserwartungen stammten und daß man bei Katzen Messungen einer Erwartung mit einzelnen Neuronenableitungen verifizieren könne. Damit wurde auf die von POECK gestellte Frage nach der Fruchtbarkeit des zugrundeliegenden holistischen Ansatzes eingegangen, mit dem Superstrukturen erfaßt würden, die vielleicht nur Kunstprodukte und Resultanten aus Detailprozessen seien. BASAR bestätigte, daß es sich dabei um eine grundsätzliche und sicher sehr philosophische Frage handele. Er betonte aber, daß man am Erfolg der Untersuchungen und an den Ergebnissen die Methoden messen müsse.

Sowohl GRÜNEWALD als auch OFFENLOCH und SINZ ergänzten, daß das EEG mit seinen Verteilungsmustern ein Abbild der regionalen Kortexaktivität darstelle. Es entspräche einer Summation der postsynaptischen Potentiale der unter der Elektrode befindlichen Pyramidenzellen.

Mehrere Diskussionsbemerkungen über die Wellentheorie allgemein, so wie sie z. B. von Ozeanographen oder auch Meteorologen benutzt wird, wurden von GRÜNEWALD ausgelöst, der nach Parallelen zwischen dem Enhancement-Effekt von BASAR bezüglich der induzierten Potentiale in Abhängigkeit von der Amplitude des Prä-EEGs und der bekannten Effekte fragte, die die Abhängigkeit der Alphasynchronisation und Desynchronisation vom Grade der Synchronisation bzw. Desynchronisation vor dem Stimulus beschrieben. Sowohl OFFENLOCH als auch BASAR und NIEMITZ regten an, die grundlegenden mathematischen Modelle der Wellentheorie heranzuziehen, um Wellensynchronisation und -blockade im EEG und deren Korrelation zu Reizmustern erklären zu können.

Einleitend zur Diskussion zu seinem Vortrag gab GRÜNEWALD auf spezielle Fragen von ROTH einige Erläuterungen zur Versuchsdurchführung im Hinblick auf die Instruktion der Versuchsteilnehmer und zur Unterscheidung von konzentrierten und nichtkonzentrierten Personen. So hatten die Versuchspersonen mit Flexionsbewegungen des Zeigefingers das Drehmoment eines Scheibenläufermotors zu kompensieren und bei einer bestimmten Winkelstellung zu verharren. Um die Potentiale aufsummieren zu können, seien mehrere Trials benötigt worden. Die Unterscheidung konzentrierter und nichtkonzentrierter Versuchspersonen sei aufgrund von mehreren Tests erfolgt, wozu z. B. der d_2-Test zählte. REMSCHMIDT bemerkte dazu, daß man im Bereich der Aufmerksamkeit und der Konzentration Unterscheidungen treffen müsse. So sei durch klinische Beobachtungen festgestellt worden, daß sich hyperkinetische Kinder in Einzelsituationen recht gut konzentrieren können, daß sie aber in der Gruppe ein anderes Verhalten zeigen, also sich nicht mehr auf eine Aufgabe konzentrieren können. REMSCHMIDT regte an, daß man durch aktives Weglassen bzw. Unterdrücken von Störgrößen die Untersuchung der gerichteten Aufmerksamkeit auch im Hinblick auf Pharmaka-Prüfungen heranziehen sollte. Wenn eine Versuchsperson beispielsweise kognitiv in der Lage sei, trotz Störungen eine Aufgabe zu erfüllen, so könne damit das persönliche Optimum bzw. das optimale Aktivierungsniveau gefunden werden. GRÜNEWALD bestätigte, daß im Rahmen der Versuchsdurchführung durch Erhöhung des Drehmoments unvorhergesehene kurzfristige Störreize eingebaut worden seien, worauf man evozierte Potentiale erhielt, die sich im Verlauf des Versuchs reduzierten und bei bestimmten Komponenten im Bereich von etwa 50–100 ms nach dem Reiz verschwanden. Dabei seien die Versuchspersonen instruiert worden, sich durch Störereignisse nicht beeindrucken zu lassen.

OFFENLOCH schilderte dazu ergänzend Beispiele zur Störgrößenunterdrückung bei der Ausbildung bzw. Tätigkeit von Piloten. Er verwies auf komplexe Experimentierstrategien und evtl. mikrocomputergesteuerte Versuche, aus deren Ergebnissen man beispielsweise mit multivariaten Verfahren die Reaktionen auf Störgrößen extrahieren könne.

GIURGEA regte an, zu untersuchen, inwieweit biochemische Prozesse auf CNV bzw. Bereitschaftspotentiale Einfluß nehmen, zumal die langsamen Potentialverläufe dafür sprächen.

Auf die psychologische Bedeutung der Bereitschaftspotentiale eingehend stellte JANKE die Frage, ob man die von GRÜNEWALD beschriebene Versuchsanordnung und die erhaltenen Bereitschaftspotentiale verwenden könne, um Aussagen über „Erlebnis-Phänomene" beim hirnorganischen Psychosyndrom zu machen. GRÜNEWALD meinte dazu, daß diese Potentiale präparatorische Potentiale seien, die nachweislich Aktivitäten

in anderen kortikalen Bereichen zuzuordnen wären. Sie würden sich zumindest in zwei
Komponenten unterscheiden, in einer bilateralen und in einer lateralisierten, deren Eigenschaften dann von GRÜNEWALD eingehend dargestellt wurden. Damit ging er auch
auf die Frage von HEISS ein, ob diese Bereitschaftspotentiale neben der Ableitbarkeit in
den primär-sensorischen Arealen auch in den Assoziativarealen feststellbar wären. So
erklärte GRÜNEWALD, daß der supplementärmotorische Kortex den frühesten Beginn
der präparatorischen Negativierung zeige.

Ausgehend davon, daß im Hinblick auf Pharmakonstudien die endogenen Anteile
der evozierten Potentiale von größerem Interesse wären, stellte KANOWSKI die Frage, ob
es überhaupt endogene und exogene Anteile gebe, denn letztlich sei das EVP ein ereig-
nisbezogenes Aktionsmuster, wobei die interne Verarbeitung des Inputs exogen und endogen zugleich sei. Im Hinblick auf hirnorganische Psychosyndrome würden die Ereig-
nis- oder Informationsverarbeitung und die Möglichkeiten interessieren, sie mittels
pharmakotherapeutischer Strategien zu verbessern. Bei der Messung der Bereitschafts-
situation würden Fragen angesprochen, die die Abhängigkeit der Informationsverarbeitung von motivationalen und Vigilanzfunktionsstrukturen betreffen, die man besser aus
dem EEG ermitteln könne als aus evozierten Potentialen. GRÜNEWALD entgegnete dazu,
daß man bei der Untersuchung ereignisbezogener Potentiale mit einer feinen Zeitauflö-
sung ein Abbild des Prozesses im Umfeld dieses speziellen Ereignisses entwerfen könne,
während sich die Spontanaktivität auf zeitlich längere Stadien beziehe.

Im Mittelpunkt der Diskussion zum Vortrag von OFFENLOCH standen die räumlichen
und zeitlichen Beziehungen des während der Untersuchungen registrierten Alpha-EEGs
zu der Betaaktivität und zu anderen durch Biosignale beschreibbaren Funktionen. In
Beantwortung einer von GRÜNEWALD aufgeworfenen Frage erläuterte OFFENLOCH anhand des schon im Vortrag erwähnten Beta/Alpha-Quotienten die Effekte sowohl bei
Änderung der Ableitesituation, als auch bei Änderung des Ableiteortes. Die zeitlichen
Zusammenhänge zwischen Alpha- und Betarhythmus wurden von BASAR zur Diskussion gestellt. Bei gleichzeitiger Empfehlung, für derartige Untersuchungen den auszu-
wertenden Spektralbereich über 32 Hz hinaus auszudehnen und die Analysesegmentie-
rung enger zu fassen, hielt er es für wissenswert, ob beide spektrale Bereiche bzw.
Komponenten konkurrierend in Erscheinung treten. OFFENLOCH bestätigte, daß eine erhöhte Betaaktivität auf Kosten der Alphaaktivität auftrete, was aus einer spektralen
Rechtsverschiebung ersichtlich sei. Die Frage, ob dieser Effekt kognitiv oder mehr emotional bedingt sei, stellte GIURGEA in den Mittelpunkt seines Diskussionsbeitrages, wobei er offen ließ, ob man dies aktuell klären könne. Sowohl OFFENLOCH als auch SINZ ergänzten anhand von Beispielen, daß die Beta/Alpha-Quotienten nicht unmittelbar mit
der Herzfrequenz korrelierten, daß es aber in Phasen erhöhter Anspannung bei hoher
Betaaktivität oft zu niedrigen Herzfrequenzen komme.

Von KÜNKEL wurde in einem die Diskussionsrunde abschließenden Beitrag betont,
daß man mit der Methodik der Aufnahme und Analyse ereignisbezogener Potentiale ein
Instrumentarium in der Hand habe, das von der Leistungsebene weg zur Prozeßebene
hinführe. Zwar habe man diese Prozesse noch nicht im Griff, aber ihre Abbilder würden
hervortreten, woraus sich für die Untersuchung von Substanzen, die nicht zur Gruppe
der klassischen Psychopharmaka, sondern zu den Nootropika gehörten, besondere
Möglichkeiten ergeben könnten. Neben der Klärung der technischen und methodischen
Probleme, wovon die Qualität der Untersuchung abhänge, gebe es für diejenigen, die

mit diesen Methoden arbeiten, die wesentliche Aufgabe, eine Interpretation für die teilweise auch quantitativ faßbaren Ergebnisse zu finden. Das Problem, beispielsweise eine CNV in wenige Parameter zu fassen, aber auch die kontroversen Diskussionen um die P-300-Komponente würden gerade für den Wirknachweis von Pharmaka eine Standardisierung dieser Verfahren verlangen, die aber bisher kaum unternommen worden bzw. gelungen sei. Anhand beispielhafter Erläuterungen verdeutlichte KÜNKEL, daß bei den definierten Versuchsbedingungen auch die emotionalen Aspekte zu berücksichtigen wären. Es sei besondere methodische Akribie und Sauberkeit erforderlich, damit gerade bei ereignisbezogenen Verfahren keine wertvollen Informationen in einem Rauschen von Unsauberkeiten und methodischen Fragwürdigkeiten untergingen.

Die Diskussion des Beitrages von HEISS wurde von HERZ mit der Frage eröffnet, ob das räumliche Auflösungsvermögen der PET-Methode so erhöht werden könne, daß diese Methode an kleineren Tieren anwendbar sei.

HEISS führte dazu aus, daß das Auflösungsvermögen der ihm zur Verfügung stehenden Maschine 7–8 mm bei einer Schichtdicke von 11–13 mm betrage, also im Vergleich zur Computertomographie und Kernspintomographie grob sei. Da die Positronen erst nach einer gewissen Strecke durch das Gewebe soweit abgebremst seien, daß sie mit einem normalen Elektron in Aktion treten können, sei das räumliche Auflösungsvermögen wahrscheinlich nur bis auf etwa 3 mm zu verbessern. Dies reiche bei großen Affen aus, um graue und weiße Substanz und die Basalganglien unterscheiden zu können.

Zur Frage von HERZ nach dem räumlichen Auflösungsvermögen der NMR-Methode führte HEISS aus, daß diese für Protonen gut sei. Sie betrage etwa 1 mm oder weniger. 0,5 mm sei etwa die theoretische Grenze für Protonen. Das Auflösungsvermögen hänge sehr von der Konzentration der Kerne im Gewebe ab. Die Protonen seien sehr hoch konzentriert. Die ^{31}P-Kerne seien etwa $1400 \times$ weniger konzentriert, so daß sie ein entsprechend größeres Volumen benötigen würden. Die Topospektrographie könne von etwa $2 \times 2 \times 2$ mm großen Volumina bei Phosphor gemacht werden, wobei man einzelne Volumina herausgreife, dort gezielt anrege und von dort NMR-Signale registriere und die Spektren abtastend wie mit einem Scan durchs Gewebe aufzeichne. ^{13}C sei nun wiederum etwa 2 Zehnerpotenzen weniger konzentriert, so daß das Volumen um 2 Zehnerpotenzen vergrößert werde. Nur die Konzentration der Kerne sei dafür entscheidend, ob noch ein aus dem Rauschen abgrenzbares Kernspinresonanzsignal zu erhalten sei. Es handele sich um eine einfache signal-to-noise-detection-Problematik.

KANOWSKI stellte die Frage nach dem zeitlichen Auflösungsvermögen des PET-Verfahrens, unter anderem im Hinblick auf Testwiederholungen. HEISS bemerkte hierzu, daß die Untersuchung mit ^{18}F-Deoxyglukose am gleichen Tag nicht möglich sei. Hier spiele auch die Produktion im Zyklotron eine Rolle, da ein Zyklotron üblicherweise nur wenige Stunden am Tag für eine bestimmte Aufgabe zur Verfügung stehe, und dann auch andere Nuklide produziert werden müßten. Mit ^{11}C-markierter Glukose, wobei ^{11}C eine Halbwertzeit von 20 min habe, sei es möglich, die Untersuchung am gleichen Tag zu wiederholen, da dann die Aktivität im Gehirn soweit abgeklungen sei, daß eine erneute Messung möglich sei. Hierzu sei jedoch auch ein Zyklotron an der Stelle der Untersuchung nötig, da in Anbetracht der Halbwertzeit ein Transport über längere Strecken nicht durchführbar sei. Zu berücksichtigen sei auch, daß es zu einem Einbau der markierten Glukose komme und dieser Einbau erst nach etwa 30 min zu einem Gleichgewicht kommt. Wiederholte Messungen des Glukosestoffwechsels wären immer auf diese

Zeit begrenzt. Weiter führte HEISS aus, daß es noch andere Möglichkeiten gebe, um relativ rasch wiederholt Untersuchungen durchzuführen. Die erste sei die Verwendung von $^{15}O_2$ mit einer Halbwertzeit von 2 min. Dieses Modell arbeite im steady-state. Bei geänderten Untersuchungsbedingungen werde nach relativ kurzer Zeit wieder ein steady-state erreicht, so daß mit Sauerstoff rasch wiederholte Messungen durchgeführt werden können, d. h. im Abstand von mindestens 10 min, wobei die Meßzeit von 5–10 min noch dazu gerechnet werden müsse. Eine weitere Möglichkeit sei vor kurzem von einer Gruppe in St. Louis aufgezeigt worden. RAICHLE und Mitarbeiter hätten durch Markierung von CO das Blutvolumen bestimmt und dynamisch die Aktivitätsimpulse registriert. Bei Auslösung auditiver und visueller Potentiale sei es ihnen mit den Mittelungsverfahren, wie sie auch zur Darstellung evozierter Potentiale aus dem EEG verwendet werden, möglich gewesen, Blutvolumenänderungen während der Evozierung der Potentiale nachzuweisen. Das seien Ergebnisse im Bereich von etwa 100 ms. Die Messung habe sich auf das Blutvolumen bezogen, sie stelle jedoch eine direkte Beziehung zur regionalen bzw. dreidimensionalen Funktion im Gehirn dar.

STÖCKLIN stellte ergänzend fest, daß es jederzeit möglich sei, in einer bestimmten Region eine Zeitaktivitätskurve aufzunehmen und auf diese Weise z. B. eine in-vivo-Pharmakokinetik ohne bildliche Darstellung zu machen.

GRÜNEWALD stellte die Frage nach der Strahlenbelastung, die bei Verwendung der PET-Methode für psychologische Untersuchungen zu erwarten sei. HEISS führte dazu aus, daß bei Verwendung von Sauerstoff, der eine kurze Halbwertzeit habe, die Strahlenbelastung bei einer Untersuchung etwa 5–10 Millirem Gesamtdosis und damit weniger als bei einer Lungen- oder Schädelröntgenaufnahme betrage. Bei Verwendung von ^{18}F-Deoxyglukose sei das kritische Organ die Blase, da die Substanz über die Blase ausgeschieden werde. Die Strahlenbelastung entspräche hier, wenn 2 Stunden nicht uriniert werde, 400 Millirem bei 1 Millicurie ^{13}F-Deoxyglukose. Es gäbe etwa 3–5 Millicurie. Die Strahlenbelastung sei durch sofortige Blasenentleerung nach der Untersuchung zu halbieren. Die Strahlenbelastung des Herzens und der Milz betrage 100–150 Millirem pro Millicurie applizierter Substanz. Im Hirn und in den Gonaden sei die Belastung unter 50 Millirem pro Millicurie, so daß insgesamt gesehen die Strahlenbelastung durch 3 oder 4 Untersuchungen sicherlich noch tolerabel sei. In den USA seien bis zu 20 Millicurie pro Patient zugelassen, bei uns gebe es hierfür keine Bestimmungen.

Unter Bezugnahme auf die Möglichkeit mit ^{31}P im NMR ein Spektrum phosphorhaltiger Verbindungen wie ATP, ADP usw. aufzunehmen, stellte COPER die Frage, ob die Möglichkeit bestehe, einen Mangel an phosphorylierten Cholinverbindungen und deren Substitution sichtbar zu machen. Von HEISS wurde es als theoretisch möglich angesehen, daß sich z. B. phosphoryliertes Cholin in den Spektren irgendwo abzeichnet. Dies könne nach Entnahme von Gewebsproben mit kleinen NMR-Geräten, die ein hohes spektroskopisches Auflösungsvermögen bei fehlendem räumlichen Auflösungsvermögen besitzen, untersucht werden.

Von OFFENLOCH wurde die Frage aufgeworfen, ob es mit der PET-Technik möglich sei, Substrate des Langzeitgedächtnisses, wie etwa das von UNGAR zur Diskussion gestellte Skotophobin, zu untersuchen. STÖCKLIN hielt die Untersuchung derartiger Substanzen prinzipiell für möglich, wies jedoch daraufhin, daß die Markierung der Substanz nicht zu zeitaufwendig sein dürfe, da die Halbwertzeit des Markers kurz sei, daß die Anreicherung im Zielorgan genügend hoch sein müsse, d. h. mindestens 1% der Dosis, und daß während der Untersuchungszeit der Tracer nicht verstoffwechselt werden dürfe.

SINZ wies darauf hin, daß es ein S-100-Peptid gebe, das im Hippokampus und für Gedächtnisprozesse eine große Rolle spiele, obwohl es nicht das Gedächtnismolekül an sich sei. Wenn es über markierte Aminosäuren möglich sei, die Aktivität dieser Substanz zu verfolgen, würde ein neuer Zugang zur Funktionsbeschreibung des Hippokampus eröffnet werden. HEISS fügte an, daß zuvor die Synthese des S-100-Proteins bekannt sein müsse, denn nur dann sei es möglich, entsprechende Aminosäuren einzuschleusen.

GIURGEA wies auf die Bedeutung von Läsionen oder Neuronenverlust im Bereich des Nucleus basalis Meynert für die Alzheimer-Krankheit hin und stellte in diesem Zusammenhang die Frage, ob diese Struktur mit der PET-Technik darstellbar sei. HEISS verneinte diese Frage, da der Nucleus basalis Meynert mit einer Größe von 3–4 mm^3 in Anbetracht des erreichbaren Auflösungsvermögens zu klein sei.

POECK stellte unter Bezugnahme auf die PET-Befunde bei Schlaganfallpatienten die Frage, wie lange die gefundenen Stoffwechselinaktivierungen in z.T. vom infarzierten Gebiet entfernt liegenden Hirnarealen bestehen bleiben. HEISS berichtete, daß einige Patienten über lange Zeit kontrolliert worden seien. Bei einem Patienten mit einem mittelgroßen Mediainfarkt sei, bei guter Rehabilitation, nach einem Jahr noch die Inaktivierung im Kleinhirn vorhanden gewesen.

Unter Bezugnahme auf die von HEISS berichtete Wirkung von Piracetam auf die lokale zerebrale Stoffwechselrate von Glukose stellte COPER die Frage, ob es entsprechende Untersuchungen nach längerer oraler Gabe gebe. HEISS antwortete, daß derzeit eine längerzeitige Studie versucht werde, in der doppelblind kontrolliert frische Schlaganfälle zusätzlich zu ihrer Therapie mit oder ohne Piracetam behandelt würden. Vor und nach der Therapie würden die Patienten sowohl klinisch beurteilt, als auch die Stoffwechselrate gemessen. Im Ergebnis dieser Studie wollte man sehen, ob die klinischen Veränderungen in Korrelation zu den Stoffwechselveränderungen stehen und ob beide oder einzelne Parameter durch die Substanz zu beeinflussen seien.

STÖCKLIN trat dem Eindruck entgegen, daß die NMR-Technik eines Tages die Positronen-Emission-Tomographie verdrängen könne. Mit der PET-Technik könne das gesamte Spektrum der Biochemie, eigentlich alle Bio-Moleküle und alle Pharmaka, untersucht werden. Die NMR-Technik stelle dagegen im Grunde außer der Morphologie nur die ^{31}P-Biochemie als Untersuchungsgebiet zur Verfügung, und letztere z.Zt. nicht einmal regional.

Die Diskussion des Beitrages von STÖCKLIN eröffnete KANOWSKI mit der Frage, ob es möglich sei, verschiedene Transmittersysteme, z.B. in Zusammenhang mit der Alzheimer-Forschung das cholinerge oder adrenerge Transmittersystem, zu markieren. STÖCKLIN führte dazu aus, daß diese Methode in den meisten Fällen noch im Stadium der Tierexperimente stehe. Da nur Anreicherungen sichtbar gemacht werden können und echte Unterschiede gemessen werden, sei es entscheidend, um wieviel sich bei einem bestimmten Krankheitsbild die Rezeptordichte ändere. Läge die Veränderung über 10%, etwa bei 30%, dann wäre dies wahrscheinlich erfaßbar.

HERZ stellte die Frage, ob die bei der Rezeptormarkierung mit Haloperidol oder Butoclamol applizierten Aktivitäten für den Menschen tolerabel seien. STÖCKLIN führte dazu aus, daß es notwendig sei, einige mCi zu applizieren, da nur 1% der Aktivität ins Gehirn gehe. Toxikologisch sei dies bei den hohen spezifischen Aktivitäten unbedenklich. Bei einigen Tracern, die über die Nieren und Leber ausgeschieden werden, erhalten diese Organe relativ hohe Strahlendosen. Es seien jedoch Rezeptormarkierungen und Dosisberechnungen am Menschen durchgeführt worden. Bei Vergleichen mit Dosen, wie wir sie etwa bei den Röntgenschichtaufnahmen und anderen Röntgenverfahren erhalten, lägen die nuklearmedizinischen Dosen meist um eine Zehnerpotenz niedriger.

COPER stellte die Frage, warum gerade Neuroleptika, die z.T. stark verstoffwechselt werden und z.T. relativ lange im Organismus bleiben, zur Rezeptormarkierung verwendet würden. STÖCKLIN verwies darauf, daß bei einer Halbwertzeit von 20 min für ^{11}C, von 96 min für ^{75}Br oder 110 min für ^{13}F der die Dosis bestimmende Faktor nicht die biologische Halbwertzeit sei. Hinsichtlich der Verstoffwechslung reiche es aus, wenn das Neuroleptikum in den ersten 2–3 Stunden unverändert am Rezeptor sitze. Zu dem Problem der Strahlenbelastung bei Wiederholungsuntersuchungen fügte STÖCKLIN hinzu, daß mit ^{11}C mehrfach wiederholte Messungen möglich seien. Im Falle von ^{18}F und ^{75}Br sei dies fraglich und hänge in Anbetracht der Halbwertzeit vom Ausscheideweg ab.

Das Problem der Auflösung wurde von COPER angesprochen. Angesichts der im Vortrag gezeigten eindrucksvollen Bilder warf er die Frage auf, ob die Darstellung von Hirnteilen, die mit der therapeutischen Wirksamkeit verknüpft werden, ebenso gut sei, und wie man Veränderungen in der Größenordnung von 30% überhaupt erkennen und messen könne. STÖCKLIN betonte dazu, daß gerade das Quantifizieren und nicht die Darstellung der entscheidende Punkt sei. Die transversale Auflösung der besten Neuro-PETs läge heute bei 5 bis 7 mm, so daß man über Areale der Größenordnung von weniger als 1 cm^2 Aussagen machen könne.

BALTES stellte die Frage, inwieweit die Beziehungen zwischen den mit der PET-Methode gemessenen Stoffwechselumsatzraten und der Aktivität von gewissen Hirnregionen bekannt sei und sich regions- oder funktionsspezifisch unterscheide. HEISS bemerkte hierzu, daß unter normalen Bedingungen im Gehirn der gesamte Energiebedarf zu 99% von Glukose gedeckt werde. Es sei deshalb die Schlußfolgerung erlaubt, daß der Verbrauch von Glukose direkt proportional der Funktion oder Aktivität in der entsprechenden Region sei. Gesteigerte Aktivität habe auch gesteigerte Stoffwechselraten zur Folge. Unter pathologischen Bedingungen könne man nachweisen, daß pro Glukose weniger Sauerstoff verbraucht werde. Man könne dies als Hinweis für eine anaerobe Glykolyse nehmen, wobei nur noch zwei Moleküle ATP und nicht 18 entstünden. Der Verbrauch für die Leistung steige. Dadurch sei der pathologische Mechanismus sehr genau zu bestimmen. Es sei hierfür jedoch notwendig, mehrere Untersuchungen mit verschiedenen Isotopen, wie z.B. mit Sauerstoff oder Glukose, hintereinander durchzuführen.

KÜNKEL betonte, daß es bei aller Attraktivität der Methode doch Begrenzungen gebe, die in sich elementspezifisch und vielleicht auch noch spezifisch für die Fragestellung seien. STÖCKLIN unterstrich, daß es Begrenzungen 1. durch den Aufwand, 2. durch die Dosis und 3. durch die Auflösung gebe. Anschließend bemerkte STÖCKLIN, daß die PET-Methode nicht für eine breite Routinediagnostik geeignet sei, dagegen sehr wohl zur Erforschung des molekularen Ursprungs pathologischer Zustände. Zudem stelle sie eine unbestechliche Methode in der Pharmaforschung dar. Dort könnten auch Primaten verwendet werden. Für die Praxis an kleineren Kliniken sehe er eine gewisse Möglichkeit für die Single-Photon-Emission-Tomographie, insbesondere für die Perfusionsmessung. Wenn die zeitliche und räumliche Auflösung der Single-Photon-Emissions-Tomographie verbessert werde, dann könne sie möglicherweise eine Methode zur Flußmessung für die Praxis darstellen.

Teil C

Adaptivität, Plastizität
und kommunikatives Verhalten

Adaptivität

H. COPER, B. JÄNICKE und G. SCHULZE

Die Fähigkeit, sich einer ständig verändernden Umwelt anpassen zu können, ist eine Grundvoraussetzung für das Leben von Pflanze, Tier und Mensch. Alle biologischen Systeme benutzen sie, um ihre Strukturen, Funktionen und die sie bestimmenden Elemente aufrecht zu erhalten. „Life itself is an adaptive mechanism" (BEALS u. HOJIER 1959, p.249). Der Begriff der Adaptation wird zur Kennzeichnung gewisser phylogenetischer wie auch ontogenetischer Prozesse verwendet. Die phylogenetische Adaptation wird als ein die Evolution durch Selektion vorantreibender Mechanismus aufgefaßt (Deszendenztheorie). Nur der Angepaßte hat eine Chance, Nachkommen zu haben (survival of the fittest). Ontogenetische Adaptation beschreibt Individual- und Gruppenverhalten bzw. die ihm zugrundeliegenden biologischen Reaktionsmöglichkeiten.

Die Adaptivität dient also der Erhaltung des Bestehenden und ist Voraussetzung für Veränderungen. Sie bedeutet Verharrungsfähigkeit, aber auch Wandlungsbereitschaft und kann daher als Zustand und Aktion in Erscheinung treten. In einem wechselseitigen Bezug beinhaltet sie hin- und rückläufige Prozesse in einem Homöostasesystem, dessen Regulation meist mehrfach gesichert ist. Die Homöostase ist ein Fließgleichgewicht, das sich auf gegebene Situationen und Anforderungen innerhalb eines mehr oder weniger breiten Normbereichs immer neu einstellen kann. Diese Flexibilität ermöglicht auch die Kontinuität und Veränderbarkeit.

Anpassung kann zeitlich einen extrem langsam verlaufenden Prozeß darstellen, wie etwa die Evolution. Sie kann aber auch eine kurze, zeitlich begrenzte Reaktion auf einen exogenen oder endogenen Stimulus wiedergeben. Sie kann als Ursache-Folge-Beziehung auf molekularer oder zellulärer Ebene erfolgen, einzelne Organe, aber auch den ganzen Organismus einbeziehen. Sie kann sich sowohl morphologisch als auch im physiologischen wie im psychologischen Verhalten auswirken. Der Begriff Adaptivität umfaßt demnach Phänome wie Enzyminduktion, funktionelle und metabolische Toleranz bzw. Gewöhnung allgemein. Er kann Reaktionen auf politische, kulturelle, ökonomische, soziale und ökologische Einwirkungen zum Ausdruck bringen und dabei individuelles oder gesellschaftliches Verhalten beschreiben. Er schließt aber auch die Herzhypertrophie des Hypertonikers wie die Vermehrung von Erythrozyten und Hämoglobingehalt des Blutes im Höhenklima ein. Er muß daher für das zur Debatte stehende Thema eingegrenzt werden, um als konzeptuelles Konstrukt zur Beschreibung von Leistungen zentralregulierter Funktionen im Alter bzw. beim hirnorganischen Psychosyndrom dienen zu können. Die Prüfung einer adaptiven Regulation und des ihr zugrundeliegenden Mechanismus ist mit einer Reduktion der Universalität verbunden. Die Vereinfachung führt zur Entwicklung eines repräsentativen, aussagefähigen Modells. Dabei werden immer nur einzelne Elemente der Adaptivität, z.B. Stabilität, Kapazität und Funktionsreserven des regulierten Systems bevorzugt betrachtet.

Am Beispiel von drei zentralgesteuerten Systemen, der Körpertemperatur, der Motorik und kognitiver Leistungen, über die wir eigene experimentelle Erfahrungen besitzen, möchte ich Argumente für die Hypothese vortragen, daß die funktionell wichtigste Auswirkung der Alterung eines tierischen Lebewesens seine fortschreitend verringerte Anpassungsfähigkeit an Umweltbedingungen ist. Dies gilt nicht zuletzt für die Reaktion auf die Einflußgröße Krankheit.

Um auf die Fülle und Vielfalt der aus der Umwelt anflutenden, zum Teil sich widersprechenden Informationen adäquat reagieren und danach Entscheidungen treffen zu können, muß der Organismus die Informationen reduzieren und selektieren, d.h. sie konkurrierend verarbeiten. Diese Grundfunktion seines zentralen Nervensystems stellt auch die Basis der Fähigkeit zur Adaptation dar. Ihr Nachlassen mit zunehmendem Alter bedeutet also im Sinne der Hypothese eine erhöhte Störanfälligkeit zentralnervöser Reizverarbeitung und damit einer eingeschränkten Adaptivität. Sie wird auf eine im Alter reduzierte Zahl von Neuronen zurückgeführt. Diese Erklärung ist, nicht zuletzt weil sie sich auf morphologische Befunde stützt, bestechend einfach und einleuchtend, kann aber nach den vorliegenden Daten nur eingeschränkte Gültigkeit beanspruchen. Zweifellos ist die Stabilität eines Verbundsystems, in dem Informationen als Erregung oder Hemmung bzw. Bremsung der Erregung oder der Hemmung neuronaler Aktivität weitergeleitet oder zurückgehalten werden, um so größer, je enger und häufiger funktionstüchtige Nervenzellen miteinander netzartig verknüpft sind. Doch ob und ab wann eine verminderte Zahl von Nervenzellen zum bestimmenden Faktor für die geringere Adaptationsfähigkeit im Alter wird, läßt sich nicht sagen, zumal zumindest im nichtsomatischen Bereich einige geschwächte Elemente der Adaptivität durch erfahrungsabhängiges Verhalten kompensiert werden können. Außerdem kann in einem regulierten System, in dem einzelne Stellglieder nicht mehr voll leistungsfähig sind oder nicht mehr fehlerfrei arbeiten, der Verlust einer Teilleistung ohne wesentliche Folgen für das Normalverhalten des Gesamtorganismus bleiben. Allerdings können unter diesen Bedingungen Anforderungen an die Kompensationsfähigkeit des Systems leicht zur Überforderung werden. Zum Beispiel nimmt die Mortalität von Mäusen mit dem Alter deutlich zu, wenn die Tiere einer Schädigung, sei es Blutverlust, Kältestreß oder einer bestimmten Strahlendosis ausgesetzt werden (CURTIS 1963). „Testing the limit" kann also eine aussagefähige Methode für die Adaptationskapazität eines Funktionsbereiches sein. Auch zur Stützung dieser Annahme werde ich einige Befunde vortragen.

Das am häufigsten bei Tier und Mensch studierte, im Alter instabil werdende Regulationssystem als Element der Adaptivität ist die Körpertemperatur. Die eigenen Untersuchungen begannen mit dem Befund eines Akutexperiments, nach dem in einer Umgebungstemperatur von 4 °C bei jungen Ratten zur Senkung der Körpertemperatur eine doppelt so hohe Dosis des Neuroleptikums Perazin benötigt wird wie bei älteren (Abb. 1). Wird die Behandlung weitergeführt, so verstärkt sich der Effekt zunächst bei beiden Altersgruppen. Während aber bei den jungen Tieren nach einigen Tagen trotz Fortsetzung der Perazininjektionen eine allmähliche Normalisierung einsetzt, entwickelt sich bei den älteren Ratten gegen die Wirkung der Substanz offenbar keine ausreichende Gegenregulation. Erst nach Beendigung der Behandlung sind auch sie wieder in der Lage, ihre Körpertemperatur bei 4 °C in normaler Höhe zu halten (FÄHNDRICH u. HADASS 1969). Analoge Ergebnisse lassen sich bei einer pharmakogen ausgelösten Hyperthermie nachweisen. Bei Prüfung der Wärmeabgabe läßt sich zeigen, daß in einer Umgebungstemperatur von 31 °C keine markanten Unterschiede zwischen verschieden alten Tieren

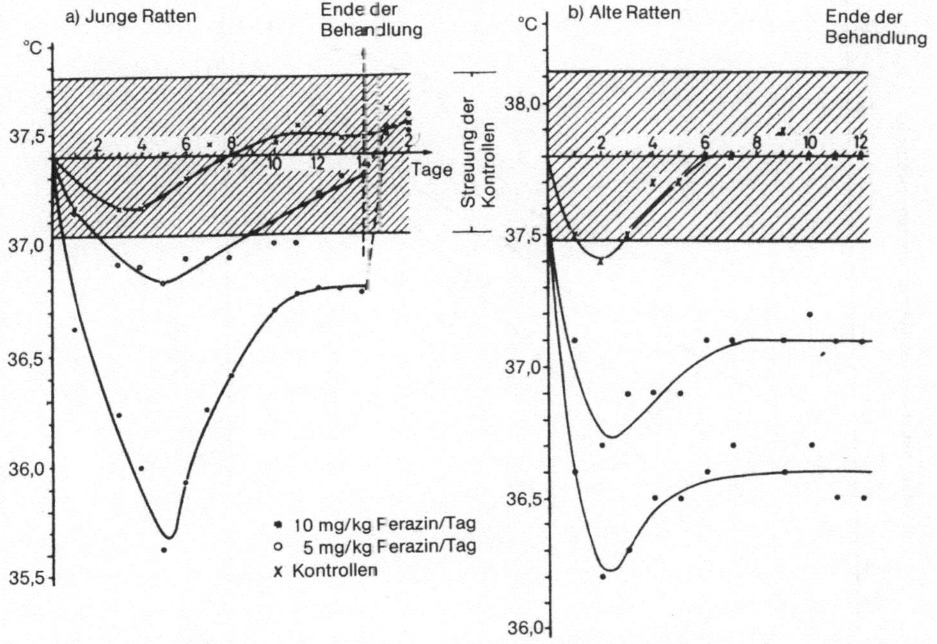

Abb. 1. Körpertemperatur von jungen und alten Ratten nach täglicher Gabe von Perazin; die Raumtemperatur beträgt 4 °C. Jeder Punkt repräsentiert den Durchschnittswert von 10 Tieren (Aus: FÄHNDRICH u. HADASS 1969)

bestehen. Auf einen durch Amphetamin induzierten Temperaturanstieg ist bei alten Ratten die Gegensteuerung aber deutlich schlechter als bei jüngeren. Der „evaporative heat loss" kann z. B. bei 32 Monate alten Tieren lediglich um ⅔ des von 4 Monate alten gesteigert werden. Vergleichbare Ergebnisse sind auch für die Reaktion anderer Stellglieder der Thermoregulation speziell für den O_2-Verbrauch beschrieben (COPER et al. 1985). Die Kerntemperatur der alten Ratten steigt dementsprechend stärker an. Für unser Thema besonders wichtig sind Befunde über das thermoregulatorische Verhalten. In einer Studie über die Häufigkeit von Hypothermien wurde in England festgestellt, daß ca. 10% der im eigenen Haushalt eines allgemeinen Wohnbezirkes lebenden über 65jährigen einmal innerhalt 24 Stunden eine Kerntemperatur von nur 35,5 °C hatten und damit latent hypotherm waren (FOX et al. 1973). Bemerkenswerterweise fühlten sich die betroffenen Personen aber nicht unbehaglich, empfanden also keinen Reiz für eine gegenregulatorische Aktivität. Eine analoge Reaktion zeigen alte Menschen in ihrem Trinkverhalten. Bei ihnen ist das Leitsymptom Durst bei unzureichender Flüssigkeitszufuhr weniger stark ausgeprägt als bei jüngeren. Diese Beobachtungen sprechen zweifellos dafür, daß die Sicherung und Kontrolle der Homöostase im Alter für einige Funktionen nicht mehr voll gewährleistet ist. Möglicherweise ist aber nicht immer allein die *Fähigkeit* zur Regulation vermindert, sondern in einigen Fällen auch die Reizperzeption. SCHULZE u. BÜRGEL (1977) fanden, daß Ratten, die in einer kalten Kammer sitzen und die Möglichkeit haben, durch Hebeldruck sich Warmluft zuzuführen, in Abhängigkeit vom Ausgangswert eine ihnen genehme Umgebungstemperatur einstellen. Interessanterweise regulie-

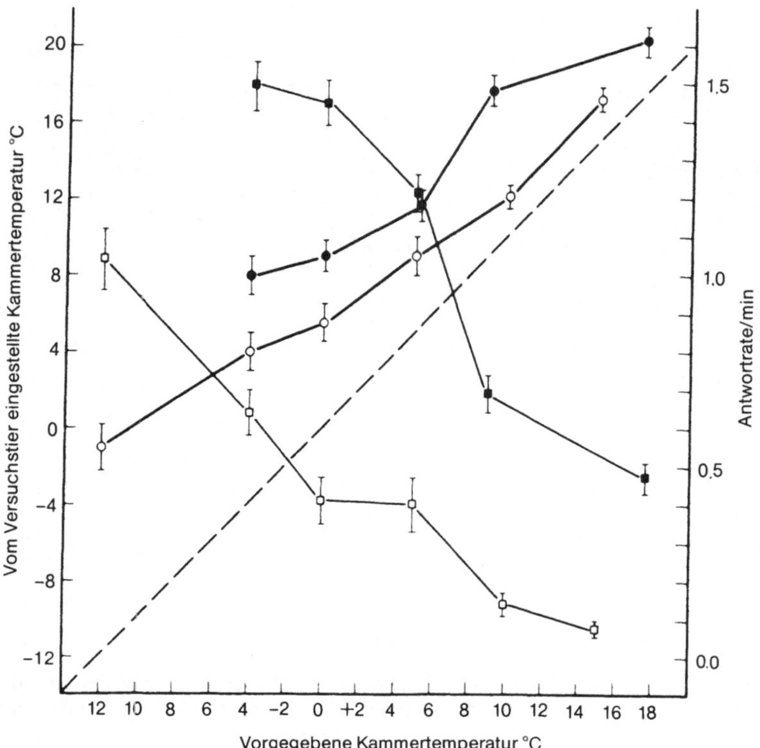

Abb. 2. Antwortrate *(rechte Skala)* und vom Tier eingestellte Kammertemperatur *(linke Skala)* als Funktion der vorgegebenen Umgebungstemperatur; aufgetragen sind $\bar{x}$ +/− S. E. M.
junge Tiere   Antwortrate (R/min) (□————□)
(n = 8)   durchschnittliche Kammertemperatur (°C) (O————O)
alte Tiere   Antwortrate (R/min) (■————■)
(n = 8)   durchschnittliche Kammertemperatur (°C) (●————●)
vorgegebene Kammertemperatur (°C) ohne Reaktionsmöglichkeit der Versuchstiere (- - - -) (Aus: SCHULZE u. BÜRGEL 1977)

ren die alten Tiere mit der eingeschränkten Kompensationsfähigkeit ihrer autonomen Systeme die Umgebungstemperatur auf ein höheres Niveau ein als junge (Abb. 2). Die Körpertemperatur war in beiden Gruppen zu keiner Zeit verändert. Demnach ist in diesem Bereich sowohl die Reizempfindung wie auch die Reaktion auf den Kältestimulus im Alter prinzipiell noch vorhanden. Damit bestätigt sich, daß alte Individuen grundsätzlich fähig sind, sich durch Verhalten auf Umwelteinflüsse einzustellen. Doch sind, wie auch an der Motorik noch gezeigt wird, ihre Verhaltensstrategien, mit einer Anforderung fertig zu werden, z. T. anders als bei jüngeren. Das heißt, eine intraindividuelle Plastizität bleibt bis ins hohe Alter weitgehend erhalten (BALTES u. WILLIS 1982).

Offenbar ist in erster Linie die Geschwindigkeit des Reaktionsvermögens verlangsamt. Wahrscheinlich ist der *Zeitfaktor* aber nicht nur für autonome Regulationen wichtig, sondern auch für vitale Aktivitäten wie Nahrungsaufnahme, Reproduktion, Schlaf und Wachsamkeit vor Gefahren etc., die durch angeborenes Verhalten und soziale Strategien ausgeübt werden. Diese Fähigkeit eines Organismus, Signale artgemäß durch

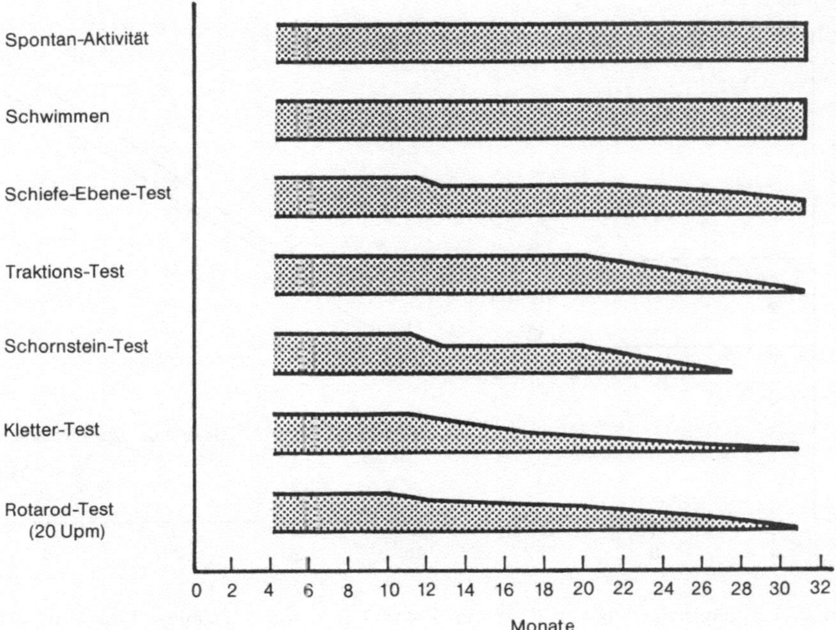

Abb. 3. Zusammenfassende Darstellung verschiedener motorischer Leistungen von Ratten in Abhängigkeit vom Lebensalter (Aus: JÄNICKE et al. 1983)

Verhalten zu beantworten, d. h. sich an Umweltbedingungen anzupassen, ist eng mit seiner Vigilanz verknüpft. Sie ist ein Gradmesser für die Bereitschaft des Organismus, mit einem auf ein Funktionsziel ausgerichteten Verhalten schnell zu reagieren, reguliert also Aktivitätszustände und steuert damit auch die Verfügbarkeit von Funktionsreserven. Die Motorik als sichtbarer Ausdruck eines Aktivitätszustandes ist z. B. bei vielen Tierarten eine lebenswichtige, von der Vigilanz abhängige Verhaltensäußerung. Im Vergleich zur Motilität jüngerer Individuen sind viele Bewegungen im Alter langsamer, z. T. auch unsicherer. Diese Minderung motorischer Leistungen erfolgt weder sprunghaft noch uniform, wahrscheinlich auch nicht zufällig, sondern stufenweise und fast systematisch (WALLACE et al. 1980, JÄNICKE et al. 1983) (Abb. 3).

Bis ins hohe Alter bleiben bei Ratten Spontanaktivität und Schwimmen nahezu unverändert. Auch die Reaktionen auf einen schnellen Lagewechsel scheinen bei vielen erst spät defizitär zu werden. Dagegen ist in Tests, in denen die Beherrschung und Steuerung eines komplexen Bewegungsablaufes erforderlich sind (Kletter- und Kamintest), eine deutliche Leistungseinbuße nachweisbar. Sie beruht wahrscheinlich in erster Linie auf schwächer bzw. langsamer werdenden zentralen Steuerungsmechanismen. Gleiches gilt für die verminderte Fähigkeit alter Tiere, sich auf einem rotierenden Stab zu halten.

Neben der nachlassenden Koordinationsleistung ist bei alten Tieren wahrscheinlich auch die Aufmerksamkeit und Ausdauer, die bei der Lösung komplexer Aufgaben notwendig sind, geringer als bei jungen, was sich beispielhaft am Rotarod darstellen läßt. Junge Ratten absolvieren den Test, wenn sie die ungewohnte Situation kennengelernt und sich an sie gewöhnt haben, ruhig, kontinuierlich und ohne Schwierigkeit. Demge-

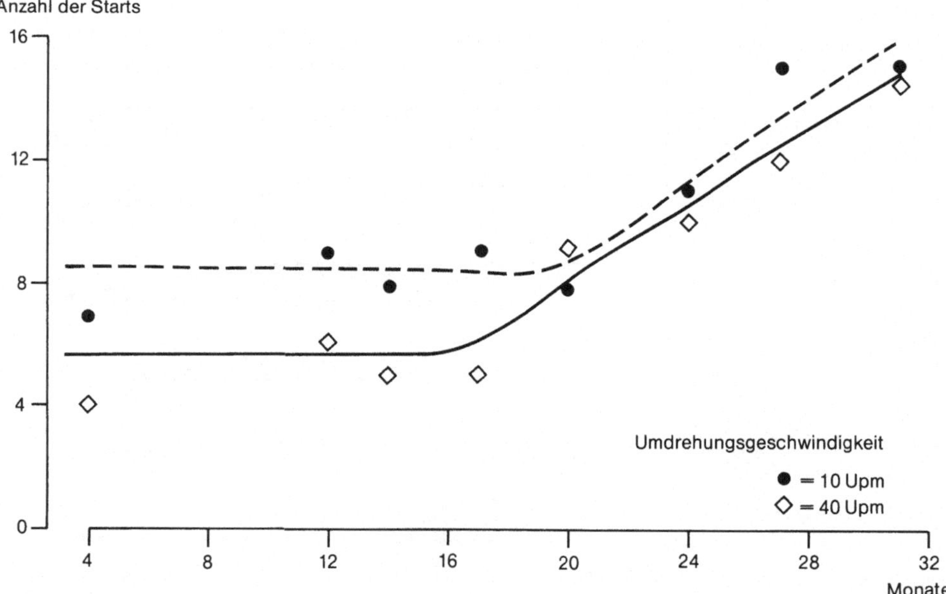

Abb. 4. Leistungssteigerung von Ratten im Rotarod-Test (von 10 U/min = – – – – auf 40 U/min = ———) in Abhängigkeit vom Lebensalter; Medianwerte, n = 30 pro Gruppe (Aus: JÄNICKE et al. 1983)

genüber werden alte Ratten, sofern sie sich überhaupt auf der Walze halten, während der geforderten Laufzeit unruhig und versuchen häufig, von ihr abzuspringen. Sie bewältigen die Anforderung also nicht nur schlechter, sie können ein zweckmäßiges Verhalten auf Grund nachlassender Vigilanz auch nur zeitlich begrenzt aufrechterhalten. An dem im Alter graduiert und differenziert insuffizient werdenden Funktionssystem Motorik lassen sich aber noch weitere wichtige Erkenntnisse gewinnen: 1) Viele im Altersgang abnehmende Leistungen können im Rahmen der Funktionsreserven durch Training verbessert werden; 2) der alte Organismus ist in seiner Adaptationsfähigkeit bei Belastungen schneller überfordert als der jüngere.

Der Übungseffekt ist am besten wieder am Rotarod zu demonstrieren. Zu Beginn des Versuches müssen sich die Tiere 2 Minuten auf dem rotierenden Stab bei einer Umdrehungsgeschwindigkeit von 10 U/min halten. Am zweiten Versuchstag wird die Umdrehungsgeschwindigkeit auf 20 U/min erhöht. Am dritten Tag beträgt sie 40 U/min. Gemessen an der Häufigkeit der benötigten Starts verbessern trotz erhöhter Anforderung alle Tiere ihre Leistung vom ersten zum dritten Versuchstag. Ab 20 Monaten sind die Ratten schon bei 10 U/min deutlich schlechter als die jüngeren. Sie zeigen bei der höchsten Anforderung kaum einen Leistungszuwachs (Abb. 4) und scheinen an der Grenze ihrer Leistungsfähigkeit zu sein. Eine Überforderung kann offensichtlich durch Training nicht kompensiert werden.

Diese Interpretation wird durch mehrere Untersuchungen gestützt. Begrenzte Anforderungen, wie „freiwilliges" Benutzen eines Laufrades, verlängern die Lebenszeit von Ratten (GOODRICK 1980). DE VRIES (1979) hat an 112 gesunden Ruheständlern im Alter von 52–88 Jahren zeigen können, daß nach 6–18 Wochen systematischer Bewegungsübun-

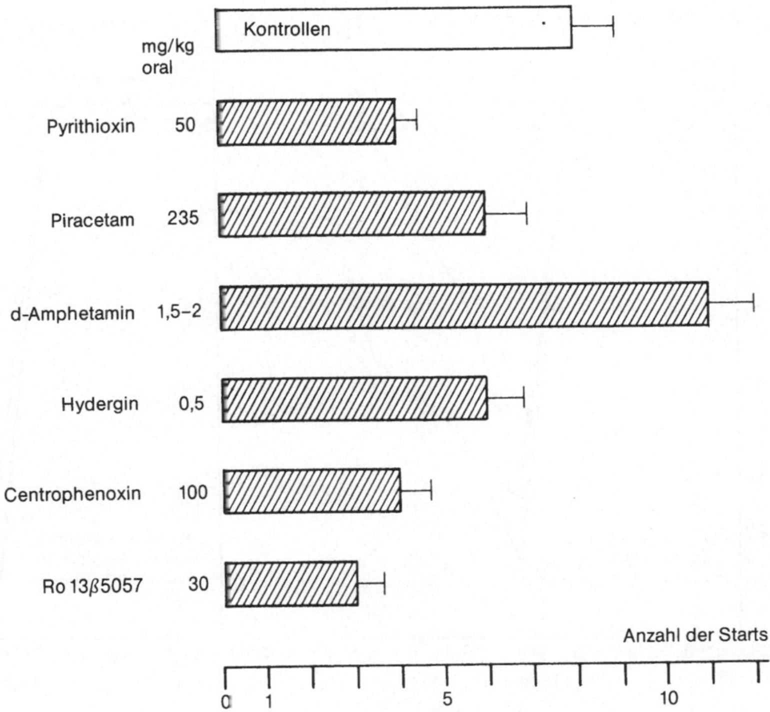

Abb.5. Leistungen von 28 Monate alten Ratten im Rotarod-Test (20 U/min) nach 6 Wochen Behandlung mit einigen zentralwirksamen Substanzen; Medianwerte, n=20 pro Gruppe (Aus: JÄNICKE u. WROBEL 1984)

gen Herz-Kreislauf- und Lungenfunktionen verbessert waren. Für unser spezielles Thema interessant und wichtig ist die Ansicht des Autors, daß die ebenfalls verbesserten motorischen Leistungen offenbar nicht durch Stärkung der Muskulatur, sondern durch erhöhte Vigilanz zustande kommen.

Hinweise auf eine Überforderung ergeben sich aus Studien von EDINGTON et al. (1972). Sie fanden, daß die Überlebenszeit alter Ratten, die gezwungen waren, täglich eine bestimmte Laufleistung zu erbringen, kürzer war als die nicht belasteter, während jüngere trainierte Tiere länger als die entsprechenden Kontrollen lebten. Analoge Ergebnisse erhielten auch STEINHAGEN-TIESSEN et al. (1980) bei Mäusen. Sie prüften zusätzlich die spezifische Aktivität der Kreatinkinase im quergestreiften Muskel der Hinterläufe. Bei den jungen Tieren kam es durch die 5wöchige körperliche Beanspruchung im Laufrad zu einem Anstieg der Fermentaktivität, bei den alten zu einer deutlichen Abnahme. Auch wenn zu einer Anforderung eine relativ geringe weitere Belastung, z.B. Stimulierung durch eine kleine Dosis Amphetamin, hinzukommt, dekompensieren alte Ratten, wie die eigenen Untersuchungen mit dem Rotarod ergeben haben. Interessanterweise gibt es aber auch Substanzen, die unter diesen Bedingungen (20 U/min) zu keiner Verschlechterung führen, sondern sogar eine verbesserte Leistung ermöglichen (Abb.5). Sie sind bei Überforderung (40 U/min) allerdings völlig wirkungslos (JÄNICKE u. WROBEL 1984).

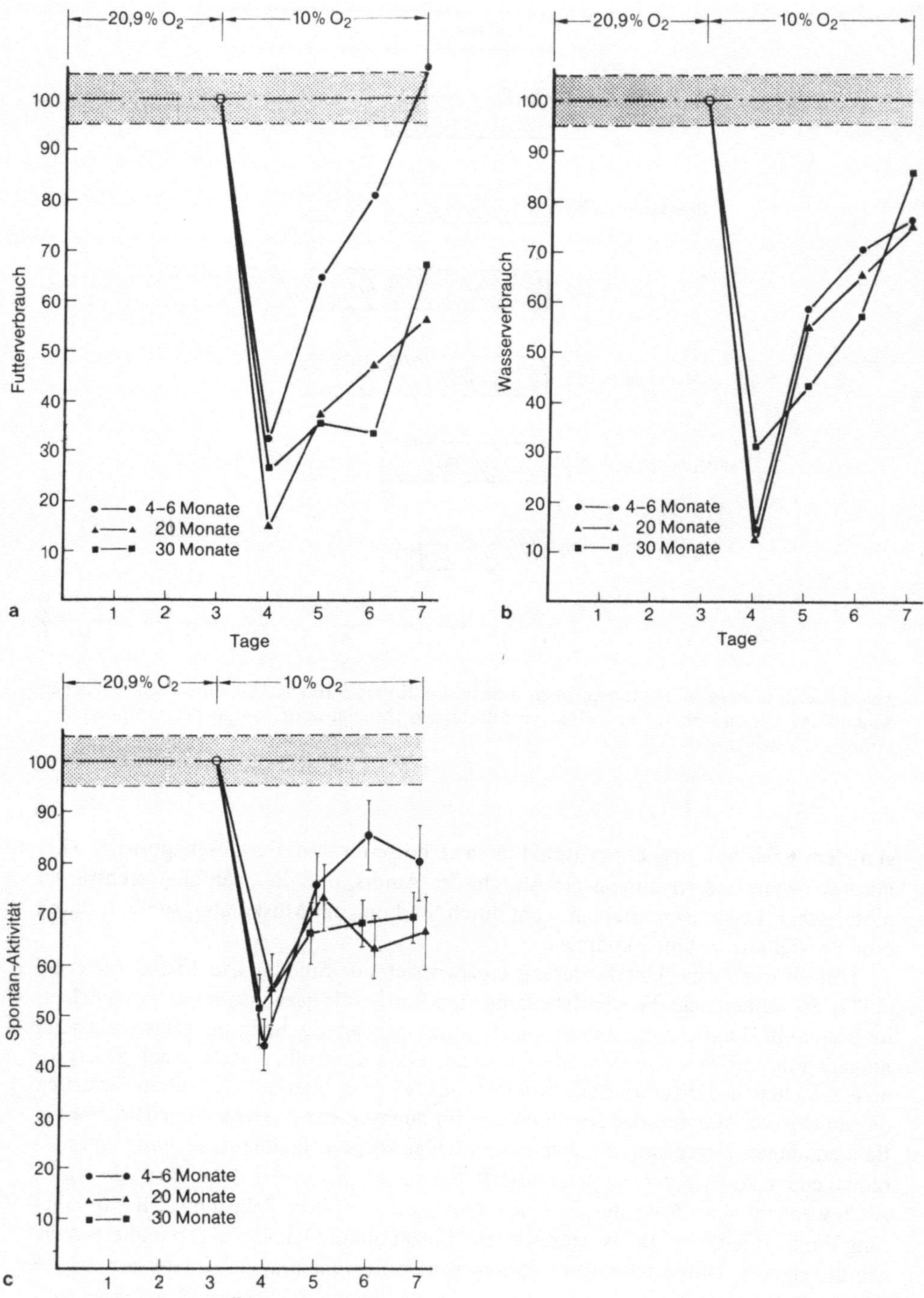

Abb. 6a–c. Einfluß von normobarer Hypoxie (10% O_2) auf **a)** den Futterkonsum, **b)** den Wasserkonsum und **c)** die Spontan-Aktivität verschieden alter Ratten $+/-$ S. E. M., n = 10 pro Gruppe

Somit kann die bei akuter Belastung allgemein verminderte Adaptivität im Alter durch Training, Bereitstellung und Ausschöpfung von Leistungsreserven teilweise ausgeglichen werden. Die Ausnutzung dieses Prinzips könnte einen Zugang zur Therapie alter Menschen nicht zuletzt mit hirnorganischem Psychosyndrom eröffnen.

Eine weitere Möglichkeit, die Grenzen der Adaptivität zu messen, wurde von SCHULZE (1982) diskutiert. Es wurde vorgeschlagen, eine moderate chronische Hypoxie als Stimulus zu benutzen, um adaptive Prozesse zu untersuchen. Die Hypoxie könnte vielleicht auch zur Quantifizierung der Anpassungsfähigkeit verschiedener Funktionssysteme, deren Steuerung im ZNS liegt, geeignet sein. Unter dieser Hypothese sind inzwischen einige Experimente durchgeführt worden. Sie haben ergeben, daß bei einer Verminderung des Sauerstoffgehalts der Einatmungsluft auf 10% (normobar) die Nahrungsaufnahme bei Ratten aller Altersgruppen zunächst stark eingeschränkt ist. Bei weiterbestehendem O_2-Mangel passen sich die jungen Tiere innerhalb von 4 Tagen der neuen Situation an und ernähren sich wie unter Normalbedingungen. Die alten erreichen in dieser Zeit das Ausgangsniveau dagegen noch nicht (Abb. 6a). Die Flüssigkeitsaufnahme ist interessanterweise stabiler. Nach 4 Tagen trinken die „hypoxischen" Tiere unabhängig vom Alter wieder 80% der Menge, die normoxische zu sich nehmen (Abb. 6b).

Die Spontanaktivität nimmt anfangs ebenfalls ab (Abb. 6c). Sie normalisiert sich innerhalb der Beobachtungszeit nicht vollständig, erreicht bei den jungen „hypoxischen" Tieren aber ein deutlich höheres Niveau. Bei den 20 und 30 Monate alten Ratten ist die Kapazität des Kompensationsvermögens für diese Funktion offenbar ausgeschöpft.

Im folgenden sollen noch einige Untersuchungen über kognitive Leistungen im Altersgang geschildert werden. Welche Funktionen in den verwendeten Tests repräsentiert werden, läßt sich nur vermuten und postulieren. Die Aufgaben stellen Anforderungen sowohl an die Vigilanz wie an das Gedächtnis, die Motivation und weitere Hirnleistungen, von denen viele voneinander bekanntlich nicht unabhängig sind. Die Ergebnisse und deren Abweichungen zwischen den einzelnen Altersgruppen wurden daher zunächst lediglich deskriptiv registriert, vorläufig einzelnen kognitiven Qualitäten zugeordnet und entsprechend interpretiert (JÄNICKE et al. in Vorbereitung).

Im ersten Test mußten die Ratten zweimal täglich den Weg durch dunkle Röhren zu einem Zielkasten finden, in dem sich als Anreiz eine Zuckerlösung befand. Das Röhrensystem war als variabler Irrgarten entweder mit 2 oder 6 Rechts-links-Entscheidungen konstruiert. Die Aufgabe bestand darin, möglichst schnell und ohne Fehler den Zielkasten zu erreichen. Begonnen wurde mit 2 Wahlmöglichkeiten, nach 4 Tagen war der Irrgarten mit 6 Wahlmöglichkeiten zu bewältigen und nach weiteren 4 Tagen dessen Spiegelbild. Alle Tiere lösten die Aufgabe. Gemessen an der Fehlerhäufigkeit, der Geschwindigkeit und Genauigkeit waren die alten Ratten in ihrer Leistung zweifellos schlechter (Abb. 7). Doch ist, wie erwähnt, nicht eindeutig, welche Fähigkeiten die gewählten Meßgrößen wiedergeben. Im ersten Teil des Versuchs wird z. B. wahrscheinlich vorwiegend die exploratische Aktivität der Tiere gemessen und erst später das zielgerichtete Verhalten. Nach den vorliegenden Daten müßten dann aber alte Ratten eine vermehrte exploratorische Aktivität besitzen. Dies wäre dann ein interessantes und vielleicht auch wichtiges Ergebnis, wenn sich in weiteren Untersuchungen belegen ließe, daß alte Tiere genauer, länger und intensiver eine neue Umgebung erkunden als junge. Damit erhielten die Befunde auch eine ganz andere Wertung als die Aussage: langsamer und mehr Fehler. Die Tatsache, daß sich alte Ratten im „open field test" weniger häufig aufrichten als junge und auch seltener am Boden befindliche Felder überschreiten (un-

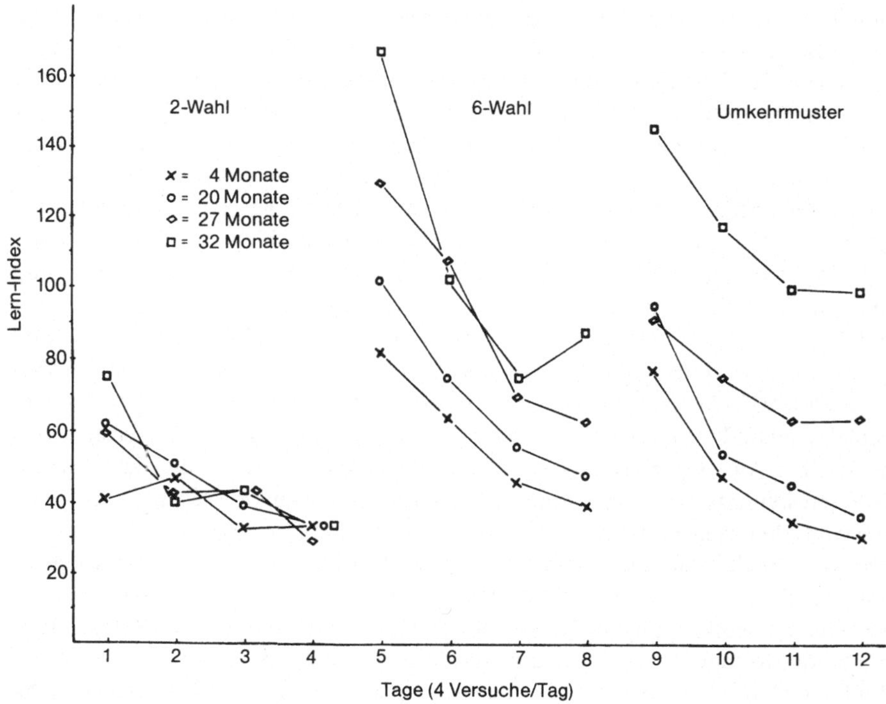

Abb. 7. Lernleistung von Ratten in einem T-Labyrinth in Abhängigkeit vom Lebensalter und steigender Komplexität der Anforderung, n = 10 pro Gruppe, Lern-Index = $\sqrt[3]{\text{Fehler} \times \text{Zeit} \times \text{Versuch}}$

veröffentlichte Daten), widerspricht dem Verhalten im Irrgarten nicht, zumal die beiden Situationen nicht gleich sind und die Tiere auf sie auch nicht gleich reagieren müssen.

Im zweiten Test wurde geprüft, wie schnell Ratten von einem FR („fixed ratio") auf ein DRL Programm („differential reinforcement of low rates") umlernen. Dabei stellte sich heraus, daß schon unter normoxischen Bedingungen zwischen den 4 und 20 Monate alten Tieren ein Unterschied besteht, die älteren benötigen mehr Zeit für die Bewältigung der Aufgabe.

Wird das gleiche Experiment unter Hypoxie durchgeführt, so werden die Altersdifferenzen besonders augenfällig (Abb. 8). Schon bei den 20 Monate alten Ratten dauert das Umlernen fast dreimal so lange wie bei den 4 Monate alten Tieren. 32 Monate alte Ratten, die die Aufgabe unter Normalbedingungen mangelhaft erfüllten, versagten unter Hypoxie vollständig.

Welche Schlußfolgerungen lassen sich aus diesen und den zahlreichen in der Literatur beschriebenen Experimenten mit prinzipiell ähnlichem Ergebnis ziehen? Zunächst wird die allgemeine Erfahrung erneut bestätigt, daß Altern ein dynamischer Prozeß ist, der sich über einen langen Zeitraum erstreckt. Darüberhinaus läßt sich inzwischen durch Einsatz und Fortentwicklung geeigneter Methoden tierexperimentell recht gut belegen, wann und in welchem Bereich im Laufe des Lebens Leistungsminderungen zentral gesteuerter Funktionen auftreten, ob Leistungsreserven durch Training oder erhöhte

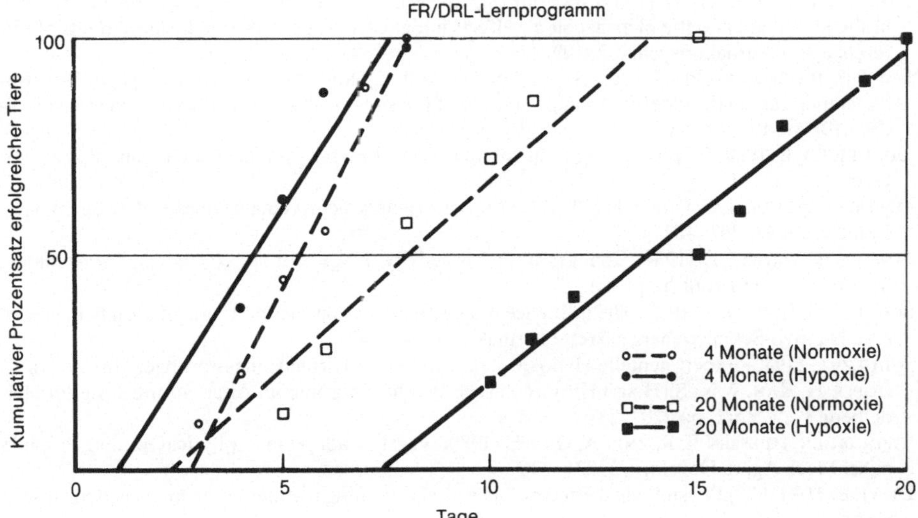

Abb. 8. Leistung verschieden alter Ratten beim Umlernen von einem FR 10- zu einem DRL-Programm unter normoxischen und hypoxischen Bedingungen, n = 10 pro Gruppe

Anforderungen ausgenutzt werden können oder aber die Grenze zur Überforderung erreicht ist.

Weiterhin hat die Hypothese, nach der die funktionell wichtigste Auswirkung der Alterung eines tierischen Lebewesens seine fortschreitend verringerte Anpassungsfähigkeit an Umweltbedingungen ist, an Wahrscheinlichkeit gewonnen. Offenbar wird der homöostatisch regulierte Normbereich vieler Funktionssysteme im Alter immer enger und vielleicht auch starrer, so daß diese zumindest unter Belastungsbedingungen leicht dekompensieren. Die funktionell-strukturell eingeschränkte Adaptivität scheint der alte Organismus allerdings partiell wieder durch besondere Verhaltensstrategien ausgleichen zu können.

Unabhängig davon könnte auch im somatischen Bereich die Verbesserung der Adaptivität ein neues zukunftsträchtiges Therapiekonzept bei Störungen regulierter Systeme darstellen.

Literatur

Baltes PB, Willis SL (1982) Enhancement (plasticity) of intellectual functioning in old age: Penn State's Adult Development and Enrichment Program (ADEPT). In: Craik FIM, Trehub SE (eds) Aging and cognitive processes. New York, Plenum

Beals R, Hojier H (eds) (1959) An introduction to anthropology. Macmillan, New York

Coper H, Jänicke B, Schulze G (1985) Biophysical Research on Adaptivity Across the Life-span of Animals. In: Baltes P (ed) Life-span Development and Behavior, Vol 7, in press

Curtis HJ (1963) Biological mechanisms underlying the aging process. Sci 141: 686–694

Edington DW, Cosmas AC, McCafferty WB (1972) Exercise and longevity: Evidence for a threshold age. J Geront 27: 341–343

FÄHNDRICH E, HADASS H (1969) Relationship between the perazine concentration in the liver, brain, and blood and the pharmacologic effects under chronic perazine medication in rats of different age. Pharmakopsychiat 2: 109–119

FOX RH, WOODWARD PM, EXTON-SMITH AN, GREEN UF, DONNISON DV, DICKS UH (1973/I) Body temperature in the elderly: A national study of physiological, social and environmental conditions. Br Med J : 200–206

GOODRICK CL (1980) Effects of long-term voluntary wheel exercise on male and female Wistar rats. Geront 26: 22–33

JÄNICKE B, SCHULZE G, COPER H (1983) Motor performance achievements in rats of different ages. Exp Geront 18: 393–407

JÄNICKE B, WROBEL D (1984) Changes in motor activity in age and the effects of pharmacologic treatment. Exp Geront (in press)

SCHULZE G, BÜRGEL P (1977) The influence of age and drugs on the thermoregulation behavior of rats. Naunyn-Schmiedeberg's Arch Pharmak 283: 143–147

SCHULZE G (1982) Experimentelle Hypoxie – ein Modell für Hirnleistungsstörungen. In: BENTE D, COPER H, KANOWSKI S (Hrsg.) Hirnorganische Psychosyndrome im Alter. Springer, Berlin Heidelberg, New York, pp 220–223

STEINHAGEN-THIESSEN E, REZNIK A, HILZ H (1980) Negative adaption to physical training in senile mice. Mech Aging Develop 12: 231–236

DE VRIES HA (1970) Physiological effects of an exercise training regimen upon men aged 52 to 88. J Geront 25: 325–336

WALLACE JE, KRAUTER EE, CAMPBELL BA (1980) Motor and reflexive behavior in the aging rat. J Geront 35: 364–370

Die Bedeutung der Plastizität für die klinische Beurteilung des Leistungsverhaltens im Alter

M. M. Baltes und T. Kindermann

Überlegungen zum Begriff der Plastizität

Was verstehen wir unter Plastizität? In der Psychologie, besonders der Entwicklungspsychologie, finden gegenwärtig Diskussionen zu Fragen der Stabilität (Invarianz) vs. Veränderung (Modifizierbarkeit) von Persönlichkeit, Verhalten, Intelligenz usw. besondere Aufmerksamkeit (z. B. Brim u. Kagan 1980; Costa u. McCrae 1980; Mischel 1979; Nesselroade 1983). Was uns in diesem Zusammenhang hier besonders interessiert, ist die Gegenüberstellung zweier Konzeptionen von Entwicklung und Altern: Das Interesse der einen Konzeption ist auf Universalität, Allgemeingültigkeit und Invarianz von Entwicklungsprozessen gerichtet, während die andere den Schwerpunkt auf Variabilität, inter- und intraindividuelle Unterschiedlichkeiten in der Entwicklung legt (Baltes u. Baltes 1980, 1982). Diese beiden Grundkonzeptionen repräsentieren extreme Idealpositionen. Ihr Verständnis hat aber heuristischen Wert, um vergangene, gegenwärtige und zukünftige Forschungstraditionen besser zu verstehen.

Entwicklungspsychologen und Gerontologen waren bis vor kurzem eher Anhänger der ersten Konzeption, der primären Invarianz (geringe Modifizierbarkeit) und konzentrierten ihre Analysen auf die Erkenntnisse von *allgemein gültigen* und wenig veränderbaren Entwicklungs- und Alternsprozessen. Zum Beispiel also auf die Frage: Nimmt die Intelligenz im Durchschnitt mit dem Alter ab? Ist die Antwort: Ja, es gibt einen graduell zunehmenden und allgemeinen Intelligenzverlust.

Diskrepante empirische Befunde haben jedoch in jüngster Zeit immer mehr Aufmerksamkeit auf die zweite Grundkonzeption (Variabilität) gelenkt, auf die individuellen Unterschiedlichkeiten in Alternsprozessen und deren Bedingungen. Eine Vielzahl von Untersuchungsergebnissen, besonders auf den Gebieten der Intelligenz, des Gedächtnisses und des Lernens sprechen für große interindividuelle Unterschiede und intraindividuelle Modifizierbarkeit in diesen Leistungen (Baltes u. Willis 1982; Botwinick 1977; Denney 1979; Labouvie-Vief 1976, 1984; Sterns u. Sanders 1980) selbst in fortgeschrittenerem Alter.

Es gibt demnach Befunde, die zeigen, daß (a) Menschen verschieden schnell altern, (b) unterschiedliche Fähigkeiten oder Verhaltensbereiche einer Person verschieden schnell und anders altern, und (c) dieselbe Verhaltensweise einer Person in ihrem Alternsprozeß modifizierbar ist. Nicht nur Unterschiede und Modifizierbarkeit konnten nachgewiesen werden, sondern auch deren Wechselbeziehungen zu situationsspezifischen Variablen (z. B. dem geräuschvollen, unruhigen Testraum), zu aufgabenspezifischen Variablen (speed-vs. power-Tests) und zu personenspezifischen Variablen (z. B. der Biographie wie auch der Art der Berufstätigkeit).

Die bisherigen Überlegungen beziehen sich auf die Psychologie. Eine ähnliche Tendenzwende kann man auch in anderen Sozialwissenschaften beobachten, wie etwa der Soziologie (SORENSEN, WEINERT u. SHERROD 1984). Auch in der biologisch- und medizinisch-gerontologischen Literatur (vgl. DEVRIES 1970; FRIES 1980; PLATT 1981) können ein wachsendes Interesse an Variabilität und Plastizität sowie auch Befunde über die Variabilität und Plastizität von biologischen Funktionen festgestellt werden; SHOCK (1977) z. B. berichtet Daten von gesunden alten Männern, Teilnehmern der Johns-Hopkins-Längsschnittstudie, die große Variabilität physiologischer Indikatoren erkennen lassen.

Die Begriffe der Plastizität und Variabilität, so wie sie bisher in diesem Kapitel verwendet worden sind, sind sehr weit gefaßt und nicht klar voneinander differenziert. Es ist notwendig, den Begriff Plastizität einzuengen (vgl. BALDWIN u. POULTON 1902, FAHRENBERG 1968; FISKE u. RICE 1955; MILLER 1981; SACKETT et al. 1981). Eine Minimaleingrenzung ist die folgende: Wir sprechen von zwei Typen von Variabilität. Einmal gibt es die Unterschiedlichkeiten zwischen Personen bezüglich bestimmter Verhaltensvariablen (interindividuelle Variabilität); zum zweiten findet man Unterschiedlichkeiten innerhalb einer Person bezüglich verschiedener Verhaltensvariablen oder hinsichtlich einer bestimmten über die Zeit hinweg (intraindividuelle Variabilität). Während der Begriff Variabilität hauptsächlich für interindividuelle Unterschiedlichkeiten benutzt wird, *ist der Begriff Plastizität reserviert für intraindividuelle Unterschiedlichkeiten.* Plastizität und Variabilität beschreiben somit zwei unterschiedliche Phänomene. Plastizität wird als Ausmaß der Differenzen gemessen, die eine Person z. B. in Intelligenzleistungen unter verschiedenen Bedingungen zeigt (z. B. verschiedene Testinstruktionen). Plastizität hat somit Implikationen für konkurrente Messungen von Verhaltensweisen einer Person.

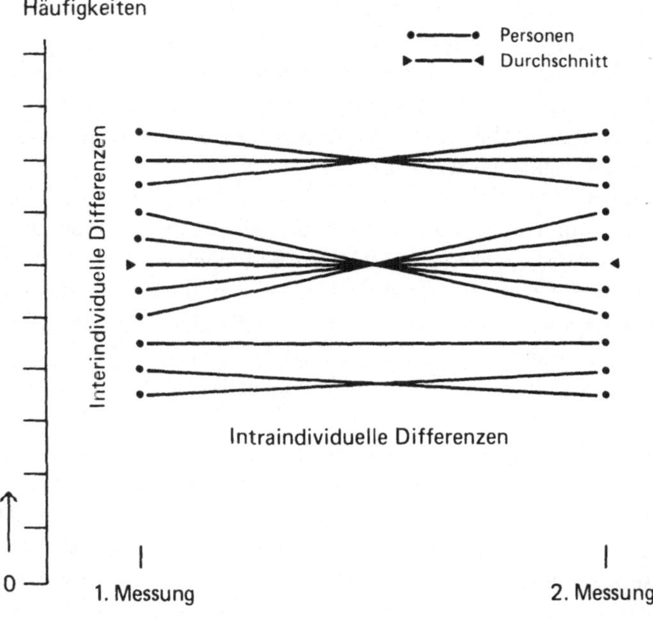

* 1. und 2. Messung können sich im Zeitpunkt, in der Testbedingung oder in der Verhaltensweise unterscheiden

Abb. 1. Beziehung zwischen interindividuellen und intraindividuellen Differenzen

Plastizität hat aber darüber hinaus auch Implikationen für eine entwicklungsorientierte Messung einer Person, also längsschnittliche Veränderungen einer Person. Eine schematische Darstellung der inter- und intraindividuellen Variabilität ist in Abb. 1 gegeben.

Diese Überlegungen ermöglichen es, systematische intraindividuelle Veränderungen, die auf reinen spontanen Schwankungen ohne Richtung oder Trend beruhen (spontan reversible Zustandsänderungen nach FAHRENBERG 1968 oder Typ I à la FISKE u. RICE 1955), zu differenzieren. Hierunter fallen Oszillationen oder rhythmische Schwankungen, die aber für die Identifikation und Analyse von Plastizität wenig Nutzen bringen. Zum zweiten lassen sich, wenn auch nur auf empirischem Weg, die systematischen intraindividuellen Veränderungen, die durch Bedingungsveränderungen interner oder externer Natur hervorgerufen werden und eine bestimmte Richtung aufzeigen (Zunahme oder Abnahme) von den unsystematischen intraindividuellen Unterschiedlichkeiten abheben. Letztere werden ähnlich wie die unsystematischen interindividuellen Unterschiede als Meßfehler abgetan.

Wollte man nun Vorhersagen treffen bezüglich der Plastizität von z. B. Intelligenzleistungen einer Person, also bezüglich systematischer intraindividueller Veränderungen in positive oder negative Richtung, so müßte man annehmen: (a) Personen, die nahe ihrem Leistungsminimum operieren, werden durch fördernde Bedingungen größere positive Leistungsveränderungen zeigen als Personen, die bereits nahe ihrem Leistungsmaximum liegen; (b) umgekehrt werden belastende oder hemmende Bedingungen eine stärkere Wirkung bezüglich einer Leistungsminderung bei den Personen haben, die nahe ihrem Leistungsmaximum operieren.

Die Analyse des Umfangs und der Bedingungen für Plastizität ist eine für die Beschreibung und Erklärung menschlicher Entwicklung und des Alterns ebenso fundamentale Frage wie die Beschreibung von universell gültigen Gesetzmäßigkeiten. Es geht dabei nicht darum, alle Altersphänomene als plastisch zu erklären, sondern vielmehr um das Problem, die Grenzen zwischen Plastizität und Stabilität (Invarianz) in der Entwicklung abzustecken. Letztlich ist es prinzipiell auch denkbar, nur das als „primäres" Altern zu definieren, was *nicht* modifizierbar ist. Auch in diesem Fall ist es aber notwendig, die Grenzen und Bedingungen der Plastizität systematisch zu erfassen. Eine Beschreibung des „durchschnittlichen" Altersverlaufs wäre nicht ausreichend.

Plastizität im Alter: Einige empirische Befunde

Der Frage nach der Plastizität, den intraindividuellen Unterschieden im Alter, wurde auf den verschiedensten Gebieten der Gerontologie nachgegangen. Wir finden Daten für Plastizität z. B. im Sozialverhalten (zur Übersicht siehe BALTES u. BARTON 1977, 1979), unter physiologischen Indikatoren (s. DEVRIES 1970), im intellektuellen Leistungsverhalten (s. BALTES 1984). Intelligenzforschung im Alter gehört sicherlich zu den am intensivsten untersuchten Gebieten, wenn es um die Fragen der Variabilität und Plastizität geht. Da sich dieses Kapitel mit den Implikationen der Plastizität für die Diagnose des Leistungsverhaltens, und dies insbesondere bei alten Menschen, beschäftigen soll, möchten wir zwei Forschungsergebnisse zum Intelligenzverhalten im Alter darstellen. Sie stammen aus dem Forschungsprogramm von Paul BALTES und Kollegen.

Zunächst sollen die Ergebnisse einer Studie dargestellt werden, die das Ausmaß der Plastizität als Funktion steigender Vertrautheit oder Familiarität mit Intelligenzmessungen (Testerfahrung) analysiert (HOFLAND et al. 1981). Das Ziel dieser Arbeit war es also festzustellen, ob und welchen Leistungszuwachs man erhält, wenn man Standardtests (hier zwei Tests der fluiden Intelligenz) wiederholt darbietet, ohne irgendwelche Rückmeldungen zu geben. Die Ergebnisse wurden an gesunden alten Menschen (N = 30; Durchschnittsalter: 69,2; Standardabweichung = 5,8) gewonnen und zeigen für alle Teilnehmer einen steten Leistungszuwachs von der ersten bis zur achten Testsitzung. Der Leistungszuwachs beträgt etwa eine Standardabweichung. Dies bedeutet, daß der Leistungszuwachs durch reine Wiederholung den gleichen Größenwert hat wie der durchschnittliche Leistungsabbau, den man in Längsschnittstudien mit 60–80jährigen gefunden hat.

Die zweite Studie von WILLIS et al. (1981) erfaßt das Ausmaß der Plastizität als Funktion von Training (Intervention) von fähigkeitsspezifischen Denkprozessen. Die Intervention besteht in einem gezielten Üben einer von drei Subfähigkeiten der fluiden Intelligenz. In dieser Studie wurden nun Denkregeln und Denkinhalte der fluiden Intelligenzdimension „figurale Beziehungen" gelernt. Der Leistungszuwachs der trainierten Gruppe im Vergleich zu einer Kontrollgruppe beträgt in Transfertests, die dem Trainingsinhalt nahestehen, wiederum etwa eine Standardabweichung.

Die Implikationen dieser und ähnlicher Daten sind recht eindeutig. Alte Leute profitieren schnell und nachhaltig von intelligenzaktivierenden Programmen. Die meisten alternden Menschen verfügen also offensichtlich über „Reserven", die für Intelligenzleistungen aktiviert werden können. Eine einmalige Messung kann demnach ein sehr ungenügendes Bild von dem Intelligenzpotential eines alten Menschen geben. Außerdem kann man annehmen, daß eine einmalige Messung mit großer Wahrscheinlichkeit eine Unterschätzung des Intelligenzpotentials darstellt. Es scheint so, daß alte normale

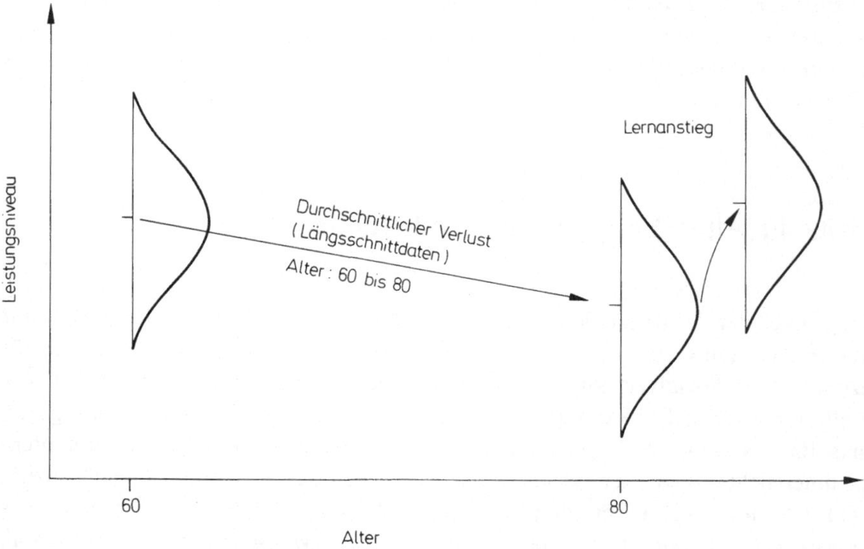

Abb. 2. Beziehung zwischen Leistungsverlust fluider Intelligenz gemessen im Längsschnitt und deren Leistungsanstieg gewonnen durch Übung (BALTES 1984)

Menschen *unter* ihrem optimalen Niveau funktionieren. Besonders wichtig scheint, daß der erhaltene Interventionseffekt dem in Längsschnittdaten gefundenen Altersverlust (Alter 60 bis 80) in der Größe etwa entspricht. Dies ist summarisch in Abb. 2 dargestellt.

Wir wissen bisher nur sehr wenig über die Plastizität im Leistungsverhalten von hirnorganisch geschädigten alten Menschen. Vielleicht könnte gerade eine *fehlende* Plastizität hier ein Diagnostikum sein. Dieser Frage wollen wir uns nun im dritten Teil dieses Kapitels zuwenden und dabei zunächst auf die Meßmöglichkeiten zur systematischen Erfassung von Plastizität im diagnostischen Vorgehen eingehen.

Diagnostische Möglichkeiten zur Erfassung von Plastizität

Wie kann man Plastizität messen? Es gibt in der klinischen Psychologie eine Gruppe von Vorgehensweisen, die unter verschiedenen Namen in der Literatur aufgetaucht sind, und zwar schon sehr früh: Zum Beispiel spricht WYGOTSKI bereits Ende der zwanziger Jahre von der Notwendigkeit, nicht nur den aktuellen Entwicklungsstand, sondern auch die „Zone der nächsten Entwicklung" zu diagnostizieren (1964, dt. Übersetzung; siehe auch BROWN u. FRENCH 1979). BOESCH (1954) spricht von der „klinischen Methode" als einer progressiven Hypothesenabklärung bei der Diagnose. In jüngster Zeit diskutiert WIEDL 1984; s. auch CARLSON u. WIEDL 1980) das „dynamic testing" und GUTHKE (1976a und b, 1980) preist die „Lerntestmethode" über die Intelligenztestmethodik. Wir werden hier den amerikanischen Begriff „Testing the Limits", TtL, benutzen. Dieser Begriff kommt aus der Rorschachdiagnostik und wurde unseres Wissens zuerst von KLOPFER verwendet. SCHMIDT (1969, 1971) hat ihn im Zusammenhang mit der Leistungsdiagnostik diskutiert.

Testing the Limits (TtL) als Prototyp

Definition des Begriffes TtL

Wofür steht dieser Begriff des „Testing the Limits"? Um einige häufig in der Literatur verwendeten Schlagworte zu benutzen: Es geht dabei um die Diagnose des *Intelligenzpotentials* im Gegensatz zum momentanen *Intelligenzstatus;* es geht um *Veränderungsmessung* im Gegensatz zu einer *einmaligen Erhebung:* es geht um *dynamische, prozessuale Aspekte* der Leistung im Gegensatz zu einer *statusorientierten* Messung.

Bevor wir auf die Prinzipien des Testing the Limits und Beispiele dafür eingehen wollen, möchten wir einige Aspekte beleuchten, die teilweise erklären, warum die TtL-Vorgehensweise immer noch in den Kinderschuhen steckt. Denn es ist schon überraschend, daß diese Methode bisher nicht systematischer genutzt wurde.[1]

---

[1] Es gibt selbstverständlich auch parallele Entwicklungen in der medizinischen Literatur. Streßtests oder Belastungstests z. B. haben eine ähnliche Funktion, vor allem dann, wenn sie komparativ (z. B. nach Anwendung von Therapie) eingesetzt werden.

Testing the limits setzt *nicht-zufallsbedingte intraindividuelle* Leistungsvariabilität voraus, die es ermöglicht, das Leistungspotential von Individuen abzuschätzen. Im Prinzip geht TtL davon aus, daß man aus der *Leistungsvariation* wichtige Informationen über das Leistungsvermögen erhalten kann. Das Ziel und die implizierte Annahme besteht darin, daß wir durch Mehrfachleistung inkrementelle Validität gegenüber der Einfachleistung – im Hinblick auf das Leistungspotential einer Person – erreichen. Impliziert ist also, daß jede Leistung nur eine mögliche Leistung ist und daß mehrere mögliche Leistungen zusammen ein besseres oder aussagekräftigeres Bild über das Leistungspotential eines Individuums ergeben als eine einmalige Leistung. In der gegenwärtigen Forschung zur Persönlichkeitsdiagnostik wird diese Annahme der inkrementellen Validität einmal mehr dem Aspekt der Mehrfachbeobachtung und andererseits im Zusammenhang mit der Trait/State-Problematik diskutiert (e. g. EPSTEIN 1979, 1980).

Diese Annahme einer *inkrementellen Validität* – so plausibel sie auch erscheinen mag – steht im krassen Gegensatz zu der klassischen Testtheorie. Diese geht von der Annahme aus, daß jede Messung aus einem wahren Wert („true score") und Fehlerfaktoren, sogenannten Zufallsvariablen, besteht. Schwankungen in Leistungen von einer Messung zur anderen sind danach auf diese Zufallsvariablen, die mit den Testvariablen *nicht* korreliert sind, zurückführbar. Diese Annahme der klassischen Testtheorie basiert auf dem Stabilitätsbegriff und Eigenschaftskonzept sowie der Voraussetzung, daß verschiedene Testungen einer Stichprobe *unabhängig* und unter *gleichen* Bedingungen erfolgen. Dementsprechend ergeben Leistungsmessungen eine Normalverteilung von Werten, die sich lediglich durch den Einfluß von Zufallsvariablen voneinander und dem „true score" unterschieden. Jeder Wert ergibt also eine gleich gute, gleich valide Schätzung des „true score" (e. g. Intelligenz).

Nach der klassischen Testtheorie wäre TtL im Sinne einer Mehrfachmessung lediglich dazu imstande, den Meßfehler zu reduzieren, d. h. eine bessere Reliabilität zu erreichen. Der „wahre" Wert oder Leistungsindex selbst wird durch die Mehrfachmessung nicht verändert. Da viele Meßmethoden aber bereits hinreichende Reliabilität besitzen, wäre TtL wenig interessant.

Wir wollen hier nicht weiter auf die Diskussion eingehen, die diese Axiome der klassischen Testtheorie angreifen (FISCHER 1968; PAWLIK 1976) noch auf die, die Vorschläge zu einer Testtheorie machen, die TtL einbeziehen würden (TACK 1980). Betont werden soll lediglich, daß eine Entwicklungskonzeption, die Plastizität betont, nicht alle Leistungsschwankungen als „error" bezeichnen kann. Vielmehr wird eine plastizitätsorientierte Konzeption von Entwicklung und Altern Leistungsveränderungen auch als Produkte von Variablen, die mit der Leistung oder Intelligenz korrelieren, anerkennen. Solche mit der Leistung korrelierten Variablen werden in der deutschen Literatur als *Moderatorvariablen* (SCHMIDT 1971) bezeichnet. Vielleicht sollte man noch besser den neutraleren Begriff *Performanzfaktoren* verwenden, der die nachfolgende Problematik genauer umschreibt.

Es sei hier angemerkt, daß es immer eine offenstehende Frage ist – und diese kann nur durch theoretische Zusatzannahmen geklärt werden – welche der leistungshemmenden oder -fördernden Faktoren konstrukt-extern („irrelevant") oder konstrukt-konstitutiv sind. Am deutlichsten kann diese Problematik zum Ausdruck gebracht werden durch den Vergleich von fluktuierenden Performanzfaktoren (z. B. Leistungsangst, Müdigkeit) und eher „robusten" irreversiblen Leistungsbedingungen wie Aufwachsen im Slum oder sonstige langfristige Erfahrungskonstellationen der Lebensgeschichte. Letztere sind im

Fall der Intelligenzkapazität eher konstrukt-konstitutiv und können sicherlich nicht durch kurzzeitige TtL-Prozeduren, wie Testwiederholung oder Variation der Testinstruktion, unter Kontrolle gebracht werden. Nichtsdestoweniger wäre es auch hier wichtiger, die „aktuelle" Lernfähigkeit zu testen (BUDOFF 1978).

Bei der TtL geht es also nicht nur um die Ermittlung des Leistungspotentials oder der Leistungsgrenzen, sondern auch generell um die Ermittlung valider Aussagen bezüglich dieser Moderatorvariablen, die der intraindividuellen Variabilität zugrundeliegen und die Leistung fördern oder hemmen können. TtL erweitert also das Band unserer Information über die Validität der Messung.

Veränderungsmessung und ihre Voraussetzungen

Um plastizitätsorientierte Messungen zu ermöglichen, müssen bestimmte Prinzipien an das TtL herangetragen werden oder erfüllt sein: 1. Standardisierung der verschiedenen Lernbedingungen, d.h. der verschiedenen Hilfen oder der verschiedenen Instruktionen; 2. Normierung der Testergebnisse nach verschiedenen Lernbedingungen (Posttestnormen); und 3. Beachtung und Bewertung nicht nur des Produktes (wie richtig vs. falsch), sondern des Lösungsprozesses, sowohl um Aussagen über die Nutzung der Hilfen als Indikator für die Lernfähigkeit machen zu können, als auch um Hinweise für neue Hilfen zu erhalten.

Diese Voraussetzungen für eine plastizitätsorientierte Messung, die sowohl Normierungsarbeiten wie auch neue Testkonstruktionen verlangen, sind bisher nur in geringfügigem Maße durchgeführt worden. Nur wenn diese Voraussetzungen erfüllt sind, kann TtL als Verbindung zwischen reiner Beobachtungsdiagnostik und herkömmlicher Testdiagnostik betrachtet werden und dadurch unter bestimmten Umständen zu valideren Aussagen über die Leistungskapazität einer Person führen.

Strategien des Testing the Limits

In der Literatur findet man drei generelle Strategien: Testing the Limits in seiner einfachsten Form ist die *Testwiederholung*. In diesem Fall ist üblicherweise der mit Testwiederholung verbundene Übungsfaktor oder Bekanntheitsfaktor der der TtL zugrundeliegende Performanzfaktor. Eine zweite Strategie des TtL besteht im *Erfassen von Lernparametern* (z.B. Problemlösungsstrategien) und der *Beobachtung der Veränderung* in diesen Lernparametern unter veränderten Bedingungen (z.B. Variation in der Testinstruktion, siehe z.B. eine Ausarbeitung des Raven-Tests von FROHRIEP 1978). Schließlich gibt es die gezielte *Intervention* oder das Training als Lernbedingung zwischen Prä- und Posttest. Hierzu werden häufig dann auch Lerntests konstruiert und benutzt statt der herkömmlichen Intelligenztests (Beispiele: GUTHKE 1976, a, b, 1980). In der Literatur ist es nicht immer eindeutig, ob die gezielte Interventionsforschung unter TtL zu rechnen ist. Wir würden jedoch der Zuordnung zustimmen, da Interventionsforschung meist die Maximierung der Plastizität zum Ziel hat.

Bevor wir nun auf die Implikationen der TtL für die Leistungsdiagnose eingehen, möchten wir noch eine andere mögliche Vorgehensweise beschreiben, die mit TtL gekoppelt, vielleicht eine ideale, da hoch individualisierte Methode liefern würde, das „tailored testing".

Tailored testing

Tailored testing ist „a system designed to administer tests, or more specifically, individual items, *tailored to an individual's ability*" (ENGLISH et al. 1977, p 158; Hervorhebung durch die Autoren). Verschiedene Namen wurden für diese Art des Testens benutzt, wie z. B. adaptive testing, computer-assisted testing, response-contingent testing, sequential item testing und tailored testing. Die theoretischen und mathematischen Modelle, die als Grundlage für das tailored testing dienen, gehen meist auf eine „latent trait" Annahme (vgl. LORD 1971; PATIENCE 1977) zurück. Dies scheint zunächst in krassem Gegensatz zu dem Prinzip des TtL zu stehen. Tailored Tests versuchen jedoch sowohl die stabilen Eigenschaften (z. B. Intelligenz) zu schätzen wie auch die Testsituation zu verbessern. Je nach der zur Verfügung stehenden Datenbank kann dabei die Testsituation als eine Testing-the-Limits-Situation gestaltet werden.

Tailored testing wird am besten und praktischsten mit einem Mikroprozessor durchgeführt, mit dem der Klient interagiert. Diese Interaktion besteht darin, daß der Computer ein Testitem auf den Schirm produziert und der Klient die Antwort auf einer Schreibmaschinen-ähnlichen Tastatur eintippt. Der Computer bewertet die Antwort, wählt die nächste Aufgabe und produziert sie auf den Bildschirm. Mit jeder Antwort revidiert der Computer die Einschätzung des Leistungspotentials des Klienten. Der Test wird abgebrochen, wenn die Schätzung ein spezifisches Niveau an Reliabilität erreicht hat. Im Prinzip bedeutet dies, daß tailored testing zu einer schnelleren Einschätzung des Leistungspotentials eines Klienten kommt, da jede Aufgabe so ausgewählt wird, daß sie die größtmögliche Reduktion im Standardfehler der Schätzung bedeutet. Es bedeutet weiterhin, daß ein Klient weder zu schwere noch zu leichte Aufgaben erhält und daher keinen Frustrationen ausgesetzt ist, die die Leistung beeinträchtigen könnten.

Diese verbesserte und effizientere Messung und Schätzung der Charakteristik, die gemessen werden soll, setzt bestimmte Bedingungen voraus, die man unter „Kenntnis über die Parameter der Items in der Datenbank" zusammenfassen kann. Die drei wichtigsten Parameter hierbei sind: Schwierigkeitsgrad, Diskriminierungsfähigkeit der Items und Kenntnis über den Grad, mit dem richtige Antworten erraten werden können.

Tailored testing ist also nicht nur „computerized testing", sondern in der Tat dynamisches Testen und kann, wenn gekoppelt mit Testing the limits, eine hoch individualisierte Testung erlauben.

Implikationen des TtL

Wann kann nun die plastizitätsorientierte Messung des Testing the Limits oder tailored testing ein breiteres Spektrum von valideren Aussagen bezüglich der Leistungskapazität ermöglichen? Generell kann man die Frage so beantworten: Immer dann, wenn a) die Personen, die getestet werden sollen, von Performanzfaktoren oder anderen präexperimentellen Bedingungsfaktoren stark beeinflußt sind oder sich dadurch voneinander unterscheiden und b) wenn aktuelle Lernfähigkeit bzw. deren Fehlen im Mittelpunkt der Messung stehen. Die erste Situation beeinträchtigt die Standardbedingungen der Testung und kann dadurch die Validität einer Leistungseinschätzung, also einer *Diagnose,* beeinflussen. Die zweite Situation – die Frage nach der aktuellen Lernfähigkeit – betrifft hauptsächlich die Aussagen bezüglich der Leistungskapazität eines Menschen in der

Zukunft unter bestimmten, zu erwartenden Bedingungen, also die *Prognose*. Dies ist die Situation, die man in der Testpsychologie als Frage nach der Kriteriumsvalidität beschreibt. Beide Situationen, also die Abklärung eventueller Einflüsse von Performanzfaktoren oder präexperimentellen Bedingungen und der aktuellen Lernfähigkeit, spielen bei der Differentialdiagnose, wo Kenntnis über ein möglichst breites Spektrum von Leistungsmöglichkeiten unter verschiedenen veränderten Bedingungen notwendige Grundlage ist, eine Rolle. Erwähnenswert ist hier auch die Tatsache, daß testing the limits auch als therapeutischer Wegweiser dienen kann.

Diagnose

Nehmen wir einmal an, wir testen eine Gruppe junger und alter Menschen mit einem Gedächtnistest und finden heraus, daß die Jungen besser abschneiden als die Alten, unterziehen nun beide Gruppen einem Trainingsprogramm und machen danach einen Posttest. Wenn wir im Posttest zwar eine Verbesserung, aber die gleiche Altersverteilung finden, d. h. wenn die jungen Erwachsenen nach dem Trainingsprogramm besser als die alten Erwachsenen abschneiden, beider Leistungen nur um eine Konstante verschoben (z. B. verbessert) sind, würde TtL keine zusätzliche Information erbringen: Der Prätest besäße dieselbe Validität wie der Posttest (vorausgesetzt, es handelt sich weder um einen Decken- noch um einen Bodeneffekt). Dieses Ergebnis ist dann zu erwarten, wenn alle Personen in der Stichprobe von den leistungsbeeinflussenden, reversiblen Performanzfaktoren in gleicher Weise betroffen sind (z. B. von Testangst, von Übung, von Erziehung, Lernfaktoren usw.). Eine einmalige Messung der Intelligenz zur Kapazitätsbestimmung wäre also dann ausreichend, wenn a) beide Altersgruppen in Intelligenzleistungen aufgrund optimaler Lernumstände nahe ihrer Maximalleistung liegen oder b) Erwachsene und ältere Menschen sich in ihrer Lernerfahrung mit Intelligenztests nicht unterscheiden. Wenn man jedoch annehmen muß, daß alte Erwachsene z. B. von größerer Testangst betroffen sind als die jungen Erwachsenen, wissen wir, daß die Testangst durch das Training reduziert werden kann. In diesem Fall können wir eine andere Verteilung der Versuchspersonen bezüglich der Leistung im Posttest erwarten. Wenn Testangst die Leistung der alten Menschen im Prätest gehemmt hat, dann könnte durch Familiarität mit der Testsituation die Testangst beim Wiedertesten absinken und somit die Leistungen der alten Menschen ansteigen, und zwar in einem größeren Ausmaß als bei jungen Versuchspersonen. Dieses Ergebnis könnte nicht nur im Sinn eines konstanten Haupteffektes (Alter) verstanden werden, sondern als Interaktionsvariable (im varianzanalytischen Modell). Wenn sich also durch ein TtL-Vorgehen die beiden Stichproben alter Erwachsener vs. junger Erwachsener im Posttest bezüglich einer der Leistung hochkorrelierten Variablen, e. g. der Testangst, ähnlicher verteilen, ist der Vergleich hinsichtlich des Leistungspotentials zwischen jung und alt ein fairerer und validerer geworden. Zusammenfassend kann man also sagen, daß Testing the Limits validere Ergebnisse erbringen kann, wenn es um den Vergleich von Testleistungen zwischen Personen geht, die unterschiedliche Ausgangspositionen bezüglich wichtiger, die Leistung hemmender oder fördernder Variablen einnehmen.

Diese Problematik des einmaligen Testens beim Gruppenvergleich wurde angesprochen, weil bei der diagnostischen Arbeit implizit immer dieser Gruppenvergleich angestellt wird. Wenn eine Person aufgrund des Testergebnisses entweder als durchschnittlich oder unterdurchschnittlich intelligent eingestuft wird, geschieht dies durch den Vergleich ihrer Testergebnisse mit standardisierten Gruppennormen. Immer wenn Performanzfaktoren im Spiel sein können, ist eine punktuelle Meßerhebung ungenügend. Einmalige Messungen sind sowohl von solchen Performanzfaktoren wie Testangst, Tagesbefindlichkeit, Belastungsgrenzen, Testvertrautheit u. ä. als auch von stabileren Faktoren wie der Benachteiligung spezifischer Subgruppen (e. g. Milieuschädigung) stärker als Mehrfachtestungen beeinträchtigt. Diagnosen aufgrund einmaliger Testung sind nur dann optimal, wenn die Vpn in bezug auf „irrelevante" Performanzfaktoren gleichgeschaltet sind. Der Effekt von TtL-Verfahren erreicht im Durchschnitt eine solche Gleichschaltung und gleichzeitig die Möglichkeit, die „irrelevanten" Performanzfaktoren hinsichtlich ihres Effektes auf die Leistung zu analysieren.

Prognose

Ein zweites Beispiel, wo TtL eine validere Schätzung der Leistungskapazität erbringen kann, ist die Prognose oder bedingte Prognose. Nehmen wir an, es geht um die Frage, wie der alte Mensch mit einer bestimmten, auf ihn zukommenden Lebenssituation zurechtkommen wird, z. B. einer Institutionalisierung, oder welche Therapieform dem alten Menschen vorgeschlagen werden soll.

Bei solchen Fragen nach der Kriteriumsvalidität, wie sie eine Prognose beinhaltet, versucht man, die Wahrscheinlichkeit des Kriteriumserfolges abzuschätzen. Oft ist es dabei wichtig, das Leistungspotential, die „aktuelle" Lernfähigkeit unter systematisch veränderten, sowohl belastenden wie fördernden Bedingungen zu erkunden und abzutasten. Eine einmalige Messung, die von vielen möglichen Performanzfaktoren beeinflußt sein kann, bietet eine ungenügende Entscheidungsgrundlage, um Vorhersagen über den Kriteriumserfolg zu treffen. Für die Prognose ist es außerdem nicht nur wichtig, Effekte alltäglicher Lernprozesse, die der Testung vorausgegangen sind und möglicherweise defizitär verlaufen sind (e. g. Milieuschädigung) zu messen, sondern Lerneffekte aus der aktuellen, kontrollierten Test- und Diagnoseprozedur zu analysieren und für den Kriteriumserfolg auszuwerten. Das ermöglicht eine größere Unabhängigkeit von sozialen und individuumspezifischen „Hypotheken", von Defiziten früherer Lernerfahrung oder sonstigen präexperimentellen Bedingungen. Untersuchungsergebnisse mit Kindern z. B. zeigen, daß Posttestresultate eine höhere Korrelation mit verschiedenen Außenkriterien zeigen als Prätestresultate, wenn es sich um leistungsschwache Kinder handelt, nicht aber bei gut intelligenten Kindern (s. GUTHKE 1982). Diese Ergebnisse sollten uns nachdenklich stimmen, wenn wir es mit alten Menschen zu tun haben.

Differentialdiagnose

Ein drittes Beispiel, wo TtL nützlich ist (vielleicht am nützlichsten) ist die *Differentialdiagnose*. Wenn es um die Diagnose der Leistungskapazität im Alter geht, besteht z. B. ein Interesse daran, ob ein hirnorganischer Schaden vorliegt oder nicht. Insbesondere ist eine Abgrenzung der Hirnschädigung als eines irreversiblen Prozesses von massiven Leistungsschwächen, die durch ungünstige Bedingungen, wie Unter- oder unrichtige Ernährung, Nebeneffekten von Medikamenten u. ä. hervorgerufen werden können, gewünscht. Bisher wird Hirnschädigung bei alten Menschen wie bei Kindern normalerweise durch statusorientierte Tests in spezifischen Leistungsgebieten, z. B. visuo-motorische, graphische und Gedächtnisleistungen gemessen. Obwohl man doch eigentlich annehmen müßte, daß gerade die Verarbeitung von neuer Information, also die aktuelle Lernfähigkeit, besonders beeinträchtigt sein sollte, hat man diese wenig beachtet, was sicherlich wiederum am Mangel an geeigneten, standardisierten Verfahren liegt. Man würde also vorhersagen müssen, daß in einem gezielten TtL-Vorgehen die Hirngeschädigten zwar vielleicht verbesserte Leistungen, aber dennoch Leistungsverbesserungen, die unter denen der normalen Versuchspersonen liegen, erbringen würden. Im Zuge der Differentialdiagnose würde also eine tiefere Ausgangsleistung nur im Zusammenhang mit keinem oder einem geringen Anstieg auf Hirnschädigung deuten. Die Frage, worauf der geringere Leistungszuwachs und somit die geringere Lernfähigkeit zurückzuführen ist, ist ein Thema, das uns zu weit abführen würde. Es soll lediglich erwähnt werden, daß z. B. Aufmerksamkeitsinkontinenz, mangelnde Reflexivität aufgrund größerer Impulsivität u. ä. Faktoren eine Rolle spielen, da sie den Lernprozeß beeinflussen.

Zudem würde ein TtL-Vorgehen eine *Prozeßdiagnose* zulassen, was im Hinblick auf die Tatsache, daß sich nicht alle Hirngeschädigten in bezug auf die Lernbedingungen gleichen, von Bedeutung sein kann. Die Vergleichsdaten von hirngeschädigten und hirngesunden Kindern (BECKER u. SCHMIDTKE 1977) im Alter von 8–11 Jahren zeigen, daß Leistungsverbesserung als Indikator der Lernfähigkeit sowohl vom Intelligenzstatus wie vom Hirnstatus bestimmt wird; d. h. hirngeschädigte Kinder mit normalem Intelligenzstatus in der Ersttestung zeigten eine geringere Lernfähigkeit (Anstieg), aber eine insgesamt höhere Leistung als minderbegabte hirngesunde Kontrollkinder. Minderbegabte hirngeschädigte Kinder zeigten praktisch keine Verbesserung. Insgesamt kann man aus diesen und ähnlichen Daten schließen, daß Hirngeschädigte weniger als Hirngesunde von den ihnen vermittelten Lernangeboten profitieren. Man würde also erwarten, daß alte Menschen ohne Hirnschaden bei geringer Prätestleistung einen Leistungsanstieg zeigten, während dieser bei hirngeschädigten alten Menschen nicht oder kaum gegeben wäre.

Altern und Leistungsdiagnose

Wir wissen heute aus empirischen Forschungsergebnissen, von denen wir nur einen kleinen Teil genannt haben, daß alte Menschen sich hinsichtlich vieler, auch reversibler Performanzfaktoren anders verteilen als z. B. jüngere Altersgruppen. Wir wissen außerdem, daß viele Performanzfaktoren, die in der gerontologischen Literatur analysiert wurden, als Suppressorvariablen wirken. Beispiele hierfür sind große Schwankungen in der Befindlichkeit, fehlende Testerfahrung, Testinhalte, die keine ökologische Validität besitzen, leichte Ermüdbarkeit, fehlende Risikobereitschaft usw. (siehe ELIAS, ELIAS u. ELIAS 1977). Eine einmalige Testung läuft somit Gefahr, eine weniger valide Aussage bezüglich der Leistungskapazität des alten Menschen zu erbringen. Es ist also sowohl für diagnostische und prognostische als auch differentialdiagnostische Aufgaben wichtig, einer Art von TtL-Vorgehen den Vorzug zu geben. Eine Mehrfachtestung mit Lerntests statt der traditionellen Intelligenztests scheint eine unumgängliche Notwendigkeit zu sein: Sie erlaubt es, die Plastizität, in diesem Fall die „Intelligenzreserve" (BALTES u. WILLIS 1982) alter Menschen zu erfassen und zu einer valideren Aussage bezüglich der Intelligenz des alten Menschen zu kommen.

Statusorientierte Tests und einmalige Testung laufen Gefahr, das Intelligenzpotential gerade bei alten Menschen zu unterschätzen, da diese zu einer Gruppe gehören, die im Durchschnitt ein Defizit an leistungsaktivierenden Faktoren, wie etwa Übung, aufweisen. Man könnte sagen, alte Menschen in unserer Gesellschaft leben in einer intelligenzdezelerierenden Umwelt.

Dies bedeutet aber, daß bei einer Testung mit Standardtests alte Menschen generell schlechter abschneiden werden, unabhängig davon, ob sie gesund sind oder unter einer hirnorganischen Schädigung leiden. Eine Differentialdiagnose sollte nach den oben angestellten Überlegungen darauf hinauslaufen, die Modifizierbarkeit der Lernleistung unter verschiedenen Lernbedingungen zu untersuchen. Um Einflüsse von präexperimentellen Bedingungen – als Performanzfaktoren –, die weniger fluktuierenden Charakter haben, auszuschalten, würden sich für die Differentialdiagnose auch eher Lerntests als Standardintelligenztests empfehlen. In jedem Fall wäre es wünschenswert, wenn sich die Diagnostik gerade bezüglich der alten Menschen der neueren Technik zuwenden würde. Dies ist in erster Linie nicht nur eine Sache des Praktikers, sondern vor allem des testpsychologisch interessierten Psychologen und Gerontologen, nämlich die notwendigen psychometrischen Vorarbeiten zu leisten.

Literatur

BALDWIN JM, POULTON EP (eds) (1902) Dictionary of philosophy and psychology, vol 2. Mc Millan, New York, p 302

BALTES MM, BALTES PB (1982) Micro-analytical research on environmental factors and plasticity in psychological aging. In: FIELD TM, HUSTON A, QUAY HC, TROLL L, FINLEY GE (eds) Review of human development. Wiley, New York

BALTES MM, BARTON EM (1977) New approaches toward aging: A case vor the operant model. Educat Gerontol 2: 383–405

BALTES MM, BARTON EM (1979) Behavioral analysis of aging: A review of the operant model and research. Intern J Behav Devel 2: 297–320

BALTES PB (1984) Intelligenz im Alter: Zur Dynamik von Entwicklung und Abbau im Lebenslauf. Spektr Wiss 5: 46–60

BALTES PB, BALTES MM (1980) Plasticity and variability in psychological aging: Methodological and theoretical issues. In: GURSKI GE (ed) Determining the effects of aging on the central nervous system. Schering, Berlin

BALTES PB, WILLIS SL (1982) Plasticity and enhancement of intellectual functioning in old age: Penn State's Adult Development and Enrichment Project (ADEPT). In: CRAIK FIM, TREHUB SE (eds) Aging and cognitive processes. Plenum, New York

BECKER T, SCHMIDTKE A (1977) Intelligenz und Hirnschädigung in ihrer Beziehung zur intellektuellen Lernfähigkeit. *Heilpädag Forsch* - 7: 186–207

BOESCH E (1954) Über die klinische Methode in der psychologischen Persönlichkeitsforschung. Z diagnost Psychol 2: 275–292

BOTWINICK J (1977) Intellectual abilities. In BIRREN JE, SCHAIE KW (eds) Handbook of the psychology of aging. Van Nostrand-Reinhold, New York

BRIM OG jr., KAGAN J (1980) Constancy and change in human development. Harvard University Press, Cambridge, Mass.

Brown AL, French LA (1979) The zone of potential development: Implication for intelligence testing in the year 2000. Intelligence 3: 255-277

Budoff M (1978) Begutachtung auf der Grundlage des Lernpotentials: Eine Teststrategie zur Erhöhung der Relevanz psychodiagnostischer Daten für den Pädagogen. In: Clauss G, Guthke J, Lehwald G (Hrsg) Psychologie und Psychodiagnostik lernaktiven Verhaltens. Berlin Verl Ges f Psychol der DDR, S. 61-66

Carlson JS, Wiedl KH (1980) Application of a dynamic testing approach in intelligence assessment: Empirical results and theoretical formulations. Z Different Diagnost Psychol 1: 303-318

Costa PT, McCrae RR (1980) Still stable after all these years: Personality as a key to some issues in adulthood and old age. In: Baltes PB, Brim OG jr (eds) Life-span development and behavior. Academic Press, New York

Denney NW (1979) Problem solving in later adulthood: Intervention research. In: Baltes PB, Brim OG jr (eds) Life-span development and behavior, vol 2. Academic Press, New York

DeVries HA (1970) Physiological effects of an exercise training regimen upon men aged 52-88. J Gerontol 25: 325-336

Elias ME, Elias PK, Elias JW (1977) Basic processes in adult developmental psychology. Mosby, St Louis

English RA, Reckase MD, Patience WM (1977) Application of tailored testing for achievement measurement. Behav Res Meth Instrum 9: 158-161

Epstein S (1979) The stability of behavior: I. On predicting most of the people much of the time. J Pers Soc Psychol 37: 1097-1126

Epstein S (1980) The stability of behavior: II. Implications for psychological research. Am Psychol 35: 790-806

Fahrenberg J (1968) Aufgaben und Methoden der psychologischen Verlaufsanalyse (Zeitreihenanalyse). In: Groffmann KJ, Wewetzer H-H (Hrsg) Person als Prozeß. Huber, Bern

Fischer GH (1968) Abriß der klassischen Testtheorie. In: Fischer GH (Hrsg) Psychologische Testtheorie. Huber, Bern

Fiske DW, Rice L (1955) Intra-individual response variability. Psychol Bull 52: 217-250

Fries JF (1980) Aging, natural death, and the compression of morbidity. N Engl J Med 303: 130-135

Frohriep K (1978) Einige Ergebnisse zur prognostischen Validität eines neu entwickelten Kurzzeitlerntests für die Differentialdiagnostik entwicklungsrückständiger Vorschulkinder im Vergleich mit konventionellen Verfahren und Langzeitlerntests. In: Clauss G, Guthke J, Lehwald G (Hrsg) Psychologie und Psychodiagnostik lernaktiven Verhaltens. Berlin Verl Ges f Psychol der DDR, S. 67-72

Guthke J (1976a) Entwicklungsstand und Probleme der Lernfähigkeitsdiagnostik, Teil I. Z Psychol 184: 103-117

Guthke J (1976b) Entwicklungsstand und Probleme der Lernfähigkeitsdiagnostik, Teil II. Z Psychol 184: 215-239

Guthke J (1980) Die Relevanz des Lerntestkonzepts für die klinisch-psychologische Diagnostik - demonstriert am Beispiel der Diagnostik der geistigen Behinderung und der frühkindlichen Hirnschädigung. Probl Ergebn Psychol 72: 5-21

Guthke J (1982) The learning test concept - an alternative to the traditional static intelligence test. Germ J Psychol 4: 306-324

Hofland B, Willis SL, Baltes PB (1981) Fluid intelligence performance in the elderly: Intra-individual variability and conditions of assessment. J Educat Psychol 73: 573-586

Labouvie-Vief G (1976) Toward optimizing cognitive competence in later life. Educat Geront 1: 75-92

Labouvie-Vief G (1984) Intelligence and cognition. In: Birren JE, Schaie KS (eds) Handbook of the psychology of aging, 2nd ed. Van Nostrand Reinhold, New York

Lord FM (1971) Robbins-Monroe procedures of tailored testing. Educat Psychol Measurement 31: 3-31

Miller DB (1981) Conceptual strategies in behavioral development: Normal development and plasticity. In: Immelmann K, Barlow GW, Petrinovich L, Main M (eds) Behavioral development. Cambridge University Press, Cambridge

Mischel W (1979) On the interface of cognition and personality: Beyond the person-situation debate. Am Psychol 34: 740-745

NESSELROADE JR (1983) Implications of trait-state distinction for the study of aging. Presidential address presented at the 91st Annual Convention of the American Psychological Association, Anaheim, Ca.

PATIENCE WM (1977) Description of components in tailored testing. Behav Res Meth Instrum 9: 153–157

PAWLIK K (Hrsg) (1976) Diagnose der Diagnostik. Klett, Stuttgart

PLATT D (1981) Das Defizitmodell des Alters aus biologisch-medizinischer Sicht. Aktuelle Geront 11: 177–183

SACKETT G, SAMEROFF AJ, CAIRNS RB, SUOMI SJ (1981) Continuity in behavioral development: Theoretical and empirical issues. In: IMMELMANN K, BARLOW GW, PETRINOVICH L, MAIN M (eds) Behavioral development. Cambridge University Press, Cambridge

SCHMIDT LR (1969) Testing the limits im Leistungsverhalten: Empirische Untersuchungen mit Volks- und Sonderschülern. Bericht über den 26. Kongreß der Deutschen Gesellschaft für Psychologie, Hogrefe, Göttingen

SCHMIDT LR (1971) Testing the limits im Leistungsverhalten: Möglichkeiten und Grenzen. In: DUHM E (Hrsg) Praxis der klinischen Psychologie, Bd 2. Hogrefe, Göttingen

SHOCK NW (1977) The physiology of aging. In: BARRY JR, WINGROVE CR (eds) Let's learn about aging. A book of readings. Wiley & Sons, New York

SORENSEN A, WEINERT F, SHERROD L (eds) (1984) Life-course human development: Multi-disciplinary perspectives. (in press)

STERNS HL, SANDERS RE (1980) Training and education of the elderly. In: TURNER RR, REESE HW (eds) Life-span developmental psychology: Intervention. Academic Press, New York

TACK WH (1980) Zur Theorie psychometrischer Verfahren: Formalisierung der Erfassung von Situationsabhängigkeit und Veränderung. Z Different Diagnost Psychol 1: 107–116

WIEDL KH (1984) Lerntests: nur Forschungsmittel und Forschungsgegenstand? Z Entwicklungspsychol u Pädagog Psychol 16: 245–281

WILLIS SL, BLIESZNER R, BALTES PB (1981) Intellectual training research in aging: Modification of performance on the fluid ability of figural relations. J Educat Psychol 73: 41–50

WYGOTSKY LS (1964) Denken und Sprechen. Fischer, Stuttgart (russ. 1934)

Neuropeptide als Modulatoren komplexer zerebraler Funktionen

A. HERZ

Die Neurobiologie des letzten Jahrzehnts ist durch die Entdeckung einer großen Zahl von biologisch aktiven Peptiden gekennzeichnet; sie kommen vorwiegend im Gehirn, Hypophyse und im Intestinaltrakt vor. Über ihre genaue Funktion, insbesondere im Zentralnervensystem, ist derzeit nur sehr wenig bekannt. Es gibt jedoch Hinweise dafür, daß die Neuropeptide entscheidend an der Regulation komplexer zerebraler Funktionen beteiligt sind. Die Darstellung einiger Charakteristika der Neuropeptide ist daher in Hinblick auf das hirnorganische Psychosyndrom von Interesse – obwohl über einen unmittelbaren Zusammenhang zwischen den (möglicherweise gestörten) Funktionen dieser Modulatoren und dem pathologischen zerebralen Geschehen zur Zeit höchstens Vermutungen angestellt werden können.

Charakteristika der Neuropeptide

Es sind heute weit über 30 Neuropeptide bekannt – selbst wenn man von den bei gewissen Peptiden bekannten verschiedenen molekularen Formen absieht (Tabelle 1) (IVERSEN 1983). Die Neurohormone des Hypophysenhinterlappens, Vasopressin und Oxytozin sowie das Stresshormon ACTH sind seit langem bekannt.

Tabelle 1. Neuropeptide (Auswahl)

Adrenokorticotropes Hormon (ACTH)
Melanotropin
β-Endorphin
Methionin-Enkephalin
Leuzin-Enkephalin
Dynorphin
Substanz P
Vasopressin
Oxytozin
Neurotensin
Somatostatin
Vaso-intestinales Polypeptid (VIP)
Bombesin
Thyreotropin-freisetzendes Hormon (TRH)
Luteinisierungshormon-freisetzendes Hormon (LHRH)
Gastrin
Cholezystokinin
Angiotensin II
Bradykinin

Einen großen Auftrieb erfuhr die Neurohormonforschung durch die Entdeckung endogener Liganden der Opioidrezeptoren, wie Methionin-Enkephalin, Leuzin-Enkephalin oder β-Endorphin. Erst in jüngerer Zeit entdeckte, charakterisierte und genauer untersuchte Neuropeptide sind z. B. Substanz P, das ‚vasoactiv intestinal peptid' (VIP), Bombesin, Somatostatin oder Neurotensin. Charakteristisch ist, daß viele dieser Peptide nicht nur im Zentralnervensystem, sondern auch in peripheren Organen, insbesondere im Intestinaltrakt vorkommen; dies läßt auf eine gemeinsame entwicklungsgeschichtliche Herkunft schließen. Manche dieser Peptide besitzen zwar eine wohldefinierte Funktion als Neurohormon (etwa der Hypothalamus-Hypophysen-Achse), kommen aber darüber hinaus auch in anderen Gehirnabschnitten und im Rückenmark vor, ohne daß z. Z. über deren dortige spezielle Funktionen genauere Vorstellungen bestünden. Dies gilt z. B. für ACTH, Vasopressin und Oxytozin. Die heute noch recht wenig verstandenen zerebralen Funktionen solcher Hormone sind in Hinblick auf die hier zu diskutierenden Probleme von besonderem Interesse.

Die Neuropeptide unterscheiden sich in vielerlei Hinsicht von klassischen Neurotransmittern wie Katecholamine, Serotonin oder Azetylcholin. Sie werden als großmolekulare Vorstufen in den eiweißsynthetisierenden Apparaten des Zellkörpers, den Ribosomen, auf der Matritze der spezifischen messenger-RNA gebildet, dann zusammen mit proteolytischen Enzymen in Vesikeln ‚verpackt' und in diesen dann durch den Axoplasmastrom in die Nervenendigungen transportiert (JATZKEWITZ 1978). Auf diesem Wege und möglicherweise in den Nervenendigungen selbst werden die hochmolekularen, als solche unwirksamen Vorläufermoleküle, durch die Enzyme in die eigentlichen biologisch wirksamen Peptide gespalten und dann bei der Erregung der Nervenzelle freigesetzt. Hier bestehen einige entscheidende Unterschiede zu den klassischen Neurotransmittern: Auch diese werden zwar im Zellkörper synthetisiert, jedoch nicht als großmolekulare Vorstufen, sondern als kleinmolekulare Verbindungen; auch sie wandern mit dem axoplasmatischen Strom in die Nervenendigung, um dort freigesetzt zu werden. Zum Unterschied von den Neuropeptiden können diese Transmitter auch in der Nervenendigung selbst synthetisiert werden und nach deren Freisetzung in den synaptischen Spalt wird ein Teil von ihnen durch aktive Transportvorgänge wieder in die Nervenendigung zurücktransportiert. Im allgemeinen liegen die klassischen Neurotransmitter dort in viel höherer Konzentration als die Neuropeptide vor und werden auch in größeren Mengen als diese ausgeschüttet. Die niedere Konzentration der Neuropeptide macht verständlich, warum diese in der Regel eine höhere Affinität zu ihren Rezeptoren aufweisen müssen als etwa die Katecholamine oder Azetylcholin (BURGEN et al. 1980; HÖKFELT et al. 1980).

Der gemeinsame Transport von Neuropeptiden und klassischen Neurotransmittern in die Nervenendigung erklärt, daß dort beide ‚ko-lokalisiert' sind. Dieses erst in den letzten Jahren genauer studierte Phänomen der Ko-lokalisation durchbricht das klassische Dale'sche Prinzip, demzufolge in jedem Neuron nur jeweils eine Überträgersubstanz vorkommt. Bei dieser Ko-lokalisation kommen, in Abhängigkeit von der jeweiligen Neuronenpopulation, die verschiedensten Muster vor. So findet man z. B. Enkephalin zusammen mit Noradrenalin, Adrenalin oder Dopamin. Umgekehrt kommt z. B. Noradrenalin nicht nur zusammen mit Enkephalin, sondern auch zusammen mit Somatostatin oder Neurotensin vor. Darüber hinaus gibt es Beispiele für das Vorkommen mehrerer Neuropeptide in einer Nervenendigung. Elektronenmikroskopische Untersuchungen haben schließlich gezeigt, daß Neuropeptide und klassische Neurotransmitter nicht nur in ein und derselben Nervenendigung, sondern auch in einem Vesikel zusammen vorkommen können (HÖKFELT et al. 1980).

Die Ko-lokalisation verschiedener Neurotransmitter/Modulatoren in einer Nervenendigung (oder Vesikeln) erklärt, daß diese Substanzen durch Nervenimpulse gleichzeitig ausgeschüttet werden. Die Bedeutung dieses Vorgangs kann heute noch nicht voll übersehen werden. Es ist anzunehmen, daß der unterschiedliche Wirkungscharakter der klassischen Neurotransmitter und der Neuropeptide hier eine Rolle spielen: Die klassischen Neurotransmitter bewirken eine schnell einsetzende Veränderung der Ionenpermeabilität, die Depolarisation (d. h. Steigerung der Entladungstätigkeit) oder Hyperpolarisation (d. h. Hemmung der Entladungstätigkeit) der Neurone zur Folge haben. Unter einer neuromodulatorischen Wirkung - wie wir sie vor allem den Neuropeptiden zusprechen - verstehen wir länger anhaltende Veränderungen der Erregbarkeit der Nervenzellmembran; dadurch wird die Wirksamkeit klassischer Neurotransmitter verändert (= moduliert). (Diese sehr vereinfachte und nicht allen Fällen gerecht werdende Darstellung bedeutet nicht, daß die sogenannten klassischen Neurotransmitter, z. B. Noradrenalin, durchwegs Transmitterfunktion und die Neuropeptide nicht auch Neurotransmitterfunktion haben könnten; es gibt Übergänge zwischen beiden Funktionsweisen; auch werden von verschiedenen Autoren unterschiedliche Auffassungen vertreten und die Termini verschieden gebraucht.)

Neuropeptide können die neuronale Erregbarkeit sowohl fördern als auch hemmen (NORTH 1979; ZIEGLGÄNSBERGER 1982). Zu den exzitatorisch wirksamen Peptiden zählen Substanz P, Neurotensin, VIP und Vasopressin, zu den hemmenden vor allem die Endorphine und Somatostatin. Diese unterschiedliche Wirksamkeit läßt sich durch lokale (z. B. mikroelektrophoretische) Applikation der Substanzen in die unmittelbare Nachbarschaft einzelner Nervenzellen zeigen. Problematischer kann die Untersuchung der Wirkung der Neuropeptide am intakten Organismus sein. Besonders erschwerend ist hier, daß sie bei systemischer Gabe nur sehr schwer in das Gehirn permeieren. Zumindest sind hier sehr hohe Dosen erforderlich - was wiederum Zweifel an der Spezifität der beobachteten Wirkung aufkommen läßt. Auch können die nach systemischer Gabe zu beobachtenden ‚zentralen' Effekte reflektorisch über die Erregung peripherer Rezeptoren zustandekommen. Als Ausweg kommt die Injektion der Neuropeptide in das Ventrikelsystem (oder evtl. auch direkt in das Gehirngewebe) in Frage. Es besteht hier aber keine Gewähr, daß die Substanz an den Ort ihrer (physiologischen) Wirksamkeit gelangt und ‚unspezifische' Effekte lassen sich u. U. schwer abgrenzen. Spezifische Antagonisten, welche eine solche Differenzierung erlauben, stehen nur vereinzelt, z. B. bei den Endorphinen (Naloxon) oder bei Substanz P zur Verfügung. Bei der pharmakologischen Testung von Neuropeptiden ist zu beachten, daß sie teilweise schnell abgebaut werden. In einzelnen Fällen kann dies durch Enzyminhibitoren verlangsamt werden. Eine andere Möglichkeit besteht in der Synthese von Derivaten, die nur schwer metabolisiert werden können. Dies kann z. B. durch den Einbau von D-Aminosäuren erreicht werden. Es muß aber dann sichergestellt werden, daß die Selektivität der Substanz zu den betreffenden Rezeptoren sich in Vergleich zu der Muttersubstanz nicht wesentlich verändert hat.

Es sind heute eine Fülle von Wirkungen von Neuropeptiden auf komplexe zerebrale Funktionen beschrieben. Die oben dargestellten Probleme bei der pharmakologischen Untersuchung dieser Wirkungen erklären die manchmal widersprüchlichen und nicht ganz einheitlichen Befunde und gewisse Schwierigkeiten bei ihrer Interpretation. Trotz-

Tabelle 2. Beispiele der modulatorischen Wirkung von
Neuropeptiden

Nahrungsaufnahme:
  Steigerung: Endorphine
  Hemmung: Cholezystokinin
                  Satietin
Flüssigkeitsaufnahme:
  Steigerung: Endorphine
  Hemmung: Vasopressin
Schmerzwahrnehmung:
  Förderung: Substanz P
  Hemmung: Endorphine
                  Cholezystokinin
Motilität:
  Hemmung: Somatostatin
Schlaf: verschiedene ‚Schlaf-induzierende Peptide‘
Stimmung/Euphorie: Endorphine
Lernen/Gedächtnis:
  Verbesserung: ACTH-ähnliche Peptide
                      Vasopressin
Verschlechterung: Oxytozin

dem kann kein Zweifel bestehen, daß sie wesentlich an der Modulation komplexer zerebraler Funktionen beteiligt sind.

Tabelle 2 enthält eine, keineswegs vollständige, Zusammenstellung ihrer modulatorischen Wirkung.

Opioidpeptide

Nach diesen mehr allgemeinen Erörterungen sollen einige spezielle Probleme der Neuropeptide am Beispiel der Opioidpeptide (Endorphine) dargelegt werden. Opioidpeptide stellen heute mit Abstand die am intensivsten untersuchte Klasse von Neuropeptiden
dar. Es ist anzunehmen, daß viele der bei diesen Peptiden gewonnenen Ergebnisse auch
auf andere Neuropeptidklassen übertragen werden können, und die bei der Untersuchung der Opioidpeptide angewandten Strategien auch bei anderen Neuropeptidklassen angewendet werden können.

Die Untersuchungen der letzten Jahre haben die außerordentliche Komplexität des
Opioidpeptidsystems aufgezeigt. Alle zur Zeit im Säugetierorganismus vorkommenden
Opioidpeptide - es sind zur Zeit annähernd 20 - stammen von drei verschiedenen, aus je
etwa 265 Aminosäuren bestehenden Vorläuferpeptiden ab, nämlich dem Pro-Opiomel-
anokortin, dem Pro-Enkephalin A und Pro-Enkephalin B. Pro-Enkephalin A und B enthalten jeweils mehrere Einheiten (Kopien) von Methionin-Enkephalin bzw. Leuzin-Enkephalin (HÖLLT 1983). Durch proteolytische Fermente werden aus diesen Vorläufermolekülen Opioidpeptide mit ganz unterschiedlichen Kettenlängen ‚herausgeschnitten‘;
dieses ‚processing‘ verläuft in verschiedenen Hirnstrukturen und Hypophysenabschnit-

ten unterschiedlich. Dies ist im Hinblick auf die Funktion von Bedeutung, weil die verschiedenen Opioidpeptide unterschiedliche Affinität zu den verschiedenen Typen von Opiatrezeptoren besitzen (HERZ 1983). (Es werden vor allem µ-, δ- und κ-Rezeptoren unterschieden.) So werden durch die fortschreitende Spaltung der Vorläuferpeptide Opioide mit unterschiedlicher Selektivität für bestimmte Rezeptoren und damit auch unterschiedlicher Wirkung gebildet. Die prinzipiell funktionelle Bedeutung dieses Vorgangs liegt auf der Hand, wenn auch der heutige Wissensstand in dieser Frage noch keine genauen Schlüsse zuläßt.

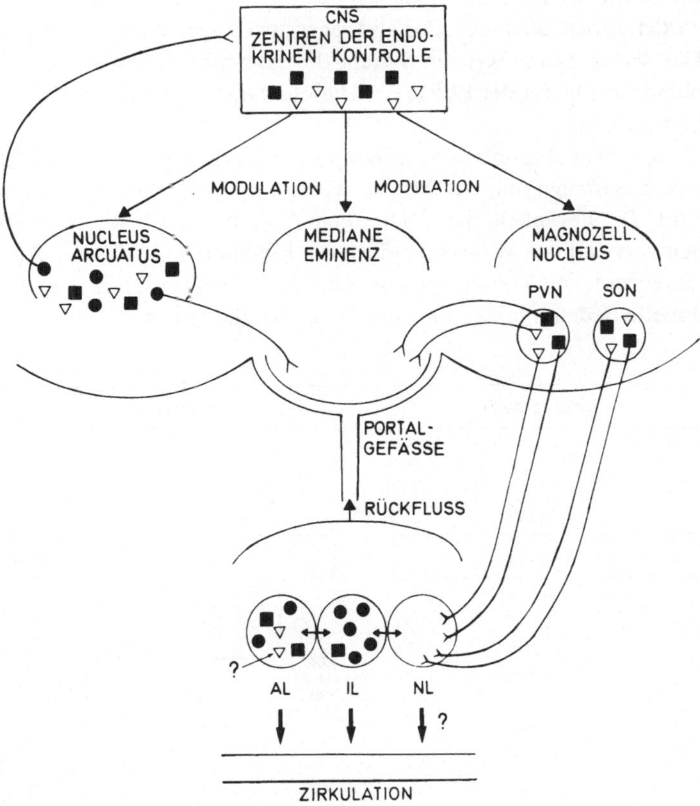

Abb. 1. Opioidsysteme in der Hypothalamus-Hypophysen-Achse. Für die endorphinerge Regulation des endokrinen Systems der Hypothalamus-Hypophysen-Achse sind vor allem der Nucleus arcuatus und die magnozellulären Hypothalamuskerne von Bedeutung. Vom Nucleus arcuatus gehen Nervenfasern aus, welche die Freisetzung von Releasingfaktoren aus der Eminentia mediana regulieren. Sie erreichen den Hypophysenvorderlappen über das Portalvenensystem. Vom Nucleus paraventricularis und Nucleus supraopticus ziehen endorphinhaltige Nervenfasern zum Hypophysenhinterlappen; über dieses System wird die Freisetzung von Vasopressin und Oxytozin reguliert. Andererseits werden Opioidpeptide aus dem Hypophysenvorder- und -mittellappen in das Blut freigesetzt.
Abkürzungen: *AL* Hypophysenvorderlappen, *IL* Hypophysenzwischenlappen, *NL* Hypophysenhinterlappen, *PVN* Nucleus paraventricularis, *SON* Nucleus supraopticus

Opioidpeptide in der Hypothalamus-Hypophysen-Achse

Opioidpeptide spielen eine wesentliche Rolle in der Steuerung der endokrinen Funktion der Hypothalamus-Hypophysen-Achse. Das zeigt schon die weite Verbreitung endorphinhaltiger Nervenzellen in den entsprechenden Strukturen (HERZ u. MILLAN 1984) (Abb. 1). Zwei Funktionen sind hier zu unterscheiden: Einerseits modulieren Endorphine die Freisetzung von anderen Hypophysenhormonen, andererseits werden Endorphine auch aus der Hypophyse freigesetzt und haben damit selbst Hormoncharakter. Die Modulation der Sekretion von Hypophysenhormonen geschieht vorwiegend auf der Ebene des Hypothalamus, wo Opioidpeptide die Freisetzung der dem Hypophysenvorderlappen über das Portalvenensystem zugeleiteten „Releasingfaktoren" steuern. Das Vasopressin-Oxytozin-System des Hypophysenhinterlappens kann durch Endorphine sowohl auf der Ebene des Hypothalamus als auch im Hinterlappen selbst moduliert werden.

Aus dem Hypophysenvorderlappen wird als Opioidpeptid β-Endorphin freigesetzt, das, zusammen mit ACTH im Vorläuferpeptid Proopiomelanokortin enthalten ist (Abb. 2). Dies macht die gleichzeitige Ausschüttung beider Peptide beim Stressgeschehen verständlich. Während jedoch die Funktion von ACTH – Aktivierung der Nebennierenrinde mit Freisetzung von Kortisol – geklärt ist, bestehen zur Zeit über die funktionelle Bedeutung der β-Endorphinausschüttung nur vage Hypothesen.

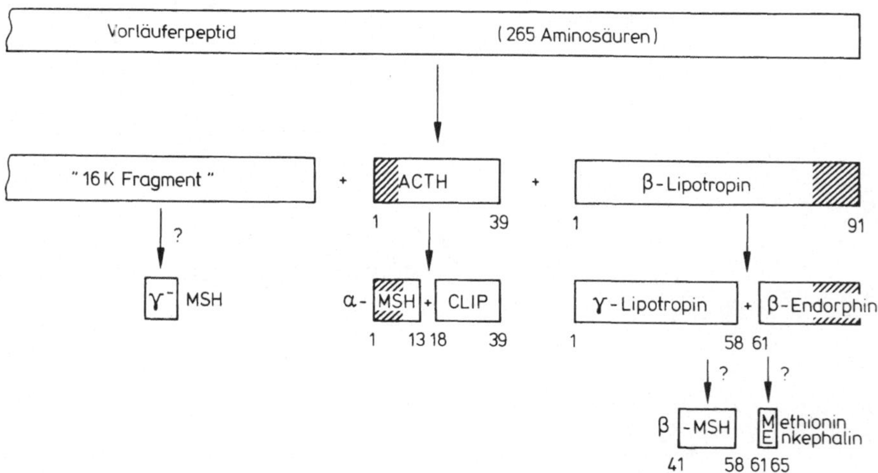

Abb. 2. Aus dem Vorläuferpeptid Proopiomelanokortin werden im Hypophysenvorderlappen sowohl ACTH als auch β-Lipotropin abgespalten, ein Teil des β-Lipotropins wird weiter in opiataktives β-Endorphin gespalten; im Hypophysenzwischenlappen geht die Spaltung weiter und es werden α-MSH und (ausschließlich) β-Endorphin gebildet; die Bildung von Methionin-Enkephalin spielt unter physiologischen Bedingungen wahrscheinlich keine Rolle

Veränderungen im Gehalt an Neuropeptiden im Alter

In den letzten Jahren sind eine Reihe von Untersuchungen über Veränderungen des Gehalts an Neuropeptiden im Alter bekannt geworden. So berichten MISSALE et al. (1983) über Zunahme des Gehaltes an β-Endorphin, Methionin-Enkephalin und ACTH in der Hypophyse alter Ratten (2 Jahre), ein Befund, der mit der im Alter verminderten Stressantwort in Zusammenhang gebracht wird. Andererseits wurde bei alten Ratten in bestimmten Hirnregionen eine Abnahme von Methionin-Enkephalin, Leuzin-Enkephalin, β-Endorphin und Substanz P beobachtet (DUPONT et al. 1981; GAMBERT et al. 1980). Eine beträchtliche Verringerung des β-Endorphingehaltes in fast allen untersuchten Hirnregionen bei alten Ratten ergab sich aus ähnlichen Versuchen von BARDEN et al. (1981).

Die Interpretation dieser Befunde hat mit Vorsicht zu geschehen, da Veränderungen der Konzentration nur begrenzte Aussagekraft über den Funktionszustand der betreffenden Peptidsysteme haben. Im Hinblick auf Berichte über Verminderung der Zahl der Opiatrezeptoren (MESSING et al. 1980) und von β-adrenergen Rezeptoren (MAGGI et al. 1979) in verschiedenen Hirnregionen alter Ratten kann aber wohl vermutet werden, daß diesen verminderten Peptidkonzentrationen eine verminderte Synthese und damit verringerte Aktivität dieser Peptidsysteme zugrundeliegt. Ähnliches scheint für klassische Neurotransmitter zu gelten (PRADHAN 1980).

Wirkungen von Neuropeptiden auf Gedächtnis, Lernen, Erinnern und Wahrnehmung

Wirkungen von Neuropeptiden auf hoch integrierte komplexe Vorgänge wie Gedächtniskonsolidierung, Stimmung, soziale Interaktion und kognitive Leistungen sind vor allem für die Hypophysenhinterlappenhormone Vasopressin und Oxytozin sowie für ACTH beschrieben worden. Für beide Peptidgruppen gilt, daß solche Wirkungen auch bei Derivaten dieser Substanzen beobachtet werden, welche verringerte oder keinen Hormoncharakter mehr besitzen, d.h. daß hormonelle Funktion und mögliche Beeinflussung komplexer zerebraler Funktionen klar differenzierbar sind (DE WIED 1980).

Eine ausführliche Darstellung von Versuchen über die Beeinflussung von Lern- und Erinnerungsvermögen durch Substanzen der Vasopressin- und Oxytozingruppe ist durch Bohus gegeben worden (BOHUS 1982, siehe dort auch ältere Literatur). Inzwischen sind Arbeiten anderer Arbeitsgruppen erschienen, welche, zumindest teilweise, den auch sonst nicht durchwegs reproduzierten Befunden eine interessante Deutung zu geben vermögen, nämlich, daß die durch systemische Applikation von Vasopressin erzielte Verbesserung von Lernvorgängen mit der Aktivierung von Afferenzen aus der Peripherie zusammenhängen könnten (LE MOAL et al. 1981; KOOB u. BLOOM 1982). Diese Deutung würde zumindest die schwer verständliche „zerebrale" Wirkung kleinster Dosen systemisch verabfolgter und schwer in das Gehirn permeierender Peptide verständlicher machen – was freilich eine primäre zentrale Wirkung solcher Peptide nicht absolut ausschließt. (Für eine alle Aspekte abwägende Diskussion der Problematik der zerebralen Wirkung von Vasopressin siehe GASH u. THOMAS 1983). Ähnlich ist die Situation be-

züglich der für ACTH und hormonell unwirksamen Bruchstücke des ACTH, z.B.
$ACTH_{4-10}$ und Org 2766, Peptide, für die Wirkungen auf Stimmung, Vigilanz und Verhalten an Mensch und Tier beschrieben worden sind (PIGACHE u. RIGTER 1981; MARTIN
et al. 1983). Die weitere Entwicklung muß zeigen, inwieweit solche Effekte eindeutig
faßbar und möglicherweise der Therapie nutzbar gemacht werden können.

Zusammenfassung

Charakteristika der Neuropeptide wie
- die Bereitstellung durch Abspaltung aus biologisch unwirksamen, großmolekularen
  Vorläufermolekülen mit der Möglichkeit der Bildung mehrerer Peptide mit u. U. unterschiedlicher biologischer Wirksamkeit,
- die Beeinflussung der neuronalen Tätigkeit mit verzögertem Wirkungsbeginn und
  längerer Dauer (Neuromodulation),
- die Möglichkeit der Wechselwirkung mit klassischen Neurotransmittern, dokumentiert in der Ko-lokalisation in den Nervenendigungen und gemeinsamen Freisetzung
  bei der synaptischen Erregung

bilden die Grundlage für die außerordentlich vielschichtigen und heute erst erahnten
Wirkungen auf hochintegrierte zerebrale Funktionen.

Hinzu kommt, daß eine Reihe dieser Neuropeptide neben der Neuromodulatorwir-
kung auch noch Hormonwirkungen besitzt. (Diese Hormonwirkungen sind meist besser
definiert.) Damit besteht die Möglichkeit der Beeinflussung über große Distanzen. Darüber hinaus kann ein und dieselbe Nervenzelle unter dem Einfluß mehrerer Neuropeptide stehen.

Diese außerordentliche Komplexität, zusammen mit den früher diskutierten Problemen bei der experimentellen Testung von Neuropeptiden am intakten Organismus,
macht verständlich, daß wir heute erst ganz begrenzte Informationen über die Bedeutung dieser Substanzen bei der Regulation komplexer zerebraler Funktionen besitzen.
Dementsprechend wissen wir heute erst sehr wenig über mögliche Veränderungen im
Alter oder bei pathologischen Prozessen – wenn auch manches für eine verringerte Aktivität, z. B. des β-Endorphin-ACTH-Systems, im Alter spricht.

Literatur

BARDEN N, DUPONT A, LABRIE F, MÉRAND Y, ROULEAU D, VAUDRY H, BOISSIER JR (1981) Age-de-
    pendent changes in the β-endorphin content of discrete rat brain nuclei. Brain Res 208: 209–212
BOHUS B (1982) Neuropeptide und Gedächtnis. In: BEUTE D, COPER H, KANOWSKI S (Hrsg) Hirn-
    organische Psychosyndrome im Alter. Springer, Berlin Heidelberg New York
BURGEN A, KOSTERLITZ HW, IVERSEN LL (1980) Neuroactive peptides. The Royal Soc., London
DUPONT A, SAVARD P, MÉRAND Y, LABRIE F, BOISSIER JR (1981) Age-related changes in central ner-
    vous system enkephalins and substance P. Life Sci 29: 2317–2322
GAMBERT SR, GARTHWAITE TL, PONTZER CH, HAGEN TC (1980) Age-related changes in central
    nervous system beta-endorphin and ACTH. Neuroendocrinol 31: 252–255

GASH DM, THOMAS GJ (1983) What is the importance of vasopressin in memory processes? Trends Neurosci 6: 197–198

HERZ A (1983) Multiple opiate receptors and their functional significance. J Neural Transmission (Suppl) 18: 227–233

HERZ A, MILLAN MJ (1984) 7. Opioid peptides in the hypothalamic-pituitary axis. In: Opioids: Past, present and future. Taylor & Francis, London

HÖKFELT T, JOHANSSON O, LJUNGDAHL A, LUNDBERG JM, SCHULTZBERG M (1980) Peptidergic neurones. Nature 284: 515–521

HÖLLT V (1983) Multiple endogenous opioid peptides. Trends Neurosci 6: 24–26

IVERSEN LL (1983) Die Chemie der Signalübertragung im Gehirn. Spektrum Wiss, 21–31

JATZKEWITZ H (1978) Neurochemie. Thieme, Stuttgart

KOOB GF, BLOOM FE (1982) Behavioral effects of neuropeptides: Endorphins and vasopressin. Ann Rev Physiol 44: 571–582

LE MOAL M, KOOB GF, KODA LY, BLOOM FE, MANNING M, SAWYER WH, RIVIER J (1981) Vasopressor receptor antagonist prevents behavioural effects of vasopressin. Nature 291: 491–493

MAGGI A, SCHMIDT MJ, GHETTI B, ENNA SJ (1979) Effect of aging on neurotransmitter receptor binding in rat and human brain. Life Sci 24: 367–374

MARTIN JC, BALLINGER BR, COCKRAM LL, MCPHERSON FM, PIGACHE RM, TREGASKIS D (1983) Effect of a synthetic peptide, ORG 2766, on inpatients with severe senile dementia. Acta psychiatr scand 67: 205–207

MESSING RB, VASQUEZ BJ, SPIEHLER VR, MARTINEZ JL jr, JENSEN RA, RIGTER H, MCGAUGH JL (1980) ^{3}H-Dihydromorphine binding in brain regions of young and aged rats. Life Sci 26: 921–927

MISSALE C, GOVONI S, CROCE L, BOSIO A, SPANO PF, TRABUCCHI M (1983) Changes of β-endorphin and met-enkephalin content in the hypothalamus-pituitary axis induced by aging. J Neurochem 40: 20–24

NORTH RA (1979) Opiates, opioid peptides and single neurones. Life Sci 24: 1527–1546

PIGACHE RM, RIGTER H (1981) Effects of peptides related to ACTH on mood and vigilance in man. In: WIMERSMA GREIDANUS T van, REES LH (eds) Frontiers of hormone research, ACTH und LPH in health and disease 8. Karger, Basel, pp 193–207

PRADHAN SN (1980) Central neurotransmitters and aging. Life Sci 26: 1643–1656

WIED D De (1980) Behavioural actions of neurohypophysial peptides. Proc R Soc Lond B 210: 183–195

ZIEGLGÄNSBERGER W (1982) Actions of amino acids, amines and neuropeptides on target cells in the mammalian central nervous system. In: BUIJS RM, PÉVET P, SWAAB DF (eds) Chemical transmission in the brain. Elsevier Biomedical Press, Amsterdam (Progress in Brain Research 55, pp 297–320)

Sozialverhalten und zerebrale Aspekte in der Evolution der Primaten

C. NIEMITZ

Vornehmlich aufgrund paläontologischer Befunde und der Interpretation von fossilen Knochen ist die Ahnenreihe des Menschen in über hundert Jahren Wissenschaftsgeschichte immer vollständiger rekonstruiert worden. Im Verlauf der vergangenen dreißig Jahre wurde sie immer wieder revidiert und umgeschrieben. Im Rahmen des Hominisationsprozesses stand die Entwicklung des menschlichen Gehirns und seiner Leistungen in sehr verschiedenartiger Weise immer wieder ganz im Zentrum des Interesses, denn es war von Anbeginn aller stammesgeschichtlichen Überlegungen an klar, daß das zentrale Nervensystem des Menschen sich im Verlauf der Menschwerdung am bedeutsamsten verdändert hat. Erklärungsversuche und Hypothesen zur Anagenese des menschlichen Gehirns wurden in gänzlich verschiedene, sehr unterschiedlich zu gewichtende biologische Zusammenhänge gestellt, die wir, besonders im Hinblick auf das Sozialverhalten der rezenten Primaten betrachten wollen. Wir werden in diesem Artikel anhand eines Ausschnitts von Gesichtspunkten diskutieren, in welchen evolutiven Interdependenzen das Sozialverhalten und andere organische Bedingtheiten zur geschichtlich-biologischen Erklärung der heutigen Hirnstruktur stehen und welchen Beitrag der Vergleich von Sozialstrukturen bei rezenten Primaten zu leisten vermag.

Am häufigsten wird hier der *aufrechte Gang* des Menschen angeführt. Im Zusammenhang mit dem Freiwerden der Hand wurde und wird die Evolution des menschlichen Präzisionsgriffes und ganz allgemein die der menschlichen *Manipulationsfähigkeit* in den Vordergrund gestellt, wobei auch zerebrale Gesichtspunkte eine Rolle spielen. Wir werden später genauer auf diesen Bereich eingehen.

Ein weiteres, oft diskutiertes Moment bei der Hirnentwicklung soll der *Zwang zur Kooperation* bei der Großwildjagd, also ein sozialer Faktor gewesen sein. Aber auch für den einzeln jagenden Vormenschen ist meines Erachtens gewiß der Selektionsvorteil mit zu berücksichtigen, welcher die *Evolution der List* betrifft.

Große Anstrengungen wurden auch unternommen, um im Bereich der *Werkzeugherstellung*, insbesondere bei Menschenaffen, eine sich allmählich entwickelnde und sich positiv rückkoppelnde Fähigkeit zu sehen, welche ihrerseits die Zerebralisation und damit die Menschwerdung begünstigte oder vorantrieb. Untersuchungen zur Werkzeugherstellung und zum Werkzeugeinsatz wurden von einer ganzen Reihe von Autoren unternommen. Eine Wertung solcher Experimente im Rahmen der Hominisationsforschung wird am Schluß dieses Beitrages erfolgen.

Als Anstoß und Regulativ für die Evolution unseres hochentwickelten Gehirns hat ISAAC (1978) das *Teilen von Nahrung* in den Vordergrund gestellt, also wiederum soziale Überlegungen im Hinblick auf ökologische Zusammenhänge. Wir müssen - nicht jedoch in diesem Beitrag - über diese Hypothese ebenso entscheiden, wie über jene in vielen Diskussionen auch amüsant gefärbten Theorien, nach denen das *Tragen von Gegen-*

ständen der entscheidende funktionelle Faktor zur Entstehung des aufrechten Ganges und, über einige evolutionsbiologische Mediatoren, auch letztlich der Anstoß zur heutigen Ausbildung unseres Gehirnes gegeben haben soll. Dieser Gedankengang wurde im deutschen Sprachbereich auch als ‚Einkaufstaschen-Theorie‘, im Amerikanischen auch als ‚plastic-bag‘-Theorie apostrophiert.

Gedanklich gar nicht weit von den Überlegungen zur Nahrungsteilung sind jene von Lovejoy angesiedelt (LOVEJOY 1980; s. a. JOHANSON u. EDEY 1981), die sexuelle, oder genereller ausgedrückt, *Reproduktionsstrategien* für den zerebralen Teil der Menschwerdung verantwortlich machen. Auf einige dieser Theorien können wir noch näher eingehen; andere müssen wir im Rahmen dieser Abhandlung aussparen.

Es fällt auf, daß in dem bisher Besprochenen der Gesichtspunkt des Sensorischen und Motorischen eine sehr untergeordnete Rolle spielt. Da unser menschliches Gehirn jedoch außer zur Bewältigung sozialer Beziehungen zunächst und sehr basal ein sensorisches und motorisches Organ ist, sollen in den folgenden Abschnitten die sensorischen und motorischen Areale der Primaten vergleichend besprochen werden; – und dies soll in Verbindung gebracht werden zum Sozialverhalten der jeweils behandelten systematischen Kategorie. Wir wollen dabei prüfen, ob wir später zu generalisierbaren Aussagen gelangen, oder bescheidener, zumindest zu Feststellungen allgemeiner Bedeutung. Dabei wird die vergleichende Betrachtung und Interpretation der Integrations- respektive der Assoziationsgebiete besonders hervorgehoben.

Wenn wir die einzelnen Funktionsbereiche und damit die entsprechenden Abschnitte des ZNS getrennt voneinander behandeln, so muß uns dennoch immer klar bleiben, daß innerhalb der Population, deren Merkmalsträger das untersuchte Individuum ist, die einzelnen Charaktere sich stammesgeschichtlich nur scheinbar unabhängig voneinander verhalten, daß also in Wirklichkeit das Organisationsgefüge in seiner Gesamtheit evoluiert. Ein Organsystem einer Art kann sich drastisch verändern, während andere konservativ bleiben.

Der Mensch ist ein hervorragendes Beispiel dafür, in der hohen Dynamik der Evolution seines Zentralnervensystems und der Anatomie seiner Hinterextremität, im Gegensatz zur konservativen Evolution seiner Hand. Nur scheinbar evoluieren diese Organe unabhängig voneinander, weil die Selektionsdrucke in den verschiedenen Funktionssystemen unterschiedlich sind. Es ist aber mehrfach postuliert worden, daß ein Organismus in seiner ‚Gesamtorganisation‘ (REMANE 1956) oder als ‚Ökotypus‘ (SCHÄFER 1962) evoluiert (vgl. hierzu auch JOUFFROY u. LESSERTISSEUR 1979; RIPLEY 1979). Aber es wurde auch quantifiziert an Primaten gezeigt, daß sowohl Körpermaße als auch Proportionen und auch sich ändernde Proportionen während der Ontogenese, den altersspezifischen Funktionsbedürfnissen, also den statistisch typischen Selektionswerten, genau entsprechen, – auch wenn sich die Selektionswerte während der Ontogenese ändern (NIEMITZ 1977a, 1977b, 1979). Der Begriff ‚Funktionsbedürfnis‘ ist hierbei als Anforderung an den Körper zu verstehen, welche durch ein bestimmtes Verhalten in einer definierten ökologischen Nische bedingt wird.

Solche Interdependenzen verhalten sich phylogenetisch so tiefgreifend, daß der gesamte Konstruktionstypus in vielen Einzelheiten die gegebene Selektionssituation spiegelt. In einem Vergleich des nachtaktiven Primaten *Tarsius* und einer etwa gleich großen sympatrischen Eule gleicher ökologischer Nische der Gattung *Otus* fanden sich über dreißig Übereinstimmungen im Verhalten, der Ökologie und der Anatomie dieser Arten, wobei die meisten von ihnen im sensorischen und im Bereich des ZNS zu finden waren

(NIEMITZ, im Druck). Solche durch Konvergenz entstandenen Analoga belegen die holistisch anmutende Zwischenabhängigkeit funktioneller biologischer Systeme: Die hoch evoluierten Vertebraten sind zu komplex und als funktionelles System zu ‚perfekt‘, als daß sich ein Merkmal spürbar verändern könnte, ohne sich eben durch die Selektion auch auf andere anatomische Gegebenheiten auszuwirken (also auch ganz ohne Genkopplung).

Der Paläontologe alter Schule identifizierte einen Zahn schon immer an seiner *Gestalt* als menschlich. Durch die zunehmende Kenntnis über die gegenseitigen Bedingungen, welche einzelne Funktionsbereiche an andere funktionelle Systeme im Körper stellen, wird es allmählich möglich, auch kommunikations- und sozialbiologische Rekonstruktionen anhand weniger Fossilfragmente mit steigender Sicherheit vorzunehmen.

Das olfaktorische System macht bei den Insektivoren einen großen Teil des gesamten Gehirnes aus (STEPHAN 1966; STARCK 1965). Immer wieder wird in der Stammesgeschichte des Menschen eine Reduktion des olfaktorischen Apparates erwähnt, ja es wird sogar davon gesprochen, er sei „in mancher Hinsicht rudimentär" geworden (VOGEL 1975a). Dies ist eine relative Wahrheit: Bezogen auf das Volumen des gesamten Gehirns stellt der Bulbus und Tractus olfactorius beim Menschen tatsächlich ein untergeordnetes Teil dar; im Hinblick auf die Repräsentation anderer Hirnfunktionen fällt dieser Bereich des Telenzephalons wirklich so klein aus, daß er einen rudimentären Eindruck vermitteln kann. Es beeindruckt besonders, wenn man die Basalansicht des Gehirns eines makrosmaten Insektivoren (z. B. *Talpa* = Maulwurf) und eines mikrosmaten, progressiven Primaten (z. B. *Homo*) auf gleiche Größe gebracht nebeneinander abbildet. Absolut gesehen stimmen solche Beobachtungen nicht immer, denn die rhinenzephalen Anteile können absolut gesehen einen mindestens gleichwertigen Aufbau zeigen.

Hinzu kommt, daß wir zwischen einer absoluten oder relativen Reduktion einerseits und der *Valenz* der Organleistung im Leben der betreffenden Primatenart andererseits unterscheiden müssen. Ein bezeichnendes Beispiel ist die Beziehung olfaktorischer Strukturen zum Sozialverhalten bei dem Primaten *Tarsius* (Koboldmaki). Die absolute und relative Reduktion dieses Teils des Sensoriums ist erheblich. Sie bezieht sich auf die Verminderung der Anzahl der Turbinalia ebenso wie auf die Verkleinerung des Riechepithels (STARCK 1984) und auch der zerebralen Anteile (STEPHAN 1966, 1975, 1984), die nur ein Drittel der allometrischen Größe anderer Prosimier besitzen. Nicht nur *Tarsius*, sondern auch alle anderen Halbaffen werden in dieser Hinsicht vom Aye-Aye *(Daubentonia madagascariensis)* völlig deklassiert. Das Aye-Aye ist ein madegassischer Primat, der nächtlich seine Nahrung olfaktorisch und akustisch ortet (STEPHAN et al. 1977; STEPHAN 1984). Trotz des bescheiden anmutenden Riechapparates hat aber der Geruchssinn für *Tarsius* eine ganz zentrale Bedeutung im Sozialverhalten. Die Tiere markieren in ihren Wohngebieten mit Urin, mit circumoralem und epigastrischem Sekret (SPRANKEL 1971) und ferner mit perinealem und genitalem Sekret (HARRISSON 1963). Sie markieren sich gegenseitig (*T. syrichta;* HILL et al. 1952); Mütter markieren ihre Infantes mit circumoralem Sekret (NIEMITZ 1974). Territoriale Urinmarken werden in einer Weise traditionell genutzt, die sogar Algenwachstum auf der Baumrinde hervorruft. Eine solch elaborierte olfaktorische Verhaltensstruktur läuft im sozialen Bereich dem Terminus ‚Reduktion‘ zunächst völlig zuwider. Es brauchen aber eventuell nur wenige Gerüche differenziert zu werden; auch eine besonders hohe Sensitivität ist nicht vonnöten. Dennoch ist die Bedeutung des Geruchssinnes für die sozialen Bereiche dieser Primatenart sehr hoch anzusetzen. An diesen Gegensätzlichkeiten ist die Problematik des Begriffes ‚Reduktion' klar erkenntlich. Ein menschlicher Anosmatiker führt scheinbar ein Leben ohne sehr offensichtliche Einschränkungen. Doch wissen wir über die Bedeutung des Geruchs für den Menschen noch relativ wenig.

Der vermeintliche ‚Gegensatz zwischen Instinkt und Intellekt' hat besonders in der ersten Hälfte dieses Jahrhunderts eine Rolle gespielt, wenn die uns relativ bedeutungsarm erscheinende Geruchswelt im Gegensatz zum Augenlicht abgewertet wurde. In der Tat gibt es eine scheinbare Unterstützung der Hypothese, daß eine hohe Evolutionsstufe des Gehirns mit der Unterdrückung des olfaktorischen Sensoriums einhergehen kann. Das extreme Beispiel der Delphine, welchen ein Riechepithel und Bulbus olfactorius gänzlich fehlt (EDINGER 1955), steht sicher mit dem Wasserleben in Zusammenhang. Ein für das Wasser tauglicher Geruchssinn hätte hier anders entwickelt werden müssen: Im Leben von Delphinen und Tümmlern ist er definitiv unnötig. Embryonale Cetaceen zeigeh hingegen wohlausgeprägte Anlagen olfaktorischer Bereiche (OELSCHLÄGER u. BUHL 1985). Beim Menschen und beim Delphin ist aber sowohl die Parallele als auch der Unterschied offensichtlich; während wir sowohl Nahrung als auch Sozial- und Sexualpartner mit Hilfe anderer Kommunikationskanäle orten, kommt nur beim Menschen dem Geruchssinn in der Nahkommunikation eine gewisse, noch nicht systematisch untersuchte biologische Bedeutung zu.

Man muß ferner bedenken, daß sich die ursprünglich zum Riechhirn gehörenden Hirnteile in der Evolution bis hin zum Menschen in absolutem Maßstab nicht reduzieren. Während das Archipallium als Hippokampus fortexistiert, bildet das Paläopallium sowohl den Lobus olfactorius wie auch die Nuclei amygdalae aus. Ihre Lokalisation als Lobus pyriformis ist bei vielen Tieren an der Hirnoberfläche deutlich zu erkennen.

Aus dem Gesagten ist klar ersichtlich: Es ist ein Fehler anzunehmen, die relative Reduktion olfaktorischer Leistungen sei „eine für die Hominisation beachtenswerte Praeadaptation" (VOGEL 1975 a). Im Gegenteil war es nicht die Einschränkung dieser Leistungen, die unsere Vorfahren zum Menschsein disponiert hätte, sondern der Hinzugewinn in ganz anderen, nämlich sozialen Bereichen, wie auch Vogel im selben Artikel richtig feststellt.

Die Spitzhörnchen (Tupaiiformes) werden heute, nach schier endloser Diskussion unter Einbezug auch molekularbiologischer Befunde, anhand umfangreichen anatomischen und anderen Materials, von den meisten Autoren nicht zu den Primaten, sondern entweder zu den Insektivoren oder als eigene Gruppe zwischen diese und die Primaten gestellt. Dies mag durchaus gerechtfertigt sein. Aufgrund von Untersuchungen zum Sozialverhalten hatten RICHARZ u. SPRANKEL (1978) und SPRANKEL et al. (1978) die Spitzhörnchen zur Ordnung der Primaten eingereiht. Die Kommunikation innerhalb von eingespielten Paaren bei *Tupaia glis*, insbesondere deren verhaltensbiologische Synchronisation erreichte nämlich nach Ansicht der Autoren einen Komplexitätsgrad, welcher innerhalb der systematischen Kategorie der Insektivoren nicht mehr widerspruchslos realisierbar wäre. Diese Interpretation findet eine Bestätigung, wenn man die neokortikalen Strukturen untersucht. In der Ausdehnung des Neokortex reichen die Tupaias weit aus dem Bereich der Insektivoren heraus und in jenen der Primaten hinein (STARCK 1975; STEPHAN 1984). Innerhalb des von den Systematikern umstrittenen Mosaiks der Merkmale der Spitzhörnchen stützen sich diese beiden Merkmalsbereiche in solch auffälligem Maße, daß es lohnend erscheint, das Sozialverhalten (anderer?) Primatenformen und zerebrale Aspekte näher daraufhin zu untersuchen. Hierbei beginnen wir mit den weniger progressiven Halbaffen.

Alle rezenten Vertreter der Halbaffenfamilien der Lorisidae und der Galagidae sind nachtaktiv. Da nun diese nachtaktiven Formen alle in ihrer Sozialstruktur als solitär lebend eingestuft worden waren, ist zu prüfen, ob nächtliche und eventuell solitäre Lebensweise in irgendeiner greifbaren Form mit dem Aufbau des Gehirns zu tun haben. Als weiterer wichtiger Aspekt kommt hinzu, daß die nächtlich aktiven Typen im Durchschnitt kleiner sind als ihre tagaktiven näheren Verwandten. Dies kann man natürlich nur an jenen systematischen Gruppen belegen, bei denen sowohl tag- als auch nachtaktive Vertreter bekannt sind. Bei den Tupaias – ob sie nun Primaten seien oder nicht – gehört der einzige nachtaktive Repräsentant, *Ptilocercus,* zu den kleinsten Angehörigen der Familie, während sich unter den Genera mit höherem Körpergewicht, *Urogale* und *Tana,* keine nachtaktiven Arten finden.

Diesen Gedankengang noch etwas fortzuführen ist wichtig, weil die kleineren, lissenzephalen Primaten als nächtliche Refugialtypen beschrieben worden sind, also als spezialisierte Vertreter in einer sensorisch weniger komplexen, eben nächtlichen Welt. Die drei Kriterien ‚klein, nachtaktiv und lissenzephal' gehen ferner in der Literatur einher mit solitärer Lebensweise, einer Daseinsform, die als genereller Anpassungstyp auch in neueren Arbeiten vertreten wird (CROOK u. GARTLAN 1979). Ich möchte hier vorwegnehmen und im Laufe dieses Kapitels auch begründen, warum ich die hierzu scharf kontrastierende Auffassung vertrete, daß eine soziale Lebensfom den Primaten *ureigen,* der Primat also a priori nicht solitär ist.

Es ist richtig, daß die größten Halbaffen der Gattung *Indri, Propithecus* und *Varecia* tagaktiv sind und andererseits, daß die kleinsten Vertreter, der Zwerggalago *Galago demidovii* und der zu den Lemuren gehörende Mausmaki *Microcebus,* ein nächtliches Leben führen. Tagaktive Prosimier gibt es lediglich bei den körpergroßen Lemurenfamilien *Lemuridae* und *Indriidae,* wobei auch innerhalb der einzelnen Familien die tagaktiven Gattungen durchschnittlich größer sind als ihre nachtaktiven Verwandten. Eine klare Trennung gibt es jedoch nicht. Offensichtlich finden sich auch bei nachtaktiver Lebensweise ökologische Nischen, welche eine Körpergröße von tagaktiven Formen durchaus zulassen.

In mehrfacher Hinsicht gehört die einzige nachtaktive Affengattung *Aotes* zu den recht primitiven simischen Primaten. Die Mehrzahl der tagaktiven Primaten sind größer als der Nachtaffe. Andererseits gibt es jedoch auch die wesentlich kleineren, tagaktiven Krallenäffchen. An der generellen oben getroffenen Feststellung ändert dies jedoch im Prinzip wenig.

Da nun eine Gyrifizierung des Gehirns nicht nur bei Primaten, sondern beispielsweise auch bei den zweifellos weniger hoch entwickelten Wiederkäuern positiv mit der Körpergröße korreliert, ist in Anwendung auf die Primaten zu fragen, ob die lissenzephalen, nachtaktiven Formen nur deshalb solche einfache, primitiv erscheinende Hirnoberflächen zeigen, weil es sich um relativ kleine Formen handelt. Da die Primaten nicht eo ipso dem selben Prinzip ihres Hirnbaues wie die als Beispiel angeführten Wiederkäuer unterliegen brauchen, müssen wir unsere Argumente innerhalb der Primatenreihe selbst suchen. Ein sehr gewichtiges Argument für diese These stellen die Verhältnisse beim oben schon erwähnten Aye-Aye *(Daubentonia madagascariensis)* dar. Es ist zwar immer noch kleiner als einige seiner tagaktiven Vettern unter den Lemuren. Doch weist das Gehirn dieser Art die bei weitem höchste Neokortikalisation unter allen Halbaffen auf.

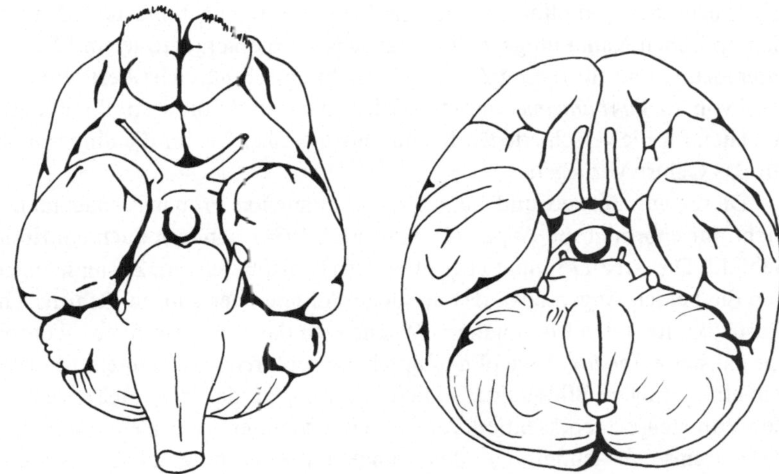

Abb. 1. Basalansicht des Gehirns von Daubentonia madagascariensis *(links)* und Pongo pygmaeus *(rechts).* Man beachte den ausgesprochen großen rhinencephalen Anteil bei Daubentonia, welche gleichzeitig den höchsten Progressionsindex des Neocortex unter den Halbaffen aufweist und den im Vergleich hierzu winzigen olfaktorischen Bereich beim Menschenaffen

Auch die Gyrifizierung ist in Übereinstimmung hiermit bedeutend weiter entwickelt als selbst bei den in der höheren Kategorie der Affen befindlichen und außerdem noch tagaktiven Primaten gleicher Körpergröße.

Als weiteres Argument sei angeführt, daß die kleinsten Affen, die winzigen Zwergseidenäffchen *Cebuella,* mit etwa 150 g (CHRISTEN 1974) adultem Lebendgewicht, lissenzephal und tagaktiv sind, wonach sich die einfach strukturierte Hirnoberfläche zwanglos von der Kleinheit des Tieres herleiten läßt. Ihr Neokortikalisationsindex liegt nur wenig über dem von *Tarsius* in der Größenordnung der halbäffischen Lemuren und deutlich unter demjenigen von *Daubentonia.*

Wie oben angedeutet hat *Daubentonia* zugleich das am voluminösesten ausgebildete olfaktorische System (Abb. 1). Es wäre also unrichtig, eine Zwangsläufigkeit zwischen der Entwicklung des Neokortex einerseits und der Rückbildung der olfaktorischen Anteile andererseits zu konstruieren.

Wenn aber solche Merkmale des Gehirns nur in engen Grenzen über die Nachtaktivität mit der Körpergröße gekoppelt korrelieren, drängt sich die Frage nach dem Sozialverhalten derselben Art auf. Im Zusammenhang hiermit bleibt zu prüfen, ob das mit der ökologischen Nische und dem Nahrungsspektrum verknüpfte Sensorium sich in der Ausbildung des Gehirns spiegelt.

Es wurde oben festgehalten, daß die nokturnen Primaten – vermutlich durchweg fälschlich – als solitär eingestuft worden sind. Bei jenen Arten, deren Sozialverhalten bisher genauer untersucht worden ist, hat sich im Gegenteil herausgestellt, daß die Individuen sehr fest in einen arttypischen Sozialverband gefaßt sind, in welchem sie sich innerhalb eines recht gut definierten Wohngebietes (home range) aufhalten und in bestimmter Weise mit den Partnertieren kommunizieren. Die von den tagaktiven Primatenarten unterschiedlichen Kommunikationsformen waren es, welche die Beobachter zu Fehlschlüssen verleiteten. Die nachtaktiven Halbaffen sind nämlich in nur sehr geringem Maße oder gar nicht gesellig. Ihre Kommunikation benutzt mehr den vo-

                                            C. Niemitz

kal-akustischen und olfaktorischen, im Nahbereich manchmal auch den taktilen Kanal, den optischen Kanal hingegen in vergleichsweise untergeordnetem Maße. Dies ist eine interessante und für diesen Artikel vielleicht aufschlußreiche Feststellung, die am Beispiel von *Tarsius bancanus* vertieft werden soll, weil für diese Art ihrer Gattung gesicherte Daten für die verschiedenen Kommunikationskanäle, für die Sinnesorgane und auch für das Gehirn vorliegen.

Dieser auf Borneo und Sumatra vorkommende Primat ist nachtaktiv und besitzt nicht nur enorm große Augen (CASTENHOLZ 1984), sondern auch ein riesiges primäres Sehfeld. Die Area 17 nimmt etwa 20% der Hemisphären ein. Zusammengenommen haben die beiden Augen etwa das doppelte Volumen des ganzen Gehirns, ein einmaliges Ausmaß unter allen Mammaliern. Wenngleich das ganz extrem auf skotopisches Sehen spezialisierte *Tarsius*-Auge ohne Zäpfchenrezeptoren in absolutem Maßstab also lediglich eine geringere Bildqualität zu liefern vermag als das eines tagaktiven, Farben sehenden Primaten, so repräsentiert *Tarsius* dennoch unter zerebralen Aspekten mit Abstand das extremste Augentier unter den Primaten, ja sogar unter allen Säugetieren. Diese Art besitzt nun, obwohl die Tiere alles andere als gesellig sind, eine ausgeprägte und strikte Sozialform: das synterritoriale Paar mit einem Jungen. Die Gattung *Tarsius* ist auch noch kürzlich als monogam bezeichnet worden (MACKINNON u. MACKINNON 1980; MACKINNON, im Druck), ein Umstand, der jedoch nicht belegt werden konnte und vielleicht auch nicht stimmt. Deshalb ziehe ich den Ausdruck synterritorial vor. Trotz des pseudosolitären Verhaltens entwickeln diese Primaten ein ausgeprägtes Revierverhalten mit enger Paarbindung der Bewohner (SPRANKEL 1965; NIEMITZ 1984).

Im Vergleich zu den höheren, tagaktiven Primaten kommunizieren sie aber in der Dunkelheit trotz des riesigen optischen Apparates kaum auf diesem Kanal, sondern, wie oben erwähnt, vornehmlich olfaktorisch und akustisch und ferner, jedoch fast nur bei heftigen territorialen Auseinandersetzungen, gelegentlich auch taktil, wie Narben und deren Lokalisation beredt belegen. Die Augen stehen primär und ganz entscheidend im Dienste der Energieversorgung, nämlich beim nächtlichen Beutefang. Es erscheint zunächst widersinnig, daß diese Primaten ihr höchstentwickeltes Sensorium im Sozialverhalten nur in sehr untergeordnetem Maße verwenden. Aber ich denke, es gibt eine zwingende Erklärung hierfür. Als Primaten verfügen diese Tiere im Vergleich mit anderen Tiergruppen über ein hochevoluiertes soziales System: Deshalb müssen sie in ihrer nächtlichen Lebensweise auf Kommunikationskanäle ausweichen, welche präziser arbeiten können, in dichter Vegetation über größere Distanzen funktionieren, vor allem aber verläßlicher und von größerer Kanalkapazität sind als das skotopische Auge alleine es erlaubt. Ferner liefert dies einen Grund dafür, daß größere Assoziationszentren bei *Tarsius* im Anschluß an die optischen Gebiete sich nur in engen Grenzen entwickelt haben.

Es steht außer Frage, daß auch die Volumina von Hirnteilen, beziehungsweise die zerebrale Repräsentation bestimmter Gebiete der Peripherie einerseits und ökologische Notwendigkeiten andererseits zuverlässiger gegenseitiger Ausdruck füreinander sein können. Der große Bulbus olfactorius bei *Daubentonia* oder die riesige Area 17 bei *Tarsius* sind Zeugnis für die hohe Leistung der zugehörigen Sinnesorgane zur Deckung energetischer Probleme. KNUDSEN (1982) und PLOOG (1982) verweisen, um ein Beispiel außerhalb der Primaten für die allgemeinere Gültigkeit dieses Gedankens anzuführen, auf die Größe des Nucleus olivaris inferior bei Eulen und deren Leistungen beim Jagen im Dunkeln.

SUR et al. (1980, 1981) haben ein großes sensorisches Feld für das Rhinarium bei *Tupaia* nachgewiesen, dessen ethologische Bedeutung bei der Nahrungssuche von SPRANKEL (1959) gut demonstriert wurde. Eine Diskussion des Einsatzes des Nasenbereiches als sozial-sensorisches Organ, wie sie unter anderem bei naso-nasalem und naso-genitalem Kontakt vorkommt, findet sich bei KLAUER (1977).

Ein anderes Beispiel aus dem simischen Bereich ist die kortikale Repräsentation der Schwanzmotorik bei den südamerikanischen Klammeraffen der Gattung *Ateles* (STARCK 1982). Bei *Ateles* ist nach HOFER (1972) die Repräsentation des Schwanzes in „der Hirnrinde größer als Arm- und Beinareale zusammen". Der Schwanz dient bei diesen sich oft hangelnd fortbewegenden Greifschwanzaffen also mindestens gleichwertig mit den anderen als fünfte Extremität. Er wird vornehmlich zur Fortbewegung und im Positionsverhalten eingesetzt, indem diese Primaten, im Gegensatz zu den meisten anderen Affen, nicht nur in typischer Weise sitzen, sondern sich – im stabilen Gleichgewicht und dadurch auch sehr sicher – an ihrem Greifschwanz aufzuhängen vermögen.

An der ventralen Greiffläche des Schwanzes ist ein V-förmiges Papillarleistenmuster vorhanden, dessen Ausbildung den biomechanischen Anforderungen unterliegt und nach ihnen gestaltet ist (NIEMITZ 1977 a). Der Schwanz ist ein höchst sensibles Tastorgan und den Händen und Füßen durchaus vergleichbar. Auch die motorischen und kombinierten Leistungen sind erstaunlich. So pflückten Klammeraffen blind mit dem Schwanz Blumen, die an einer unsichtbaren Stelle an der Mauer ihres Außenkäfigs wuchsen. Als wir das Greifverhalten von Klammeraffen filmten (SPRANKEL, unpubl.), konnten wir beobachten, daß diese Affen bei größerem Hunger und wenn ein anderes Individuum zu nahe kam, nicht nur mit beiden Händen nach dem gebotenen Erdnußkern griffen, sondern in der Eile auch die dritte gerade freie Extremität, den Schwanz, schnell zu diesem Zweck durch das Käfiggitter steckten. Die motorische Repräsentation des Schwanzes in der präzentralen Rinde entspricht diesem hochentwickelten Einsatz. Hier liegt ein schönes Beispiel meßbarer Leistung in Verbindung mit quantifizierbarer zerebraler Repräsentation vor. Im Gegensatz zu solchen klaren Verhältnissen können sozialbiologische Leistungen hirnorganisch kaum lokalisiert werden.

Um die wenigen bisher bekannten Ergebnisse einander übersichtlich zuzuordnen und dann zu diskutieren, wollen wir nun Sozialstrukturen simischer Affen vor allem an Beispielen bei Cercopitheciden betrachten, also anhand höherer Affen unterhalb des Evolutionsniveaus der Menschenaffen. Aus Platzgründen werde ich die südamerikanischen Affen hier nicht berücksichtigen. Arten, die wir betrachten werden, wurden oft und intensiv zu Untersuchungen des Gehirns herangezogen. Die Cercopitheciden haben eine große Radiation in ihrer Stammesgeschichte erfahren und sind sowohl ökologisch als auch geographisch eine sehr weit verbreitete Affenfamilie. Gerade diese breite Radiation jedoch kennzeichnet sie im Grunde als basal; und in der Tat sind manche der ihr zugehörenden Arten in wesentlichen Zügen konservativ geblieben. Sie stehen dem primitiven, eher generalisierten Typ des ursprünglichen Altweltaffen näher als dem modernen Spezialisten. Aus diesem ursprünglichen genetischen Pool müssen irgendwie die Wurzeln der zu den Menschenaffen und dem Menschen führenden Ahnenlinie herrühren.

Zu allererst sind hier die Meerkatzen zu nennen. Die Grüne Meerkatze *Cercopithecus aethiops* ist einer ihrer typischen Vertreter. Auch die Makaken, z. B. *Macaca mulatta*, der Rhesusaffe, zählt in gewisser Hinsicht zu diesen Generalisten, wie auch *Macaca fuscata*, der Japanische Rotgesichtsmakak, und *M. fascicularis*, der Javaneraffe. Wenngleich es auch in einigen Gattungen im Vergleich zum ursprünglichen Primatenpool zahlreiche Veränderungen gegeben hat, sind sie als Modell des primitiven, generalisierten Schmalnasenaffen sicher besser geeignet als manche Spezialisten auch unter ihren näheren Verwandten, wie sie beispielsweise durch die Stummelaffen der Gattung *Colobus* vertreten werden. Und schließlich werden wir noch ein Beispiel unter den Pavianen anführen, indem wir die Arten *Papio hamadryas* (Mantelpavian), *P. anubis* (Grüner Pavian) und *P. papio* (Guinea-Pavian) vergleichen werden.

Innerhalb dieser drei Gruppen gibt es in Anlehnung an VOGEL (1975b) drei wesentliche Sozialformen, die hier kurz skizziert sein sollen. Als erste möchte ich eine Form beschreiben, die bei *Macaca mulatta* (CHANCE u. JOLLY 1970; MYERS 1975) und bei *M. fuscata* vorkommt (ENOMOTO 1974), die aber darüberhinaus bei *M. sylvanus* beschrieben wurde (MACROBERTS 1970; WHITE u. HOSEY 1981; DEAG 1974; SUCHANEK-VOGET 1983). Es handelt sich um meist große, aber in ihrer Mitgliederzahl von Gruppe zu Gruppe oft variable Verbände zwischen 8 und über 200 Individuen (MYERS 1975) beider Geschlechter und aller Altersstufen. Vor allem jüngere ♂♂ und auch wenige alte ♂ Tiere halten sich entweder bei dieser Gruppe oder vorzugsweise peripher auf. Beim Javaneraffen *M. fascicularis* sind die meisten jüngeren ♂♂ tagsüber in die Gruppe integriert, nachts aber in eigenen Schlafgruppen separiert (ANGST 1975). Das Zentrum wird von einem oder meiste mehreren voll erwachsenen ♂♂ dominiert, unter denen eine gewisse Hierarchie herrscht. Diese Hierarchie zeigt sich unter anderem in der strukturierten Promiskuität („patterned promiscuity', CROOK 1970), in welcher die großen, alten ♂♂ sich häufiger und insbesondere in der Höhe des Östrus sexuell durchsetzen.

Promiskuität bedeutet hier nicht nur den sexuellen Partnerwechsel, sondern impliziert, daß längere sexualexklusive Bindungen nicht existieren (s. TAUB 1980). Nach etwa der Hälfte aller Kopulationen bei *M. sylvanus* trennen sich die Partner sofort; sonst bleiben sie noch einige Minuten zusammen, meist mit gegenseitiger Fellpflege beschäftigt, bevor sie sich trennen (SUCHANEK-VOGET 1983). Die mehr oder weniger peripheren ♂♂ zeigen immer wieder Appetenzen, in das Zentrum der Gruppe zu gelangen.

Eine Variante derselben Sozialstruktur - VOGEL (1975b) nennt diese einen eigenen Typ -, welche ebenfalls bei Rhesusaffen und Japanischen Rotgesichtsmakaken vorkommt, ist tiersystematisch noch weiter verbreitet. Sie wurde nicht nur bei weiteren Makakenarten beschrieben, sondern auch bei einer Meerkatze, *Cercopithecus aethiops* (GARTLAN 1966) und bei mehreren Pavian-Arten: *Papio anubis* (DEVORE u. HALL 1965) und *P. cynocephalus* (ALTMANN u. ALTMANN 1970).

Die Zentralgruppe ist praktisch gleich aufgebaut wie im vorher beschriebenen Typ mit mehreren an der Reproduktion beteiligten ♂♂. Sexuelle Bindungen sind nicht erkennbar oder nur kurzfristig. Die Promiskuität hat ebenfalls eine gewisse Struktur. An der Peripherie ergibt sich eine Fluktuation der ♂♂, entweder als zeitweilig solitäre Individuen, als Abwanderer oder im von der Gruppe getrennten Verband jungerwachsener ♂♂. Es verwundert nicht, daß solche geringfügigen Unterschiede bei denselben Arten von Makaken wiederzufinden sind, denn solche graduellen Differenzen können leich durch ökologische, geographische sowie durch die gerade bestehende Gruppengröße und andere Faktoren, auch in der Kombination der Einflüsse, ohne weiteres hervorgerufen werden.

Wenn man die Sozialstrukturen typisiert, was wegen der unterschiedlichen Nomenklatur bereits äußerst schwierig ist (siehe z. B. das grundlegende Problem der Definition einer ‚Gruppe', welches VAN LAWICK-GOODALL, 1975, diskutiert), so ergibt sich eine dritte Sozialform, welche bei recht vielen Arten anzutreffen ist. Mehrere Makakenarten finden sich hierunter, wie z. B. die Angehörigen der *Macaca-nigra*-Artengruppe (Literatur s. MENZFELD 1982) und *M. radiata* (SUGIYAMA 1971), aber auch die Grüne Meerkatze *Cercopithecus aethiops* (GARTLAN u. BRAIN 1968) wird wieder angeführt, ferner zwei Mangabenarten *Cercocebus albigena* u. *C. torquatus* (JONES u. SABATER PI 1968). Verschiedene Schlankaffen sind ebenfalls hierzu zu zählen, nämlich *Presbytis cristatus* (BERNSTEIN 1968) und *P. entellus* (JAY 1965; RIPLEY 1967, 1970).

Mit *P. cristatus* haben wir einen tropisch-folivoren ökologischen Spezialisten eingeführt. Neben sehr generalisierten Formen hat sich diese Sozialstruktur als phylogenetisch flexibel erwiesen und wird in unterschiedlichen ökologischen Nischen realisiert. Unterstrichen wird diese Tatsache auch dadurch, daß wir in dieser Kategorie auch den auf der großen Sundainsel beheimateten Nasenaffen *Nasalis larvatus* eingereiht finden. Besonderes Interesse verdient diese Sozialstruktur, weil ein oft zum Tier-Mensch-Vergleich herangezogener Menschenaffe, nämlich *Gorilla gorilla* in dieser Sozialform lebt (DIXON 1981; MAPLE u. HOFF 1982).

Es handelt sich um Gruppen mit wenigen ♂ Individuen und einer größeren Anzahl von ♀♀. Hierbei sind die ♂♂ recht streng linear in ihrer Hierarchie angeordnet. Die Sozialstruktur wird in vielen kleinen, alltäglichen Situationen sehr transparent. Es gibt zwar keine exklusiven sexuellen Vorrechte, doch müssen jüngere ♂♂ sich aus dem direkten Beobachtungskreis der älteren, dominanten Tiere, insbesondere des Alpha-Männchens begeben, meist also an die Peripherie der Gruppe, um sexuelle Kontakte zu schließen. Hierbei kommt es dann zu den in der Literatur als ‚consort-pair‘ beschriebenen kurzfristigen Vergesellschaftungen eines ♂ mit einem ♀ für kurze Phasen sexuell bestimmter Freundschaften (s. VAN LAWICK-GOODALL 1975).

Sehr deutlich wird die Brüchigkeit solcher Typisierungen sozialer Strukturen beispielsweise daran, daß für einige, aber nicht für alle und auch nicht für die Mehrzahl der hierher gehörenden Arten reine Männchentrupps beschrieben werden (VOGEL 1975b) und sich die Frage stellt, ob diese Arten dann noch in die gleiche Kategorie von Sozialform zu fassen wären oder nicht.

Durch nur geringfügige Umstrukturierung kann sowohl aus dieser wie aus der davor beschriebenen Sozialstruktur jene mit Haremsbildung abgeleitet werden. Dies kann geschehen, wenn die einzelnen Rangplätze nicht mehr eindeutig definiert werden können, denn in dieser sozusagen sexuell liberalen Sozietät genießen die ♂ Individuen mit hohem Status doch zumindest kleine Vorrechte oder verhalten sich recht possessiv. Hierfür kommen z. B. Phasen in Betracht, in denen eine vorhandene Rangfolge eine Umordnung erfährt, dann könnte ein ♂ ein ♀ für sich beanspruchen. In stammesgeschichtlich wirksamen Zeiträumen bedeutet es also nur einen winzigen Schritt hin zur Haremsstruktur, wie sie beim Mantelpavian *Papio hamadryas* bekannt ist (KUMMER 1968) und beim Blutbrustpavian *Theropithecus gelada* (KUMMER 1975). Die reinen Männchengruppen sind hier in ein etwas jüngeres Alter verlagert; ihre Angehörigen sind oft deutlich subadult. Sie versuchen, sich einen eigenen Harem aufzubauen, bei *Papio hamadryas* dadurch, daß die jungen ♂♂ zunächst ein noch jüngeres ♀ adoptieren, welches dann die Grundlage für den neuen Harem mit ihm zusammen legt. Wichtig ist hierbei, daß ein solcher Harem kein eigenes Wohngebiet (home range) besitzt.

Wenngleich ich die Nähe dieser beiden Sozialstrukturen betone, ist dennnoch klar, wie deutlich sich der Unterschied im Sozialverhalten offenbart. Einmal finden wir eine höchst possessive und aggressiv scheinende Haremsstruktur und zum anderen einen völlig anders in Erscheinung tretenden Typ, jenen der wenigstens einigermaßen toleranten Gruppe, beispielsweise bei *Papio anubis,* die als Geschwisterart dem Mantelpavian außerordentlich nahe verwandt ist.

Dagegen hat *Theropithecus gelada* seine ausgesprochen ähnliche Sozialform (KAWAI et al. 1983) nicht auf dieselbe Art, sondern sicherlich getrennt erworben. Die Vermutung, daß diese ähnliche Entwicklung aufgrund ähnlicher Umweltbedingungen und ökologischer Nischen, aus einem sowieso nicht fernen genetischen Pool heraus, konvergent verlaufen sein könnte, möchte ich als unwahrscheinlich bezeichnen. Verschiedentliche Versuche, Sozialformen mit ökologischen Nischen kausal zu verknüpfen, sind bisher entweder gescheitert oder nur unbefriedigt ausgefallen. Ferner sind der Mantelpavian und der Blutbrustpavian in einigen ihrer Überlebensstrategien – angeführt sei hier nur die Auseinandersetzung mit Freßfeinden – derart unterschiedlich, daß völlig andere Regeln der Selektion auf die beiden Affenarten einwirken, ihre ähnliche Sozialform demzufolge zum Teil übereinstimmende, aber auch sehr unterschiedliche Gründe hat. Dies wird durch neue Untersuchungen von KAWAI et al. (1983) unterstützt. Sie fanden, daß sich die Ein-Männchen-Gruppen zur Nahrungssuche zu ‚Herden' zusammenschließen, wie sie beim Mantelpavian beobachtet werden. Aber „the ontogenetic origins of the groupings, as well as their spatio-temporal stability and cohesiveness, differ quite markedly between the two species. Hamadryas society is composed of patrilineal group . . ., whereas gelada society is composed of matrilineal group" (S. 21). Auch besteht hier das strukturierende Moment mehr in der Stärke der Bindungen zwischen den ♀ ♀ .

Um kausale Begründungen der natürlichen Auslese für die Ausbildung einer Sozialform zu geben, müssen wir uns vielleicht wesentlich weiter voneinanderliegende Beispiele suchen; die Tag- und Nachtaktivität der Prosimier war ein solches hier behandeltes Beispiel. Doch ist andererseits offensichtlich, daß, einhergehend mit größeren stammesgeschichtlichen Zwischenräumen zwischen den betrachteten rezenten Arten, auch immer größere Unsicherheiten in die Überlegungen mit eingebracht werden.

Gibt man nun der Haremgruppe ein eigenes home-range mit deutlich abgesetzten Männchentrupps, so erhält man bereits die Grundstruktur für Ein-Männchen-Gruppen, wie sie bei einigen Meerkatzenarten angetroffen werden, so bei *Cercopithecus mitis* und *C. nictitans* (GARTLAN u. BRAIN 1968). Aber auch bei *Cercocebus albigena* (JONES u. SABATER PI 1968), dem Stummelaffen *Colobus guereza* (MARLER 1969), beim Nasenaffen *Nasalis larvatus* (KERN 1964) und verschiedenen Presbytisarten (SUGIYAMA 1964; BERNSTEIN 1968) wurde diese Sozialform beschrieben. Einige dieser Primaten wurden schon vorhin mit einer anderen Sozialform erwähnt. In jener gab es in einer Gruppe mehrere ♂ ♂, wobei eine deutliche lineare Rangordnung herrschte. Auch aus dieser Gruppenstruktur ist eine Herleitung zum Ein-Männchen-Verband denkbar.

Die Gattung *Macaca* ist hier in nicht weniger als drei Sozialformen aufgeführt. VOGEL (1975b, 1976) berichtet, daß vier von den fünf hier beschriebenen sozialen Typen für *Presbytis entellus* zutreffen können. Der Gorilla hingegen, als ökologischer Spezialist, war nur einer dieser Kategorien zugeordnet, während *Nasalis* in zweien zu finden war. Es ist jedenfalls auffällig, daß eine ganze Reihe dieser im Vergleich zu den Menschenaffen als recht basal beschriebenen Altweltaffen leicht auseinander ableitbare, oft ähnliche Sozialstrukturen haben. Diese Sozialformen kommen oft innerhalb einer Art oder auch innerhalb einer Artengruppe vor, zum Beispiel bei den sehr nah miteinander verwandten Pavianen.

Bei *Gorilla* bietet sich ein vergleichsweise rigides Bild (DIXON 1981; MAPLE u. HOFF 1982). Auch beim Orang-Utan finden wir eine wenig flexible aber völlig andere Sozial-struktur, ebenfalls in einer sehr engen ökologischen Nische. Es handelt sich hier um Ter-ritorien der ♂ und solche der ♀ Tiere, die in unterschiedlicher Weise als überlappend be-schrieben werden (MACKINNON 1974; GALDIKAS-BRINDAMOUR 1975; RODMAN 1979), und in denen es offensichtlich immer wieder zu Territoriumskämpfen mit Verwundun-gen kommt, wobei Verletzungen nicht selten sind (MAPLE 1980). Beim Orang-Utan han-delt es sich, wenn man sein Verhalten als solitär einstuft, wohl um eine sekundäre, recht neu erworbene Art der innerartlichen Beziehungen, also wohl um einen phylogenetisch modernen Sonderfall.

Der Schimpanse *(Pan troglodytes)* hat, wie die beiden vorhergehend behandelten Ar-ten, eine recht präzis beschreibbare Sozialstruktur (VAN LAWICK-GOODALL 1975; ITANI 1980) in sogenannten Gemeinschaften („communities‘, GOODALL 1973), in denen die ♀ Tiere wesentlich mehr Freiheitsgrade der Mobilität und Fluktuation zeigen als die ♂ ♂. Bei den uns stammesgeschichtlich und verwandtschaftlich am fernsten stehenden Men-schenaffen, den Gibbons und Siamangs *(Hylobates* und *Symphalangus),* herrscht wie-derum eine andere, rigide und mit den anpassungsfähigen Sozialformen der vergleichs-weise basalen Altweltaffen unvereinbare Struktur des Zusammenlebens, die monogame Kernfamilie (CHIVERS 1974). So haben wir bei jeder einzelnen Menschenaffengattung eine wohldefinierte, wenig durch äußere Gegebenheiten veränderbare Sozialstruktur. Vielleicht sind es auch die Umweltansprüche, welche eine Konstantleistung aufrechter-halten, so daß sich die Form des Zusammenlebens nicht verändert. Bedeutet diese Ein-buße an Flexibilität nun eine Einschränkung der zerebralen Funktionen im Zusammen-hang mit dieser Entwicklung sozialer Leistungen?

Bei der Betrachtung des Neoenzephalisationsgrades der Primaten hat es zunächst den Anschein allmählicher Zunahme des Neokortex und insbesondere der sekundäre Rindenbezirke. Eine von STARCK (1965) gezeigte Abbildung deutet an, was STEPHAN (1969) in Form von Progressionsindizes später quantifizierte. Die Größe des Neokortex, ausgedrückt im Vielfachen des Neokortex eines basalen Insektivoren gleicher Körper-maße, liegt bei *Colobus badius* bei 33, einem für die Cercopitheciden niedrigen Wert. In-nerhalb der Gattung *Cercopithecus* selbst gibt es große Schwankungen. Während *C. mitis* einen Wert von 35 erreicht, fand STEPHAN bei *C. ascanius* mit einem Progressionsindex von 45 einen sehr viel höheren Wert und bei *C. (Miopithecus) talapoin,* der Zwergmeer-katze, also einem Vertreter, bei dem die Gattungszugehörigkeit strittig ist, sogar einen ex-trem hohen Index von 60. *Macaca mulatta* hat einen Wert von 47 und damit einen auf die Körpermaße bezogen größeren Neokortex als fast alle Angehörigen der Gattung *Cercopithecus.*

Im Vergleich hierzu sind die neokortikalen Progressionsindizes der Menschenaffen und des Menschen selbst sehr erstaunlich. Der Schimpanse *Pan troglodytes* erreicht mit einem Wert von 58 fast die Spitze der Cercopitheciden, was mit den anderen Ergebnis-sen noch recht vereinbar sein kann, wenn wir bei der Zwergmeerkatze *Miopithecus* eine hier nicht näher zu diskutierende Sonderform vorliegen hätten. Denn alle anderen nie-deren Simier werden vom Schimpansen recht deutlich überragt. *Gorilla gorilla* jedoch weist, obwohl er als Menschenaffe uns ziemlich nahe verwandt ist, einen Index von le-diglich 32 auf. Er hat damit den niedrigsten Wert unter allen Affen der Alten Welt! Der Primat mit dem ähnlichsten Wert, nämlich *Colobus badius* mit einem Index von 33, hat eine dem Gorilla nicht unähnliche Sozialstruktur. Und auch die zentralafrikanische

Mangabe *Cercocebus albigena* wird von CHALMERS (1968) in einer ähnlichen Lebensweise beschrieben. Sie hat einen höheren Index von 42, der aber nicht an den der Rhesusaffen heranreicht.

Wenn Neokortikalisation und Sozialstruktur etwas miteinander zu tun haben, so könnte man, ich will dies besonders zurückhaltend formulieren, auf die Idee kommen, daß die zum einen recht konstant kleinen Gruppen von Gorilla innerhalb einer engen ökologischen Nische vielleicht eine weniger *komplexe* Struktur der sozialen Kommunikation mit sich bringen, was sich eventuell in solchen Kennzeichen des Gehirns spiegeln könnte. Auch wenn ich es bisher lediglich als ‚Idee' gewichte, ist andererseits unabweisbar, daß die Kommunikationsstrukturen bei *Pan troglodytes* um ein Vielfaches komplexer sind als beim Gorilla. Über die Komplexität der menschlichen Kommunikation bedürfen wir in Relation zu den Menschenaffen, unter Berücksichtigung der Vielfalt menschlicher Sozialformen und der menschlichen Technologie, keines wertenden Vergleiches. Im oben angewandten Maßstab erreicht *Homo* einen Progressionsindex des Neokortex von 156.

Auf eine wichtige Einschränkung bei der Interpretation des neokortikalen Progressionsindex hat ferner STARCK (1974) hingewiesen, indem er unter Verwendung von STEPHANS Daten hervorhob, daß die primären sensorischen Bereiche eine deutliche Verzerrung hervorrufen können. Die Area striata von *Tarsius* macht 19,4% des gesamten Neokortex aus, während sie bei *Pan* nur 3,6% und bei *Homo* nur 1,5% beträgt: Es ist also auch abzuwägen zwischen der Spezialisation von Sinnesgebieten einerseits und der Zunahme der Integrationsbereiche andererseits.

Für die Komplexität des Sozialverhaltens von Schimpansen seien hier nur wenige punktuelle Beispiele herausgegriffen. Zunächst ist die Gruppenzusammensetzung zu verschiedenen Zeitpunkten immer wieder recht unterschiedlich, was an ab- und zuwandernden ♀ ♀, an der zeitweiligen Abwesenheit einzelner Individuen und an den ‚Safaris' von sogenannten ‚consort pairs' liegt. Hierbei haben ein ♂ und ein ♀ Tier ein sexuelles Monopol aufeinander für die Dauer weniger Tage inne (s. z. B. MCGINNIS 1979). Neben solchen das Repertoir komplizierenden Verhaltensweisen möchte ich einen Bericht von TUTIN et al. (1983) aufgreifen, der weitere zusätzliche Gesichtspunkte einführt.

Nach diesen Autoren bildet *Pan troglodytes* im Senegal sowohl ähnliche Gruppengrößen als auch eine ähnliche Struktur temporärer Untergruppen in heißer, trockener und offener Savannenregion einerseits und zum anderen ein vergleichbares Sozialgefüge in Waldgebieten. Für plötzliche, größere Wanderungen, welche diese Menschenaffen unternehmen, werden aber größere Gruppen gebildet, trotz der damit einhergehenden Nachteile für die Nahrungsbeschaffung. Dies wird interpretiert mit den Vorteilen in der Feindabwehr. Die Gründe für solche Wanderbewegungen liegen beispielsweise im Versiegen von Wasser- und Futterquellen. Wir haben in der Beobachtung solcher rezenter Verhaltensvarianten, so meine ich, Verhaltensreaktionen der Art auf Umweltveränderungen, die von evolutiver Bedeutung sein können.

In ähnlicher Richtung denken VAN SCHAIK et al. (1983), die an südostasiatischen Primaten nicht nur theoretisch ermittelt sondern praktisch überprüft haben, daß frühzeitige Feinderkennung mit der jeweiligen Gruppengröße signifikant korrelieren kann. Sie meinen sogar, dies würde „support the hypothesis that predation risk has been an important, perhaps even the only, selective force responsible for the evolution of group living in non-human primates" (S. 211), eine Meinung, die jedoch schon wegen ihrer monokausalen Begründung auch dann Unbehagen bereitet, wenn einige ihrer Gesichtspunkte sehr wertvoll sind.

Ein weiteres Beispiel der zunehmenden sozial-kommunikativen Freiheitsgrade ist das Auftauchen von Gewalttätigkeit in der menschlichen Stammesgeschichte. Bei rezenten Schimpansen jedenfalls kommt Gewalttätigkeit vor. Ob sie einen ‚biologischen Zweck' erfüllt und unter einem positiven Selektionsdruck stand, oder ob sie eine ‚biologische Entgleisung' ist, als welche sie ja guten wissenschaftlichen Gewissens bei Menschen in vielen Realsituationen bezeichnet werden kann, ist für diese dem Menschen so nahe stehende Tierart ungewiß. GOODALL et al. (1979) beschreiben in Einzelheiten drei gewalttätige Angriffe übermächtiger Gruppen jeweils auf zwei einzelne ♂♂ und auf ein ♂, das sich in Begleitung eines relativ wehrlosen ♀ befand. Vermutlich endeten alle drei Episoden als Totschlag beziehungsweise mit Todesfolge: Zwei Tiere verschwanden sofort, ohne jemals wieder gesehen worden zu sein; das dritte Tier wurde in erbarmungswürdigem Zustand zwei Monate später noch einmal gesehen und blieb dann verschollen.

Scheinbar unmotivierte, aber gezielte, heftigste Angriffe, ohne daß eine territoriale, sexuelle oder eine Konkurrenz nach Futter oder sonst ein Ziel einer Auseinandersetzung sichtbar wäre, scheint es in unserer Stammesgeschichte wohl erst ab einem gewissen Grad der Neoenzephalisation zu geben. Frühe unwissenschaftliche oder apodiktische Feststellungen dieser Art scheinen sich jetzt, mit fortschreitender verhaltensbiologischer Erkenntnis, leider zu bestätigen. Ich möchte dieses weite Thema in diesem Rahmen nicht mehr als anreißen.

Aber *nicht nur* die *Soziabilität*, wie sie uns beispielsweise eindringlich von Schimpansen-♂♂ demonstriert wird, reflektiert die zunehmenden Integrationsgebiete des Kortex. Es ergibt sich ferner eine weitere, meines Erachtens für die Komplexität des Sozialverhaltens ganz entscheidende neue Dimension durch die Evolution der Individualität, welche sich natürlich auch mit den Mitgliedern der Sozietät auseinandersetzen muß. Von den Freiheitsgraden ihrer Handlungsweisen her sind die Menschen sicher jene Primaten mit der höchsten möglichen Individualität des Verhaltens. NISHIDA (1979), der die ♀ Schimpansen als in besonderem Maße „egozentrisch und individualistisch" charakterisiert, bezeichnet hiermit jenen auf dieser Stufe neu erworbenen Verhaltensbereich.

Ein weiteres und in diesem Beitrag letztes Gebiet welches ich im Hinblick auf die Evolution des menschlichen Gehirns ansprechen möchte, ist die Evolution der Hand und der Manipulationsfähigkeit. KLIMA (1981) faßt den heute weitgehend übereinstimmenden Tenor der wissenschaftlichen Lehrmeinung treffend zusammen: „Die menschliche Hand ist ... nicht nur ein kräftiges Greiforgan, sie ist auch ein feinfühliges Tastorgan. Darüberhinaus ist die Hand Ausdrucksmittel, Sprachersatz - man ‚redet' mit den Händen. Sie kann auch als Waffe dienen, zum Schlagen, zum Werfen. Sicherlich spielten gerade die letztgenannten Anwendungsarten in der Stammesgeschichte der Menschwerdung eine bedeutende Rolle. Ihre wichtigste Funktion jedoch bleibt das Greifen und Tasten. Greifen und Tasten machen die Hand zu einem vielseitigen Präzisionsinstrument, ohne daß die Entstehung und die Entwicklung des Menschen kaum denkbar wären. Dadurch daß die Hand von ihrer ursprünglichen Tätigkeit als Bewegungsorgan befreit wurde ..., konnte sie neue Aufgaben übernehmen, wurde zu einem Werkzeug des Gehirns" (S. 254).

Vergleicht man nun die Hände von vielen Primaten - KLIMA zeigt zwölf sehr unterschiedliche rezente Vertreter -, so wird an den Proportionen sofort klar, daß die menschliche Hand kaum jener der nächsten verwandten Menschenaffen gleicht, sondern viel mehr der ursprünglichen, generalisierten Primatenhand ähnelt, wie sie bei den pronograd vierfüßigen Pavianen *(Papio)* und Totenkopfaffen *(Saimiri)* am ehesten rezent verwirklicht ist. Als Beispiel einer sehr ursprünglichen Handform wäre jene einer Meerkatze *(Cercopithecus)* noch günstiger gewesen, einer Gattung also, die sowohl baumlebende als auch semiterrestrische Arten hervorgebracht hat. JOLLY (1975, S. 42) schreibt: „Bei den Affen (im engeren Sinne) scheint es einige Korrelation mit der Ökologie zu geben. Die bodenlebende Makak-Pavian-Gruppe ist geschickter mit differenzierterem Präzisionsgriff als die Meerkatzenarten." Dies ist eine völlig richtige Feststellung. In einem bisher unpublizierten Film zeigt SPRANKEL eindrucksvoll die für Menschen unnachahmliche Geschicklichkeit und erstaunliche Geschwindigkeit, mit der Paviane in der Lage sind, auch sehr kleine Partikel wie Sonnenblumenkerne blitzschnell zu ergreifen (SPRANKEL, unpubl. b).

Die Evolution des Tast- und Greifinstrumentes Hand reflektiert im Falle des Pavians seine Anpassung an einen Typ des Nahrungserwerbs, der kleine und kleinste Partikel einschließt (Grassamen). Mit seinen vergleichsweise ungeschickten Händen würde ein Mensch bei dem Versuch der gleichen Ernährungsweise vermutlich unweigerlich verhungern. Mit der Evolution geistiger Potenzen hat dies nichts zu tun. Es ist unverständlich, warum JOLLY die oft und stetig wiederholte und falsche Lehrmeinung anschließend vertritt, indem sie schreibt: „Die Feinkontrolle nimmt zu, je mehr man auf der phylogenetischen Leiter aufsteigt. Die menschliche Hand ist der Höhepunkt dieser Tendenz, durch Auslese angepaßt an die Kontrolle feiner Werkzeuge" (1975, S. 42 f.).

Als Beleg zeigt sie ein Foto mit einer Schimpansen- und einer Menschenhand aus NAPIER u. NAPIER (1967), welches in der Literatur immer wieder zu derselben falschen Behauptung in unterschiedlichster Weise kopiert wurde, so auch bei KLIMA (1981), der sie aber nicht mit einem falschen Text versieht. Die Hände der rezenten Menschenaffen sind relativ neu erworbene, spezialisierte Hände. Dieser Umstand ermöglichte dem Menschen, in seiner Evolution eine „glücklicherweise konservativ gebliebene" Hand (SCHULTZ 1965) zu elaborieren. Sie entwickelte sich auf dem Evolutionszweig, der auch zu den Menschenaffen geführt hat, von der generalisierten Hand ähnlich jener der Meerkatzen, getrennt von jenem Weg, der zur geschickten Hand der Paviane geführt hat (!). Für die Evolution des Gehirns stehen im Zusammenhang mit jener der menschlichen Hand ganz andere Gesichtspunkte im Vordergrund. Hierbei muß für den späteren Vergleich die gemeinsame Zeitspanne betrachtet werden, die unsere Vorfahren gemeinsam mit jener der heutigen Menschenaffen zurückgelegt haben. Ökologische Aspekte im Bereich des Nahrungserwerbs mögen auch bei uns eine gewisse Rolle gespielt haben. Der hierbei immer wieder strapazierte Werkzeuggebrauch, vom Angeln nach Termiten, was quasi in allen einschlägigen Lehrbüchern zu finden ist (z. B. Foto von H. van Lawick in JOLLY 1975) bis hin zu den hochkomplizierten Kettenversuchen zum Werkzeuggebrauch bei Schimpansen (DÖHL 1966) oder bei *Pongo pygmaeus* (LETHMATE 1977), liefert jedoch keinen schlüssigen Grund dafür, daß die Evolution der menschlichen Hand am Werkzeuggebrauch Selektionsdrucke erfahren haben sollte, die sich entscheidend auf die Hirnentwicklung ausgewirkt haben könnten. Ganz anders ist dies im Bereich des Sozialverhaltens.

In ihrem umfangreichen Bericht zum Sozialverhalten frei lebender Schimpansen geht VAN LAWICK-GOODALL (1975) sehr genau auf den Handgebrauch ein. Sie zeigt, auch in völlig anderem Zusammenhang, nicht weniger als zwanzig Bilder, bei denen die Hand in der Kommunikation ausgesprochen vielfältig eingesetzt wird (Abb. 2). Hierzu zählen: Demonstration des Schutzes eines Jungtieres durch die Mutter, Spielverhalten, gegenseitige Fellpflege in sehr unterschiedlichem verhaltensbiologischem Kontext, Imitationsverhalten im Zusammenhang mit Werkzeuggebrauch, verschiedene Formen des Drohens, sowohl innerartlich als auch gegenüber anderen Tierarten, ferner Imponierverhalten, auch unter Einbezug von Objekten bis hin zum Steinwurf. Darüberhinaus zeigen Bilder, wie die Hand beim Akzeptieren von Submissionsgestik benutzt wird. Eindrucksvoll sind Abbildungen, welche Kontaktaufnahmen die Hände im Zusammenhang mit Angst oder sozialer Erregung bewerkstelligen, in denen sich die Schimpansen am Genitale anfassen, dem Partner die Hand auf die Schulter legen oder sich gar völlig umarmen.

Aber auch in der sexuellen Werbung nimmt die Hand eine bedeutende Stellung ein. Zum sozialen Lernen schrieb VOGEL (1975a, S.193): „In jedem Fall leistet ein Pavian im sozialen Feld viel mehr, als dies aus den spärlichen Beobachtungen über ,Werkzeugbenutzung' ... je abzuschätzen wäre". Wir können, heute viel besser untermauert, dies auf den Bezug von Handgebrauch und Hominisation erweitern. In sozialen Strategien, in Freundschaften und Koalitionen – die ja auch im Hinblick auf Gegnerschaften unter Sozialpartnern geschlossen werden – zeigt sich, daß soziales Lernen in der Hominisation ganz zentral stand. Der Handgebrauch ist hierbei ein vielfältiges Mittel der Kommunikation. Es war daher ein vernünftiger Ansatz, bei Sprachversuchen mit Schimpansen die gestikulierende Gehörlosensprache anzuwenden (GARDNER u. GARDNER 1971; FOUTS u. BUDD 1979). Zu Unrecht wird oft die vordergründige Pragmatik hervorgehoben, die sich aus der Unfähigkeit einer genügenden Vokalisation und Phonation ergab.

Die umfangreichen Versuche, welche zerebrale Lateralisation, Händigkeit und Sprache in Beziehung setzen, lassen daran denken, daß die Evolution der Gestik und die des menschlichen Sprachvermögens dadurch gekoppelt sind, daß die Entwicklung der Gestik mit der Hand einen evolutiven Durchbruch erzielte, als der hiermit positiv gekoppelte Selektionsdruck im Hirn zu einem entscheidenden Schritt in der Förderung des symbolhaften Denkens führte.

Hierfür sprechen – bei aller Vorsicht – Versuche, welche ergeben haben, daß Händigkeit und Sprache irgendwie gekoppelt sind (z.B. RASMUSSEN u. MILNER 1975). Dieser Gedanke wird ferner unterstützt durch Studien, die belegen, daß Sprachmotorik des Menschen und Vokalisationsmotorik der nichtmenschlichen Primaten in unterschiedlichen Hirngebieten plaziert sind (z.B. ROBINSON 1967) und durch Versuche, nach denen die Phonationsmotorik bei Affen keine geregelte Vokalisation auszulösen vermag (SUTTON 1979).

Im Jahr 1975 schrieb STARCK: „Die makroskopisch faßbaren und die quantitativen Befunde lassen eine stammesgeschichtliche Höherentwicklung des Gehirns der Primatenreihe erkennen. Sie geben keinen Aufschluß über die kausalen Zusammenhänge zwischen Struktur und Leistung. Art, Anzahl und Verknüpfung der Neurone in der Hirnrinde dürften bei der Anagenese von entscheidender Bedeutung gewesen sein. Das Wesen des Geschehens in der Großhirnrinde bleibt noch weitgehend unbekannt" (S.231). Dieser Absatz ist gültig; auch noch heute. Ich bin deshalb der Meinung, daß das evolutionäre Niveau einer Primatenart an der Komplexität seines Verhaltens, vornehmlich seiner Kommunikation gemessen werden sollte. Denn die verhaltensbiologischen Leistungen sind eher meßbar als die funktionelle Komplexität des Gehirns, besonders im Hinblick auf den Bereich der Synapsen bei bestimmten Aktionen des Individuums (NIEMITZ 1984). Dennoch kommen wir allmählich in ein Stadium der Wissenschaft, in dem die

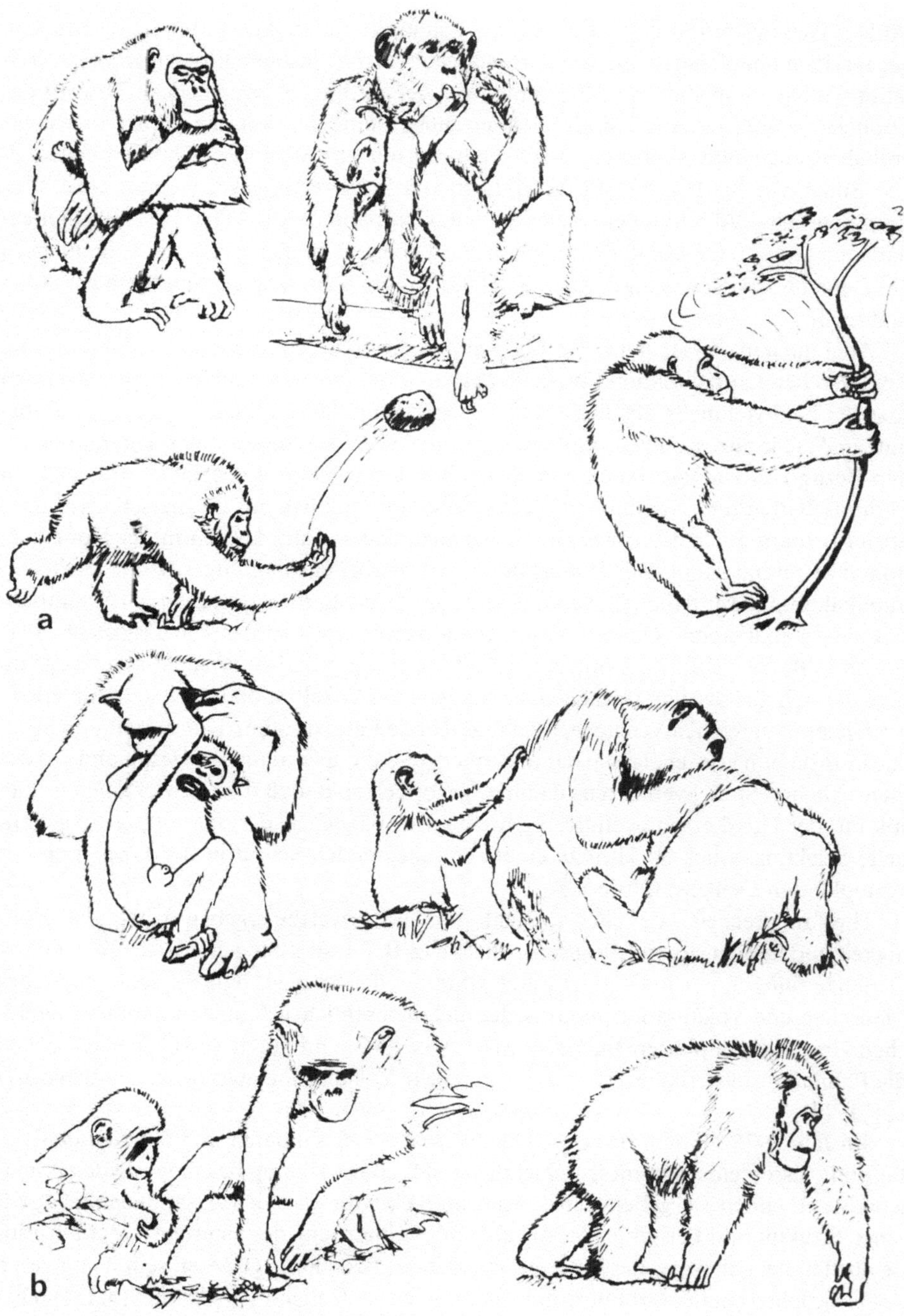

Abb. 2a–d. Abbildungen zum kommunikativen Verhalten mit Handgebrauch beim Schimpansen (umgezeichnet nach GOODALL):
Im Verhaltensbereich des Spiels, beim Groomen im sozialentspannten Feld, bei der Versicherung in der Mutter-Kind-Beziehung, in verschiedenen Situationen des Imponiergehabes und beim Drohen, ferner beim Akzeptieren submissiver Gestik durch Reichen der Hand, genitale Berührung und verschiedene Formen der Umarmung in angstauslösenden Situationen

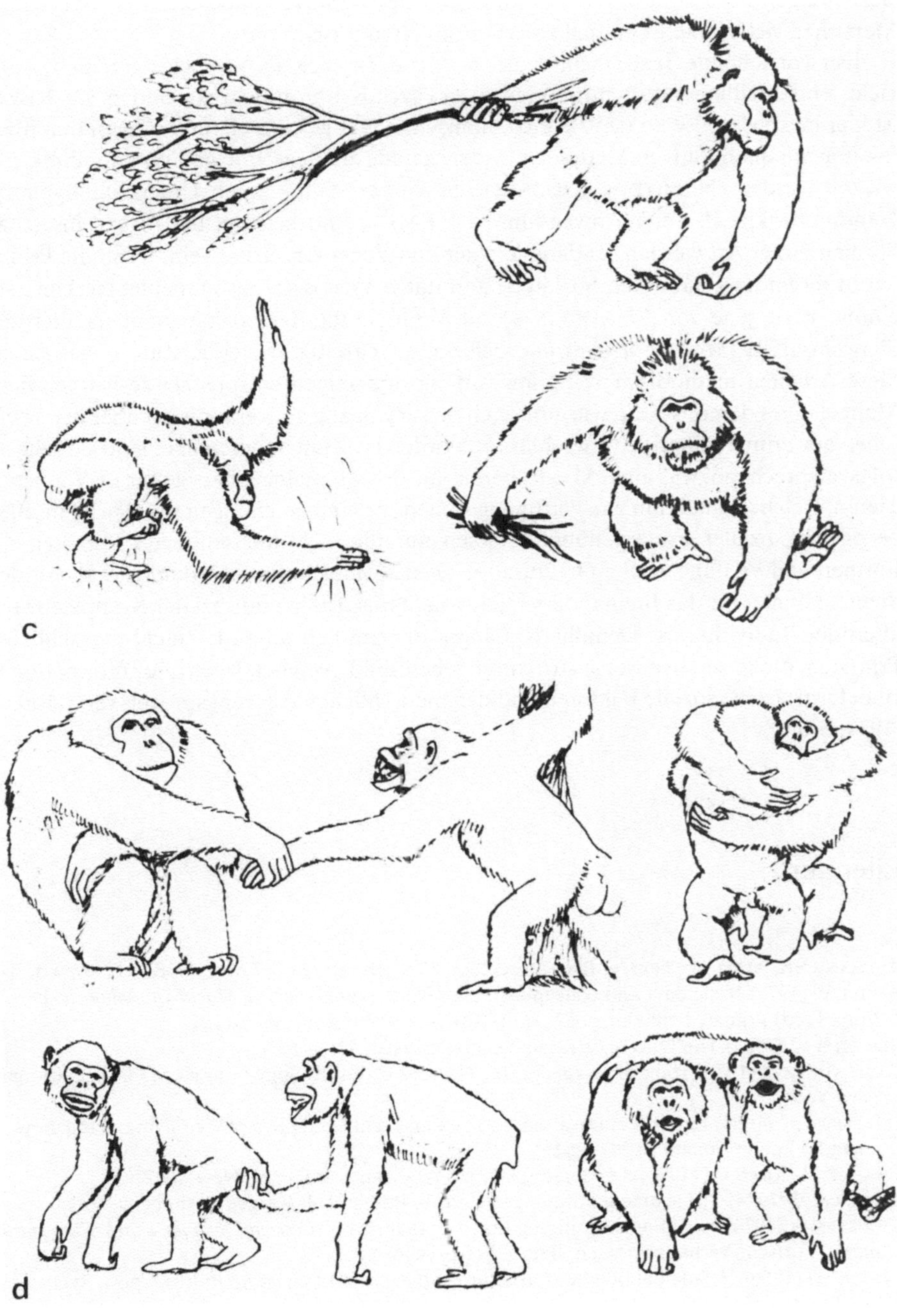

Abb. 2 (Fortsetzung)

Beziehungen der Evolution des Gehirns und des Sozialverhaltens auf dem Wege zum Menschen sich zunächst einmal kausal diskutieren lassen.

Der vorstehende Text macht deutlich, daß Affen sich als Versuchstiere zur Lösung vieler Fragestellungen zum hirnorganischen Psychosyndrom sehr gut eignen. Zu denken ist hier beispielsweise an den Bereich mimischer oder gestischer Äußerungen durch Erfassung mit quantitativen Methoden, wie sie gerade an menschlicher Spontanmimik entwickelt werden (NIEMITZ u. KILLINGER, in Vorbereitung). Auch Untersuchungen zur Handmotorik, z. B. unter Anwendung von EMGs, sind hier gut bei Affen einsetzbar. Studien dieser Art werden oft dann leichter und sicher einsetzbar sein, wenn die Primaten in ihrem angestammten Sozialverband mit Artgenossen zusammenleben. Untersuchungen wie jene von MAXIM (1979) zur Veränderung des Sozialverhaltens alternder Schweinsaffen *(Macaca nemestrina)* belegen gleichzeitig zweierlei. Zum einen stehen diese Arbeiten methodisch völlig am Anfang und zeigen entsprechende beträchtliche Mängel. Dies demonstriert, wie gründlich dieser Zugang zu Kenntnissen über den Menschen am Primatenmodell vernachlässigt worden ist. Zum anderen aber sind sie sehr erfolgsversprechend, was auch MAXIM bereits ausdrückt (meine Übersetzung): „Von jenen Tieren, welche gemeinhin zur Verfügung stehen für Untersuchungen auf den Menschen bezogener sozialer Fragestellungen, bieten nur die nicht-menschlichen Primaten die Formen und Vielfalt sozialer Organisation, welche notwendig sind, damit sie als Modell dienen können für das Ineinanderwirken von Status, Rolle und sozialer Kompetenz des alternden Individuums. Detaillierte Längsschnittstudien alternder nicht-menschlicher Primaten, die in solchen Sozialstrukturen leben, sind geeignet, wertvolle Informationen zu liefern, welche soziale Faktoren und den menschlichen Alterungsprozeß verknüpfen" (1979, S. 69).

Literatur

ALTMANN SA, ALTMANN J (1970) Baboon ecology. Biblioth Primatol 12. Karger, Basel New York

ANGST W (1975) Basic data and concepts on the social organisation of *Macaca fascilularis*. In: DE VORE I (ed) Primate behavior, vol 4. Holt, Rinehart & Winston, London

BERNSTEIN I (1968) The Lutong of Kuala Selangor. Behav 32: 1–16

CASTENHOLZ A (1984) The eye of *Tarsius*. In: NIEMITZ C (ed) Biology of tarsiers. Fischer, Stuttgart New York

CHALMERS N (1968) Group composition, ecology and daily activities of free living mangabeys in Uganda. Folia primatol 8: 247–262

CHANCE M, JOLLY CJ (1970) Social groups of monkeys, apes and man. New York

CHIVERS DJ (1974) The siamang in Malaya. Contrib. Primatol. 4. Karger, Basel New York

CHRISTEN A (1974) Fortpflanzungsbiologie und Verhalten bei *Cebuella pygmaea* und *Tamarin tamarin*. Fortschr Verhaltensforsch, Beih Z Tierpsychol 14: 1–78

CROOK JH (1966) Gelada baboon herd structure and movement: A comparative report. Symp Zool Soc Lond 18: 237–258

CROOK JH (1970) The socio-ecology of primates. In: CROOK JH (ed) Social behaviour in birds and mammals. Academic Press, London

CROOK JH, GARTLAN JS (1979) Ecology of primate societies. In: SUSSMAN RW (ed) Primate ecology. Wiley & Sons, New York Chicester London

DEAG JM (1974) A study of the social behavior and ecology of the wild barbary macaque, Macaca sylvanus. Ph. D.-Thesis. University of Bristol

DeVore I, Hall KRL (1965) Baboon ecology. In: DeVore I (ed) Primate behavior. Holt, Rinehart & Winston, New York London
Dixon AF (1981) The natural history of the gorilla. Weidenfeld & Nicolson, London
Döhl J (1966) Manipulierfähigkeit und „einsichtiges' Verhalten eines Schimpansen bei komplizierten Handlungsketten. Z Tierpsychol 23: 77–113
Edinger T (1955) Hearing and smell in cetacean history. Mschr Psychiat Neurol 129: 37–58
Enomoto T (1979) The sexual behavior of wild Japanese monkeys. Contemp Primatol, 5th Inst.-Congr. Primatol., Nagoja 275–279. Karger, Basel
Fouts RS, Budd RL (1979) Artificial and human language acquisition in the chimpanzee. In: Hamburg DA, McCown ER (eds) The great apes. Benjamin & Cummings, Menlo Park, Reading London
Galdikas-Brindamour B (1975) Orangutans: Indonesia's people of the forest. Nation Geograph 148: 444–473
Gardner BT, Gardner RA (1971) Two-way communication with an infant chimpanzee. In: Schrier AM, Stollnitz F (eds): Behavior of nonhuman primates, vol 4. Academic Press New York
Gartlan JS (1966) Ecology and behaviour of the vervet monkey, Lolui Island, Lake Victoria, Uganda. Dissertation, Bristol University
Gartlan JS, Brain CK (1968) Ecology and social variability in Cercopithecus aethiops and C. mitis. In: Jay PC (ed) Primates. Academic Press, New York
Goodall J (1973) Cultural elements in a chimpanzee community. In: Menzel W (ed) Precultural primate behavior. Karger, Basel New York
Goodall J, Bandora A, Bergmann E (1979) Intercommunity interactions in the chimpanzee population of the Gombe National Park. In: Hamburg DA, McCown ER (eds) The great apes. Benjamin & Cummings, Menlo Park Reading London
Harisson B (1963) Trying to breed Tarsius. Malay Nat J 17: 218–231
Hill WCO, Porter A, Southwick MD (1952) The natural history, endoparasites and pseudo-parasites of the tarsiers (Tarsius carbonarius), recently living in the society's menagerie. Proc Zool Soc Lond 122: 79–199
Hofer H (1972) Prolegomena primatologiae. In: Hofer H, Altner G (Hrsg) Die Sonderstellung des Menschen. Fischer, Stuttgart
Isaac G (1978) The food-sharing behavior of protohuman hominids. In: Isaac G, Leakey REF (eds) Human Ancestors. San Francisco
Itani J (1980) Social structures of African great apes. J Reprod Fert, Suppl 28: 33–41
Jay PC (19865) The common langur of North India. In: DeVore I (ed) Primate behavior. Holt, Rinehart & Winston, New York London
Johanson D, Edey M (1981) Lucy. The beginnings of humankind. Simon & Schuster, New York
Jolly A (1975) Die Entwicklung des Primatenverhaltens. Fischer, Stuttgart
Jones C, Sabater PI (1968) Comparative ecology of Cercocebus albigena (Gray) and Cercocebus torquatus (Kerr) in Rio Muni, West Africa. Folia primatol 9: 99–113
Jouffroy FK, Lessertisseur J (1979) Some comments on the methodological approach to the interface morphology, behavior, environment. In: Morbeck ME, Preuschoft H, Gomberg N (eds) Environment, behavior, and morphology: Dynamic interactions in primates. Fischer, New York Stuttgart
Kawai M, Dunbar R, Oshawa H, Mofi U (1983) Social organization of gelada baboons: Social units and definitions. Primates 24: 13–24
Kern J (1964) Observations on the habits of the proboscis monkey, Nasalis larvatus Wurmb., made in Brunei Bay area, Borneo. Zoologica 49: 183–192
Klauer G (1977) Zum Bau und zur Innervation des Nasenspiegels von Tupaia glis (Diard 1820). Diplomarbeit, Universität Gießen
Klima M (1981) Die Hand des Menschen. In: Wendt H, Loacker N (Hrsg) Kindlers Enzyklopädie Der Mensch. Kindler, Zürich
Knudsen EI (1982) The hearing of the barn owl. Sci Am 68: 113–125
Kummer H (1968) Social organization of hamadryas baboons. Biblioth primatol 6
Kummer H (1975) Sozialverhalten der Primaten. Springer, Berlin Heidelberg New York
Lethmate J (1977) Problemlöseverhalten von Orang-Utans (Pongo pygmaeus). Fortschr Verhaltensforsch, Beih Z Tierpsychol 19
Lindburg DG (1980) The macaques. New York Cincinnati

Lovejoy CO (1980) Hominid origins: The role of bipedalism. Am J Phys Anthrop 52: 250

MacKinnon J (1974) The behaviour and ecology of wild orang-utans *(Pongo pygmaeus)*. Anim Behav 22: 3–74

MacKinnon J, MacKinnon K (1980) The behavior of wild spectral tarsiers. Internt J Primatol 1: 361–379

MacKinnon J, MacKinnon K (in press) Territoriality, monogamy and song in gibbons and tarsiers. Edinburgh, University Press

MacRoberts MH (1970) The social organization of barbary apes *(Macaca sylvana)* on Gibraltar. Amer J phys Anthropol 33: 83–100

Maple TL (1982) Orang-Utan behavior. Van Nostrand Reinhold, New York Cincinnati

Maple TL, Hoff MP (1982) Gorilla behavior. Van Nostrand Reinhold, New York Cincinnati

Marler P (1969) *Colobus guereza:* Territoriality and group composition. Sci 163: 93–95

Maxim PE (1979) Social behavior. In: Bowden DM (ed) Aging in nonhuman primates. Van Nostrand Reinhold, New York Cincinnati Melbourne

McGinnis PR (1979) Sexual behavior in free-living chimpanzees: Consort relationships. In: Hamburg DA, McCown ER (eds) The great apes. Benjamin & Cummings, Menlo Park Reading London

Menzfeld M (1982) Untersuchungen zu den sozialen Beziehungen innerhalb zweier Gruppen von Celebes-Makaken unter besonderer Berücksichtigung der sozialen Fellpflege. Staatsexamensarbeit, Berlin

Myers RE (1975) Neurology of social behavior and affect in primates: A study of prefrontal and anterior temporal cortex. In: Zülch KJ, Creutzfeld O, Galbraith GC (eds) Cerebral localization. Springer, New York Heidelberg Berlin

Napier JR, Napier PH (1967) A handbook of living primates. Academic Press, London New York

Niemitz C (1974) A contribution to the early postnatal behavioural development of *Tarsius bancanus borneanus* Horsfield, 1821, studied in two cases. Folia primatol 21: 250–276

Niemitz C (1977a) Zur funktionellen Anatomie der Papillarleisten und ihrer Muster bei *Tarsius bancanus* Horsfield, 1821. Z Säugetierkunde 42: 321–346

Niemitz C (1977b) Zur Funktionsmorphologie und Biometrie der Gattung *Tarsius* Storr, 1780. Cour Forsch Inst Senckenberg 25. Kramer, Frankfurt

Niemitz C (1979) Relationships among anatomy, ecology and behavior: A model developed in the genus *Tarsius,* with thoughts about phylogenetic mechanisms and adaptive interactions. In: Morbeck ME, Preuschoft H, Gomberg N (eds) Environment, behavior, and morphology: Dynamic interactions in primates. Fischer, New York Stuttgart

Niemitz C (1984) An investigation and review of the territorial behavior and social organization of the genus *Tarsius.* In: Niemitz C (ed) Biology of tarsiers. Fischer, Stuttgart New York

Niemitz C (1985) Can a primate be an owl? In: Dunker D, Fleischer G (eds) Proc Internat Symp Vertebrate Morphol. Fischer, Stuttgart (in press)

Niemitz C, Killinger J (in Vorbereitung) Quantitative Analyse der Elemente und des Zeitverlaufs menschlicher Spontanmimik

Nishida T (1979) The social structure of chimpanzees of the Mahale Mountains. In: Hamburg DA, McCown ER (eds) The great apes. Benjamin & Cummings, Menlo Park Reading London

Oelschläger HA, Buhl EH (1985) Occurrence of olfactory bulb in fetal harbor porpoise. Internat Symp Vertebrate Morphol (abstracts), pp 71–72

Ploog D (1982) Diskussionsbeitrag S. 57. In: Bente D, Coper H, Kanowski S (Hrsg) Hirnorganische Psychosyndrome im Alter. Springer, Berlin Heidelberg New York

Rasmussen T, Milner B (1975) Clinical and surgical studies of the cerebral speech areas in man. In: Zülch KJ, Creutzfeld O, Galbraith GC (eds) Cerebral localization. Springer, New York Heidelberg Berlin

Remane A (1956) Die Grundlagen des natürlichen Systems, der vergleichenden Anatomie und der Phylogenetik. Leipzig

Rensch B (1973) Gedächtnis, Begriffsbildung und Planhandlungen bei Tieren. Paul Parey, Berlin Hamburg

Richarz K, Sprankel H (1978) Daten zum Territorial-, Sexual- und Sozialverhalten von *Tupaia glis* Diard, 1820. Z Säugetierkd 43, 336–356

Ripley S (1967) Intertroop encounters among Ceylon grey langurs. (Presbytis entellus). In: Altmann SA (ed) The social communication among primates. Lippicott, Chicago

RIPLEY S (1970) Leaves and leaf monkey: The social organization of foraging in grey langurs *Presbytis entellus thersites*. In: NAPIER JR, NAPIER PH (eds) Old World monkeys. Fischer, New York London

RIPLEY S (1979) Environmental grain, niche diversification, and positional behavior in neogene primates: An evolutionary hypothesis. In: MORBECK ME, PREUSCHOFT H, GOMBERG N (eds) Environment, behavior and morphology: Dynamic interactions in primates. Fischer Verlag, New York Stuttgart

ROBINSON BW (1967) Vocalization evoked from forebrain in *Macaca mulatta*. Physiol Behav 2: 345–354

RODMAN PS (1979) Individual activity patterns and the solitary nature of orangutans. In: HAMBURG DA, McCOWN ER (eds) The great apes. Benjamin & Cummings, New York

SCHÄFER U (1962) Gehirnschädelkapazität und Körpergröße beim Menschen in allometrischer Darstellung. Zool Anz 168: 149–164

SCHAIK CP VAN, NOORDWIJK MA VAN, WARSONO B, SUTRIJONO E (1983) Party size and early detection of predators in Sumatran forest primates. Primates 24: 211–221

SCHULTZ AH (1965) Die rezenten Hominoidea. In: HEBERER G (Hrsg) Menschliche Abstammungslehre. Fischer, Stuttgart

SPRANKEL H (1959) *Tupaia glis* (Tupaiidae) – Nahrungsaufnahme I (Beuteerwerb) – Kaubewegungen, Schwarz-weißfilm, stumm, 9½ min, IWF (Hrsg), Göttingen

SPRANKEL H (1965) Untersuchungen an *Tarsius* I. Morphologie des Schwanzes nebst ethologischen Bemerkungen. Folia primatol 3: 153–188

SPRANKEL H (1969a) *Ateles geoffroyi* (Cebidae, Primates): Ergreifen von Nahrung (Arbeitstitel). Schwarzweißfilm, zeitgleich und in Zeitdehnung. Herstellung: Frankfurt Göttingen, unveröffentlicht

SPRANKEL H (1969b) *Papio hamadyas* (Cercopithecidae, Primates): Ergreifen von Nahrung (Arbeitstitel). Schwarzweißfilm, zeitgleich und in Zeitdehnung. Herstellung: Frankfurt Göttingen, unveröffentlicht

SPRANKEL H (1971) Zur vergleichenden Histologie von Hautdrüsenorganen im Lippenbereich bei *Tarsius bancanus borneanus* Horsfield, 1821 und *Tarsius syrichta carbonarius* Linnaeus, 1758. Proc 3rd Int Congr Primatol 1: 189–197, Karger, Basel

SPRANKEL H, RICHARZ K, LUDWIG H, ROTT R (1978) Behavior alterations in tree shrews (*Tupaia glis* Diard, 1820) induced by Borna desease virus. Med Microbiol Immunol 165: 1–18

STARCK D (1965) Die Neencephalisation. In: HEBERER G (Hrsg) Menschliche Abstammungslehre. Fischer, Stuttgart

STARCK D (1974) Die Stellung der Hominiden im Rahmen der Säugetiere: In: HEBERER G (Hrsg) Die Evolution der Organismen, Bd III. Fischer, Stuttgart

STARCK D (1975) Neenkephalisation. In: KURTH G, EIBL-EIBESFELDT (Hrsg) Hominisation und Verhalten. Fischer, Stuttgart

STARCK D (1982) Vergleichende Anatomie der Wirbeltiere auf evolutionsbiologischer Grundlage, Bd 3. Springer, Berlin Heidelberg New York

STARCK D (1984) The nasal cavity and nasal skeleton of *Tarsius*. In: NIEMITZ C (ed) Biology of tarsiers. Fischer, New York Stuttgart

STEPHAN H (1966) Größenänderungen im olfaktorischen und limbischen System während der phylogenetischen Entwicklung der Primaten. In: HASSLER R, STEPHAN H (eds) Evolution of the forebrain. Stuttgart

STEPHAN H (1969) Quantitative investigations on visual structures in primate brains. Proc 2nd Int Congr Primatol 3: 34–42, Karger, Basel

STEPHAN H (1975) Allocortex. In: BARGMANN W (Hrsg) Handbuch der mikroskopischen Anatomie des Menschen, Bd 4, 9. Teil. Berlin Göttingen Heidelberg

STEPHAN H (1984) Morphology of the brain in *Tarsius*. In: NIEMITZ C (ed) Biology of tarsiers. Fischer, Stuttgart New York

STEPHAN H, FRAHM H, BAUCHOT R (1977) Vergleichende Untersuchungen an den Gehirnen madegassischer Halbaffen. I. Encephalisation und Makromorphologie. J Hirnforsch 18: 115–147

SUCHANEK-VOGET B (1983) Untersuchungen zur sozialen Stellung der subadulten Männchen der Art *Macaca sylvanus* (Linné 1758) in einem ‚semi-free‘ Beobachtungsgelände. Diplomarbeit, Berlin

SUGIYAMA Y (1964) Group composition, population density, and some sociological observations of hanuman langurs *(Presbytis entellus)*. Primates 5: 7–37

SUGIYAMA Y (1971) Characteristics of the social life of bonnet macaques *(Macaca radiata)*. Primates 12: 247-266

SUR M, WELLER RE, KAAS JH (1980) Representation of the body surface in somatosensory area I of tree shrews, *Tupaia glis*. J Comp Neurol 194: 71-95

SUR M, WELLER RE, KAAS JH (1981) The organisation of somatosensory area II in tree shrews. J Comp Neurol 201: 121-133

SUTTON D (1979) Mechanisms underlying vocal control in nonhuman primates. In: STEKLIS HD, RALEIGH MJ (eds) Neurobiology of social communication in primates. Academic Press, New York London

TAUB DM (1980) Female choice and mating strategies among wild Barbary macaques (Macaca sylvanus L.) In: LINDBURG DG (ed) The macaques, 287-344. Van Nostrand & Reinhold, New York

TUTIN CEG, McGREW WC, BALDWIN PJ (1983) Social organization of savannah-dwelling chimpanzees *Pan troglodytes verus*, at Mt. Assirik, Senegal. Primates 24: 154-173

VAN LAWICK-GOODALL J (1975) The behavior of the chimpanzee. In: KURTH G, EIBL-Eibesfeld I (Hrsg) Hominisation und Verhalten. Fischer, Stuttgart

VOGEL C (1975a) Praedispositionen bzw. Praeadaptationen der Primaten-Evolution im Hinblick auf die Hominisation. In: KURTH G, EIBL-EIBESFELD I (Hrsg) Hominisation und Verhalten. Fischer, Stuttgart

VOGEL C (1975b) Soziale Organisationsformen bei catarrhinen Primaten. In: KURTH G, EIBL-EIBESFELD I (Hrsg) Hominisation und Verhalten. Fischer, Stuttgart

VOGEL C (1976) Ökologie, Lebensweise und Sozialverhalten der Grauen Languren in verschiedenen Biotopen Indiens. Fortschr Verhaltensforsch Beih Z Tierpsychol 17: 1-148

WHITE D, HOSEY GR (1981) Social organization in captive barbary macaques *(Macaca sylvana)*. Primates 22: 487-493

Sozialkommunikatives Verhalten in klinischer Perspektive

H. ELLGRING und D. PLOOG

Überblick

In diesem Beitrag soll zunächst versucht werden, einige Besonderheiten von sozial wirksamen nonverbalen Verhaltensweisen darzustellen. Diese Besonderheiten begründen zwar einige methodische Schwierigkeiten in der Erfassung und Interpretation solcher Verhaltensweisen, machen sie aber gleichzeitig auch klinisch interessant. Aus den Beschreibungen des Affektausdrucks bei hirnorganischen Veränderungen geht hervor, daß diese Verhaltensweisen wichtige Informationen über die Störungen und deren Restitution liefern können. Den plastischen klinischen Beschreibungen stehen allerdings nur wenige systematische Untersuchungen gegenüber. Dies beruht wahrscheinlich u. a. darauf, daß bisher wenige überprüfte Methoden für die Analyse nonverbaler Verhaltensweisen verfügbar waren.

Anhand der Veränderungen des nonverbalen Verhaltens bei primär affektiven Störungen, d. h. bei endogen und neurotisch depressiven Erkrankungen sollen solche Methoden dargestellt werden. Die Ergebnisse weisen auf eine Individuenspezifität nonverbaler Reaktionsformen bei affektiven Störungen hin, wonach nur ein Teil des verfügbaren Verhaltensrepertoires sich zustandsabhängig verändert.

Für die Analyse des nonverbalen Verhaltens folgt, daß bei Beurteilungen und Veränderungsmessungen intraindividuelle Verläufe der Störung oder der Krankheit zu berücksichtigen sind. Bei hirnorganischen Störungen sind zudem ausdrucksmotorische und affektive Steuerung zu differenzieren, die wie bei der Parkinson-Erkrankung dissoziiert sein können. Als unmittelbarer, jedoch nicht-invasiver Zugang ist sozialkommunikatives Verhalten als Informationsquelle zu betrachten, aus der quantitative Größen gewonnen werden können, für die sich enge Beziehungen zu veränderlichen affektiven und appetitiven Zuständen nachweisen lassen.

Ausdrucksverhalten und seine Funktionen

Von den sozialkommunikativen Verhaltensweisen des Menschen sollen hier die nonverbalen Elemente betrachtet werden, d. h. Verhaltensweisen wie Mimik, Gestik, Blickzuwendung etc. Diese Verhaltensweisen, traditionell auch als Ausdrucksverhalten bezeichnet, spielen für die menschliche Verständigung insofern eine wichtige Rolle, als sich in ihnen ein erheblicher Teil der affektiven und kognitiven Vorgänge für den Interaktionspartner erkennbar vermittelt. Nonverbales Verhalten gewinnt zusätzlich an Bedeutung, wenn, aus was für Gründen auch immer, die sprech-sprachliche Verständigung erschwert ist oder entfällt. Dies ist bei Gehörlosen evident; aber auch bei älteren Menschen verlagert sich z. B. in der sozialen Interaktion das Gewicht deutlich zugunsten der nonverbalen Elemente in der Verständigung (BLAZER 1982, S. 124; CAPORAEL 1981).

Für die augenblickliche Diskussion sollen kurz einige Besonderheiten erwähnt werden. Nonverbales Verhalten setzt sich aus angeborenen und erworbenen Teilen zusammen, es ist multifunktional und es ist sozial wirksam.

Angeborene und erworbene Anteile

Ein mimischer Ausdruck, wie z. B. das Lächeln, ist ein angeborenes Bewegungsmuster, ein soziales Signal. Erworben wurde in der Ontogenese wann, wo und wem gegenüber dieses Lächeln gezeigt wird, d. h. wie das verfügbare Repertoire verwendet wird.

Es ist weiterhin anzunehmen, daß man im Laufe der Ontogenese kaum neue Ausdrucksformen erlernt, sondern daß vielmehr der mimische Ausdruck unter willkürliche Kontrolle gelangt. Die Ausdrucksformen nehmen dadurch an Komplexität zu und gewinnen an Differenzierung.

In der mimischen Aktion kann somit gleichzeitig ein Antriebszustand an den Verhaltenseffektoren als auch die bewußte Kontrolle und Darstellung eines Ausdrucks wirksam werden. So drückt die Mimik den Affekt aus; gleichzeitig enthält sie aber auch bewußt gesteuerte Darstellungen und Mitteilungen, die durch die soziale Umgebung und soziale Regeln mitbestimmt sind. Ein Problem bei der Untersuchung solcher Phänomene ist, daß bewußt gesteuerte Anteile und weniger bewußter, unmittelbarer Ausdruck in der Mimik nur schwer von einem Beobachter zu trennen sind. Auch vom Mitteilungsempfänger und Kommunikationspartner werden sie nicht bewußt unterschieden.

Die für das hirnorganische Psychosyndrom beschriebene „Affektinkontinenz" weist z. B. auf die Auflösung der bisher vorhandenen Kontrolle des Affektausdrucks hin. Folgt man der „facial feedback"-Hypothese des Ausdrucks (TOMKINS 1962), so könnte dieser unkontrollierte Ausdruck in einer Rückkoppelung zu einer Verstärkung des erlebten Gefühlszustandes beitragen.

Allgemein muß man von einem Zusammenspiel von unmittelbaren Ausdrucks- und kontrollierten Darstellungsanteilen im nonverbalen Verhalten ausgehen.

Multifunktionalität

Für die verschiedenen Verhaltensweisen lassen sich eine Reihe von spezifischen Funktionen angeben. Für die Mimik ist es z. B. vor allem der Ausdruck von Affekten; in der Abfolge von Blickzuwendung und -abwendung finden sich Verbindungen zu momentanen kognitiven Vorgängen, zur Aufmerksamkeitsstruktur usw. (s. EKMAN u. FRIESEN 1969; KENDON 1967; PLOOG 1980c). Auf diese spezifischen Funktionen soll hier nicht weiter eingegangen werden.

Zu bedenken ist, daß ein Verhalten nicht aus einer einzelnen Funktion heraus zu verstehen ist, sondern daß es gleichzeitig verschiedene Funktionen haben kann. So steuert die Blickzuwendung und -abwendung nicht nur die Art und Menge der eingehenden optischen Informationen, sie beeinflußt gleichzeitig auch den Gesprächsablauf als Signal beim Sprecherwechsel (ELLGRING 1981). Sie vermittelt weiterhin für den Partner den Eindruck wechselnder Aufnahmebereitschaft und damit emotionaler Beteiligung. Aus dem „leeren Starren" gewinnt man andererseits den Eindruck fehlender affektiver und kognitiver Beteiligung. Dieser Eindruck beruht im wesentlichen darauf, daß die ansonsten mit dem eigenen Sprechablauf und mit dem Partnerverhalten koordinierten Blickwendungen fehlen.

Zu trennen sind die Funktionen des Verhaltens für den Sender von denen für den Empfänger. Zwar werden sich Ausdruck und Eindruck im Normalfall wahrscheinlich entsprechen. Am Beispiel einer Fazialisparese wird allerdings deutlich, daß gerade im pathologischen Bereich eine starke Diskrepanz eintreten kann: Ein nicht mehr steuerbarer Ausdruck führt auf der Empfängerseite zu einem gestörten Eindrucksbild. Dieser Eindruck steuert wiederum das Verhalten des Empfängers, indem er z. B. das Gesicht des anderen weniger anblickt. Aus der Multifunktionalität folgt, daß man im Normalbereich keine einfachen oder isolierten Beziehungen zwischen psychischen Vorgängen und dem Ausdrucksverhalten erwarten kann. Im pathologischen Bereich wiederum sind die Eindrucksprozesse ebenso zu berücksichtigen wie die gestörten Verhaltenssteuerungen auf der Senderseite.

Soziale Wirksamkeit

Nonverbales Verhalten ist nicht nur ein Indikator oder Ausdruck psychischer Prozesse, sondern es beeinflußt in der sozialen Interaktion gleichzeitig das Verhalten und das Erleben anderer Personen. Diese doppelte Funktion des Verhaltens als Ausdruck von Antriebszuständen etc. und als Signal für andere Personen (s. PLOOG 1980a) gewinnt besondere Bedeutung, wenn in diesem Bereich Störungen auftreten.

Eine Affektstörung ist dann nicht mehr ein individuelles Problem, sondern löst soziale Reaktionen aus, die wahrscheinlich zusätzliche Belastungen darstellen. Die „Affektinkontinenz" ist nicht nur als mangelnde Kontrollfähigkeit wie eine Harninkontinenz ein Problem für das Individuum. Auch die soziale Umgebung nimmt an der Störung teil, ist vielleicht sogar der Auslöser für den Affektausdruck. Wesensveränderungen bei Psychosen nimmt die soziale Umgebung zunächst am veränderten kommunikativen Verhalten wahr. Auf der anderen Seite wird die Unfähigkeit des Hemiplegikers, einen affektadäquaten Ausdruck zu zeigen, vor allem durch die soziale Bedeutung des Verhaltens, d. h. die vermutlichen oder tatsächlichen Reaktionen der anderen zu einem stark traumatischen Erleben.

Ausdrucksverhalten und seine Störungen sind also gleichzeitig sowohl im Hinblick auf das Individuum als auch auf seine soziale Wirksamkeit hin zu betrachten. Die soziale Wirksamkeit, die sich in den Reaktionen anderer manifestiert, kann z. B. eine Störung zusätzlich verstärken.

Klinische Bedeutung

Klinische Bedeutung gewinnt sozialkommunikatives Verhalten sowohl als Informationsquelle für die Diagnostik als auch für die Beurteilung von Veränderungen im Verlauf. Dabei sind es nicht nur die rein psychomotorischen oder kognitiven Funktionen, für deren Leistung bereits seit längerem standardisierte Testverfahren vorliegen, sondern vor allem auch affektive, appetitive und kurzfristige kognitive Prozesse, für die das nonverbale Verhalten als Informationsquelle dienen kann. Im klinischen Bereich beschränkte man sich bisher vor allem auf eindrucksmäßige Globalbeurteilungen, doch wurden in jüngerer Zeit auch Meßmethoden entwickelt, die Quantifizierungen dieser Verhaltensaspekte erlauben.

Außer der Möglichkeit, Informationen zu gewinnen, ist sozialkommunikatives Verhalten darüberhinaus ein Teil der sozialen Fertigkeiten, die wie die Sprache für den Umgang mit anderen beherrscht werden müssen. Insofern sind Defizite in diesem Bereich auch daraufhin zu betrachten, inwieweit sie durch systematisches Training behoben werden können. In dem vorliegenden Beitrag richtet sich das Augenmerk vor allem auf den diagnostisch-indikativen Wert des nonverbalen Verhaltens. Nicht notwendigerweise sind es „Leistungen", die dabei ermittelt werden, sondern Informationen über ein affektives Geschehen, das sich sprachlich oft nur unzulänglich ausdrücken läßt.

Affektausdruck bei hirnorganischen Veränderungen

Vor allem in klinischen Beschreibungen finden sich Hinweise auf Veränderungen, Störungen und Ausfälle von kommunikativen Verhaltensweisen bei verschiedensten hirnorganischen Störungen (BENTE u. WIESER 1953; GERSTENBRAND 1967; POECK 1969; WILLIAMS 1969; KOLB u. MILNER 1981).

Am deutlichsten wurden bisher bei Aphasikern Defizite in der Gestik, aber auch in der Pantomimik und in Bewegungsnachahmungen nachgewiesen (GOODGLASS u. KAPLAN 1963; GAINOTTI u. LEMMO 1976; VARNEY 1978). Sprachstörungen sind hier deutlich mit spezifischen motorischen Defiziten assoziiert. Ein wesentlicher Bestandteil hirnorganischer Psychosyndrome sind Veränderungen der Affektivität und des damit verbundenen mimischen Ausdrucks.

Einige allgemeine Informationen über die Steuerung der Mimik sollen hier vorangeschickt werden.

Die Gesichtsmuskulatur ist beim Menschen hochdifferenziert ausgebildet und erlaubt eine Vielzahl von Bewegungen, die auf der Hautoberfläche als mimische Erscheinungen sichtbar werden.

Die Gesichtsmuskeln werden durch einen einzigen, außerordentlich verästelten Hirnnerven, den N. facialis versorgt. An der Produktion der vielfältigen Innervationsmuster, die vom N. facialis ausgeführt werden, ist das motorische System von der Hirnrinde bis zu Mittelhirn und Brücke, aber auch das Limbische System beteiligt. Dabei besteht eine rechtshemisphärische Dominanz für den Ausdruck von Emotionen, die in einer stärkeren linksseitigen Expressivität der Mimik resultiert (WOLFF 1943; CAMPBELL 1978; SACKEIM u. GUR 1978; SACKEIM et al. 1978; BOROD u. CARON 1980). Gleichzeitig scheint eine Präferenz der rechten Hemisphäre für die Verarbeitung mimischer Informationen und beim Erkennen von Gesichtern zu bestehen (BRUYER 1980; LEEHEY et al. 1978; RAPACZYNSKI u. EHRLICHMAN 1979; YOUNG u. BION 1980; SERGENT u. BINDRA 1981).

In der Regel bestehen diese Präferenzen für eine rechtshirnige Verarbeitung auch bei hirnorganischen Patienten (BRUYER 1979; CICONE et al. 1980; GOLDBLUM 1980). Allerdings zeigen diese Patienten schlechtere Ergebnisse als Kontrollpersonen, wenn sie schematisierte Gesichter nach ihrer Ähnlichkeit vergleichen sollen, wobei wiederum bei rechtsseitigen Läsionen größere Schwierigkeiten bestehen (BRUYER u. VELGE 1980). Möglicherweise spielt hierbei eine Rolle, daß solche Patienten Schwierigkeiten mit sequentiellen Strategien bei der Informationsverarbeitung haben. Selbst bei einer einfachen Zuordnungsaufgabe, bei der gezeichnete und fotografierte Gesichter als fröhlich, neutral oder ärgerlich beurteilt werden sollten, zeigten Patienten mit chronischem hirnorganischem Syndrom deutlich schlechtere Leistungen als Patienten mit chronifizierter Schizophrenie oder affektiven Psychosen, die ihrerseits wie die Kontrollpersonen nahezu 100%ig richtige Zuordnungen trafen (KURUCZ et al. 1979). Beide Patientengruppen dieser Untersuchung hatten ein durchschnittliches Alter von etwa 70 Jahren und waren langjährig chronifiziert. Die Autoren schlagen daher korrespondierend zu BODAMERS Prosopagnosie den Begriff der „prosopo-affektiven Agnosie" für diese mangelnde Differenzierungsleistung bei hirnorganischen Patienten vor.

Im Gegensatz zu der vergleichsweise häufig untersuchten Erkennung von Gesichtern und Emotionen findet man allerdings vergleichsweise wenige systematische Untersuchungen über den mimischen Ausdruck bei hirnorganischen Patienten selbst. Dies ist erstaunlich, denn immer dann, wenn von Affekten im Zusammenhang mit hirnorganischen Veränderungen die Rede ist, sind wahrscheinlich mimische Ausdruckserscheinungen mit beteiligt. Zumindest geht mimisches Verhalten, wenn auch häufig implizit, in Beurteilungen und Beschreibungen von Affektauffälligkeiten wie Affektlabilität, Desintegration der Affekte, Affektstarre etc. mit ein.

Ähnlich wie bei defektschizophrenen Patienten zeigen sich bei hirnorganischen Patienten motorische Stereotypien in der Mimik, die in der mimischen Desintegration Primitivkoordinationen hervortreten lassen (PLOOG 1964, S.352ff.; HEIMANN u. SPOERRI 1957). In der Entdifferenzierung der auslösbaren Reize und in den schablonenhaften Reaktionen manifestieren sich elementare Störungen von Funktionen, die in die fundamentalen angeborenen Mechanismen hineinwirken.

Betrachten Patienten verschiedene emotional getönte Dias, so läßt sich der dabei gezeigte mimische Ausdruck von Patienten mit rechtsseitigen Hirnläsionen bzw. mit Parkinson-Erkrankung weniger eindeutig beurteilen als der von Patienten mit linksseitiger Läsion (Aphasiker). Zwischen Aphasikern (linksseitiger Läsion) und gesunden Kontrollpersonen bestand in dieser Hinsicht kein Unterschied. BRUYER (1981) forderte Patienten mit unilateraler Läsion (von denen die Hälfte jeweils eine kontralaterale Fazialisparese hatte) auf, einen neutralen, traurigen bzw. lächelnden Gesichtsausdruck darzustellen. Hier ergeben sich ähnliche Tendenzen: Bei linksseitiger Läsion erscheint die linke Gesichtshälfte, wie auch bei Kontrollpersonen in anderen Untersuchungen verschiedentlich gefunden, expressiver. Bei rechtsseitiger Läsion ist es, allerdings nur bei Patienten mit kontralateraler Parese, die rechte Gesichtshälfte. Die unterschiedliche Expressivität wird bei „neutralem" und „traurigem" Gesicht, nicht aber beim Lächeln wahrgenommen.

Außer diesen wenigen, eher indirekten Hinweisen geben vor allem die klinischen Beschreibungen ein plastisches Bild von den Veränderungen des Affekts und der Mimik bei hirnorganischen Störungen. Von den psychischen Funktionen, die beim hirnorganischen Psychosyndrom deutlich verändert sind und somit auch einen wesentlichen Teil der Erkrankung ausmachen, ist der Affekthaushalt in ähnlichem Ausmaß betroffen wie die kognitiven Funktionen, die psychomotorischen Leistungen etc. So wird als zentrales

Symptom die „Affektinkontinenz" beschrieben, d.h. eine auffällige Labilität in der Äußerung von Gefühlen (TÖLLE 1982, S. 268). Der Ausdruck der Gefühle steht dann in keinem Verhältnis zur Stimmung. Gleichzeitig verarmt der Affektausdruck und verliert seine Differenziertheit und Spontaneität (BLEULER 1969, S. 184).

Abgesehen von solchen Hinweisen bei diffusen hirnorganischen Störungen finden sich Beobachtungen, die die Verhaltensänderungen präzise auf hirnlokale Störungen beziehen. Das pathologische Lachen und Weinen ist ein markantes Beispiel (WILSON 1924; POECK 1969, S. 356ff.). Diese mimischen Reaktionen erfolgen unkontrollierbar, in Reaktion auf unspezifische Stimuli, ohne den dazugehörigen Affekt. Nach POECK (1969, S. 362) können Läsionen auf verschiedenen Ebenen pathologisches Lachen und Weinen bedingen: Läsionen der basalen Ganglien, der Substantia nigra, des Hypothalamus, bilaterale Läsionen des Pyramidaltrakts und möglicherweise auch thalamischer Gebiete.

Auf eine Enthemmung der Mimik bei Ausfällen in der Pyramidenbahn weist ZÜLCH (1951, S. 405) hin, wobei auf der Lähmungsseite bei Hemiplegie der Ausdruck hypermimisch ausfallen kann.

Sehr detaillierte Beschreibungen des Ausdrucksverhaltens bei traumatischem apallischem Syndrom gibt GERSTENBRAND (1967, S. 54ff.), wobei er besonders auch die Reintegration der Affektivität behandelt.

Im Vollstadium des apallischen Syndroms fehlen emotionale Reaktionen, während im Defektstadium eine emotionelle und affektive Enthemmung beschrieben wird. Mit Besserung tritt eine Differenzierung der Mimik ein, die zunächst ängstliche Aspekte aufweist und sich auch hierin weiter differenziert. Später kommen Entspannungsreaktionen und auch mimische Unmutsreaktionen hinzu. Die differenzierten Reaktionen von Freude und Trauer treten nach GERSTENBRAND relativ spät in Erscheinung. Sie sind dann vor allem an das Wiedererkennen von Personen gebunden.

Beim traumatischen apallischen Syndrom finden sich also deutliche Hinweise darauf, daß die Mimik differenziert über die Reorganisation des Affektsystems Auskunft geben kann. Bedeutsam erscheint hier, daß positiver Affektausdruck erst zu einem relativ späten Zeitpunkt des Wiederherstellungsprozesses auftritt.

Eine Erkrankung, deren Symptomatik vor allem bei älteren Patienten Ähnlichkeiten zum hirnorganischen Psychosyndrom aufweisen kann, ist das Parkinson-Syndrom. Für unser Thema ist diese Erkrankung insofern wichtig, als bei dieser Störung des extrapyramidalen Systems, einer nigrostriären Degeneration im dopaminergen System (s. BIRKMAYER u. RIEDERER 1980) deutliche Veränderungen der Ausdrucksmotorik in Mimik, Gestik, Haltung und Gang auftreten: Die Mimik ist maskenhaft starr und steif, wobei auch ein starres Lächeln auftreten kann; in der Motorik sind Tremor und Rigor zentrale Hinweise (SELBY 1968). Dem maskenhaften Gesicht entspricht allerdings keineswegs ein fehlendes affektives Erleben. Es reflektiert lediglich die Unfähigkeit, das affektive Erleben in mimische Aktivität umzusetzen. Nach BIRKMAYER u. RIEDERER (1980, S. 68) kann sich diese Amimie nach einer Dopa-Injektion vollständig auflösen, und es entsteht ein ausdrucksvolles, lebhaftes Gesicht.

Auf der einen Seite ist es also klinisch evident, daß a) Emotionalität und Mimik eng miteinander verknüpft sind, b) beides als Bestandteil hirnorganischer Störungen verändert ist und c) das Ausdrucksverhalten wichtige Hinweise für die Erkennung hirnorganischer Erkrankungen und ihrer Veränderungen liefert. Auf der anderen Seite fehlen allerdings weitgehend Untersuchungen, die das veränderte Verhalten systematisch erfassen. Diese Diskrepanz kann verschiedene Gründe haben.

Es ist unwahrscheinlich, daß systematische Untersuchungen des Ausdrucks als Teil des psychischen Geschehens den notwendigen Aufwand nicht lohnen. Reduktion oder Dissoziation von Verhalten und Erleben werden jedenfalls vom Kliniker als wichtige diagnostische Hinweise verwendet.

Das Phänomen könnte wiederum so evident sein, daß systematische Untersuchungen überflüssig wären. Dieser Grund würde allerdings auch für andere Phänomene gelten, wie Veränderungen von psychomotorischen oder kognitiven Leistungen, die trotz ihrer Evidenz extensiv untersucht wurden.

Es scheint vielmehr vor allem an den methodischen Schwierigkeiten zu liegen, daß bei einem prägnanten, klinisch bedeutsamen Phänomen systematische Untersuchungen bisher kaum zu finden sind. Die mimischen Verhaltensweisen selber sind z.B. häufig sehr kurz, dauern nach eigenen Beobachtungen meist weniger als zwei Sekunden. Sie müssen also im Zeitlupentempo beobachtet werden. Dies wurde ökonomisch erst durch Video möglich. Mimische Aktionen gehen zudem auf komplexe Muskelaktivationen zurück, lassen sich also nur schwer in einzelnen Dimensionen beschreiben. Beobachtung, Beschreibung und Interpretation sind meist eng miteinander verquickt. Man nimmt ein freundliches, aufgesetztes, falsches, offenes oder gequältes Lächeln wahr, wobei die Verhaltenselemente im Ausdruck, die zu diesem Eindruck führten, kaum bewußt analysiert werden.

Die Frage ist daher, in welcher Weise trotz dieser Schwierigkeiten ein methodisch akzeptabler Zugang zum nonverbalen Ausdrucksverhalten gefunden werden kann.

Veränderungen des nonverbalen Ausdrucksverhaltens bei affektiven Störungen

Am Beispiel der Depression soll solch ein methodischer Weg für die Analyse des Ausdrucksverhaltens im Verlauf von eindeutig affektiven Störungen aufgezeigt werden. Über den methodischen Gesichtspunkt hinaus ist die Depression zudem im Zusammenhang mit hirnorganischen Störungen interessant. Auch dort treten depressive Symptome auf, und es ergeben sich durchaus differentialdiagnostische Probleme, vor allem bei Beginn von organischen Psychosen (s. BLEULER 1969, S. 185).

Vergleichbar zum Stand der Forschung bei hirnorganischen Störungen finden sich zahlreiche klinische Beobachtungen und Beschreibungen, aber nur wenige systematische Untersuchungen des nonverbalen Verhaltens bei depressiven Patienten. In diesen Untersuchungen wiederum zeigten sich, verglichen mit dem deutlichen klinischen Eindruck, nur erstaunlich geringe Unterschiede zwischen depressiven und anderen psychiatrischen Patienten bzw. Kontrollpersonen, sofern man statistische Gruppenvergleiche heranzieht (RUTTER u. STEPHENSON 1972; JONES u. PANSA 1979; WALLBOTT 1982). In einer Untersuchung von FISCH et al. (1983) an 13 depressiven Patienten zeigte sich in dem von ihnen erfaßten motorischen Verhalten (Gestik, Körperhaltung etc.) für den Aspekt der Motilität eine hohe interindividuelle Variation, die keinen bedeutsamen Zusammenhang mit dem Befinden ergab. Der aus den Daten ebenfalls abgeleitete Kennwert motorischer Komplexität, d.h. die Vielfalt eingenommener Positionen von Körper- und Kopfhaltung, Gestik etc. korrelierte hingegen hoch mit dem klinischen Besserungsurteil.

Auch wenn in den verschiedenen Untersuchungen statistisch signifikante Gruppen-unterschiede gefunden wurden, fallen sie insgesamt keineswegs so deutlich aus, wie man sie nach klinischen Beschreibungen erwarten würde.

Im folgenden sollen einige Ergebnisse aus einer eigenen Untersuchung[1] berichtet werden, in der nicht Gruppen verglichen, sondern vor allem der Verlauf von Verhalten und subjektivem Befinden intraindividuell aufeinander bezogen wurde. Hiermit sollte festgestellt werden, wie sich Änderungen des subjektiven Befindens, d. h. der allgemei-nen Affektlage, im nonverbalen Verhalten manifestieren. Dabei war zu erwarten, daß sich bei Besserung des depressiven Zustands die Verhaltensreduktion auflöst, daß also aktiv kommunikatives Verhalten zunimmt und sich das Repertoire erweitert.

Zudem ergab sich die Frage, wie sich Zusammenhänge von Verhalten und Erleben manifestieren, die zwar im klinischen Eindruck evident erscheinen, die sich allerdings bei Verhaltensmessungen kaum so deutlich wiederfinden lassen. Übertreibt also der kli-nische Eindruck einen nur mäßig nachweisbaren Zusammenhang?

Methodik

Untersucht wurden 20 endogen, 16 neurotisch depressive Patienten und 9 Kontrollper-sonen über den Verlauf des Klinikaufenthalts hinweg. Während ihres stationären Auf-enthalts, der auch für die Kontrollpersonen von den äußeren Bedingungen her ver-gleichbar war, wurden klinische Interviews video-aufgezeichnet. Diese Interviews bestanden aus einem standardisierten Teil und einem freien Gespräch. Ausgewertet wurden jeweils 5 Minuten dieser Interviews.

Als Maße des nonverbalen Verhaltens wurden die relative Zeitdauer von Blickzu-wendung und Sprechaktivität, die Anzahl sprachbegleitender Gesten bezogen auf die Sprechmenge verwendet und zudem verschiedene Parameter, die sich aus der Mimik-analyse ergaben. Die Mimikanalyse enthält drei Bestandteile: 1. Beschreibung der mimi-schen Aktionen, 2. Bestimmung der Parameter von allgemeiner und spezifischer mimi-scher Aktivität bzw. des Repertoires, 3. inhaltliche Bestimmung von Mustern mimischer Aktivität.

Die Beschreibung des mimischen Verhaltens folgte nach dem Facial Action Coding System (FACS) von EKMAN u. FRIESEN (1978), das wiederum auf ein Verfahren des däni-schen Anatomen HJORTSJOE (1970) zurückgeht. Darin werden Action Units (AU) ein-zeln oder in Kombination nach bestimmten Kodierungsregeln notiert. Im Stirnbereich wird beispielsweise das Hochziehen der äußeren Augenbrauen mit AU 2, das der inne-ren Augenbrauen mit AU 1 und das Zusammenziehen der Brauen mit AU 4 gekenn-zeichnet. Diese einzelnen AUs sind wiederum kombinierbar. Wenn z. B. gleichzeitig die inneren Augenbrauen angehoben und zusammengezogen werden, so wird die AU 1 + 4 codiert.

Insgesamt läßt sich so das mimische Verhalten in Elementen bzw. in Kombination beschreiben, wobei sichtbare Veränderungen der Gesichtsoberfläche auf einer funktio-nal-anatomischen Basis codiert werden.

Jeweils 2 bis 3 Interviews von Patienten und Kontrollpersonen, insgesamt 120 Inter-

---

[1] Die Untersuchung war auch Teil eines interdisziplinären Projektes am Max-Planck-Institut für Psychiatrie über zirkadiane Periodik in der Depression.

views, wurden auf diese Weise codiert. Mit wiederholten Messungen bei den Kontrollpersonen konnte die Stabilität des Verhaltens bei vergleichsweise homogenem emotionalem Befinden festgestellt werden. Bei den Patienten wurden Interviews vom Beginn und Ende des Klinikaufenthalts und aus einer Nachuntersuchung herangezogen. Angaben über das subjektive Befinden lieferte eine visuelle Analogskala („Zustandsbarometer", FOLSTEIN u. LURIA 1973). Auf verschiedenen anderen Skalen wurden zudem der klinische Eindruck global (SCHWARZ u. STRIAN 1972) und nach Merkmalsbereichen differenziert erfaßt. Einzelheiten dazu sind in einem standardisierten Interview zur Verlaufsuntersuchung depressiver Erkrankungen (SID, ELLGRING et al. 1978) festgelegt.

Ergebnisse

Bei den Patienten treten im Zustand der Depression verglichen mit den Kontrollpersonen deutlich reduzierte Werte in den verschiedenen Merkmalen des nonverbalen Verhaltens auf; sie nehmen bei Besserung des Befindens in vielen Fällen wieder substantiell

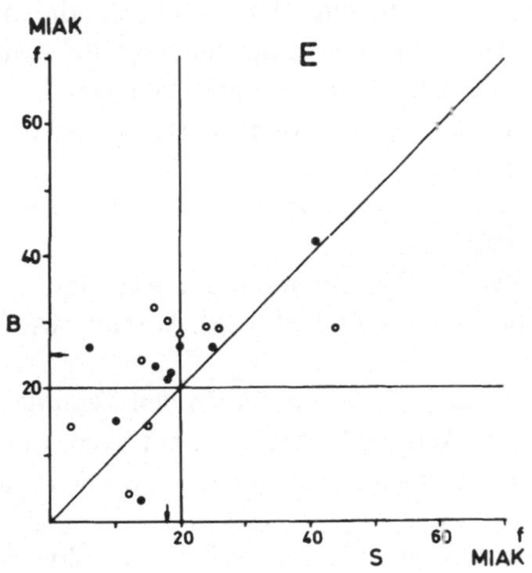

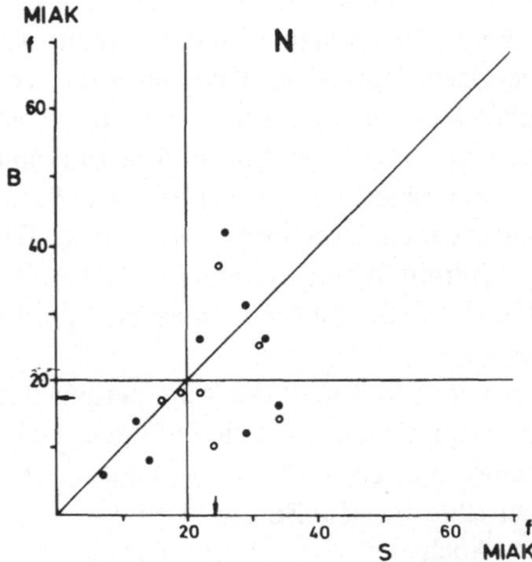

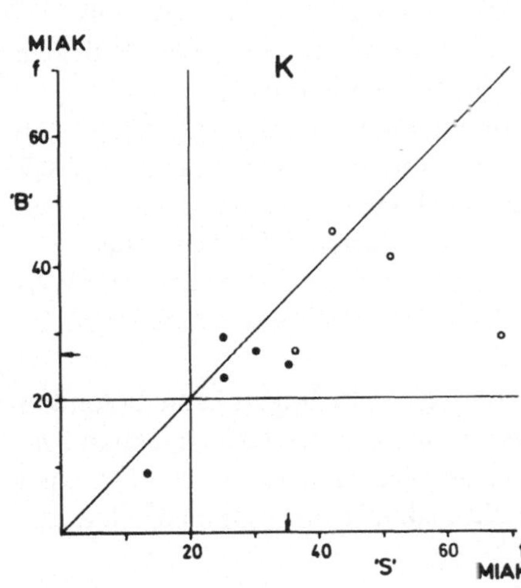

Abb. 1. Allgemeine mimische Aktivität (MIAK). Häufigkeiten der insgesamt vorkommenden Action Units in 5-Minuten-Ausschnitten von Interviews bei schlechtestem (S) und bestem (B) subjektivem Befinden. Männliche (•) und weibliche (○) endogen (E), neurotisch (N) depressive und Kontroll- (K) personen. Median-Werte sind durch Pfeile an den Skalen markiert (weitere Erläuterungen im Text)

zu. Allerdings, und dies ist besonders hervorzuheben, gelten diese Veränderungen individuenspezifisch.

Am Beispiel der allgemeinen mimischen Aktivität, d.h. der Anzahl vorkommender mimischer Aktionen pro 5 min, soll das Ergebnis exemplarisch erläutert werden.

Bei einem erheblichen Teil, vor allem der endogen depressiven Patienten, ist die allgemeine mimische Aktivität gegenüber der der Kontrollpersonen reduziert. Bei besserem Befinden nimmt die mimische Aktivität wieder zu. Ein Teil der neurotisch depressiven Patienten zeigt allerdings bei besserem Befinden weniger mimische Äußerungen und damit ein erwartungskonträres Verhalten.

Die Abb.1 stellt in ihren drei Teilen die individuellen Werte mimischer Aktivität bei schlechtestem und bestem Befinden dar.

In der Darstellung markieren die Kennlinien bei 20, d.h. 4 AU's pro Minute, die Grenze reduzierter Werte, die sich aus den intraindividuell konstanten und allgemein höheren Werten der Kontrollpersonen ergibt.

Die Diagonale trennt die positiven bzw. negativen Veränderungen. Punkte oberhalb der Diagonale zeigen an, daß die mimische Aktivität bei besserem Befinden gegenüber der bei schlechterem Befinden zunimmt. Punkte unterhalb der Diagonalen, daß sie bei Besserung abnimmt. Zieht man auch die Werte bei „mittlerem" Befinden heran, die in Abb.1 nicht enthalten sind, so ergibt sich eine deutlich gegenläufige Tendenz: Bei den endogen depressiven Patienten geht der Anteil reduzierter Werte signifikant von 75% über 43% auf 25% zurück, während er bei den neurotisch depressiven Patienten signifikant von 31% über 38% auf 63% zunimmt (Fischer-Exakt-Tests: p < 0,05).

Bei schlechtem wie bei besserem Befinden liegen die Werte der Patienten signifikant unter denen der Kontrollpersonen (U-Test: p < 0,01).

Intraindividuell nimmt bei 11 der 36 Patienten (= 31%) die mimische Aktivität bei Besserung des Zustands substantiell, d.h. hier um mehr als ein Drittel des Ausgangswertes zu.

Die Abb.2 stellt die Veränderungsquotienten für jede Person dar. In den Veränderungsquotienten wird die Differenz zwischen dem Wert bei bestem bzw. mittlerem Zustand einerseits und dem bei schlechtestem Zustand andererseits auf den Ausgangswert bei schlechtestem Zustand bezogen.

Auch hier zeigt sich eine gegenläufige Tendenz: Bei einem größeren Teil der endogen depressiven Patienten nimmt die mimische Aktivität substantiell, d.h. um mehr als 33% des Ausgangswertes zu. Immerhin 5 der 16 (= 31%) neurotisch depressiven Patienten vermindern substantiell ihre mimische Aktivität bei besserem Befinden.

Für das Lächeln (AU 6 + 12) als eine spezifische mimische Aktivität, die im Gespräch häufig als Signal, ähnlich wie das Kopfnicken, auftreten kann oder aber wechselseitig von den Gesprächspartnern ausgelöst wird, gilt ähnliches: Auch dieses Verhalten nimmt, allerdings wiederum individuenspezifisch, aus reduzierten Werten heraus substantiell zu. 28 der 36 Patienten (= 78%) zeigen bei schlechtem Befinden reduzierte Werte, bei 22 (= 61%) erhöht sich die Häufigkeit des Lächelns bei Zustandsbesserung deutlich nach den gesetzten Kriterien.

Zwei Punkte sind anzumerken: Auch bei Besserung des Befindens kann, besonders bei neurotisch depressiven Patienten (= 17%), die Häufigkeit der Lächelreaktion substantiell abnehmen. Weiterhin sind Veränderungen der allgemeinen mimischen Aktivität nicht notwendig an solche der spezifischen mimischen Aktivität in bestimmten Gesichtsbereichen gekoppelt.

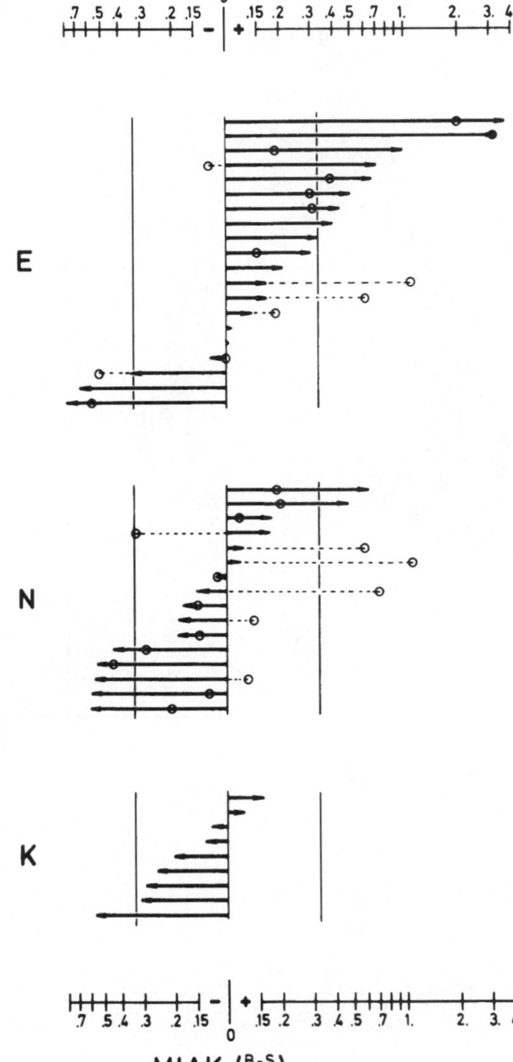

Abb. 2. Veränderungsquotienten der allgemeinen mimischen Aktivität (MIAK). Zunahme bzw. Abnahme bezogen auf den Ausgangswert bei endogen (E), neurotisch (N) depressiven und Kontroll- (K) Personen. → = Werte des Extremvergleichs zwischen bestem (B) und schlechtestem (S) subjektiven Befinden ((B–S)/S), o-Werte des Vergleichs zwischen mittlerem (M) und schlechtestem (S) subjektiven Befinden ((M–S)/S). Die Kennlinie bei VO = 33 gibt die kritische Grenze für substantielle Veränderungen an. Semilogarithmische Darstellung mit linearen Werten zwischen 0 und 0,1. Jede Person ist in einer Linie repräsentiert

Das Repertoire ist vergleichsweise selten reduziert (25%) und nimmt auch seltener (bei 43% der Patienten) substantiell bei Zustandsbesserung zu.

Für die inhaltliche Kennzeichnung der mimischen Aktivität wurden in einem weiteren Schritt mit Hilfe eines Clusterverfahrens (Ward-Methode, STEINHAUSEN u. LANGER 1977) Muster ähnlicher Konfigurationen nach den relativen Häufigkeiten bestimmt, mit denen einzelne mimische Elemente bei einer Person in einer Situation auftraten. Es ergaben sich 5 Cluster, in die sich sämtliche analysierten Interviews von Patienten und Kontrollpersonen einordnen ließen (s. Abb. 3).

Es zeigt sich, daß in einigen Clustern nur depressive Patienten anzutreffen sind, daß weiterhin bei Änderung des Befindens Personen anderen Gruppierungen zugeordnet

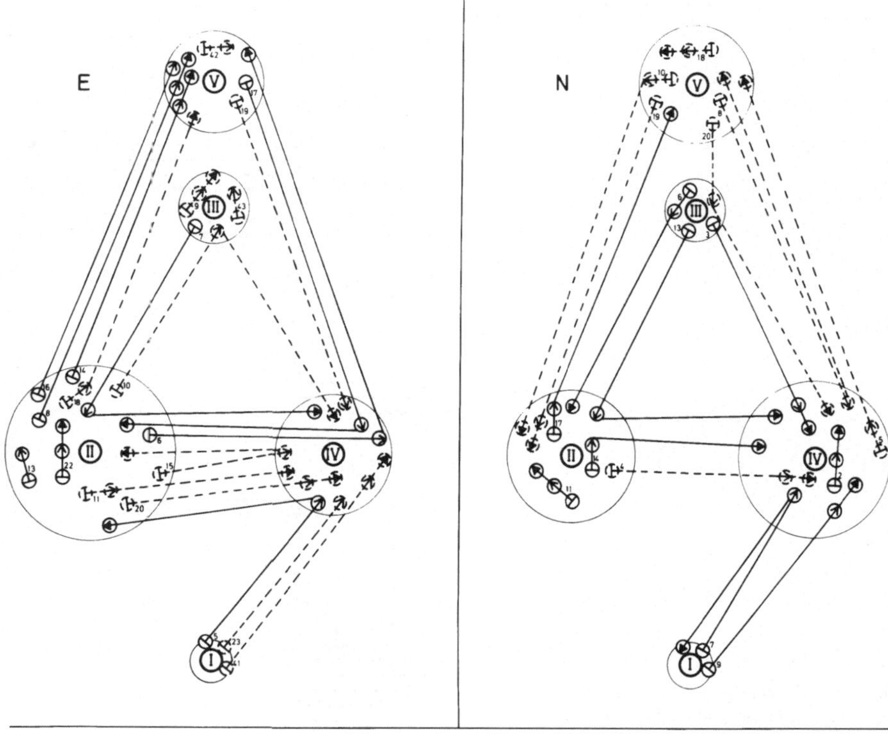

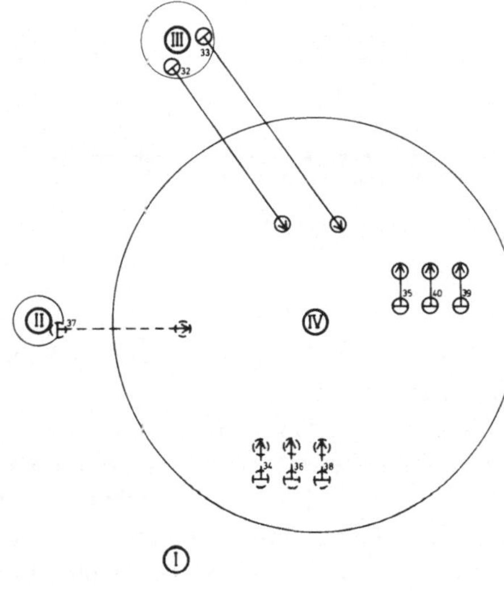

Abb. 3. Cluster der Muster mimischer Aktivität. Die Größe der Kreise entspricht dem Anteil des jeweiligen Clusters in der Gruppe der endogen (E), neurotisch (N) depressiven und Kontroll- (K) Personen. Für jede Person gibt die Pfeilrichtung die Veränderung vom Anfangs- zum End- und Nachkontrollinterview an. ⊕ Anfangs- ⊖ End- ⊖ Nachkontroll-Interview ——— ♂ - - - - ♀

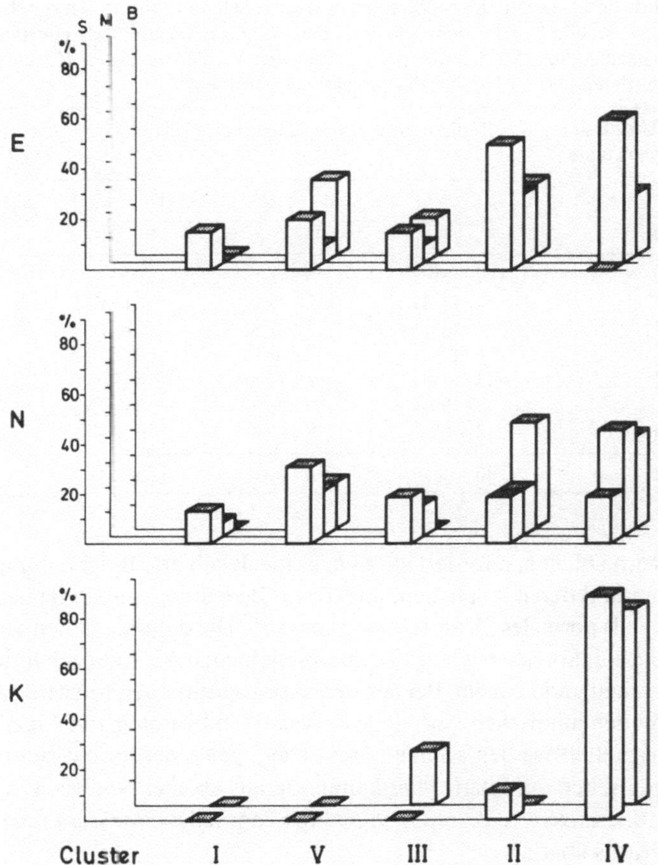

Abb. 4. Anteil der Cluster bei unterschiedlichem subjektiven Befinden von endogen (E), neurotisch (N) depressiven und Kontroll- (K) Personen. Die Höhe der Säulen gibt den Anteil (%) der Personen an, die zu dem jeweiligen Zustand (schlechtestem = S, mittlerem = M, bestem = B Befinden) in den verschiedenen Clustern (I, V, . . . IV) repräsentiert

werden können. Die Kontrollpersonen (15 der 18 Kontrollpersonen = 83%) zentrieren sich im Gegensatz zu der beobachteten Vielfalt der Patientenmuster im wesentlichen auf das Cluster IV. Die Abb. 4 stellt die Anteile der Cluster bei unterschiedlichem subjektivem Befinden zusammengefaßt dar.

Eindeutig ist der hohe Anteil des Clusters IV mit 89% bzw. 78% für die Kontrollpersonen. In diesem Cluster befinden sich keiner der endogen, allerdings 3 (= 19%) der neurotisch depressiven Patienten im schlechtesten Zustand. Cluster I und nicht so eindeutig auch Cluster V erscheinen spezifisch für die depressiven Patienten. Hier finden sich keine Kontrollpersonen und auch keine Interviews im besten Zustand. Gegenläufig verhalten sich die Anteile von Cluster II für endogen und neurotisch depressive Patienten. Im Gegensatz zu den endogenen findet man bei Besserung des Befindens in diesem Cluster häufiger neurotisch depressive Patienten.

Auf die inhaltliche Interpretation der Muster muß hier weitgehend verzichtet werden. Sie läßt sich aus den Zentroidwerten der einzelnen AU's in den verschiedenen Clu-

Tabelle 1. Anzahl der Merkmale mit reduzierten und substantiell zunehmenden Werten. Anzahl (n) und Anteile (%) der depressiven Patienten, die reduzierte bzw. substantiell zunehmende Werte in verschiedenen Merkmalen (m) nonverbalen Verhaltens zeigen. Zustände relativ schlechtesten (S), mittleren (M) und besten (B) subjektiven Befindens

Anz. d. Merkmale	Reduzierte Werte im Zustand			Substantielle Zunahme des Verhaltens	
	S	M	B	S→M	S→B
m	n %	n %	n %	n %	n %
6	1 (3%)	– –	–	–	1 (3%)
5	4 (11%)	2 (6%)	1 (3%)	1 (3%)	3 (8%)
4	4 (11%)	1 (3%)	2 (6%)	6 (20%)	– –
3	6 (17%)	2 (6%)	9 (25%)	3 (10%)	8 (22%)
2	11 (31%)	8 (27%)	6 (17%)	9 (30%)	12 (33%)
1	7 (19%)	9 (30%)	8 (22%)	7 (23%)	9 (25%)
0	3 (8%)	8 (27%)	10 (28%)	4 (13%)	3 (8%)
Σ	36	30	36	30	36

stern ableiten, erfordert allerdings eine detaillierte Beschreibung von Verhaltenselementen und deren möglichem affektivem Bedeutungsgehalt. Bemerkenswert ist das Muster IV als normales „Konversationsmuster". Die dominierenden Verhaltensweisen sind hier die als „Sprechersignale" zu interpretierenden AU's mit gehäuftem Anheben der Augenbrauen und Lächeln. Bei den depressionspezifischen Mustern fällt auf, daß die dominierenden mimischen Verhaltensweisen als Indikatoren von Ärger, Angst und Abscheu interpretiert werden können, mimische Signale der traurig-gedrückten Stimmung hingegen selten auftreten. Man könnte daraus ableiten, daß sich in den aktiven mimischen Äußerungen Teilkomponenten eines normalerweise zusammengehörigen Gesamtausdrucks überlagern.

Nimmt man die anderen Merkmale nonverbalen Verhaltens, d. h. die relative Dauer von Blickzuwendung, Sprechaktivität und die Menge der sprachbegleitenden Gestik hinzu, so ergibt sich eine erhebliche Vielfalt nonverbaler Reaktionsmuster, in denen sich abhängig vom subjektiven Befinden Veränderungen zeigen. Bei den meisten Patienten sind dabei nur wenige der möglichen Parameter nonverbalen Verhaltens im depressiven Zustand reduziert bzw. nehmen bei Zustandsbesserung substantiell zu (s. Tabelle 1).

Bei der Hälfte der Patienten betrifft die Reduktion weniger als drei der sechs erfaßten Parameter. Bei Zustandsbesserung nehmen meist auch nur weniger als drei der Parameter substantiell zu.

Festzuhalten ist, daß im Vergleich zu Kontrollpersonen depressive Patienten auch bei Besserung immer noch erheblich reduzierte Werte vor allem in den hier definierten Parametern der Mimik zeigen. Die Zahl der bei den einzelnen Personen noch reduzierten Parametern geht jedoch deutlich zurück.

Interkorrelationen

In den Interkorrelationen zeigen die Verhaltensmerkmale und das subjektive Befinden höchstens mittlere generelle Zusammenhänge, obwohl im Einzelfall die Verbindungen teilweise sehr eng sind (s. Tabelle 2).

Tabelle 2. Interkorrelationen. MIAK = Allgemeine mimische Aktivität, AU 6 + 12 = Häufigkeit des Lächelns, REP 2 = Mimisches Repertoire, B% = Relative Dauer der Blickzuwendung, S% = Relative Dauer der Sprechaktivität, GAR = Menge der Gestik bezogen auf 5 min Sprechdauer, ZB = Subjektives Befinden im Zustandsbarometer, KE = Klinischer Eindruck. N = 90 Interviews, jeweils 2 Werte von N = 45 Personen. Kritische Korrelation für N = 45: r = + / − 0,30 für p = 0,05 und r = + / − 0,40 für p = 0,01

Merkmal	MIAK	AU 6 + 12	REP 2	B%	S%	GAR	ZB	KE
MIAK	–	0,60	0,66	0,16	0,09	0,11	0,17	0,26
AU 6 + 12		–	0,33	0,33	0,26	0,09	0,49	0,60
REP 2			–	0,12	0,06	0,12	0,08	0,17
B%				–	0,18	0,21	0,52	0,40
S%					–	0,16	0,41	0,41
GAR						–	0,08	0,02
ZB							–	0,86
KE								–

Die am häufigsten und stärksten mit dem Befinden assoziierten Merkmale Blickzuwendung (B%) und Lächeln (AU 6 + 12) korrelieren mit r = 0,52 und r = 0,49 höchst signifikant mit den Werten des subjektiven Befindens, ähnlich wie die Sprechaktivität mit r = 0,41 (sämtlich p < 0.01 bei einem N von 45). Nahezu identisch sind die entsprechenden Korrelationen zum „klinischen Eindruck": r(B%−KE) = 0,40, r(AU 6 + 12−KE) = 0,60, r(S%−KE) = 0,41.

Die allgemeine mimische Aktivität korreliert zwar signifikant, aber niedrig mit dem klinischen Eindruck (r = 0,26) und noch niedriger (r = 0.17) mit den Zustandswerten (ZB). Für die gestischen Merkmale gehen die entsprechenden Korrelationen nicht über r = 0,08 hinaus.

Die Maße verschiedener Verhaltensmerkmale korrelieren abgesehen von den Mimikparametern zu höchstens r = 0.33 miteinander. Die Korrelationen basieren auf jeweils zwei Werten aus dem relativ besten und schlechtesten Zustand einer Person.

Obwohl einige der Korrelationen die allgemein zu erwartenden Zusammenhänge von Verhaltens- und subjektiven Maßen übersteigen, so umschreiben sie dennoch, ausgedrückt in Determinationskoeffizienten, nur zwischen 17% und 30% gemeinsamer Varianz. Als allgemeine Kennzeichnung von Populationen geben sie hier die individuellen Assoziationen nur unvollkommen wieder.

Resümee

In der Depression zeigt sich, anders als zunächst erwartet, eine erstaunliche Vielfalt von Ausdrucksweisen, die von Individuum zu Individuum in unterschiedlicher Art und Weise mit dem veränderten subjektiven Befinden verbunden sind. Im Sinne logischer Oder-Verbindungen treten bei den Verhaltensmerkmalen in verschiedenen Kombinationen reduzierte Werte auf und verändern sich bei Zustandsbesserung substantiell. Nur in wenigen Fällen sind sämtliche Merkmale betroffen; meist sind es, ohne erkennbare Abhängigkeit untereinander, nur einige von ihnen. Wenige Patienten zeigen entgegen der Erwartung keinerlei Veränderungen oder gar substantielle Verhaltensreduktionen bei Zustandsbesserung.

Die potentiell verfügbaren Indikatoren treten nur partiell und unabhängig voneinander als Ausdruck des depressiven Zustands in Erscheinung. Bei einer Person kann dies etwa im Lächeln und in der übrigen mimischen Aktivität der Fall sein, bei einer anderen in der Blickzuwendung und im Sprechen.

Diese zwei Elemente, die intraindividuelle Assoziation und die Oder-Verbindung der einzelnen nonverbalen Verhaltensweisen, erscheinen für den Ausdruck der Stimmung und des Befindens wichtig: Intraindividuell lassen sich Zusammenhänge nachweisen, die interindividuell dadurch wieder verwischt werden können, daß andere Personen in dem jeweils betrachteten Verhaltensaspekt keine zustandsabhängigen Veränderungen zeigen. Für das Individuum besteht eine Reaktionsspezifität dergestalt, daß sich nur ein Teil des verfügbaren Verhaltensrepertoires abhängig vom psychischen Zustand verändert.

Auf das Konomieprinzip, das hier für den Ausdruck erkennbar wird und auf die partneradaptativen Prozesse in der interpersonalen Kommunikation, die sich aus der individuenspezifischen Verwendung nonverbaler Signale ergeben, kann hier nur verwiesen werden.

Folgerungen für die klinische Verhaltensbeurteilung und die systematische Erfassung des Ausdrucksverhaltens

Klinische Inferenz

Der vergleichsweise homogene Zustand der Depression drückt sich in einer Vielzahl von Verhaltensweisen und Verhaltensmustern aus, die als Eindruck vom Beobachter wieder zu einem homogenen Bild zusammengefaßt werden. Wenn die Depression aus verschiedenen Faktoren, dispositioneller, sozialer, kognitiver, biochemischer, physiologischer etc. Art heraus in einem „final common pathway" mündet (AKISKAL 1979; PLOOG 1980b), so entfaltet sich dieser Zustand wieder in den nonverbalen Verhaltensweisen.

Geht man von den individuenspezifischen Reaktionsformen aus, so ergibt sich die Frage, wie dieses Verhalten als Information zu einem klinischen Urteil, speziell der Attribution eines Zustands, beitragen kann. Daß nonverbale Informationen hierzu im unmittelbaren intraindividuellen Vergleich sehr differenziert genutzt werden können, zeigen die Untersuchungen von RENFORDT u. BUSCH (1978), vor allem aber auch Arbeiten von PATTAY (1982) und AVARELLO (1983). Sie wiesen nach, daß allein aufgrund der akustischen Information aus zwei Standardfragen bzw. aufgrund der sichtbaren Information aus 10 Sekunden Videoausschnitten der Zustand des Patienten nicht nur aus dessen eigenem Verhalten, sondern auch aus dem Verhalten des Interviewers erschlossen werden kann.

Offensichtlich kann selbst indirekt das Befinden des Patienten aufgrund nonverbaler Informationen des Interviewers bemerkt werden. Voraussetzung für eine solche Diskriminationsleistung der Beurteiler war, daß das Verhalten jeweils eines Interviewers in verschiedenen Situationen, d.h. bei unterschiedlichem Befinden desselben Patienten unmittelbar verglichen wurde.

Intuitiv registriert man vielleicht diese Verhaltensinformation eines Individuums, d. h. also die idiosynkratischen Zusammenhänge zum Befinden, sofern man die Person in verschiedenen Zuständen oder Situationen erlebt hat.

Welche Zeit und wieviel Informationen notwendig sind, um solche Zusammenhänge zu bemerken, ist nicht bekannt. Beurteilungsstudien deuten darauf hin, daß hier sehr kurze Verhaltensstichproben ausreichen, um im intraindividuellen unmittelbaren Vergleich subtile Unterschiede valide zu entdecken. Innerhalb der ersten 3 min von 25minütigen Interviews bemerken z. B. Psychiater die Hälfte der später insgesamt festgestellten Symptome (SANDIFER et al. 1970). Bereits innerhalb von 30 bis 60 s werden diagnostische Hypothesen gebildet (GAURON u. DICKINSON 1969). Dabei besteht nur eine geringe Übereinstimmung zwischen vermuteter Wichtigkeit und dem tatsächlichen Beitrag der Informationen zur Diagnosenstellung. Offensichtlich spielen also zeitliche Aspekte und konsekutive Verarbeitung von Informationen bei der Urteilsbildung aufgrund komplexer Verhaltensinformationen eine bedeutsame Rolle.

Ob Verhalten als spezifischer Indikator für die Inferenz affektiver Zustände nutzbar ist, wie dies im unmittelbaren Vergleich von Videoaufzeichnungen oder bei einer längeren Zeit der Bekanntschaft der Fall ist, hängt wahrscheinlich auch davon ab, unter welchen unterschiedlichen Bedingungen das Verhalten beim Individuum beobachtet werden konnte. Der Kliniker oder der Angehörige kennen die Person, erleben also die spezifischen Veränderungen. Ihnen stünden somit auch, anders als einer fremden Person, die spezifischen Indikatoren als Inferenzbasis zur Verfügung.

Der Versuch, idiographische Elemente in der Diagnostik zu verwenden, zumindest wenn man nonverbales Verhalten als Informationsquelle heranzieht, würde den hier gefundenen individuellen Zusammenhängen von Verhalten und Befinden Rechnung tragen.

Nach den vorangehenden Erörterungen ist zudem ein intraindividueller Vergleich über den Verlauf wesentlich, um nonverbale Verhaltensinformationen nutzen zu können.

Folgerungen für die Analyse kommunikativen Verhaltens

Welche Strategien sind einzuschlagen, will man sozialkommunikative Verhaltensweisen als Informationsquelle für hirnorganische Syndrome in systematischer Weise erschließen?

1. Nach den klinischen Beschreibungen liegen genügend Hinweise vor, die eine gezielte Beobachtung mittels systematischer Verfahren ermöglichen. Solche Verfahren sind mit den technischen Möglichkeiten von Videoaufzeichnungen und systematischen Beobachtungsverfahren verfügbar.
2. Die systematische Beobachtung nonverbalen Verhaltens ist aufwendig, wahrscheinlich aber nicht aufwendiger als andere Analyseverfahren. In jüngerer Zeit wurden verschiedene brauchbare Methoden entwickelt, die genaue und reliable Beschreibungen des Verhaltens erlauben (s. SCHERER u. EKMAN 1982). Der Vorzug liegt in dem nichtinvasiven, unmittelbaren Zugang zu affektiven Vorgängen.
3. Die Leistung bei der Wahrnehmung und Verarbeitung affektiv getönten Materials, wie sie z. B. in Untersuchungen zum Gesichter-Erkennen erfaßt wurde, ist ebenso zu berücksichtigen wie die Aspekte der Produktion sozialer Signale. Letztere sind zwar

schwieriger zu bestimmen und quantitativ zu beschreiben, sie sind aber besonders wichtig, um mögliche Dissoziationen von Emotionen und deren Ausdruck zu erfassen.

4. Im Hinblick auf die Abgrenzung und Differenzierung innerhalb des diffusen hirnorganischen Psychosyndroms wäre es wichtig, im individuellen Fall die betroffenen Hirnstrukturen zu spezifizieren. Über die assoziierten Funktionen hinaus sind die Beziehungen zur allgemeinen und spezifischen mimischen Aktivität einerseits und/oder der Affektsteuerung andererseits zu berücksichtigen. Damit hängt die Frage zusammen, inwieweit die Willkür- oder die Spontan/Reaktiv-Mimik durch diffuse oder lokale hirnorganische Läsionen betroffen ist.

5. Zu differenzieren ist zwischen Affekten als psychischem Erleben einerseits und Verhalten als Ausdruck dieser Affekte andererseits. Bisher läßt sich nur vermuten, auf welchen Verhaltensinformationen z. B. der Eindruck der Affektstarre oder Affektinkontinenz beruht. Die Diskrepanz von Affekterleben und der Unfähigkeit des Affektausdrucks bei der Parkinson-Erkrankung macht die Notwendigkeit dieser Differenzierung besonders deutlich.

Berücksichtigt man das nonverbale Verhalten als Informationsquelle über affektive und appetitive Zustände, so sind damit nicht-invasive Methoden verfügbar, die differenziert das Erleben abbilden können. Der Kliniker, der diese Informationen eher intuitiv nutzt, kann wahrscheinlich von den individuellen Komponenten des Ausdrucks abstrahieren und nimmt so das Symptom für das Syndrom.

Nach den meist auf intuitivem Eindruck beruhenden Beschreibungen erscheint es jedenfalls erfolgversprechend, nicht nur das Ausdruckserkennen, sondern auch das Ausdrucksverhalten selbst bei hirnorganischen Störungen systematisch zu erfassen und zu quantifizieren. Daß sich darin Veränderungen des affektiven Zustands individuenspezifisch abbilden lassen, wurde anhand von Verlaufsanalysen bei depressiven Patienten gezeigt.

Zusammen mit Informationen zum subjektiven Befinden und zu aktuellen Emotionen sind Aussagen über das Verhältnis von erlebtem und ausgedrücktem Affekt, aber auch Störungen im Affektsystem und, möglicherweise unabhängig davon, im Ausdruckssystem präziser zu treffen.

Literatur

AKISKAL HS (1979) A biobehavioral approach to depression. In: DEPUE RA (ed) The psychobiology of depressive disorders. Academic Press, New York, pp 409-437

AVARELLO M (1983) Nonverbales Verhalten in klinisch-diagnostischen Gesprächssituationen - Eine Eindrucksstudie. Dissertation, Leopold-Franzens-Universität, Innsbruck

BENTE D, WIESER S (1953) Motorische Schablonen bei stufenweiser cerebraler Restitution. Psychiat Neurol 1: 13-18

BIRKMAYER W, RIEDERER P (1980) Die Parkinson-Krankheit. Biochemie, Klinik, Therapie. Springer, Wien

BLAZER DG (1982) Depression in later life. Mosby, St. Louis

BLEULER E (1969) Lehrbuch der Psychiatrie, 11. Aufl. Springer, Berlin Heidelberg New York

BOROD JC, CARON HS (1980) Facedness and emotion related to lateral dominance, sex and expression type. Neuropsychol 18: 237-241

BRUYER R (1979) Le cerveau et la reconnaissance visuelle du visage humain. Acta Psychiat Belg 79: 113-143

BRUYER R (1980) Perception du visage humain et différences cérébrales hemisphériques chez le sujet normal. Année Psychol 80: 631–653

BRUYER R (1981) Asymmetry of facial expression in brain damaged subjects. Neuropsychol 19: 615–624

BRUYER R, VELGE V (1980) Lésions cérébrales et reconnaissance visuelle du visage humain: Une étude préliminaire. Psychol Belg 20: 125–139

CAMPBELL R (1978) Asymmetries in interpreting and expressing a posed facial expression. Cortex 14: 327–342

CAPORAEL LR (1981) The paralanguage of caregiving: Baby talk to the institutionalized aged. J Pers Soc Psychol 40: 876–884

CICONE M, WAPNER W, GARDNER H (1980) Sensitivity to emotional expressions and situations in organic patients. Cortex 16: 145–158

EKMAN P, FRIESEN WV (1969) The repertoire of nonverbal behavior – Categories, origins, usage, and coding. Semiotica 1: 49–98

EKMAN P, FRIESEN WV (1978) Manual for the facial action code. Consulting Psychologist Press, Palo Alto

ELLGRING H (1981) Psychische Beanspruchung durch Sprache und Blickzuwendung in Gesprächs- und Leistungssituationen. In: TENT L (Hrsg) Erkennen – Wollen – Handeln. Beiträge zur Allgemeinen und Angewandten Psychologie. Hogrefe, Göttingen, S 276–290

ELLGRING H, DERBOLOWSKY J, VON DEWITZ A, HIEKE S (1978) Standardisiertes Interview zum Verlauf depressiver Erkrankungen. Max-Planck-Institut für Psychiatrie, München

FISCH HU, FREY S, HIRSBRUNNER HP (1983) Analyzing nonverbal behavior in depression. J Abnorm Psychol 92: 307–318

FOLSTEIN MF, LURIA R (1973) Reliability, validity, and clinical applications of the visual analogue mood scale. Psychol Med 3: 479–486

GAINOTTI G, LEMMO M (1976) Comprehension of symbolic gestures in aphasia. Brain Lang 3: 451–460

GAURON EF, DICKINSON JK (1969) The influence of seeing the patient first on diagnostic decision making in psychiatry. Am J Psychiat 126: 199–205

GERSTENBRAND F (1967) Das traumatische apallische Syndrom. Springer, Wien

GOLDBLUM MC (1980) La reconnaissance des expressions faciales émotionelles et conventionelles au cours des lésions corticales. Revue Neurol 136: 711–719

GOODGLASS H, KAPLAN E (1963) Disturbance of gesture and pantomime in aphasia. Brain 86: 703–720

HEIMANN H, SPOERRI T (1957) Das Ausdruckssyndrom der mimischen Desintegrierung bei chronisch Schizophrenen. Schweiz med Wschrft 35: 1126

HJORTSJOE C-H (1970) Man's face and mimic language. Nordens Boktryckeri, Malmö

JONES JH, PANSA M (1979) Some nonverbal aspects of depression and schizophrenia occurring during the interview. J Nerv Ment Disease 167: 402–409

KENDON A (1967) Some functions of gaze direction in social interaction. Acta Psychol 26: 22–63

KOLB B, MILNER B (1981) Observations on spontaneous facial expression after focal cerebral excisions and after intracarotid injection of sodium amytal. Neuropsychol 19: 505–514

KURACZ J, FELDMAR GA, WERNER W (1979) Prosope-affective agnosia associated with chronic organic brain syndrome. J Am Geriatr Soc 27: 91–95

LEEHEY S, CAREY SD, DIAMOND R, CAHN A (1978) Upright and inverted faces: The right hemisphere knows the difference. Cortex 14: 411–419

LEYHAUSEN P (1967) Biologie von Ausdruck und Eindruck. Psychol Forsch 31: 113–176

MATARAZZO JD, SASLOW G (1961) Difference in interview interaction behavior among normal and deviant groups. In: BERG IA, BASS BM (eds) Conformity and deviation. Harper & Row, New York, pp 286–327

PATTAY S (1982) Stimmungsbeeinflussung und Stimmausdruck. – Läßt sich die Befindlichkeit des Patienten aus der Stimme des Therapeuten erkennen? Diplomarbeit, Ludwig-Maximilians-Universität, München

PLOOG D (1964) Verhaltensforschung und Psychiatrie. In: GRUHLE HW, JUNG R, MAYER-GROSS W, MÜLLER M (Hrsg) Psychiatrie der Gegenwart, Bd. I/1B. Springer, Berlin Heidelberg New York, S. 291–443

PLOOG D (1980a) Verhaltensbiologische Ansätze zur Depressionsforschung. In: HEIMANN H, GIEDKE H (Hrsg) Neue Perspektiven in der Depressionsforschung. Huber, Bern, S 18–26

PLOOG D (1980b) Soziobiologie der Primaten. In: KISKER KP, MEYER JE, MÜLLER C, STRÖMGEN E (Hrsg) Psychiatrie der Gegenwart, Bd. I/2. Springer, Berlin Heidelberg New York, S 379–544

PLOOG D (1980c) Der Ausdruck der Gemütsbewegungen bei Mensch und Tieren. In: Max-Planck-Gesellschaft (Hrsg), Jahrbuch 1980. Vandenhoek & Ruprecht, Göttingen, S 66–97

PLOOG D (1980d) Emotionen als Produkte des limbischen Systems. Med Psychol 6: 7–19

POECK K (1969) Pathophysiology of emotional disorders associated with brain damage. In: VINKEN PJ, BRUYN GW (eds) Handbook of clinical neurology, vol 3. Disorders of higher nervous activity. Wiley, New York, pp 343–367

RAPACZYNSKI W, EHRLICHMAN H (1979) Opposite visual hemifield superiorities in face recognition as a function of cognitive style. Neuropsychol 17: 645–652

RENFORDT E, BUSCH H (1978) Quantifizierende Beurteilung des psychopathologischen Längsschnittprofils mit Hilfe audiovisueller Aufzeichnungen. Arzneimittel-Forschung: Drug Research 28: 1286–1288

RUTTER DR, STEPHENSON GM (1972) Visual interaction in a group of schizophrenic and depressive patients: A follow-up study. Br J Soc Clin Psychol 11: 410–411

SACKEIM HA, GUR RC (1978) Lateral asymmetry in intensity of emotional expression. Neuropsychol 16: 473–481

SACKEIM HA, GUR RC, SAUCY MC (1978) Emotions are expressed more intensely on the left side of the face. Sci 202: 434–436

SANDIFER MG, HORDORN A, GREEN LM (1970) The psychiatric interview: The impact of the first three minutes. Am J Psychiat 126: 968–973

SCHERER KR, EKMAN P (1982) (eds) Handbook of methods in nonverbal behavior research. Cambridge University Press, Cambridge

SCHWARZ D, STRIAN F (1972) Psychometrische Untersuchungen zur Befindlichkeit psychiatrischer und intern-medizinischer Patienten. Arch Psychiat Nervenkrankh 216: 70–81

SELBY G (1968) Parkinson's disease. In: VINKEN PJ, BRUYN GW (eds) Handbook of clinical neurology, vol 6. Diseases of the basal ganglia. Wiley, New York, pp 173–211

SERGENT J, BINDRA D (1981) Differential hemispheric processing of faces: Methodological considerations and reinterpretation. Psychol Bull 89: 541–554

STEINHAUSEN D, LANGER K (1977) Clusteranalyse – Einführung in Methoden und Verfahren der automatischen Klassifikation. De Gruyter, Berlin

TÖLLE R (1982) Psychiatrie, 6. Aufl. Springer, Berlin Heidelberg New York

TOMKINS SS (1962) Affect, imagery, and consciousness. Vol I. The positive affects. Springer, New York

VARNEY N (1978) Linguistic correlates of pantomime recognition in aphasics. J Neurol Neurosurg Psychiat 41: 564–568

WALLBOTT HG (1982) Bewegungsstil und Bewegungsqualität: Untersuchungen zum Ausdruck und Eindruck gestischen Verhaltens (in Vorbereitung). Beltz, Weinheim

WILLIAMS D (1969) Temporal lobe syndromes. In: VINKEN PJ, BRUYN GW (eds) Handbook of clinical neurology, vol 2. Localization in clinical neurology. Wiley, New York, pp 700–724

WILSON SA (1924) Some problems in neurology: No. II – Pathological laughing and crying. J Neurol Psychopath 4: 299–333

WOLFF W (1943) The expression of personality. Harper, New York

YOUNG AW, BION PJ (1980) Absence of any developmental trend in right hemisphere superiority for face recognition. Cortex 16: 213–221

ZÜLCH KJ (1951) Traumatische Störungen der Motorik und Sensibilität und ihre Restitution. D Z Nervenheilk 166: 400–430

Rapport der Diskussion

G. SCHULZE und U.-A. JÄNICKE

Die Diskussion der Beiträge „Adaptivität" (COPER) und „Plastizität" (M. BALTES) erfolgte gemeinsam. Zu Beginn wurde zu klären gesucht, ob und auf welcher Ebene eine chronische Hypoxie im Tierversuch Modellcharakter hat.

POECK bestritt die pathogenetische Relevanz einer Hypoxie für das HOPS und betonte die Notwendigkeit seines Einwandes angesichts der Tatsache, daß an derart falsche Hypothesen pharmakotherapeutische Verfahren geknüpft werden.

COPER stellte klar, daß es sich bei der Versuchsanordnung um ein Modell handelt. In ihm wird der O_2-Mangel als Störfaktor verwendet, der Adaptationsvorgänge auslöst. Dem Modell liegt nicht die Prämisse zugrunde, beim HOPS handele es sich primär um die Auswirkungen eines chronisch verminderten Sauerstoffangebots. P. BALTES fragte nach alternativen Modellvorstellungen, die eine altersbezogene Reduktion der Adaptivität verständlich machen könnten und führte selbst die Arbeiten von LYNCH u. GERLING (1981) sowie von GREENOUGH u. GREEN (1981) an. Deren summarisches Erklärungsmodell bezieht sich auf die Verschiebung des Gleichgewichts zwischen Dendritenwachstum und -abbau zugunsten des Abbaus, wenn auch regional verschieden.

JANKE bezweifelte, ob es zweckmäßig sei, von der Adaptivität schlechthin zu sprechen, weil dadurch die Aufschlüsselung nach bestimmten Phänomenen oder die Suche nach diskreten Interventionstechniken erschwert werde.

REMSCHMIDT hielt zwar die Begriffe Adaptivität und Plastizität für brauchbar und nützlich, warnte aber, sie mit den Inhalten von Reifung, Lernen, Umstrukturierung und Regulation zu vermengen. In diesem Sinne grenzte auch M. BALTES Plastizität gegenüber Adaptivität ab; sie lägen auf unterschiedlichem begrifflichem Niveau und seien schon gar nicht synonym: Während *Plastizität* in der Psychologie Unterschiedlichkeiten von Entwicklungsverläufen innerhalb von Personen in einem Verhaltensbereich beschreibt, scheint *Adaptation* schon ein Mechanismus zu sein, der Prozesse der Plastizität erklären könnte.

Auf eine vorangegangene Frage REMSCHMIDT's, wieweit die individuelle Lerngeschichte in einem bestimmten Verhaltensbereich den Altersgang modifiziert, wies P. BALTES auf die Unterscheidung von automatischen kognitiven Prozessen und solchen hin, die einen hohen „mental effort" verlangen. Gegenüber normalem Altern scheinen die Prozesse ersterer Art weniger anfällig zu sein. Ob dies auch für pathologische Alternsprozesse zutrifft, ist bisher nicht untersucht.

POECK und KANOWSKI nahmen noch einmal die Begriffe Variabilität versus Plastizität auf und veranlaßten M. BALTES zur Feststellung, daß es sich bei Plastizität um den Ausdruck *intra*individueller Variabilität handelt. Durch systematische Variation der Testbedingungen und Beobachtung von Interventionsfolgen ist eine Zerlegung in systematische Oszillationen, Meßfehler und Plastizität möglich, wobei letztere keineswegs immer eine Veränderung in positiver Richtung darstellen muß. Da Performancefaktoren, die die Leistung bei alten Menschen wesentlich beeinflussen, in der Regel leistungshemmende Faktoren sind, treten bei Plastizitätsuntersuchungen an alten Menschen hauptsächlich Leistungsverbesserungen auf. KANOWSKI erinnerte daran, daß sich in der Praxis die Plastizität bei alten Menschen in einem Leistungszuwachs ohne „ceiling"-Effekt über z. B. 8 Testwiederholungen äußert. Das heißt, Altersdifferenzen liegen primär nicht in der Kapazität, sondern in Performancevariablen. Die Altersgruppen in Bezug auf das Ausmaß des Lernens – und auch in Bezug auf ihre Lerngeschichte – zu homogenisieren, würde dann „testing the limits" beinhalten. Im Hinblick auf Nootropikaprüfungen hieße das, entweder den „ceiling"-Effekt durch Nootropika in höhere Leistungsbereiche zu verschieben oder das Tempo zu beschleunigen, mit dem der „ceiling"-Effekt erreicht wird. POECK wandte ein, daß für sein Verständnis zum Plastizitätsbegriff die Änderung von Strategien gehöre, und er sich nicht mit der „Leistungssstreuung" als Erklärung zufrieden geben könne. M. BALTES faßte den Grundgedanken ihres Beitrages noch einmal kurz zusammen und begründete das methodische Vorgehen bei einer mehrmaligen Verhaltensanalyse. Auf diese Weise können die Performancefaktoren, die z. B. mit der Testvariablen „Intelligenz" korrelieren, angemessen berücksichtigt werden und die Einschätzung des Leistungspotentials alter Menschen an Aussagekraft gewinnen. Die Erfassung der Plastizität, ihrer Grenzen und das Ausmaß ihres eventuellen Ausbleibens ließen sich vielleicht als Indikator für pathologisches Altern und pharmakologische Therapieansätze nutzen. In diesem Zusammenhang skizzierte ROTH den historischen Wandel der Akzentuierung psychologischer Forschung, die sich von der Untersuchung allgemeiner Gesetzmäßigkeiten von Verhaltensmerkmalen zu individuellen Unterschieden im Verhalten verschoben habe. Die klassische Theorie mit den beiden Begriffen „true score" und „error score" verhinderte geradezu die Erfassung intraindividueller Variabilität. ROTH stellte zwei Dimensionen der intraindividuellen Varianz heraus, die Flexibilität/Rigidität und die Plastizität. Die Auffassung eines glockenförmigen Verlaufs der Leistungsfähigkeit während der Ontogenese sei von P. BALTES und Kollegen widerlegt. Die neu eingeführte Dimension der Plastizität beschreibe den Spielraum, den eine Person für beobachtete Indikatoren in einem bestimmten Zeitraum habe. Diese Form der Variabilität sei nicht Ausdruck einer „error"-Varianz, sondern stehe in Abhängigkeit von anderen Meßgrößen, z. B. der Übung. Während man früher bestrebt gewesen sei, die Fehlervarianz möglichst gering zu halten, rücke nun deren Bedingungsanalyse in den Vordergrund des Interesses. ROTH grenzte den Begriff Plastizität insofern etwas ein, indem er krankhafte Veränderungen sowie den Transfer von Funktionsleistungen zwischen zwei Hirnarealen nicht mit einbezogen wissen wollte. Diese Einschränkung habe nichts mit der Bedeutung zu tun, die jeder Variabilität, bzw. ihrer Analyse grundsätzlich zukomme, insbesondere im Hinblick auf therapeutisches Vorgehen.

Eine andere Art von Variabilität leitete er aus dem Referat von COPER ab und bezeichnete sie im Sinne REMSCHMIDT's als *Regulationsprozeß*. Die vorgetragenen Meßverfahren zur Erfassung von Funktionsänderungen (Plastizität) seien als Indikatoren des Alterungsprozesses sowie für die Verhaltensanalyse bei einem HOPS durchaus brauchbar.

P. BALTES gab zu bedenken, ob es sinnvoll sei, der Plastizität einen besonderen Status zuzuschreiben. Unter Verwendung des dialektischen Paradigmas der Psychologie sei es durchaus denkbar, diese Funktion nur als Produkt einer bestimmten Konstellation von Bedingungsfaktoren anzusehen und ihr selbst keine besondere Erkenntnisform zuzuweisen. Nach OSWALD sind Moderatorvariablen wie z. B. Instruktionsverständnis oder Übung bei Placebo-kontrollierten Prüfungen von Pharmaka schon bisher berücksichtigt worden. Er resümierte fragend, ob der Begriff Plastizität nicht überbewertet werde und stellte zur Diskussion, inwieweit Veränderungen, die durch „testing the limits"-Verfahren sichtbar werden, gleiche klinische Relevanz zukomme wie pharmakologisch induzierten. OSWALD machte anschließend deutlich, daß seine Erfahrungen gegen die Annahme von M. BALTES sprächen, daß Patienten mit HOPS in „testing the limits"-Verfahren bei niedrigem Ausgangsniveau nur kleine Fortschritte machen. Vielmehr sei das Ausgangsniveau mit dem Lernzuwachs negativ korreliert. Dies ließe sich so erklären, daß hirnorganisch beeinträchtigte Patienten grundsätzlich auf niedrigem Niveau operieren und deshalb leicht trainierbar seien, wohingegen gesunde Probanden nahe ihrem Optimum funktionierten und deshalb nur geringe Verbesserungen produzieren könnten.

Dieser Ansicht stimmte M. BALTES zu und unterstrich die Bedeutung der Ausgangsbasis bei der „testing the limits"-Methode. Sie meinte allerdings im Gegensatz zu OSWALD, daß bei gleich ungünstiger Ausgangsbasis zweier Probanden ein gesunder alter Mensch höheren Zuwachs zeige als ein alter, hirnorganisch geschädigter Patient. M. BALTES griff noch einmal die Frage von OSWALD auf, inwieweit der Lernzuwachs mittels differentieller Lernkurven beschrieben werden könne. Nach seinen Untersuchungen an alten gesunden Menschen über intelligenzaktivierende Trainingsprogramme steht der IQ mit dem Lernerfolg nicht in direkter Beziehung. Es wäre vorstellbar, daß Personen mit verminderter Konzentrations- und Gedächtnisleistung dann einen geringeren Trainingserfolg erzielen, wenn sie ein HOPS aufweisen. Eine Analyse des Trainiereffekts und damit der Plastizität könnte in diesem Falle ein geeignetes Meßinstrument darstellen und für eine Differentialdiagnose genutzt werden. Darüberhinaus bietet die Plastizitätsmessung den Vorteil, die Sensitivität des Instrumentariums weiter zu erhöhen. Die von COPER referierten Resultate über Adaptationsbreite, Regulationspotential und Plastizität hält BALTES für einen weiterführenden Beitrag zur Steigerung des Auflösungsgrades abhängiger Variablen. Nach dem gleichen Prinzip ließe sich auch die Messung der intraindividuellen Plastizität verbessern und damit eine wesentliche Voraussetzung für die Sicherung und Quantifizierung der Wirksamkeit von Pharmaka im Einzelfall schaffen.

REMSCHMIDT versuchte die bisher genannten Formen von Anpassung unter dem Begriff *„Anpassungsverhalten"* zu gliedern (Habituation, Adaptation, Variabilität, Plastizität). Einige dieser Prozesse seien auch auf anderen Organisationsniveaus, z. B. bei chemischen Reaktionen, zu finden. Entgegen der Auffassung von ROTH habe der Begriff Plastizität durchaus auch auf neurophysiologischer Ebene Bedeutung, wobei er das Beispiel der Transposition der Sprachsteuerung von der linken zur rechten Hemisphäre nannte. Auch in Zukunft sei es notwendig, Anpassungsvorgänge auf verschiedenen Ebenen zu untersuchen.

KANOWSKI faßte die einzelnen Beiträge zur Klärung der diskutierten Begriffe zusammen und ordnete sie in drei Gruppen. *Erstens,* die Adaptationsfähigkeit gibt als theoretisches Postulat dem Alternsprozeß eine neue Dimension, was besonders die Untersuchungen von COPER auf verschiedenen Funktionsebenen belegten. *Zweitens* ist das Konstrukt der Plastizität durch die Ausführungen von ROTH schärfer gefaßt worden und dadurch verständlicher. *Drittens* ist die Bedeutung von Anpassungsstrategien (REM-

SCHMIDT) für den alternden Menschen mit oder ohne HOPS deutlich geworden. Er stellte das Konzept der Adaptation in inhaltlich engen Zusammenhang mit angeborenen Mechanismen und *intern regulierter Führungsgröße* und verband die Plastizität mit Anpassungsvorgängen, für die *externe Führungsgrößen* kennzeichnend sind und die empirische Lernvorgänge mit einbeziehen. Seiner Ansicht nach sind sowohl Adaptivität als auch Plastizität für alternde wie auch hirngeschädigte Individuen von gleicher Bedeutung.

Auf die Frage OSWALDS, inwieweit eine homologe oder isomorphe Beziehung zwischen ätiologischem Prozeß und Pharmakoneffekt anzunehmen sei und der Strategie pharmakologischer Therapie gleichwertige Bedeutung zukomme wie dem Verfahren des „testing the limits" antwortete M. BALTES, daß das letztgenannte Vorgehen keine Behandlung, sondern eine Teststrategie sei. Allerdings wäre die Einbeziehung von Pharmaka in eine Testbedingung durchaus denkbar. Die Fragen einer Generalisierbarkeit über die Zeit und in verschiedenen Verhaltensbereichen sei ungeklärt und müsse erst empirisch geprüft werden. Wegen des Testcharakters und der Bedeutung der äußeren Bedingungen, die sich nach der Testsituation wieder der Ausgangslage näherten, könne man allerdings kaum annehmen, daß ein Langzeiteffekt eintrete. BASAR warf an diesem Punkt allerdings ein, daß es so einfach nicht sei, zu schlüssigen Definitionen zu kommen. In der Physiologie differieren die Auffassungen über Adaption und Plastizität schon in Abhängigkeit davon, ob man mit einzelnen Neuronen oder Neuronenverbänden arbeitet.

Die eventuelle Vergleichbarkeit von Übungstherapie, die er in dem Plastizitätskonzept gegeben sah, und Pharmakotherapie hinsichtlich einer Leistungssteigerung kommentierte DREBINGER. Er wies auf das Beispiel der peripheren Durchblutungsstörungen hin, bei dem ein Patient durch beide Therapiemethoden bis zu einem bestimmten Ausmaß rehabilitiert werden könne. Bei gegebener Austauschbarkeit des methodischen Vorgehens sei auch an die Möglichkeit zu denken, eine Differenzierung von Responder und Non-Responder auf Pharmaka vorher durch das „testing the limits"-Verfahren vorzunehmen.

KANOWSKI diskutierte den Aspekt der Operationalisierung der Plastizität im Hinblick auf die Frage, inwieweit z. B. die Performancefaktoren, die die Plastizität moderieren, auch intern-biologische Faktoren mit einschließen. M. BALTES nannte als Beispiel Müdigkeit, Motivation und Angst, die nicht ausschließlich Milieufaktoren darstellten. Auf die Frage, ob auch Schwankungen im Biorhythmus berücksichtigt würden, legte P. BALTES kurz die Vorgehensweise der Plastizitätsmessung dar. Nach Erfassung einer Differenz zwischen zwei Versuchsgruppen, z. B. mit und ohne HOPS, erfolge zunächst die Formulierung eines Postulats über die Kausalität der gefundenen Unterschiede, die für die Genese des pathologischen Prozesses relevant erscheine. In einem Simulationsexperiment würden anschließend bestimmte Bedingungsfaktoren variiert, von denen angenommen werde, daß sie ursächliche oder auslösende Bedeutung hätten, um herauszufinden, unter welcher Bedingungskonstellation sich z. B. HOPS entwickle. Somit würden zunächst alle Bedingungsfaktoren mit einbezogen, die einen untersuchten Funktionsbereich modifizieren könnten. In einem zweiten Schritt würde dann versucht zu klären, welcher Konstellation ein Erklärungsstatus zukomme.

ROTH nannte als ein mögliches Beispiel für interne Performancefaktoren die Etablierung von Lernstrategien im Laufe einer individuellen Lerngeschichte. *Reifung*, die er nicht der Adaptation oder Plastizität zugeordnet wissen wollte, könne in der Psychologie auch als zunehmende Fixierung von erfolgreichen Verhaltensweisen aus der Vielfalt des genetisch begrenzten Entwicklungspotentials verstanden werden. Ein Fehlen von Plastizität würde insofern in der ungleichen Konkurrenz von bekannten und neuen Strategien begründet sein, und das Erlernen einer neuen Methode wäre somit unabhängig vom Schwierigkeitsgrad individuell eingeschränkt.

GIURGIA erinnert an eine Definition der beiden Begriffe Reaktivität und Plastizität von KONORSKI (1967). Nach diesen Begriffen ist Plastizität der Spielraum, auf gegebene Reize verschieden zu reagieren. Diese Interpretation wollte P. BALTES für seinen Plastizitätsbegriff nicht gelten lassen und wiederholte, daß in seinem Konzept die Plastizität rein deskriptiv für die Darstellung empirischer Befunde verwendet werde.

Auch COPER meinte, daß bei den von ihm referierten Untersuchungen nicht das Messen von Aktivität oder Reaktivität im Vordergrund stehe, sondern die *Beurteilung von Leistungsgrenzen und Kapazitätsreserve*. Bei dem Versuch, einen inhaltlichen Bezug zwischen der Plastizität im Sinne BALTES' und der von COPER beschriebenen Adaptivität herzustellen, fragte JANKE, inwieweit dieser Vorschlag von COPER Zustimmung finde, und ob intraindividuelle Variabilität nicht ein drittes Phänomen darstelle. COPER erwiderte, daß im Alter eine Zunahme an Variabilität in vielen Funktionen belegt werden könne, von seinen Untersuchungen jedoch keine besondere Abgrenzung herzuleiten sei. Er bezog sich dabei neben der interindividuellen auch auf die intraindividuelle Variabilität und führte als Beispiel für den zweiten Faktor an, daß die Grenzen einer Überforderung für verschiedene Funktionen nicht gleichzeitig und gleich intensiv auftreten und nicht-vitale Funktionen eher graduiert und differenziert störanfälliger werden.

P. BALTES faßte die verschiedenen Diskussionsmeinungen zusammen und kam zu dem Schluß, daß ein Konsens darüber erreicht sei, daß durch den Alternsprozeß wie durch pathologische Vorgänge (HOPS) das Potential bzw. die Reserve eines Individuums eingeschränkt werde und es in Zukunft vorrangig sei, Meßinstrumente zur Quantifizierung dieser Grenzwerte zu entwickeln, zu standardisieren und sensibler zu machen. Wenig Übereinstimmung gäbe es über kausalanalytische Verfahren, nämlich der Beschreibung von Plastizität durch Mechanismen oder Bedingungsfaktoren. Die vorgetragenen Ansätze seien für eine Konvergenz zu verschieden. ROTH ergänzte, daß eine Übereinstimmung jedoch auch in der Meinung erzielt sei, daß Veränderungen sowohl der Adaptivität als auch der Plastizität für die Einschränkung hirnorganischer Veränderungen im Alter kennzeichnend seien.

SINZ stimmte dieser Auffassung zu und ergänzte die Bemerkung von GIURGEA über den unterschiedlichen Gebrauch der Begriffe in der Neurobiologie versus Psychologie. Variabilität werde in der Neurobiologie als Oberbegriff verstanden, dem Anpassung (Plastizität), Reifung, Habituation, Ermüdung, Pharmakaeinfluß subsummiert würden. Zum Beispiel würden die biorhythmischen Schwankungen als Variabilität aufgefaßt, das „entrainment" eines internen Biorhythmus an einen Zeitgeber jedoch als eine Anpassung. Zudem kenne die Biologie nur interne Sollwerte und interne Stellglieder, die sich während der Evolution entwickelt haben und genetisch festgelegt seien.

BASAR plädierte als Physiologe dafür, eine unterschiedliche Definition von Adaptivität und Plastizität zu tolerieren, da schon innerhalb der Physiologie je nach Untersuchungsebene das Begriffsverständnis differiere.

BALTES bemerkte, daß gerade auch die letzten Beiträge das Dilemma zeigten, wie wenig kongruent das Begriffsverständnis (z. B. der Habituation) der einzelnen Disziplinen ist. Für die Untersuchung der Plastizität (intraindividuelle Modifizierbarkeit) ist jedoch eine Übereinstimmung in den Definitionen Voraussetzung. Adaptivität und Plastizität stellten mehr einen heuristischen als theoretischen Bezugsrahmen dar, der zu neuen Fragestellungen führe und Befunde in neuem Licht erscheinen ließe. Erst anschließend können seiner Meinung nach systematische Fragen darüber gestellt werden, welche Mechanismen und Prozesse dabei eine Rolle spielen. Zur Zeit sind die Begriffe rein deskriptiver Natur. Sie ermöglichen jedoch einen *Übergang von der früher üblichen statischen zur dynamischen Leistungsbetrachtung.*

In diesem Sinne nahm GIURGEA die Begriffe auf und sah durchaus auch für die pharmakotherapeutische Forschung ihre Brauchbarkeit. In seinem einleitenden Diskussionsbeitrag zum Vortrag HERZ stellte NITZ die Frage, in welcher Weise die Befunde über den Einfluß von cholinergen/anticholinergen Stoffen auf Lernen und Gedächtnis mit der Wirkung von Neuropeptiden verknüpft sein könnten.

HERZ verwies in seiner Antwort darauf, daß eine Ko-lokalisation von Neuropeptiden mit sog. klassischen Transmittern vorliegt. Die Verbesserung von Lernvorgängen durch Vasopressin soll z. B. durch das noradrenerge System vermittelt werden.

GIURGEA zitierte ergänzend Befunde von JONES et al. (1977), nach denen die CRF-Freisetzung unter der positiven „feed-back"-Kontrolle von cholinergen Neuronen steht. Bei den Wirkungen der Peptide auf die Vigilanz könne es sich also um indirekt vermittelte Effekte handeln. Daran anknüpfend wagte KANOWSKI weitergehende Spekulationen über indirekte, z. B. peripher ausgelöste, Effekte, die sich zentral auswirkten und pharmakotherapeutisch nutzbar gemacht werden könnten. Im Sinne einer peripher applizierten und zentral wirksamen Pharmakotherapie regte er an, „Adaption" und „ACTH"-Wirkungen vor dem Hintergrund von SELYES Streßtheorie zu interpretieren (1962).

Zum Vortrag NIEMITZ fragte KANOWSKI, ob sozial-kommunikative Verhaltensweisen sensibel genug sind, um als Indikatoren für den Effekt therapeutischer Interventionen zu dienen. NIEMITZ hielt diesen Gedanken mittel- bis langfristig für realisierbar, sofern ein entsprechendes Werkzeug gemeinsam von Psychiatern und Verhaltensbiologen entwickelt würde.

NIEMITZ bestätigte die von COPER geäußerte Meinung, daß über ontogenetische Entwicklungen bei Affen bis ins Senium nur sehr wenig bekannt ist. Stichwortartig charakterisierte er einige Beobachtungen bei Schimpansen: weniger taktile Kommunikation, leicht verminderte lokomotorische Aktivität, Zeichen von Verwahrlosung, aber Erhaltung des sozialen Rangs.

ROTH bestätigte und modifizierte diese kasuistischen Daten insofern, als bei steigender Populationsdichte und Verknappung der Resourcen der soziale Rang eines Tieres an jüngere kräftigere verloren gehen kann. Allerdings kann eine geschickte Koalitionsbildung in regelrechten „Affensenaten" den körperlichen Nachteil älterer Tiere wieder ausgleichen. ELLGRING fragte, ob sich Konsequenzen für die Vergleichbarkeit von Affe zu Mensch ergeben, wenn der als Kriterium der Entwicklungsstufe genommene Neokortex-Progressionsindex den Menschen nicht mehr abbildet. Unabhängig davon wies er auf Untersuchungen hin, in denen physiologische und biochemische Veränderungen nach experimenteller Veränderung der Rangordnung bei Tieren beobachtet werden konnten.

SINZ erläuterte, daß der Neokortex-Propressionsindex nur in einem relativ kleinen Bereich, nämlich innerhalb der Primatenreihe, Gültigkeit hat.

NIEMITZ eröffnet die Diskussion zum Vortrag ELLGRING mit einem Zitat LICHTENBERGS: „Die Mimik ist eine Sprache, die uns winddürren Gestalten so dicht unter der Epidermis sitzt, daß sie nicht lügen kann."

ELLGRING schränkt vor dem Hintergrund seiner Arbeiten diese Aussage etwas ein, indem er meint, nur unter belastenden Bedingungen sei die Bemerkung LICHTENBERGS zutreffend.

Von KANOWSKI angestoßen, betonte ELLGRING, daß die Domäne der Analyse von Verhaltensweisen Verlaufsbeschreibungen seien, die nicht zur Differentialdiagnose von z. B. hirnorganischen gegen affektiv-psychotische Störungen oder endogen-depressiven gegen neurotische Formen geeignet sind.

REMSCHMIDT bemerkte, daß auch der erfahrene Kliniker wie eine Art sensibler Computer genau die individualspezifische Ausdrucksmodulation erfaßt und deutet. Weiterhin wies er auf die Verschiedenartigkeit der Mimik hin, die bei neurologischen Erkrankungen, z. B. bei einer Aphasie, sicher anders zu bewerten ist als bei einer Depression.

ELLGRING bestätigte die Ansicht REMSCHMIDTS, glaubt aber, eine subtilere Quantifizierung sei mit der vorgestellten Methode möglich. Bezüglich der Probleme bei neurologischen Erkrankungen erklärte ELLGRING, daß er sie gewählt habe, um offensichtliche Dissoziationen zwischen Erleben und Verhalten zu illustrieren. Im Gegensatz dazu wird bei Depressionen eine Konkordanz dieser beiden Ebenen angenommen. Wichtig ist, sich der beiden Komponenten bewußt zu bleiben, obwohl häufig gebrauchte Ausdrükke, wie z. B. „Affektstarre" oder „Undifferenziertheit des Affektes", Erleben und Verhalten nicht unterscheiden.

Literatur

GREENOUGH WT, GREEN EJ (1981) Experience and the changing brain. In: MCGAUGH JL, MARCH JG, KIESLER SB (eds) Aging: Biology and behavior. Academic Press, New York

JONES MT, HILLHOUSE EW, BURDEN J (1977) Dynamics and mechanics of corticosteroid feedback at the hypothalamus anterior pituitary gland. J Endocrinol 73: 405–417

KONORSKI J (1967) Integrative activity of the brain. The University of Chicago Press, Chicago, London

LYNCH G, GERLING S (1981) Aging and Brain Plasticity. In: MCGAUGH JL, MARCH JG, KIESLER SB (eds) Aging: Biology and behavior. Academic Press, New York

SELYE H (1962) Streß und Altern. Angelsachsen, Bremen

Teil D

Konsequenzen für die klinische Prüfung.
Schlußdiskussion

Repräsentativität von Probanden- und Patientenstudien

S. Kanowski

Probandenstudien

Der Proband ist zunächst ein Modell seiner selbst. Das klingt zwar tautologisch, ist es aber deshalb nicht, weil der Proband stets mehr ist, als wir von ihm messen. In einer Zeit, die gruppenvergleichende statistische Beurteilungen und Bewertungen anderer Verfahren – vor allem in der Arzneimittelforschung – vorzieht, müssen wir jedoch weiterfragen: Wofür können Probandenkollektive repräsentativ sein?

Im „natürlichen" unbeeinflußten Zustand können Probanden nur Modell für gesunde funktionsfähige Menschen sein, d. h., wir können an ihnen bestimmbare Funktionen und deren pharmakologische Beeinflußbarkeit unter definierten experimentellen Bedingungen beobachten und messen. Im Hinblick auf pharmakodynamische Effekte von Nootropika ließe sich die Frage prüfen, ob leistungssteigernde Wirkungen auch an gesunden Menschen nachweisbar sind, bis zu welchen Grenzen und mit welchen Langzeitfolgen dies möglich ist. Für ältere Probanden gewinnt eine solche Fragestellung besondere Bedeutung, wenn man vom sogenannten Defizitmodell des Alterns ausgeht. Dies ist allerdings in der gerontopsychologischen Literatur sehr umstritten (LEHR 1977). Biologisch bedingte alternsphysiologische Leistungseinbußen - und solche wären in diesem Zusammenhang in erster Linie interessant – werden nach bisheriger Kenntnis durch Kohorteneinflüsse, biographische, psychosoziale, situationale Faktoren und die Annahme eines lebensphasentypischen Nichtgebrauches verschiedener Funktionen sehr stark relativiert. Die genannten Faktoren können möglicherweise biologisch bedingte Leistungseinbußen kompensatorisch oder aggravierend moderieren. Dies gilt anscheinend ganz besonders für lernabhängige Leistungen (BALTES u. BALTES 1980). Bei Versuchen, nootrope Effekte auf angenommene physiologische Leistungsverluste bei älteren Menschen in Probandenstudien nachzuweisen, müßten deshalb die genannten Faktoren unbedingt kontrolliert werden. Die besondere Schwierigkeit, bei der im Alter bekannten Multimorbidität wirklich gesunde, d. h. ausschließlich physiologische Alternsveränderungen aufweisende Probanden zu identifizieren, d. h. den *Multimorbiditätsfaktor* ebenfalls zu kontrollieren, erfordert bei Studien mit Altersprobanden einen nicht zu unterschätzenden Aufwand. In diesem Zusammenhang ist eine weitere Schwierigkeit zu bedenken. Es gibt genügend Hinweise dafür, daß über 65jährige nicht als funktionell einheitliche Gruppe betrachtet werden dürfen. Unterschiede zwischen 65jährigen und 80jährigen sind möglicherweise bedeutsamer als solche zwischen 45- und 65jährigen. Dies gilt für psychosoziale Faktoren wie für Morbiditätsrisiken und muß ebenfalls berücksichtigt werden, wenn Altersprobandenstudien zu generalisierbaren Ergebnissen führen sollen.

Aus diesen Überlegungen ergibt sich aber auch, daß an jüngeren Probanden erzielte Ergebnisse keineswegs auf Alterskollektive übertragen werden können und vice versa. Dies wird zusätzlich noch dadurch unterstrichen, daß die Struktur kognitiver Funktionen sehr wahrscheinlich altersabhängig ist. So gibt es z. B. Gründe anzunehmen, daß ältere Menschen andere Lösungsstrategien benutzen als jüngere.

Einen Schritt weiter könnten Probandenstudien mit Älteren führen, wenn man von der von vielen Autoren akzeptierten Annahme ausginge, daß im Alter die *Adaptationsfähigkeit unter Streßbedingungen* eingeschränkt ist (s. den Beitrag von COPER in diesem Band). Zu dieser Annahme scheint allerdings die von einigen Untersuchern beobachtete *intraindividuelle Variabilität* kognitiver Leistungen und die daraus abgeleitete „Plastizität" älterer Probanden im Widerspruch zu stehen (s. den Beitrag von BALTES und KINDERMANN in diesem Band sowie BALTES u. BALTES 1980). Dieser Widerspruch könnte sich jedoch wahrscheinlich auflösen, wenn man Grenzsituationen der Leistungsfähigkeit experimentell untersuchte, also nach dem Prinzip „testing the limits" verführe. Hier kämen im übrigen nicht nur kognitive, sondern auch emotionale Anpassungsleistungen in Betracht. Solche Grenzsituationen könnten durch Leistungsüberforderung, durch experimentelle Vorbedingungen wie z. B. Übermüdung, Schlafentzug oder psychopharmakologische Belastungen – Neuroleptika- und Tranquilizergaben – provoziert werden. Unter solchen Bedingungen könnte der Schutzeffekt von Nootropika – ähnlich dem antihypoxidotischen Schutzeffekt in Tierexperimenten – geprüft werden. Das von DRACHMAN u. LEAVITT (1974) benutzte Modell der Muskarinrezeptorenblockade und die dadurch erzeugte Leistungseinbuße im kognitiven Bereich entspricht solchen Vorstellungen. Folgt man diesen Autoren, bieten sich sogar jüngere Probanden als Modelle für Altersveränderungen an, ein Vorteil vor allem im Hinblick auf die mit der Altersmultimorbidität verknüpften Probleme.

Die zuletzt skizzierten Probandenmodelle unter quasi „pathogenisierenden" Belastungssituationen erlauben dann vielleicht auch die Übertragung von Probandenergebnissen auf pathologische Zustände wie z. B. das HOPS. Hierzu müßte allerdings die Voraussetzung erfüllt sein, daß die wenigstens partielle Identität der unter solchen Versuchsbedingungen erzeugten kognitiven Leistungseinbußen mit speziellen Symptommustern des HOPS gezeigt werden könnte. Damit ist die Überleitung zum nächsten Punkt gegeben.

Patientenstudien

Ein Patient kann stets nur für die Krankheit repräsentativ sein, die er nachgewiesenermaßen hat. Im strengen naturwissenschaftlich-medizinischen Sinne wird eine Krankheit durch zusammengehörige ätiologische, pathogenetische und symptomatische Muster definiert. Soweit es sich nicht um ätiologiespezifische therapeutische Strategien handelt, wären generalisierende Schlüsse von einem Krankheitsbild auf ein anderes nur dann zulässig, wenn wenigstens die pathogenetischen und symptomatischen Muster im wesentlichen identisch wären. Unter diesem Winkel betrachtet, kann ein durch eine alkoholische Enzephalopathie ausgelöstes HOPS nicht repräsentativ sein für eines, dem ein Alzheimerscher Prozeß zugrunde liegt und beide nicht für ein anderes, dem im wesentlichen zerebrovaskuläre und kardiale Störungen zugrunde liegen. Hinzu kommt die Schwierigkeit, daß wir bei vielen dementiellen Prozessen die Ätiologie oder die Pathogenese oder beides nicht genau kennen. Die Klassifikation dementieller Erkrankungen kann deshalb gegenwärtig nur eine vorläufige und noch nicht abgeschlossene sein. Das Ziel, therapeutische Interventionen auf ätiologische Indikationen beziehen zu können, darf aber in der Medizin auch deshalb nicht aufgegeben werden, weil die Erfahrung belegt, daß die ätiologiespezifische Therapie in der Regel auch die effektivste und effizienteste ist. Inwieweit der Nachweis einer gemeinsamen pathogenetischen Endstrecke verschiedener ätiologischer Prozesse die Situation erleichtern könnte, wurde andernorts dargestellt (Kanowski u. Coper 1982).

Nun gibt es allerdings noch einen anderen, gerade im Fall der Nootropika nicht selten beschrittenen Weg. Dieser stellt die *Beeinflussung einzelner kognitiver Funktionen* durch die zu prüfende Substanz in den Vordergrund der Betrachtung. Es versteht sich von selbst, daß für ein solches Verfahren nur Funktionen ausgewählt werden dürfen, deren Störungen und Beeinträchtigungen Kernsymptome des HOPS darstellen. Schon darüber kann es unterschiedliche Meinungen geben. Gehören z. B. Störungen der Vigilanzregulation und der Affektsteuerung dazu? Sicher ist Übereinstimmung darüber zu erzielen, daß Störungen des Gedächtnisses, der Konzentration und der räumlich-visuellen Orientierung zum Kernbestand des HOPS gehören.

Es ergibt sich aber noch eine ganz andere Frage bei diesem Vorgehen. Können isolierte kognitive Funktionsstörungen per se als Partialmodelle des HOPS angesehen werden, wenn z. B. Gedächtnis-, Konzentrations- und Auffassungsstörungen auch im Rahmen schizophrener, affektiver Psychosen oder gar auf der Basis neurotischer Störungen zu beobachten sind? Diese Frage wird man kaum bejahen können, wenn man die Konstruktunsicherheit psychischer Einzelfunktionen und deren hochgradige wechselseitige Abhängigkeit sowie unsere geringen Kenntnisse über Biochemie und Psychophysiologie psychischer Einzelfunktionen in Betracht zieht. Daraus aber folgt doch offenbar, daß Patienten mit Gedächtnisstörungen nur dann ein Modell des HOPS abgeben können, wenn die Gedächtnisstörungen als Teilbestand eines bei dem Patienten auch nachgewiesenen HOPS angesehen werden können.

Nun kann man ohne Zweifel reduktionistische Ansätze noch weiter treiben und beispielsweise den Einfluß von Nootropika auf die kortikale Informationsverarbeitung mittels psychophysiologischer Techniken messen. Ein solcher Ansatz bietet auf den ersten Blick zwei nicht unwesentliche Vorteile:

- Das Untersuchungsmodell – z. B. die Analyse evozierter Potentiale – ist substrat- und möglicherweise auch prozeßnahe.
- Die Modellpatienten können anhand verschiedener Eigenschaften dieses Paradigmas – z. B. qualitative und quantitative Veränderungen des evozierten Potentials – identifiziert werden und diese Meßparameter sind zugleich Indikatoren therapeutischer Wirkung.

Jedoch hängt auch die Validität dieses Modells von Außenkriterien ab. Entweder müßte nämlich gezeigt werden, daß bestimmte Alterationen des EVP als Ausdruck gestörter kortikaler Informationsverarbeitung unabhängig vom nosologischen Kontext stets mit Störungen derselben psychischen Funktion, z. B. von Gedächtnisstörungen oder Wahrnehmungsstörungen verbunden sind oder umgekehrt, daß die alterierte Gestalt des EVP unabhängig vom jeweiligen Muster der einzelnen psychischen Funktionsstörung immer die chronisch organisch begründete Hirnfunktionsstörung anzeigt, also diagnostische Qualität hätte.

Darüber hinaus verlangt gerade ein solches reduktionistisches Patientenmodell im Falle des Nachweises pharmakoinduzierter reparativer Wirkung immer noch die Bestätigung klinischer Relevanz. Diese ist auf sehr verschiedenen Ebenen zu definieren, so beispielsweise als Verbesserung der Alltagskompetenz, der Prognose des zugrunde liegenden ätiologisch-pathogenetischen Prozesses oder schließlich eine hohe Wirksamkeitsdifferenz im Verum-Plazebo-Vergleich.

Könnten die genannten Voraussetzungen als einigermaßen erfüllt angesehen werden, läge allerdings ein relativ einfach zu handhabendes Patientenmodell vor - ich sehe einmal von den Problemen der Erfassungs- und statistischen Bearbeitungsmethoden evozierter Potentiale ab -, das zumindest die Schwierigkeiten klinischer Diagnostik und Homogenitätskontrolle stark reduzieren könnte.

Abschließend fasse ich zusammen: Unter dem Eindruck der großen Schwierigkeiten, die mit der Durchführung sorgfältiger klinischer Studien zum Wirksamkeitsnachweis nootroper Effekte verbunden sind, taucht immer wieder die Frage auf, ob viele Schwierigkeiten durch den Einsatz von Probanden, möglichst jüngerer statt älterer anstelle von Patienten, nicht umgangen und dadurch Kosten und Aufwand der Entwicklung neuer Nootropika wesentlich reduziert werden können.

Modelle stehen jedoch immer nur für bestimmte Teile der Wirklichkeit: Wir verstehen unter einem Modell „ein durch Abstraktionsprozesse gewonnenes und/oder konstruktiv hergestelltes Relationsgefüge, das der Struktur eines vorgegebenen Objektbereiches bezüglich seiner konstitutiven Komponenten weitgehend isomorph ist" (BENTE 1982, S. 251). Demzufolge kann es weder *das* Patientenmodell noch *das* Probandenmodell und schon gar nicht das Probandenmodell für alle Patienten mit HOPS geben. Trotzdem ist die Entwicklung von Modellen für die theoretische ebenso wie für die praxisorientierte Forschung fruchtbar, wenn man weiß, für welchen Objektbereich ein Modell steht und sich der Grenzen seiner Repräsentanz bewußt ist.

Literatur

BALTES PB, BALTES MM (1980) Plasticity and variability in psychological aging: Methodological and theoretical issues. In: GURSKI G (ed) Determining the effects of aging on the central nervous system. Schering AG, Berlin, pp 41–66

BENTE D (1982) Modellbegriff. In: BENTE D, COPER H, KANOWSKI S (Hrsg) Hirnorganische Psychosyndrome im Alter. Springer, Berlin Heidelberg New York, pp 251–266

DRACHMAN DA, LEAVITT J (1974) Human memory and the cholinergic system. Arch Neurol 30: 113–121

KANOWSKI S, COPER H (1982) Das hirnorganische Psychosyndrom als Ziel pharmakologischer Beeinflussung. In: BENTE D, COPER H, KANOWSKI S (Hrsg) Hirnorganische Psychosyndrome im Alter. Springer, Berlin Heidelberg New York, pp 3–21

LEHR U (1977) Psychologie des Alterns. Quelle & Meyer, Heidelberg

Entwurf eines praktikablen und gültigen Untersuchungsansatzes zum Nachweis der Wirksamkeit nootroper Substanzen mit Hilfe von Ratingskalen

E. LEHMANN

Betrachtet man die allgemeine, oft öffentlich formulierte Unsicherheit, ob Geriatrika überhaupt wirken (COPER u. KANOWSKI 1979), so scheint die Zielsetzung, einen Untersuchungsplan vorzustellen, der auf praktikable Weise den gültigen Nachweis führen kann, daß ein bestimmtes Gerontopharmakon wirksam ist, auf den ersten Blick sehr anspruchsvoll.

In Differenz zu diesem ersten Eindruck wird man vielleicht finden, daß mein Vorschlag recht simpel ist, nämlich einfach zum Inhalt hat, experimentelle Methodenlehre strikt auf die interessierende Frage anzuwenden. Gleichwohl denke ich, daß es angesichts der kritikwürdigen Forschungspraxis auf diesem Feld wichtig und notwendig ist, eine solche Besinnung auf die methodischen Grundlagen der Entscheidung über Nootropikawirkungen zu empfehlen. Definitorisch sei hier angemerkt, daß ich die Begriffe Geriatrika, Gerontopharmaka und Nootropika rein pragmatisch für solche Substanzen oder Kombinationen synonym verwende, die den Anspruch erheben oder zum Ziel haben, altersbedingte Hirnleistungsstörungen auf physiologischer-, Leistungs-, erlebnismäßiger- und Verhaltensebene günstig zu beeinflussen.

Die Betonung meiner Überlegungen liegt auf der Führung des experimentellen Wirkungsnachweises mit Hilfe von Ratingskalen.

Allein experimentelles Vorgehen erlaubt eine quantitative Angabe über Irrtums- oder, invers ausgedrückt, Sicherheitswahrscheinlichkeit der Entscheidung.

Es ist also zuerst über interne und externe Gültigkeit von Experimenten zu reflektieren. Die Generalisierbarkeit von unabhängigen Variablen und abhängigen Variablen ist eine Frage der externen Gültigkeit eines Experimentes. Ein Experiment ist dann extern gültig, wenn es über das Experiment hinaus Verallgemeinerungen zuläßt. Die Verallgemeinerungen können die Patientenstichprobe, die Präparatdosierungen, Präparateklassen oder auch situative Bedingungen betreffen. Und sie können in einer Verallgemeinerung der Stichprobe abhängiger Variablen bestehen.

Viel Unzufriedenheit über den Stand der gerontopharmakologischen Forschung resultiert aus weitreichenden auf diese externe Gültigkeit abzielenden Forderungen. So wird beklagt, daß es bisher keine theoretische Fundierung der Wirkungen und keine klaren Therapieziele gäbe, und argumentiert, daß es damit nicht möglich sei, die Wirksamkeit von Geriatrika kritisch zu beurteilen bzw. den Therapiezielen angemessene Prüfmethoden zu entwickeln (COPER u. KANOWSKI 1976). Die sich darin ausdrückende Skepsis ist, soweit sie den Nachweis der Wirksamkeit von Nootropika in Abrede stellt, überzogen. Die Wirksamkeit läßt sich nämlich mit intern gültigen Experimenten nachweisen. Das Vorliegen interner Gültigkeit ist die unabdingbare Voraussetzung für externe Gültigkeit, die den Praktiker interessiert. Intern gültig ist ein Experiment, wenn durch experimentelle Kontrolltechniken sichergestellt ist, daß die zwischen unterschiedlichen Be-

dingungen gefundenen Differenzen, wenn nicht auf den mit der Irrtumswahrscheinlichkeit Alpha quantifizierten Zufall, so auf die Differenz in den untersuchten Bedingungen
zurückgehen. Gelingt es, intern gültig Differenzen zwischen einem Geriatrikum und einem Plazebo sehr wahrscheinlich zu machen, so ist nachgewiesen, daß das Geriatrikum
wirksam war und unter vergleichbaren Bedingungen wieder wirksam sein wird.

Für den experimentintern gültigen Nachweis der Wirksamkeit bedarf es auf Seiten
der unabhängigen Variable hinreichend großer Bedingungsdifferenzen und auf der Seite
der abhängigen Variable eines hinreichend gültigen Maßes für die Wirksamkeit. Wichtig
ist in dem Zusammenhang, daß ein augenscheinlich gültiges Maß bezüglich der Zuverlässigkeit seiner Erhebung nicht vernünftig in Zweifel gezogen werden kann. Eine nach
den Regeln des statistischen Schließens aufgefundene Differenz beinhaltet, daß das betreffende Maß hinreichend zuverlässig war, um bei gegebenem Mittelwertunterschied
diesen als überzufällig auszuweisen. Der Fehler erster Art als die Wahrscheinlichkeit, eine zufällige Bedingungsdifferenz als wahren Unterschied zu beurteilen, wird mit der Irrtumswahrscheinlichkeit Alpha angegeben und ist für jedes Experiment feststellbar. In
ihm ist die Testzuverlässigkeit adäquat berücksichtigt. Der Fehler zweiter Art auf der anderen Seite, der das Risiko bezeichnet, eine wahre Differenz für zufällig zu bewerten, also den tatsächlich bestehenden Unterschied nicht nachweisen zu können, ist ebenfalls
direkt abhängig von der Testgüte. Ein Farbenblinder wird ungeachtet des bestehenden
Unterschiedes zwischen rot und grün diesen Unterschied nicht feststellen, ein ungeübter
oder unfähiger Prüfer wird ebensowenig in der Lage sein, Bedingungsdifferenzen aufzu-
decken.

Für den Fall, daß experimentintern gültig ein augenscheinlich klinisch relevanter
Unterschied zwischen einem Geriatrikum und einem Plazebo sehr wahrscheinlich gemacht wurde, kann er als experimentell nachgewiesen gelten.

Die Durchsicht der Literatur (LEHMANN et al. 1984) zeigt, es gibt ein solches Maß mit
augenscheinlich klinischer Relevanz, das geeignet ist, Nootropika von Plazebos zu differenzieren, das globale Arzturteil. Nur wurde diesem Maß wenig Bedeutung beigemes-
sen, weil man seine teststatistische Zuverlässigkeit in Zweifel zog, ohne sie der Untersuchung für wert zu befinden (National Institute of Mental Health 1981).

Die folgende Tabelle listet die zwischen 1970 und 1980 publizierten klinischen Prüfungen von Nootropika auf, in denen ein globales Arzturteil als eine von vielen abhängigen Variablen verwendet wurde.

Globaler Effekt (Arzturteil)

Treatment	Dosierung mg/täglich	diagnostische Indikation	Dauer und Typ der Untersuchung	Patienten-Charakteristika	Ergebnis Verum – Plazebo	Literatur
Stutgeron	75	zerebrale Arteriosklerose	4–12 Wochen offene Studie	82 Patienten 58–93 Jahre	wertlose Vor-Nach-Differenzen	AMERY u. OOSTERVELD (1975)
Hydergin Plazebo	4,5	zerebrale vaskuläre Insuffizienz	12 Wochen 2-Zufallsgruppenplan	20 Patienten 59–79 Jahre ($\bar{x} = 68$)	$p < 0,01$	ARRIGO et al. (1973)

Globaler Effekt (Arzturteil) (Fortsetzung)

Treatment	Dosierung mg/täglich	diagnostische Indikation	Dauer und Typ der Untersuchung	Patienten-Charakteristika	Ergebnis Verum – Plazebo	Literatur
Hydergin Plazebo	3	zerebrovaskuläre Insuffizienz	12 Wochen 2-Zufallsgruppenplan	78 Patienten 65–96 Jahre	n. s.	BANEN (1972)
Stutgeron Plazebo	75	zerebrale Arteriosklerose	8 Wochen (2×) Cross-over	25 Patienten	$p < 0,01$	BERNARD u. GOFFART (1968)
Hydergin (Hy) Papaverin (Pa)	3 300	Arteriosklerose mit zerebrovaskulärer Insuffizienz	12 Wochen 2-Zufallsgruppenplan	66 Patienten beiderlei Geschlechts 72–79 Jahre ($\bar{x} =$ 85 Jahre)	Hy war Pa tendenzweise überlegen ($p < 0,10$)	BAZO (1973)
Zyklandelate (Zyklospasmol) Plazebo	1600	senile Pflegeheimbewohner	16 Wochen 2-Zufallsgruppenplan	58 Patienten über 65 Jahre ($\bar{x} = 80$)	n. s.	CAPOTE u. PARIKH (1978)
Hydergin Papaverin	3 300	Pflegeheimbewohner mit stabiler körperl. u. geistiger Kondition	12 Wochen 2-Zufallsgruppenplan	39 Patienten $\bar{x} =$ 82 Jahre	nur Vor-Nach-Differenzen ohne Wert	EINSPRUCH (1976)
Hydergin Plazebo	3	hirnorganisches Psychosyndrom senile Demenz	24 Wochen 2-Zufallsgruppenplan	47 Patienten über 60 Jahre	$p < 0,05$	GAITZ et al. (1977)
Hydergin Plazebo	3	zerebrovaskuläre Insuffizienz	12 Wochen 2-Zufallsgruppenplan	50 Patienten 65–111 Jahre ($\bar{x} =$ 81 Jahre)	$p < 0,01$	JENNINGS (1972)
Hydergin Plazebo	4,5	zerebrovaskuläre Insuffizienz	12 Wochen	58 Patienten	$p < 0,01$	McCONNACHIE (1973)
Danaden = Pyritinol + Beta-Pyridylkarbinol	150 714	zerebrale Insuffizienz	8 Wochen offene Studie	45 Patienten $\bar{x} =$ 71 Jahre	Vor-Nach-Differenzen ohne Wert	DORN (1977)
Piracetam Piracetam Plazebo	2400 4800	depressiv-paranoide Psychosyndrome	3-Zufallsgruppenplan	60 Patienten 50–60 Jahre	Differenzen über alle drei Gruppen $p < 0,05$	ECKMANN (1976)

Globaler Effekt (Arzturteil) (Fortsetzung)

Treatment	Dosierung mg/täglich	diagnostische Indikation	Dauer und Typ der Untersuchung	Patienten-Charakteristika	Ergebnis Verum - Plazebo	Literatur
Danaden = Pyritinol + Beta-Pyridylkarbinol	150 714	zerebrale Insuffizienz	52 Wochen offene Studie	40 Patienten 43-77 Jahre ($\bar{x}$ = 60 Jahre)	Vor-Nach-Differenzen ohne Wert	ENGELMANN (1975)
Hydergin Papaverin	3 300	ausgewählte Alters-Symptome	12 Wochen 2-Zufallsgruppenplan	45 Patienten $\bar{x}$ = 78,5 Jahre	„p < 0,10 oder besser"	NELSON (1975)
Hydergin Plazebo	3	zerebrale Arteriosklerose	12 Wochen 2-Zufallsgruppenplan	47 Patienten $\bar{x}$ = 78 Jahre	p < 0,01	RAO u. NORRIS (1972)
Zyklandelate Plazebo	1600	zerebrovaskuläre Insuffizienz	12 Wochen 2-Zufallsgruppenplan	58 geriatrische Patienten	p < 0,01	RAO et al. (1977)
Hydergin Papaverin	3 300	6 oder mehr SCAG-Symptome	12 Wochen 2-Zufallsgruppenplan	53 Patienten 60-81 Jahre ($\bar{x}$ = 67 Jahre)	p < 0,01	ROSEN (1975)
Hydergin Plazebo	3	zerebrovaskuläre Insuffizienz	12 Wochen 2-Zufallsgruppenplan	59 Patienten	„p < 0,10 oder besser"	TRIBOLETTI u. FERRI (1969)
Pentoxitylline Plazebo	1200	zerebrovaskuläre Insuffizienz	8 Wochen 2-Zufallsgruppenplan	60 Patienten 61-89 Jahre ($\bar{x}$ = 79 Jahre)	p < 0,001	HARWART (1979)
Danaden = Pyritinol + Beta-Pyridylkarbinol	300 1428	zerebrale Arteriosklerose	90 Tage offene Studie	25 Patienten 49-92 Jahre	Vor-Nach-Differenzen ohne Wert	FERREIRA et al. (1973)
Hydergin	0,5-4,5	funktionale und organische Psychosen	12 Wochen offene Studie	18 Patienten 60-82 Jahre ($\bar{x}$ = 77 Jahre)	Vor-Nach-Differenzen ohne Wert	FREEMAN u. MURRAY (1966)
Enzephabol Plazebo	500?	organisches Psychosyndrom	7 Wochen (2×) Cross-over	37 Patienten 29-78 Jahre	p < 0,02	HASKOVEC et al. (1977)
E-nikotinate Plazebo	600	zerebrale Arteriosklerose Hypertension	6 Wochen 2-Zufallsgruppenplan	89 Patienten $\bar{x}$ = 64 Jahre	p < 0,01	IINO et al. (1977)

Globaler Effekt (Arzturteil) (Fortsetzung)

Treatment	Dosierung mg/täglich	diagnostische Indikation	Dauer und Typ der Untersuchung	Patienten-Charakteristika	Ergebnis Verum – Plazebo	Literatur
Enzephabol Piracetam Dihydroergotoxinalkaloide	600 2400 3 × 0,66	zerebrale Leistungsschwäche bei organischem Psychosyndrom	12 Wochen	407 Patienten über 60 Jahre	Enzephabol war Plazebo überlegen p < 0,01	JANSEN (1980)
Vincamin Suloctidil Plazebo	60 300					
Piracetam Plazebo	4800	mittelschweres organisches Psychosyndrom	6 Wochen 2-Zufallsgruppenplan	78 Patienten $\bar{x} =$ 73 Jahre	p < 0,01	KRETSCHMAR u. KRETSCHMAR (1976)
Piracetam Plazebo	2400	hirnorganisches Psychosyndrom	6 Wochen 2-Zufallsgruppenplan	178 Patienten $\bar{x} =$ 71 Jahre	n. s.	KRETSCHMAR u. KRETSCHMAR (1976)

In summarischer Betrachtung läßt sich feststellen, daß dieses in der Pharmakopsychiatrie wenig geltende globale Arzturteil, das im übrigen in der klinischen Praxis von letztlich entscheidender Bedeutung ist, 26mal Verwendung fand. Zieht man die Untersuchungen ab, bei denen für eine oder mehrere Vergleichssubstanzen wertlose Vor-Nach-Differenzen bewertet wurden, so verbleiben 21 Arbeiten, von denen 17 plazebokontrolliert waren. Insgesamt differenzierte das Arzturteil über den globalen therapeutischen Effekt 17mal zwischen Prüfpräparat und Vergleichs- oder Kontrollbedingung. Zwischen Verum und Plazebo konnten bei 17 Gelegenheiten 14mal Unterschiede wahrscheinlich gemacht werden.

Damit ist das Maß für die globale therapeutische Besserung nach Häufigkeit der Verwendung und Differenzierungsvermögen ohne Konkurrenz.

Ihm folgt die Sandoz Clinical Assessment-Geriatric (SHADER et al. 1974), die mit irgendeinem oder mehreren ihrer Items oder Subskalen in 10 von 15 Studien differenzierte und dies auch nur mit der Einschränkung, daß man das Alpha nicht wie methodisch geboten entsprechend der Zahl der geprüften Mittelwertdifferenzen adjustierte.

Die Beachtung des methodischen Gebotes, nur über eine Differenz teststatistisch zu entscheiden oder bei der Prüfung mehrerer Gruppenunterschiede die Irrtumswahrscheinlichkeit anzupassen, ist entscheidungslogisch zwingend. Da dies bei multiplem Mittelwertvergleich bewirkt, daß nur relativ große Differenzen bei relativ großen Patientenstichproben als überzufällig nachweisbar sind, empfiehlt sich ein hierarchisches Vorgehen oder die Vermeidung multipler Prüfungen auf Mittelwertunterschiede.

Auf unseren Fall des Nachweises von Gerontopharmakawirkungen mit Hilfe klinischer Skalen angewendet, könnte die hierarchische Entscheidungsstrategie so aussehen, daß man zuerst mit dem „globalen Rating des Behandlungserfolges" allein entscheidet, ob Bedingungsdifferenzen vorliegen. Im zweiten Schritt könnte man bei mehr als zwei untersuchten Bedingungen lokalisieren, welche paarweisen Differenzen zu der Gesamtdifferenz einen Beitrag geleistet haben. Und drittens könnte man mit differenzierteren abhängigen Variablen wie klinischen Skalen, Leistungsmaßen oder physiologischen und biochemischen Variablen Hypothesen entwickeln oder illustrieren – nicht beweisen oder entscheiden –, welche Einzelwirkungen am Gesamterfolg beteiligt waren.

Diese prominente Stellung des globalen Ratings scheint aufgrund seiner zahlreichen Verwendung in ganz unterschiedlichen Formen mit durchweg guter Differenzierung gerechtfertigt. Aufgrund dieser Stellung wäre es aber geraten, ihm mehr Geltung im Bewußtsein der Rater zu geben. Es wäre dem Untersucher etwa nahezulegen, sein globales Rating auf der Basis aller sonstigen erfaßten Variablen vor dem Hintergrund seiner gesamten klinischen Erfahrung gewissenhaft abzugeben. Bei dieser Vorgehensweise käme den differenzierteren Skalen die Funktion zu, die untersuchte Patientenstichprobe zu beschreiben, Fundament für das globale Rating zu sein und Kommunikationsmittel für den Rater, wenn er sein Bezugssystem für eben dieses globale Rating operationalisiert.

Das Entscheidungsfundament wäre so breit zu wünschen, wie es die Forschungsökonomie zuläßt. Es könnte neben physiologischen und biochemischen Maßen eine möglichst repräsentative Erfassung der Psychopathologie, der subjektiven Befindlichkeit, seiner körperlichen Verfassung, des Verhaltens im Krankenhaus und seiner sozialen Bezüge beinhalten. Für alle Bereiche gibt es publizierte Verfahren zur Auswahl. Die Wahl der Variablen würde dem Urteil des Raters mit Blick auf seine Möglichkeiten und Absichten vorbehalten sein (SALZMAN et al. 1972; GOGA u. HAMBACHER 1977; LEHMANN et al. 1983).

Die Entscheidung über die Wirksamkeit einer Substanz fiele anhand des Arzturteils über den globalen Therapieerfolg. Bei fehlendem globalem Effekt dürfte nicht unter den zahlreichen ergänzenden Variablen gesucht werden, ob vielleicht einige zufällig Werte aufweisen, die scheinbar präparatbeeinflußt sind.

Experimente müssen von der Planung her mit Rücksicht auf die unabhängigen, Fehler- und abhängigen Variablen intern gültig angelegt sein. Dann sind nach den Regeln der statistischen Entscheidungslogik wahrscheinlich gemachte Bedingungsdifferenzen zwischen Plazebo und Verum oder verschiedenen Verumbedingungen sogar um so relevanter, wenn zu ihrem Nachweis kein hoch zuverlässiges Maß mit sehr begrenztem Gültigkeitsbereich notwendig, sondern ein praktikables und augenscheinlich klinisch bedeutsames Maß ausreichend war. Die Inkompatibilität von Zuverlässigkeit und Gültigkeit gibt ein weiteres Argument, das globale Arzturteil als über die Wirkung entscheidendes Maß heranzuziehen.

Im folgenden sei ein an meinen Vorlieben orientierter Plan einer klinischen Prüfung kurz skizziert. Patienten mit organischem Psychosyndrom, die im Sinne des Syndrom-Kurztestes (ERZIGKEIT 1977) mittelschwer leistungsbeeinträchtigt (6–16 Punkte) sind, sollen zusätzlich zur internistischen Basismedikation doppelblind für 6 Wochen Plazebo oder eine fixe Verumdosis bzw. alternativ zwei deutlich verschiedene Dosen desselben Verum erhalten. Die internistische Basistherapie, die diagnostische Zuordnung nach ICD und der Schweregrad der Erkrankung werden als Schichtvariablen benutzt, um sicherzustellen, daß sich die zwei zufällig gebildeten Gruppen diesbezüglich möglichst nicht unterscheiden. Vor Beginn der Untersuchung und im 14tägigen Abstand werden der Syndrom-Kurztest angewendet, die Flimmer-Verschmelzungs-Frequenz bestimmt, psychischer und somatischer Befund des Dokumentationssystems der Arbeitsgemeinschaft für Gerontopsychiatrie erhoben, für die Arzneimittelsicherheit relevante physiologische und Laborparameter gemessen und schließlich auf der Basis all dieser Variablen das globale Arzturteil über die therapeutische Besserung abgegeben.

Darüber, ob eine bedeutsame Wirkung der Verumbedingung nachweisbar ist, würde in der Auswertung ausschließlich das zahlenmäßige Verhältnis der Besserungen unter Verum und Plazebo herangezogen. Unter Berücksichtigung einer sinnvoll gewählten Schichtvariable, des Präparat- und des Meßwiederholungsfaktors könnte eine im Planungsstadium festgelegte Anfang-Mitte-End-Analyse von Verlaufskurven-Scharen (LEHMANN u. LIENERT 1984) entscheiden, ob eine Präparatwirkung vorliegt und ob diese gegebenenfalls mit der Schichtvariablen und dem Meßwiederholungsfaktor interagiert. Erst wenn so eine allgemeine oder differentielle Präparatwirkung wahrscheinlich gemacht wurde, ist es sinnvoll, diese Wirkung mit Hilfe der Variablen zu einzelnen Funktionsbereichen zu illustrieren oder Hypothesen zu entwickeln, welche spezifischen Wirkungen zum globalen Effekt beigetragen haben. Die ins Einzelne gehende weiterführende Analyse würde wie die nichtparametrisch geführte Entscheidung die Schichtvariable, den Präparat- und Meßwiederholungsfaktor im Rahmen einer komplexen Varianz- oder Kovarianzanalyse berücksichtigen. Die Leistungs-, physiologischen- und Laborparameter würden im Sinne einer multiplen Analyse je für sich verrechnet, die zahlreichen Ratings zum psychopathologischen Befund zu Skalen verdichtet und analysiert.

Es ist dann die Aufgabe der Diskussion, die Einzelbefunde unterhalb der Entscheidungsebene stimmig zu interpretieren.

Wäre man in der Vergangenheit etwa bei den tabellierten 26 Untersuchungen so vorgegangen, wäre der über die experimentinterne Gültigkeit abgesicherte Wirkungsnachweis für einzelne Präparate in der Indikation von Nootropika längst geführt. Zuzugeben ist allerdings, daß damit noch nicht die Eigenständigkeit einer solchen Substanzklasse bewiesen wäre. Der Beantwortung dieser eher theoretisch interessierenden Frage kann man sich nur über komplexe experimentelle Pläne unter Einschluß anderer Substanzklassen und Patientenstichproben annähern. Im übrigen wird auch diese Frage als letztlich therapie- und damit anwendungsorientiert in der Klinik entschieden. Als abhängige Variable bietet sich wieder die mit den dargestellten methodischen Vorteilen versehene abhängige Variable des Arzturteils über den globalen therapeutischen Effekt an.

Literatur

AMERY WK, OOSTERVELD WJ (1975) An evaluation of cinnarizine in aged patients with vertiginous complaints – a multicentre trial. Acta Therapeut 1: 39–48

ARRIGO A, BRAUN P, KAUCHTSCHISCHWILI GM, MOGLIA A, TARTARA A (1973) Influence of treatment on symptomatology and correlated electroencephalographic (EEG) changes in the aged. Curr Therap Res 15: 417–426

BANEN DM (1972) An ergot preparation (Hydergine) for relief of symptoms of cerebrovascular insufficiency. J Am Geriatr Soc 20: 22–24

BAZO AJ (1973) An ergot alkaloid preparation (Hydergine) versus papaverine in treating common complaints of the aged: Double-blind study. J Am Geriatr Soc 21: 63–71

BERNARD A, GOFFART JM (1968) A double-blind cross-over clinical evaluation of cinnarizine. Clin Trials J (London) 5/1: 945–948

Capote B, Parikh N (1978) Cyclandelate in the treatment of senility: A controlled study. J Am Geriatr Soc 26: 360–362

Coper H, Kanowski S (1976) Geriatrika: Theoretische Grundlagen, Erwartungen, Prüfung, Kritik. Hippokrates 47: 303–319

Coper H, Kanowski S (1979) Unveröffentlichter Bericht über den zum Thema „Wirken Geriatrika?" abgehaltenen „workshop"

Dorn M (1977) Zur Behandlung der zerebralen Insuffizienz in der Praxis. Therapiewoche 27: 2565–2573

Eckmann F (1976) Klinische Untersuchungen mit Piracetam. Münchn Med Wochenschr 29/30: 957–958

Einspruch BC (1976) Helping to make the final years meaningful for the elderly residents of nursing homes. Diseases Nerv Syst 37: 439–442 (HYG 186)

Engelmann G (1975) Klinische Prüfung von Danaden retard bei Funktionspsychosen im Sinne leichter bis mittelschwerer Durchgangssyndrome. Med Welt 26 (N. F.): 1380–1384

Erzigkeit H (1977) Der Syndrom-Kurztest. Vless, Vaterstetten

Ferreira Alvaro B, Ferreira Ary B, Souza TB (1973) Pharmakologische Behandlung der zerebralen Arteriosklerose mit einer neuen medikamentösen Kombination. Revista Brasileira de Medicina 30 (Nr 2): 9–13

Freeman H, Murray P (1966) Treatment of aged psychotic patients with Hydergine. Gerontol Clinica (Basel) 8: 279–284

Gaitz CM, Varner RV, Overall JE (1977) Pharmacotherapy for organic brain syndrome in late life. Evaluation of an ergot derivate versus placebo. Arch Gen Psychiat 34: 5–11

Goga JA, Hambacher WO (1977) Psychologic and behavioral assessment of geriatric patients: A review. J Am Geriatr Soc 25: 232–237

Harwart D (1979) The treatment of chronic cerebrovascular insufficiency. "A double-blind study with pentoxyifylline" ("Trental" 400). Curr Med Res Opin 6: 73–84

Haskovec L, Jirak R, Srutova L (1977) Organisches Psychosyndrom im Alter. Ergebnisse einer klinischen Doppelblindprüfung. Ärztl Praxis 3959

Iino K, Abe K, Kariya S et al. (1977) A controlled, double-blind study of dl-alpha-tocopheryl nicotinate (Juvela-nicotinate) for treatment of symptoms in hypertension and cerebral arteriosclerosis. Jap Heart J May: 277–286

Jansen W (1980) Die zerebrale Leistungsschwäche im Blickpunkt therapeutischer Bemühungen. Therapiewoche 30: 1126–1131

Jennings WG (1972) An ergot alkaloid preparation (Hydergine) versus placebo for treatment of symptoms of cerebrovascular insufficiency: Double-blind study. J Am Geriatr Soc 20: 407–412

Kretschmar JH, Kretschmar CHR (1976) Zur Dosis-Wirkungs-Relation bei der Behandlung mit Piracetam. Sonderdruck: Arzneimittel-Forschung (Drug Research) 1976, 26/6: 1158–1159

Lehmann E, Lienert GA (1984) Anfang-Mitte-End-Analyse von Verlaufskurven-Scharen. In: Kohnen R (Hrsg) Multivariate Versuchspläne und ihre nichtparametrische Auswertung. Huber, Bern

Lehmann E, Heinrich K, Quadbeck H, Tegeler J (1984) Güteeigenschaften gerontopsychiatrischer Skalen. In: Hopf A, Beckmann H (Hrsg) Forschungen zur Biologischen Psychiatrie. Springer, Berlin Heidelberg New York Tokyo

McConnachie RW (1973) A clinical trial comparing "Hydergine" with placebo in the treatment of cerebrovascular insufficiency in elderly patients. Curr Med Res Opin 1: 463–468

National Institute of Mental Health. Clinical Global Impressions. In: Collegium Internationale Psychiatriae Scalarum (CIPS) (Hrsg) Internationale Skalen für Psychiatrie. Beltz, Weinheim

Nelson JJ (1975) Relieving select symptoms of the elderly. Geriatr 30: 133

Rao DB, Norris JR (1972) A double-blind investigation of Hydergine in the treatment of cerebrovascular insufficiency in the elderly. John Hopkins Med J (Baltimore) 130: 317–323

Rao DB, Georgiev EL, Paul PD, Guzman AB (1977) Cyclandelate in the treatment of senile mental changes: A double-blind evaluation. J Am Geriatr Soc 25: 548–551

Rosen HJ (1975) Mental decline in the elderly: Pharmacotherapy (ergot alkaloids versus papaverine). J Am Geriatr Soc 23: 169–174

Salzman C, Kochansky GE, Shader RI (1972) Rating scales for geriatric psychopharmacology: A review. Psychopharmacol Bull 8: 3–50

Salzman C, Kochansky GE, Shader RI, Cronin DM (1972) Rating scales for psychotropic drug research with geriatric patients: II. Mood ratings. J Am Geriatr Soc 20: 215–221

SALZMAN C, SHADER RI, KOCHANSKY GE, CRONIN DM (1972) Rating scales for psychotropic drug research with geriatric patients: I. Behavior ratings. J Am Geriatr Soc 20: 209–214
SHADER RI, HARMATZ JS, SALZMAN C (1974) A new scale for clinical assessment in geriatric populations: Sandoz Clinical Assessment-Geriatric (SCAG). J Am Geriatr Soc 22: 107–113
TRIBOLETTI F, FERRI H (1969) Hydergine for treatment of symptoms of cerebrovascular insufficiency. Curr Therap Res 11: 609–620

Rapport der Diskussion

K.-P. Kühl und U. Hegerl

In seinem einleitenden Diskussionsbeitrag zum Vortrag Kanowskis schnitt Roth Fragen des Modellbegriffes aus wissenschaftstheoretischer Perspektive an. Ein Modell sei danach prinzipiell etwas anderes als das im Modell Dargestellte. Modelle von Patienten oder von einer bestimmten Krankheit repräsentierten stets nur begriffliche Rekonstruktionen von Phänomenen, die Einschränkungen bestimmter Art unterlägen. Aus diesen Einschränkungen ergäben sich Konsequenzen für die verwendete Methode im allgemeinen und für die Methode der Wirkungsprüfung von Medikamenten im besonderen.

Janke näherte sich den im Referat skizzierten Problemkreisen mit zwei Fragen. So sei zum einen von Interesse, welche Voraussagen über potentielle Effekte von Interventionsmaßnahmen durch Probandenuntersuchungen zu machen seien. Zum anderen bedürfe der Klärung, in welcher Weise Probandenuntersuchungen bei der Beschreibung oder Erklärung von Phänomenen des hirnorganischen Psychosyndroms nutzbar gemacht werden könnten. Hierbei sei gleichermaßen an tierische wie auch an menschliche „Probandensubjekte" zu denken.

Kanowski knüpfte in diesem Zusammenhang an seine im Vortrag gemachten Vorschläge an. Danach könnten mittels umschriebener Belastungssituationen experimentelle Bedingungen geschaffen werden, die es gestatteten, Probandenmodelle zu unter Umständen sogar auf krankhafte Störungen übertragbaren Prüfmodellen für Nootropika zu machen. Beispiele für Belastungssituationen stellten die Übermüdung, der Schlafentzug und die pharmakogene Sedation dar. Es sei eine bislang kaum untersuchte und interessante Frage, wie zum Beispiel definierbare pharmakologische Belastungen, von denen man wisse, daß sie gerade beim älteren Menschen leistungsmindernd wirkten, durch nootropische Substanzen zu beeinflussen seien.

Mit Hinweis auf eigene Untersuchungen trug Heiss Bedenken gegenüber Probandenstudien der angesprochenen Art vor. Bei Patienten nach Schlaganfall habe sich unter der Gabe von Piracetam eine Verbesserung des Stoffwechsels nur in Regionen mit vermindertem Umsatz objektivieren lassen. Experimente an Katzen mit einem chronischen Ischämiemodell hätten weiter gezeigt, daß bei den Kontrolltieren unter Nootrop die evozierten Potentiale nicht zu steigern seien. Dagegen hätten die durch Ischämie veränderten Potentiale unter der Gabe von Nootrop wieder relativ normalisiert werden können. Heiss schloß die Frage an, ob nootropische Substanzen den optimal funktionierenden Stoffwechsel noch verbessern könnten, oder ob nur der pathologisch veränderte Stoffwechsel überhaupt zu verändern sei. Künkel gab im Anschluß an Heiss zu bedenken, daß der Stoffwechsel nur einen Aspekt der integrativen Leistungen des Gehirns erfasse. Es gäbe genügend andere Aspekte dieser Leistung, die alle in sich ihre Bedeutung hätten. Die vorgetragenen Befunde belegten ausschließlich, was Nootropika in bezug auf den Stoffwechsel zu leisten vermögen. Sie seien jedoch nicht zu verallgemeinern und könnten insbesondere nicht die mögliche Validität von Probandenmodellen entkräften.

P. BALTES regte an, kognitive Leistungseinbußen bei Patienten mit hirnorganischem Psychosyndrom künftig auch auf ihre Modifizierbarkeit hin zu untersuchen. Bezüglich der von KANOWSKI als Kernsymptome des HOPS bezeichneten Störungen des Gedächtnisses, der Konzentration und der räumlich-visuellen Orientierung stelle sich die Frage, ob und inwieweit reduzierte Leistungen in diesen Bereichen zum Beispiel durch ein gezieltes Training zu modifizieren seien. Ließen sich keine oder nur minimale Leistungsverbesserungen erzielen, so sei dies im Sinne einer Robustheit der Kernsymptomatik zu interpretieren und würde die Diagnose des HOPS zusätzlich absichern.

Auf Anregung BASARs ging KÜNKEL im folgenden ausführlicher auf eigene, für den gegebenen Zusammenhang interessierende Untersuchungen ein. Diese Untersuchungen stellten einen ersten Versuch dar, auf „epidemiologischem" Wege allgemeine Erkenntnisse über die Altersabhängigkeit und Personenspezifität von EEG-Phänomenen zu gewinnen. In der Zwischenzeit seien fast 30 000 EEGs standardisiert, dokumentiert und analysiert worden. Es habe sich unter anderem gezeigt, daß das EEG vom Alphatyp zwischen 20 und 40 Jahren zunehmend häufiger aufträte, dann gleich häufig und anschließend wieder deutlich seltener vorkomme. Weiter habe sich gezeigt, daß beim EEG vom Alphatyp Männer etwas häufiger vertreten seien als Frauen (62% : 58%), beim EEG vom Betatyp kehrten sich diese Relationen um. Das EEG vom Betatyp weise im übrigen zwischen dem 20sten und 60sten bis 70sten Lebensjahr eine im wesentlichen konstante Auftretenshäufigkeit auf. KÜNKEL ergänzte, beim EEG vom Alphatyp fänden sich pathologische Veränderungen – etwa im Sinne von Herdbefunden – über alle Altersklassen hinweg doppelt so häufig wie beim EEG vom Betatyp. Die genannten Befunde belegten, daß sich Merkmalsträger mit einem EEG vom Alphatyp in ihrer hirnelektrischen Struktur deutlich von Merkmalsträgern mit einem EEG vom Betatyp unterschieden. Zur Frage des Zusammenhanges von hirnelektrischer Grundaktivität und umschriebenen Persönlichkeitsmerkmalen fügte KÜNKEL an, daß es nach wie vor Schwierigkeiten bereite, die beiden Variablenkomplexe empirisch zu diskriminieren. Möglich und unproblematisch sei diese Trennung indessen unter Verwendung *der* Veränderungen, die das EEG unter bestimmten definierten Belastungen erfahre. Es sei, wie zahlreiche Untersuchungen belegten, von Bedeutung, ob eine Substanz von jemandem mit einem niedrigen emotionalen Labilitätsscore eingenommen werde oder von jemandem mit einem hohen. Dieser Tatsache müsse bei künftigen Nootropikaprüfungen verstärkt Beachtung geschenkt werden. Wenngleich die Situation im Falle der Nootropika komplexer zu sein scheine als bei den klassischen Psychopharmaka, sei im übrigen auf weitere Sicht davon auszugehen, daß es ähnlich wie bei den Psychopharmaka auch bei der Prüfung von nootropen Substanzen gelingen werde, sogenannte *Eichsubstanzen* zu finden. Anhand dieser Eichsubstanzen ließen sich Aussagen darüber machen, mit welcher Wahrscheinlichkeit eine in einer klinischen Untersuchung geprüfte Substanz bestimmten Wirkungsklassen zuzuordnen sei. KÜNKEL illustrierte seine Ausführungen am Beispiel des Mianserin. Vor der klinischen Erprobung habe der Eindruck bestanden, daß es sich beim Mianserin eher um ein Neuroleptikum handele. Bei der Untersuchung des EEG-Wirkungsspektrums hätten sich eindeutige Hinweise auf eine antidepressiv wirkende Substanz ergeben. Dies sei in der klinischen Untersuchung bestätigt worden. KÜNKEL beleuchtete an einem zweiten Beispiel die klinische Bedeutung von neurophysiologischen Untersuchungsmethoden für die Prüfung von Pharmakonwirkungen. Er bezog sich hierbei auf die Tatsache, daß sich bei evozierten Potentialen oder auch bei ereignisbezogenen Potentialen Paradigmen entwerfen ließen, die die Untersuchung bestimmter Partialfunktionen gestatteten. KÜNKEL erläuterte seine Ausführungen anhand eines experimentellen Designs, bei dem, stochastisch verteilt auf alle vier möglichen Kombinationen von hoch- und niederfrequenten Tonabfolgen, ein akustischer Testreiz dargeboten werde. Dieser Testreiz sei durch Drücken eines Knopfes so schnell wie möglich zu blockieren. Über die CNV (contingent negative variation) ließen sich auf diese Weise gleichzeitig die Aufmerksamkeit, Vigilanz und Reaktionszeit analysieren. Durch eine bevorzugte Darbietung bestimmter Kombinationen von Tonabfolgen und Testreiz seien außerdem Aussagen über die Lernfähigkeit möglich.

In Anknüpfung an KÜNKEL unterstrich KANOWSKI, daß neurophysiologische Untersuchungsansätze (einschließlich des EEG) für die Nootropika-Forschung dreierlei leisten könnten: 1. Wirkungsvoraussagen beim screening neuer Substanzen, 2. den Nachweis zerebraler Wirksamkeit sowie von Dosis-Wirkungs-Beziehungen und 3. die Analyse der Interrelationen von Verhaltensmerkmalen und neurophysiologischen Parametern. Er verband hiermit die Frage, ob die Schwerpunkte künftiger Nootropika-Forschung eher im Probanden-, im Patientenmodell oder in beiden Bereichen zu suchen seien. KÜNKEL erwiderte, daß sich seine Erfahrungen überwiegend auf das Probandenmodell erstreckten. Er gehe davon aus, daß das Probandenmodell aufgrund seiner methodischen Vorzüge auch für die Zukunft seine Bedeutung behalten werde. Sollte indessen eine Kontrolle der Probleme gelingen, die das Patientenmodell aus neurophysiologischer Sicht heute noch aufgäbe, dann werde auch dieses Modell stärkere Beachtung finden. In Übereinstimmung mit KANOWSKI fügte KÜNKEL ergänzend an, daß auch seiner Einschätzung nach das EEG wie auch die anderen neurophysiologischen Methoden offenbar die einzigen Verfahren darstellten, mit denen Dosis-Wirkungs-Relationen bei nootropen Substanzen reproduzierbar etabliert werden könnten. KÜNKEL illustrierte seine Ausführungen am Beispiel des Naftidrofuryl. Bei dieser – allerdings nicht unbedingt als Nootropikum anzusehenden – Substanz habe sich eine ausgeprägte Wirkungsumkehr bei steigender Dosis feststellen lassen. Dieser Sachverhalt sei klinisch von großer Bedeutung.

KÜNKEL nahm eine Wortmeldung von HEISS zur Frage des klinischen Korrelats von Naftidrofuryl zum Anlaß, erneut den Stellenwert und die Bedeutung von Probandenmodellen für die Medikamentenuntersuchung zu unterstreichen. Die klassische Pharmakoelektroenzephalographie habe gezeigt, daß es, sofern man sich auf das Probandenmodell beschränke, unter einem mehr pragmatischen Aspekt nicht so sehr auf die klinische Wirksamkeit einer Substanz ankomme. Für praktische Zwecke – nicht nur für das screening von Substanzen – sei die Kenntnis ausreichend, ob von bestimmten Sachverhalten im Akutversuch an einem jungen gesunden männlichen Probanden mit einer hinreichenden Wahrscheinlichkeit auf Effekte an Patienten unter chronischer Therapie geschlossen werden könne.

COPER griff die Frage des Nachweises von Dosis-Wirkungs-Beziehungen durch das EEG mit dem Hinweis auf, daß es bekanntlich kein wirksames Pharmakon mit nur einer Wirkqualität gäbe. Im Falle einer Dosiserhöhung werde entweder der gewünschte Effekt gesteigert, viel häufiger träte aber eine zweite Wirkqualität hinzu, die sich auch im EEG anders auswirken könne. Zwei oder mehrere Effekte könnten sich addieren, aber auch antagonisieren bzw. überlagern, so daß unter Umständen Mischeffekte vorhanden seien, die durch keine klinische Wirkung repräsentiert würden. KÜNKEL pflichtete den Ausführungen COPERS bei. Infolge der integrativen Aspekte der hirnelektrischen Aktivität könnten verschiedene Verlaufsaspekte mit unterschiedlicher Dosisabhängigkeit und auch unterschiedlichem Zeitfaktor des Auftretens nebeneinander herlaufen und sich mischen. Sichtbar werde stets das Integral dieser Aspekte. Hierbei zeige sich auch, daß eine EEG-Wirkungskurve bezüglich der Dosisabhängigkeit nicht monoton sei, sondern daß eine Wirkungsumkehr zustande komme. Die für den gegebenen Zusammenhang interessierende Frage sei, ob sich bestimmte Verhaltens- oder Befindlichkeitsaspekte identifizieren ließen, die mit unterschiedlichen Dosisabhängigkeiten korreliert seien.

JANKE schnitt in seinem Diskussionsbeitrag Fragen des Probandenmodells unter dem Aspekt der Brauchbarkeit zur Trennung von Verum und Plazebo auf der einen bzw. von Verum 1 und Verum 2 auf der anderen Seite an. Es sei denkbar, für die Prüfung von Nootropika ähnliche Modelle zu entwickeln, wie sie bereits für die klassischen Psychopharmakaklassen existierten. Für die Untersuchung der Wirkungsqualitäten von Tranquilizern seien unter anderem folgende drei Modelle vorgeschlagen worden (JANKE u. DEBUS 1975): 1. das Selektionsmodell, 2. das Situationsmodell und 3. das Wirkungsprofilvergleichsmodell. Das *Selektionsmodell* sähe die Selektion von Probanden nach bestimmten Persönlichkeitsmerkmalen, wie zum Beispiel Neurotizismus, emotionale Labilität oder Ängstlichkeit, vor. Bei der Untersuchung von Nootropika könnten anstelle von Patienten Probanden höheren Lebensalters Berücksichtigung finden. Beim *Situationsmodell* würden über situative Bedingungsvariationen bestimmte psychische und somatische Zustände, wie z. B. Angst, induziert. Für den Bereich der Nootropika wäre etwa an die Induktion gestörter Adaptivität in belastenden Situationen zu denken und zu prüfen, ob Nootropika unter diesen Bedingungen wirksam seien. Im *Wirkungsprofilvergleichsmodell* würden bestimmte Wirkungsmerkmale bei gesunden Probanden festgestellt und mit den Wirkungen bei Patienten verglichen. Die Frage sei, ob es bei den Patienten unter der Einwirkung eines bestimmten Nootropikums irgendwelche charakteristischen Veränderungen gäbe, die auch beim Probanden zu finden seien. Derartige Parameter könnten künftig als Prognoseindikatoren für Prüfsubstanzen Verwendung finden.

Auf Anregung von HEISS, die Diskussion mit konkreten Untersuchungsergebnissen anzureichern, berichtete BAUER von einer Doppelblind-Crossover-Studie an kurz vor dem Examen stehenden Schwesternschülerinnen. Experimentell zu klärende Frage sei gewesen, wie sich in der Belastungssituation „Examen" die Gabe von Piracetam gegenüber Plazebo auswirke. Dabei hätten sich in der Verumgruppe eine Steigerung des Konzentrationsvermögens, eine höhere emotionale Belastbarkeit und ein verstärkter Leistungswille nachweisen lassen. Eine für die Zeit nach dem Examen vorgesehene Wiederholungsuntersuchung habe aus organisatorischen Gründen nicht in dem geplanten Umfange durchgeführt werden können. Die Testergebnisse von fünf nachuntersuchten Probandinnen hätten indessen entscheidende Veränderungen gegenüber den unter der Belastungssituation „Examen" erzielten Resultaten gezeigt. Von Interesse sei letztlich, ob die mit Hilfe des skizzierten Versuchsplanes - Prüfung in und nach Aufhebung einer Belastungssituation - ermittelten Ergebnisse Hinweise gäben auf die Wirkung von Nootropika bei Patienten. KANOWSKI führte hierzu aus, daß Überlegungen zur möglichen Übertragbarkeit von Probanden- auf Patientendaten Fragen des Alters zu berücksichtigen hätten. Probanden könnten danach unter bestimmten Bedingungen nicht nur für ein Patientenmodell, sondern auch jüngere für ältere Probanden stehen. Er erläuterte dies am Beispiel einer Untersuchung von DRACHMAN u. LEAVITT (1974) zur cholinergen Hypothese der Alzheimer-Demenz. Mit Blick auf die Prüfung von Nootropika bei älteren Probanden fügte KANOWSKI hinzu, daß sich für derartige Studien aus klinischer Sicht besonders das Sedationsmodell anböte. Es habe sich gezeigt, daß bei einer sehr starken Sedation ähnliche Symptome zu beobachten seien wie bei einem leichten hirnorganischen Psychosyndrom. In Beantwortung einer Frage RUPRECHTs nach den Standardisierungsmöglichkeiten für das vorgeschlagene Modell ergänzte KANOWSKI, daß hierbei das EEG als Außenkriterium der Sedationsschwelle herangezogen werden könne.

JANKE gab zu bedenken, daß das verwandte Modell stets mehrere Dimensionen umfassen müsse und sich nicht auf nur eine Klasse von Konstrukten, etwa auf die Aktivierungs- oder Sedierungsdimension, beziehen dürfe. Dies folge aus der Kenntnis von Nootropika und aus dem Konstrukt des hirnorganischen Psychosyndroms. Um zwischen verschiedenen Substanzklassen überhaupt diskriminieren zu können, müsse in jedem Fall *multivariat* vorgegangen werden. Die Schwierigkeit hierbei sei, daß für viele Funktionsbereiche keine hinreichend reliablen und validen Meßverfahren existierten. Da es auf der anderen Seite mit Hilfe des EEGs praktisch univariat möglich sei, Pharmakawirkungen zu prognostizieren, böte sich zur Lösung der angeschnittenen Probleme an, in künftigen Studien simultan mit dem EEG Parameter des Verhaltens und Erlebens zu erheben. KÜNKEL verwies in seinem Beitrag auf die multivariate Vorgehensweise der Neurophysiologen, da aus der Grundaktivität des EEG stets eine Vielzahl von Parametern extrahiert würden. Im übrigen lägen bereits Studien vor, die sich mit den Interrelationen von EEG-Größen und Verhaltensparametern beschäftigten. Die Ergebnisse deuteten darauf hin, daß die für den Bereich der Psychopharmaka aufgewiesenen Zusammenhänge bei den Nootropika keine uneingeschränkte Gültigkeit hätten. Im Falle evozierter Potentiale gestalteten sich die Beziehungen zu Verhaltensmerkmalen wahrscheinlich noch komplexer als bei Betrachtung der Grundaktivität. Es bleibe weiteren Forschungsaktivitäten vorbehalten, zur Klärung dieser Fragen beizutragen.

OSWALD bemerkte, daß neben einer Gegenüberstellung von jungen Probanden und alten Patienten auch der Vergleich von gesunden und kranken alten Menschen von Interesse sei. Mit Hilfe dieses Untersuchungsansatzes ließen sich unter anderem psychische Funktionen leichter differenzieren und möglicherweise auch Prozeßanalysen durchführen. Wesentlicher Nachteil indessen sei, daß keine Aussagen über die klinische Relevanz – definiert zum Beispiel in bezug auf Befindlichkeitsstörungen und auf den Grad an Pflegebedürftigkeit – gemacht werden könnten.

In Anknüpfung an einen Beitrag ROTHs griff P. BALTES Fragen der Theorie-Modell-Problematik unter zwei Gesichtspunkten auf. Er stellte zunächst fest, daß Theorien richtig oder falsch sein könnten, Modelle jedoch nur mehr oder weniger nützlich. Die Nützlichkeit eines Modells werde dabei stets durch die externe Validität eines Forschungsdesigns mitdefiniert. Bei einer Differenzierung zwischen Patienten- und Probandenmodell löse sich die Frage nach dem Nutzen letztlich aufgrund empirischer Generalisationsstudien, die sich mit der externen Validität einer Untersuchung beschäftigten. Hierzu gehöre auch die Generalisierbarkeit auf eine klinische Situation. Betrachte man weiter die externe Validität (Generalisierbarkeit) als wesentliches Kriterium des Nutzens, dann seien Patienten- und Probandenmodell stets simultan zu verwenden und die Übertragbarkeit der Befunde abzuschätzen. Langfristig könne auf diese Weise aus bereits durchgeführten Generalisationsstudien auf neue Fragestellungen „bedingt" verallgemeinert werden.

COPER warf unter Bezugnahme auf KANOWSKIs Sedationsmodell die Frage auf, ob Benzodiazepin-Antagonisten gegenteilige Effekte von Benzodiazepinen bewirken könnten, zum Beispiel Vigilanzerhöhung, Verbesserung des Gedächtnisses usw. HERZ bemerkte hierzu, daß verschiedene Benzodiazepin-Antagonisten existierten, unter anderem die „inversen Antagonisten", die nicht nur die Wirkung der Benzodiazepine aufhöben, sondern das Gegenteil, nämlich Angst bewirkten. Die Grundlage sei ein Multikonformationsmodell des Rezeptors, d.h., der Rezeptor könne in mehreren Gestalten vorliegen. Die typischen Antagonisten höben die Wirkung der Benzodiazepine nur auf, hätten selbst aber keine Wirkung.

REMSCHMIDT führte an, daß bei künftigen Untersuchungen der Spontanverlauf von Störungen genauer betrachtet werden müsse. Auch sei bei vielen Substanzen an eine mögliche *unspezifische Wirkung* zu denken, die vielleicht auch durch kleinere Alkoholdosen oder ähnliches hervorgerufen werden könne. In diesem Zusammenhang könnten EEG-Untersuchungen hilfreich sein. REMSCHMIDT führte weiter aus, daß hirnorganische Beeinträchtigungen von physiologischen Altersveränderungen getrennt werden müßten. Das HOPS gäbe es auf allen Altersstufen. Für den weiteren Verlauf der Diskussion plädiere er im übrigen für eine Erörterung hirnorganischer Beeinträchtigungen und zöge entsprechend das Patienten- dem Probandenmodell vor. Es drängten sich hierbei folgende Fragen auf: 1. Welches Syndrom ist definierbar, 2. welche Funktionen können in einen Verlaufstest einbezogen werden, 3. in welchen Situationen ist dies prüfbar und 4. inwieweit sind die Ergebnisse generalisierbar und auf eine Alltagssituation übertragbar? Der letzte Punkt sei entscheidend für die Frage der klinischen Relevanz der Prüfung.

KANOWSKI problematisierte erneut, daß Untersuchungen an Gesunden nicht ohne weiteres auf Patienten zu übertragen seien. Die Kenntnisse über die Psychophysiologie oder Biochemie psychischer Leistungen seien bislang zu gering, um eine gemeinsame funktionelle Basis postulieren zu können. Es sei nicht einmal möglich zu sagen, Konzentrationsstörungen bei Neurotikern seien dasselbe wie Konzentrationsstörungen bei Schizophrenen oder bei Hirnorganikern. Es bestünde demnach nicht einmal eine funktionsbezogene Übertragbarkeit innerhalb der einzelnen pathologischen Modelle. KANOWSKI erinnerte weiter daran, daß es möglich sei, Probanden experimentell in einen pathologischen Zustand zu versetzen. Hirnorganische Syndrommuster könnten bei gesunden älteren Menschen beispielsweise über eine sensorische Deprivation in einer „camera silens“-Versuchsanordnung hervorgerufen werden. Pharmakologische Belastungsmodelle stellten das Antidepressivamodell und das bereits angesprochene Sedationsmodell dar. Es sei weiter denkbar, mit Hilfe des Sedationsmodells die antagonisierenden Effekte von Nootropika und über das Antidepressivamodell die entsprechenden kumulierenden, additiven Effekte zu untersuchen.

Unter Bezug auf die eigenen Ausführungen zur Theorie-Modell-Problematik und in Anknüpfung an die Überlegungen KANOWSKIs gab P. BALTES zu bedenken, daß es bei der Konkretisierung entsprechender Untersuchungspläne sowohl um die innere wie um die externe Validität gehe und daß die externe Validität eine Schätzung der Nützlichkeit darstelle. Ein Verfahren zur Schätzung der externen Validität bestehe darin, die Kriteriumsgruppe (etwa HOPS) systematisch mit anderen Gruppen zu vergleichen, die sich in mehr und mehr Variablen unterschieden. In diesem Fall beginne man mit Minimaldifferenzen. Das andere Verfahren bestehe darin, die externe Validierung mit sehr unterschiedlichen Vergleichsgruppen zu beginnen und zu versuchen, diese der Kriteriumsgruppe in bezug auf die konstituierenden Faktoren systematisch anzugleichen. In beiden Fällen handele es sich um die Spezifizierung eines Generalisationsgradienten oder eines Generalisationsraumes.

ELLGRING bemerkte, daß eine Diskussion der unabhängigen Variablen wie Personen, Gruppen, Einwirkungen medikamentöser Art usw. in gleicher Weise die situativen, also externen Untersuchungsbedingungen zu berücksichtigen habe. Möglicherweise ließen sich unter einer großen Variation der situativen Gegebenheiten intraindividuell wiederum Wirkweisen valide feststellen. LEHMANN bekundete in diesem Zusammenhang sein Interesse an konkreten Untersuchungen, die es in einer Situation erlaubten, Verum von Plazebo zu trennen und in einer anderen nicht. Er erinnerte hierbei an die von BAUER skizzierte Studie. Er selbst habe eine entsprechende Untersuchung bei chronisch Schizophrenen durchgeführt. Diese seien im Mittel zehn Jahre auf Stationen mit Heilanstaltscharakter untergebracht gewesen und hätten vor dem Umzug in neue Häuser mit neuen therapeutischen Angeboten gestanden. Er habe vor dem Umzug über einen Zeitraum von sechs Wochen mit einem Encephabol-Nachfolger versucht, Plazebo von Verum zu unterscheiden. Dies sei nicht möglich gewesen. Nach weiteren zwei Monaten und in der Zwischenzeit erfolgtem Umzug der Patienten habe er erneut sechs Wochen lang dieselbe Substanz gegen Plazebo getestet. Diesmal hätten sich Verum-Plazebo-Differenzen auf das hirnorganische Psychosyndrom im Sinne des AMDP-Dokumentationssystems nachweisen lassen.

KÜNKEL äußerte, daß für eine Diskussion der relativen Nützlichkeit des Patienten-Probanden-Modells der Erfahrungs- und Kenntnisstand unzureichend sei. Durch Untersuchung des Einflusses einer bestimmten Substanz an einer Probandengruppe, an einer Patientengruppe oder unter Verwendung des Sedationsmodells würden drei verschiedene Merkmalsräume aufgespannt. Die Frage hierbei sei, ob es eine Art von Transformation zwischen diesen Merkmalsräumen gäbe. Für den Bereich der klassischen Psychopharmaka hätten sich derartige Transformationen bereits nachweisen lassen. Auch wenn nichts über das Zustandekommen der Transformationen bekannt sei, so seien die vorliegenden, mit Hilfe des Pharmako-EEGs gewonnenen Erkenntnisse bei künftigen Nootropikaprüfungen doch verstärkt zu berücksichtigen.

DREBINGER unterstrich erneut, daß die therapeutische Wirksamkeit von Nootropika am Patienten nachgewiesen werden müsse. Er verwies auf Erfahrungen mit Koronartherapeutika, die bei gesunden Patienten eine Koronardilatation bewirkten, bei Patienten mit Koronarsklerose jedoch die Gefahr eines Steal-Phänomens nach sich zögen.

SINZ verlieh der Überzeugung Ausdruck, daß die Untersuchung von Pharmakawirkungen auf ein spezielles hirnfunktionales Psychosyndrom stets an entsprechenden Patienten vorzunehmen sei. Studien zum hirnorganischen Psychosyndrom generell könnten mit Hilfe von Modellen durchgeführt werden, die in möglichst vielen Variablen koinzidierten. Hierbei sei unter anderem an das von KANOWSKI vorgeschlagene Sedationsmodell zu denken. Wenn man jedoch etwas über den Wirkmechanismus wissen wolle, dann könne zum Beispiel am Neuron untersucht werden, wie die Phosphorylierung in die Kodierung eines Engramms einbezogen sei. Auf der Ebene der Wirbellosen ließen sich zwei Modelle anführen. Gehe man davon aus, daß die Verknüpfung immer elementar einbezogen sein müsse, wo ein neuer Reiz Relevanz für ein Verhalten gewinne, dann sei seiner Meinung nach die Spezies nicht entscheidend. Sinnvoll sei dann ein Modell, an dem die cAMP-Synthese, Phosphorylierungsvorgänge, die Wirkung der Proteinkinasen auf Kanalproteine und die Veränderung des Kalziuminputs in die Zelle kontrolliert untersucht und durch ein Pharmakon beeinflußt werden könnten. Nur auf diese Weise ließen sich Aussagen über die Wirkung eines Pharmakons auf den Elementarmechanismus der bedingten Verknüpfung machen. Der Schluß, daß dieser Elementarmechanismus auch bei einem Patienten einbezogen sei, und daß er dann dort auch so wirksam werde, sei naheliegender als ein Ratten- auf ein Patientenverhalten zu übertragen. Das Elementarverhalten werde von vielen anderen Verhaltensweisen überlagert und es sei nicht zu erwarten, daß diese eine Komponente im komplexen Verhalten oder in der Leistung des Patienten durchschlage. Hier komme es zu einer nichtlinearen Superponierung anderer Wirkungen und vor allem von Variablen hierarchischer Organisation. Es sei notwendig, niveauadäquat terminologisch sauber zu unterscheiden und auch die Schlußfolgerungen zu beschränken.

NIEMITZ betonte für die Grundlagenforschung die Notwendigkeit, die diskutierten Modelle auf Primaten zu erweitern. Patienten, und nicht nur solche mit hirnorganischen Psychosyndromen, würden oft zuerst und auch dominant durch Veränderungen im sozialen Bereich auffällig. Die Evolution des menschlichen Gehirns sei durch Selektionsdrucke kausal bestimmt worden, die sehr stark im Bereich der Sozialkommunikation gelegen hätten. Fortschritte in der Verhaltensforschung ließen den Primaten als Modell geeignet erscheinen. Weiter erwähnte NIEMITZ, daß die in der Regel mit Längsschnittanalysen verknüpften Schwierigkeiten bei Verwendung des Primatenmodells wesentlich geringer seien.

NITZ erinnerte in diesem Zusammenhang vor allem daran, daß das DRACHMAN-Modell - Scopolaminamnesie - (DRACHMAN u. LEAVITT 1974) im Tierversuch alle geprüften Nootropika als wirksam erwiesen habe.

KANOWSKI hielt in seiner Schlußbemerkung zusammenfassend fest, daß derzeit offenbar kein Mangel an Prüfmodellen für die Nootropikaforschung bestehe. Die Pharmaindustrie stehe im Gegenteil vor der Aufgabe, aus einer Überfülle vorhandener Modelle die Modelle auszuwählen, die für die Beantwortung umschriebener Forschungsfragen am geeignetsten erschienen. Die Diskussion habe im übrigen die Hintergrundbedingungen transparent gemacht, auf denen die vorhandenen Modelle weiterentwickelt werden sollten.

Literatur

DRACHMAN DA, LEAVITT J (1974) Human memory and the cholinergic system. Arch Neurol 30: 113–121
JANKE W, DEBUS C (1975) Pharmakologische Untersuchungen an gesunden Probanden zur Prognose der therapeutischen Effizienz von Psychopharmaka. Arzneim Forsch 25: 1185–1194

Rapport der Diskussion

K.-P. KÜHL und H. GUTZMANN

ELLGRING äußerte Bedenken gegenüber dem von LEHMANN als hinreichend reliables und augenscheinlich valides Maß charakterisierten globalen Arzturteil. Es sei bekannt, wie schwierig und problematisch derartige Urteile seien. ELLGRING schlug vor, die dem klinischen Globalurteil zugrundeliegenden Beurteilungssituationen strukturiert zu gestalten, um so für alle ratings vergleichbare Bedingungen zu schaffen. LEHMANN unterstrich in seiner Erwiderung, daß das globale Arzturteil auf der Grundlage einer möglichst breiten Datenbasis, wie sie zum Beispiel das Dokumentationssystem der Arbeitsgemeinschaft für Gerontopsychiatrie (CIOMPI u. KANOWSKI 1981) biete, abgegeben werden müsse. Hierbei könnten auch, wie von ELLGRING angesprochen, Experimente im Experiment eine Rolle spielen.

Auf JANKES Einwurf, der verwandte Validitätsindikator berühre ausschließlich die Signifikanz „Verum-Plazebo", entgegnete LEHMANN, er habe bezüglich der Validität des globalen Arzturteils stets nur von Augenscheinvalidität gesprochen. Im übrigen stütze er sich auf die Validität der Experimente. Als Provisorium erscheine ihm dies zunächst pragmatisch vertretbar. Bezüglich weiterer Fragen nach der Datenbasis des globalen Arzturteils ergänzte LEHMANN, daß er die Verwendung des klinischen Globalurteils nicht vorgeschlagen hätte, wenn es möglich wäre, *die* Operationen anzugeben, die die Kliniker zu ihrer Einschätzung geführt hätten.

HEISS wandte ein, das klinische Globalurteil gestalte sich um so problematischer, je heterogener die Ausgangsstichprobe sei. KANOWSKI fügte kritisch an, daß jeder Versuch einer differenzierten Operationalisierung des klinischen Globalurteils paradox sei. Ein Bemühen in dieser Richtung überführe das globale Urteil in eine Fremdbeurteilung mit multiplen differenzierten Einzelmerkmalen. KÜNKEL fügte dem hinzu, daß bei einer Verknüpfung des Globalurteils mit Einzelmerkmalen - in Abweichung von der methodisch begründeten Forderung, nur eine Frage zu stellen und darüber eine statistisch fundierte Entscheidung zu fällen - das Problem der „alpha-Inflation" in Rechnung zu stellen sei.

ROTH unterstrich die Tatsache, daß das klinische Globalurteil trotz der Stichhaltigkeit der in der Diskussion von verschiedener Seite vorgetragenen Bedenken in den von LEHMANN analysierten Doppelblindstudien zu statistisch bedeutsamen Ergebnissen geführt habe. Nach JANKE, ELLGRING und HERZ sei dieser Befund allerdings zu relativieren, da nicht bekannt sei, in wievielen - nicht publizierten - Fällen sich das klinische Globalurteil als nicht „trennscharf" zwischen Plazebo und Verum erwiesen habe. THIEDE hielt dem entgegen, daß es sich aus der Sicht der Industrie hierbei nicht um eine große oder entscheidende Dunkelziffer handeln könne.

P. BALTES äußerte anschließend, daß über die Frage der Dunkelziffer ohne zusätzliche Untersuchungen nur spekuliert werden könne. Er stimme LEHMANNS Interpretationen der analysierten Arbeiten dann zu, wenn die 17 zitierten Arbeiten eine Zufallsstichprobe aller Untersuchungen darstellten, die zu diesem Themenkreis durchgeführt worden seien. In anderer Hinsicht sähe er hingegen einen Dissens. Wenn LEHMANN betone, daß an denselben Datensatz stets nur eine Frage gestellt werden dürfe, so könne er sich dagegen durchaus vorstellen, daß zum Beispiel mehrere unabhängige Forscher dasselbe Material unter verschiedenen Fragestellungen analysierten. Wenn ein derart theoriegeleitetes Vorgehen nicht zugelassen werde, erhöbe man die statistische Entscheidungslogik zum alleinigen Kriterium. Mit dem Hinweis auf die Möglichkeit von statistischen Verfälschungen, die Re-Analysen von Datensätzen stets in sich bärgen, unterstrich LEHMANN seinen Standpunkt. Dieser sei bestimmt von der Entscheidungslogik, die nur *einen* vom Experiment vorgegebenen Entscheidungsakt zulasse.

KANOWSKI wies in seinem Diskussionsbeitrag darauf hin, daß die Analysen LEHMANNs den derzeitigen Stand der nootropischen Literatur widerspiegelten. Die konsistentesten Urteile über Nootropika fänden sich danach auf der EEG-Ebene und im Bereich des klinischen Globalurteils. Von dieser Datenbasis sei bei allen weiteren Überlegungen und Arbeiten auszugehen. Im übrigen sei der Beitrag LEHMANNs im Sinne einer mehr praxisorientierten Fragestellung zu verstehen. Hiervon seien die mehr grundlagenorientierten Forschungsarbeiten abzuheben. Auf beiden Gebieten müsse künftig weitergearbeitet werden in der Hoffnung auf eine wechselseitige Stimulation.

Ähnlich wie zuvor ROTH unterstrich KÜNKEL anschließend die Tatsache, daß das klinische Globalurteil in der überwiegenden Anzahl der von LEHMANN analysierten Studien zu statistisch bedeutsamen Ergebnissen geführt habe. Dieser Befund sei ungeachtet aller methodischen Einwände und Bedenken – mangelnde Repräsentativität der Stichproben, unzureichende statistische Prüfmodelle – im Sinne von TUKEYS „confirmation by replication" zu interpretieren und stütze LEHMANNs Bewertung des Globalurteils.

ROTH schnitt in einer abschließenden Wortmeldung methodische Probleme tradierter Forschungsstrategien an. Er gab zu bedenken, daß die Analyse linearer, additiver Kombination von Variableneffekten zu Nullkorrelationen führen könne, obwohl die Wirkung eines Medikamentes im Einzelfall erheblich sei. Dies sei immer dann zu erwarten, wenn die Medikamentenwirkung abhängig sei von der Ausgangsgröße der Variablen, die beeinflußt werden solle, oder von einem anderen Persönlichkeitsmerkmal. LEHMANN wertete den Beitrag ROTHs als Plädoyer für die Erstellung komplexer Versuchspläne unter Einschluß von Schichtvariablen.

Literatur

CIOMPI L, KANOWSKI S (1981) AGP, Dokumentationssystem der Arbeitsgemeinschaft für Gerontopsychiatrie. In: CIPS (Collegium Internationale Psychiatriae Scalarum) (Hrsg) Internationale Skalen für Psychiatrie. Beltz, Weinheim

Sachverzeichnis